Allergologie *systematisch*

UNI-MED Verlag AG

CIP-Titelaufnahme der Deutschen Bibliothek
Schopf, Rudolf:
Allergologie systematisch / Rudolf Schopf.
1. Auflage - Bremen und Lorch/Württemberg: UNI-MED, 1997
ISBN 3-89599-133-3

© 1997 by UNI-MED Verlag AG, Bremen und Lorch/Württemberg,
Bundesrepublik Deutschland
International Medical Publishers

Gesamtherstellung in der Bundesrepublik Deutschland

Das Werk ist urheberrechtlich geschützt. Alle dadurch begründeten Rechte, insbesondere des Nachdrucks, der Entnahme von Abbildungen, der Übersetzung sowie der Wiedergabe auf photomechanischem oder ähnlichem Weg bleiben, auch bei nur auszugsweiser Verwertung, vorbehalten.

Die Erkenntnisse der Medizin unterliegen einem ständigen Wandel durch Forschung und klinische Erfahrungen. Die Autoren dieses Werkes haben große Sorgfalt darauf verwendet, daß die gemachten Angaben dem derzeitigen Wissensstand entsprechen. Das entbindet den Benutzer aber nicht von der Verpflichtung, seine Diagnostik und Therapie in eigener Verantwortung zu bestimmen.

Geschützte Warennamen (Warenzeichen) werden nicht besonders kenntlich gemacht. Aus dem Fehlen eines solchen Hinweises kann also nicht geschlossen werden, daß es sich um einen freien Warennamen handele.

UNI-MED. Die beste Medizin.

Die Klinische Lehrbuchreihe des UNI-MED Verlags ist die Lehrbuchreihe zur neuen Approbationsordnung. Die Stoffgebiete werden fächerübergreifend und gegenstandsbezogen in ihrer gesamten medizinischen Breite dargestellt. Klare Systematik und enger Praxisbezug sind die wichtigsten Charakteristika unseres didaktischen Konzepts. Durch die komprimierte Darstellung sind alle Zusammenhänge in Kürze erfaßbar. Zahlreiche Abbildungen, Schemata und Tabellen sorgen für größtmögliche Übersichtlichkeit. Die Lehrbuchreihe besticht durch ein ebenso ansprechendes wie didaktisch ausgefeiltes Layout.

Die Lehrbücher vermitteln dem Medizinstudenten ärztliche Urteilsbildung und examensgerechte Information, denn sie sind Lehrbücher und Lernbücher zugleich. Auf der Station und in der Ambulanz geben sie dem Kliniker den notwendigen Rückhalt. Aktuelle Standards in Diagnostik und Therapie machen die Bücher für niedergelassene Ärzte zu idealen Nachschlagewerken.

Wir danken den Lektoren unseres Studentischen und unseres Ärztlichen Beirats für die engagierte Mitarbeit an diesem Buch: Dr. André Barghorn, Dr. Margit Blüthgen, Dr. Martin Bommer, Thomas Fagin, Dr. Johannes Grohmann, Dr. Bernd Kardorff, Dr. Stefan Peter Klose, Dr. Bodo Königstein, Dr. Uwe Krüger, Dr. Andreas Lipécz, Dr. Harald Müller-Pawlowski, Dr. Silvia Obenauer, Dr. Claus Oster-Schmidt, Regina Packeiser, Dr. Martin Pollmeier, Dr. Michael Schliz, Petra Schüler-Pyrtek, Dr. Reinhild Tuschewitzki.

Der Verlag dankt der Firma Hoechst AG, ohne deren Unterstützung die hochwertige Ausstattung der "Allergologie systematisch" nicht zu diesem günstigen Preis möglich gewesen wäre.

Vorwort und Danksagung

Überhaupt aber beruhen neun Zehntel unseres Glücks allein auf der Gesundheit.
(Arthur Schopenhauer)

Allergien gehören zu den häufigsten Krankheiten. Etwa 20 Prozent der Menschen in den westlichen Industrieländern leiden daran. Allergien entstehen durch Überreaktion des Immunsystems auf an sich harmlose Fremdstoffe, d. h. Allergene. Bei Allergenkontakt durch Einatmen, Essen, Hautkontakt oder Injektion treten charakteristische Symptome auf. Während normalerweise in den Körper aufgenommene Stoffe schadlos verarbeitet und beseitigt werden, führt das Vorliegen einer Allergie zu gesundheitlichen Schäden. Gewebegebundene Antikörper oder sensibilisierte T-Lymphozyten setzen Mediatoren wie Histamin und Serotonin frei und lösen örtliche oder allgemeine Schäden aus. Diese reichen vom Asthma und Heuschnupfen bis zur schweren Dermatitis, Gastroenteritis oder im äußersten Fall bis zum anaphylatischem Schock.

Zu den Allergieauslösern zählen Arzneien, Salben, Cremes, Kosmetika, Körperpflegemittel, Chemikalien oder natürliche Bestandteile der Umwelt wie Pollen, Tierhaare, Pilze, Früchte, Gemüse, Fleisch, Fisch, Pflanzen, Insektengifte oder Metallsalze. Zusammen mit Erbanlagen und letztlich unbekannten Faktoren können solche Umwelteinflüsse beim einzelnen zur Allergie führen. Da Allergien zunehmen, ist auch anzunehmen, daß dabei Zivilisationseinflüsse wie Smog bedeutsam sein können. Zusätzlich zeigen neuroimmunologische Erkenntnisse, daß nervale Stimuli das Entstehen von Allergien bahnen können.

In volkswirtschaftlicher Hinsicht stellen Allergien einen nicht unerheblichen Beitrag dar; in Deutschland entstehen durch Allergien gesundheitliche Gesamtkosten von über 100 Milliarden DM pro Jahr. Millionen Allergiker bedürfen dringend medizinischer Hilfe.

Unser Wissen über allergische Vorgänge ist fast unermeßlich gewachsen. Die modernen Verfahren der Molekularbiologie und Immunologie haben vernünftige Erklärungen für die zugrundeliegenden zellulären Interaktionen der humoralen und zellvermittelten Immunologie geliefert. Diese Entdeckungen haben Diagnostik und Therapie von allergischen Krankheiten erheblich verbessert.

Das vorliegende Buch ist so aufgebaut, daß im ersten Kapitel zunächst auf die zugrundeliegende Geschichte der Allergieforschung eingegangen wird; diese Geschichte ist untrennbar mit den Fortschritten der Medizin verflochten. Danach werden die immunologischen Grundlagen der allergischen Entzündung beschrieben. Die Abhandlung der allergischen Krankheiten orientiert sich an den vier Typen der Allergie nach Coombs und Gell. Auch werden pseudoallergische Krankheiten wie anaphylaktoide Reaktionen, bei denen keine krankmachenden Antikörper oder sensibilisierte T-Zellen gefunden werden, besprochen; entsprechendes gilt für Krankheiten durch Trink- und Badewasser, die natürlich keine echten Allergien darstellen, aber doch einen wohlberechtigten Platz in diesem Buch finden, da sie Allergien ähneln können. Das Buch enthält auch Beiträge zur Umweltmedizin und gibt Hinweise zur Psychogenese von "allergischen" Phänomenen. Obwohl bei Arzneimittelexanthemen der Nachweis einer veritablen Allergie bislang nur in Ausnahmefällen gelingt, sind diese klinisch wichtigen Krankheiten hier aufgenommen. Das Buch erklärt auch die diagnostischen Verfahren der Allergologie. Angaben zur Therapie mit Antiallergika dürfen in diesem Buch ebensowenig fehlen wie Hinweise zur Berufswahl von Allergikern.

Dieses Buch richtet sich an Medizinstudenten, klinisch tätige und niedergelassene Ärzte aller Fachrichtungen. Es dient auch als Nachschlagewerk für praktisch tätige Allergologen. Die Autoren beabsichtigen, mit diesem Buch einen verläßlichen Ratgeber für allergologische Fragen bereitzustellen. Das Buch legt besonderen Wert auf das Darstellen von pathogenetischen Prinzipien, um dadurch das Verständnis für die Therapie zu erleichtern.

Die Diagnose einer allergischen Erkrankung kann nur in der Gesamtschau von Anamnese, allergologischer Testung und Klinik gestellt werden. Dies trifft insbesondere dann zu, wenn die allergologische Testung nur unsichere Ergebnisse liefert.

Die Autoren sind sich bewußt, daß sich, trotz größter Sorgfalt, Fehler eingeschlichen haben können. Entsprechende Hinweise und weitere Anregungen werden mit Dank entgegengenommen.

Die Arbeit des Herausgebers und Mitautors wurde wesentlich durch die Fachkompetenz und Kommunikationsfähigkeit der anderen Mitautoren erleichtert, die alle substantielle Beiträge geleistet haben. Die Autoren danken auch allen Freunden und Kollegen, die ihnen mit Rat und Tat hilfreich beim Abfassen der Buchbeiträge zur Seite gestanden haben. Herrn Dr. Joachim Saloga, Univ.-Hautklinik Mainz, sei besonders für die Überlassung von Schemata zur Umweltmedizin gedankt.

Mainz, Herbst 1996 *R. Schopf*

Autorenverzeichnis

Prof. Dr. Rudolf E. Schopf (Herausgeber)
Univ.-Hautklinik Mainz
55101 Mainz
(Kap. 1., 2.6.2., 2.6.3., 3., 4.1.1., 4.1.5., 4.2., 5., 7.1.-7.3.4., 8., 9., 10., 11.1., 11.3.1., 11.16., 12., 13., 14., 16.1.-16.2.5., 16.5.1.-16.7., 16.9., 17., 18.)

Prof. Dr. Konrad Bork
Univ.-Hautklinik
55101 Mainz
(Kap. 11.2.-11.3., 11.4.-11.15.7.)

Prof. Dr. Joachim Müller-Quernheim
Forschungsinstitut Borstel
Institut für experimentelle Biologie und Medizin
Medizinische Klinik, Parkallee 35
23845 Borstel
(Kap. 2. [außer 2.6.2. und 2.6.3.], 4.1.2.-4.1.4.10., 4.1.7., 7.4.-7.6., 16.2.6.-16.4.2.)

Prof. Dr. Dr. Bernd Morsches
Univ.-Hautklinik
55101 Mainz
(Kap. 16.8.)

Prof. Dr. Abdul Salama
Univ.-Klinikum Rudolf Virchow
Blutbank, Charité
Spandauer Damm 130
14050 Berlin
(Kap. 5.5., 6.)

Dr. Gerhard Zimmermann
Univ.-Hautklinik
55101 Mainz
(Kap. 4.1.6., 15.)

Inhaltsverzeichnis

1. **Geschichte der Allergieforschung - 16**
2. **Immunologische Grundlagen - 22**
2.1. Immunologie, die Lehre von "Selbst" und "Nichtselbst" - 22
2.2. Die Zellen des Immunsystems - 24
2.2.1. Leukozytenreifung und -differenzierung - 24
2.2.2. Die myeloische Reihe - 24
2.2.2.1. Makrophagen, Monozyten und antigen-präsentierende Zellen - 24
2.2.2.2. Neutrophile Granulozyten - 25
2.2.2.3. Eosinophile Granulozyten - 25
2.2.2.4. Mastzellen und Basophile - 26
2.2.3. Die lymphatische Reihe - 28
2.2.3.1. T-Zellen - 28
2.2.3.2. B-Zellen - 30
2.2.4. Thrombozyten - 31
2.2.5. Endothelzellen - 31
2.2.6. Fibroblasten - 31
2.3. Die Erkennungsmoleküle des Immunsystems - 31
2.3.1. Antigene - 31
2.3.2. Allergene - 33
2.3.2.1. Faktoren der allergenen Potenz - 33
2.3.2.2. Allergenquellen und ihre Allergene - 35
2.3.2.3. Isolation und Charakterisierung von Allergenen - 43
2.3.2.4. Nomenklatur der Allergene - 44
2.3.3. Antikörper - 44
2.3.3.1. Grundstruktur - 44
2.3.3.2. Antigenbindung - 48
2.3.3.3. Immunglobulin-Klassen und Subklassen - 49
2.3.3.4. Genaufbau und Antikörperdiversität - 51
2.3.3.5. Monoklonale Antikörper - 53
2.3.4. Histokompatibilitätsantigene - 54
2.3.5. Der T-Zell-Rezeptor - 55
2.3.6. IgE-Rezeptoren - 56
2.3.6.1. Fc-IgE-Rezeptor I (hochaffin) - 56
2.3.6.2. Fc-IgE-Rezeptor II (niedrigaffin) - 57
2.3.7. Adhäsionsmoleküle - 57
2.3.8. Lösliche Faktoren - 58
2.3.8.1. Komplement - 58
2.3.8.2. Akute-Phase-Proteine - 60
2.4. Mediatoren - 61
2.4.1. Vielfältige Funktionen der Mediatoren - 61
2.4.2. Interleukine (IL) - 61
2.4.3. Interferone (IFN) - 63
2.4.4. Tumornekrose-Faktoren (TNF) - 64

2.4.5.	Kolonie-stimulierenden Faktoren - 64	
2.4.6.	Chemokine - 65	
2.4.7.	Lipidmediatoren - 67	
2.4.8.	Neuroendokrine Mediatoren - 69	
2.4.9.	Zytokinrezeptoren - 70	
2.4.10.	Stickstoffmonoxid - 70	
2.5.	Steuerung der Effektorphasen - 71	
2.5.1.	Zelluläre Immunantwort - 71	
2.5.2.	Toleranz - 72	
2.5.3.	Humorale Immunantwort - 74	
2.5.4.	Das idiotypische Netzwerk - 74	
2.6.	Immunmechanismen und Organsysteme - 76	
2.6.1.	Immunpathogenetisches Konzept der IgE-vermittelten allergischen Reaktion - 76	
2.6.1.1.	Empfänglichkeit für die allergische Reaktion - 76	
2.6.1.2.	Priming - 76	
2.6.1.3.	Allergische Sofortreaktion - 77	
2.6.1.4.	Spätreaktion der IgE-vermittelten allergischen Reaktion - 78	
2.6.2.	Immunmechanismen der Schleimhäute - 79	
2.6.3.	Immunsystem der Haut - 80	
2.6.4.	Immunmechanismen der Lunge - 83	
2.6.5.	Unspezifische Abwehrmechanismen - 84	

3. Typen der Allergie - 86

3.1.	Definitionen - 86
3.2.	Prävalenz - 86
3.3.	Allergene - 87
3.4.	Allergiebereitschaft (Allergische Diathese) - 87
3.5.	Mechanismen allergischer Erkrankungen - 87
3.6.	IgE/Mastzellmediatoren-vermittelte Allergie (Sofort-Typ n. Coombs u. Gell) - 88
3.7.	Allergische Entzündungen durch zytotoxische Antikörper - 89
3.8.	Allergische Reaktionen durch Immunkomplexe (Typ III n. Coombs und Gell) und IgG, IgM, Komplement und Neutrophile - 89
3.9.	Allergische Reaktion vom verzögerten Typ (Typ IV n. Coombs und Gell) - 90
3.10.	Jones-Mote-Reaktion (kutane basophile Hypersensitivität) - 90
3.11.	Hypersensitivitätsgranulome - 90
3.12.	Anergie - 91

4. Allergische Erkrankungen - 94

4.1.	Atopische Erkrankungen - 94
4.1.1.	Allgemeine Betrachtungen - 94
4.1.2.	Allergische Erkrankungen der Konjunktiva - 94
4.1.2.1.	Allergische saisonale und perenniale Konjunktivitis - 94
4.1.2.2.	Atopische Keratokonjunktivitis - 95
4.1.2.3.	Vernale Keratokonjunktivitis - 95
4.1.2.4.	Hyposensibilisierung bei Erkrankungen der Konjunktiva - 96

4.1.3.	Allergische Rhinitis - 96	
4.1.3.1.	Ätiopathogenese - 96	
4.1.3.2.	Klinik - 97	
4.1.3.3.	Diagnose und Differentialdiagnose - 97	
4.1.3.4.	Therapie - 98	
4.1.3.5.	Pharmakologische Therapie - 99	
4.1.4.	Asthma bronchiale - 100	
4.1.4.1.	Ätiopathogenese - 100	
4.1.4.2.	Pathophysiologie der bronchialen Reaktion - 102	
4.1.4.3.	Bronchiale Hyperreagibilität - 103	
4.1.4.4.	Pathologie - 103	
4.1.4.5.	Klinik - 104	
4.1.4.6.	Status asthmaticus - 105	
4.1.4.7.	Diagnose und Differentialdiagnose - 106	
4.1.4.8.	Unspezifischer und spezifischer bronchialer Provokationstest - 108	
4.1.4.9.	Allergologische Untersuchungen - 109	
4.1.4.10.	Therapie - 110	
4.1.5.	Atopisches Ekzem - 115	
4.1.5.1.	Allgemeine Betrachtungen - 116	
4.1.5.2.	Klinik des atopischen Ekzems - 116	
4.1.5.3.	Epidemiologie - 120	
4.1.5.4.	Pathomorphologie - 121	
4.1.5.5.	Diagnose - 121	
4.1.5.6.	Differentialdiagnose - 121	
4.1.5.7.	Immunpathogenese - 121	
4.1.5.8.	Abnorme Lymphozytenfunktion beim atopischen Ekzem - 123	
4.1.5.9.	Entzündungsmediatoren - 124	
4.1.5.10.	Blutgefäßreaktionen - 124	
4.1.5.11.	Theorie der ß-adrenergen Blockade bei Atopie - 125	
4.1.5.12.	Die Rolle der Allergie - 125	
4.1.5.13.	Assoziation mit Systemkrankheiten - 125	
4.1.5.14.	Psychosomatische Zusammenhänge - 125	
4.1.5.15.	Therapie - 126	
4.1.6.	Psychosomatik des atopischen Ekzems (Neurodermitis) - 127	
4.1.6.1.	Einleitung - 127	
4.1.6.2.	Neurophysiologie der Juckempfindung - 127	
4.1.6.3.	Psychophysiologische Befunde - 127	
4.1.6.4.	Psychologische Befunde - 127	
4.1.6.5.	Streß und Verhalten - 127	
4.1.6.6.	Begleitende Psychotherapie - 128	
4.1.6.7.	Fallbeispiel einer begleitenden Kurzzeitpsychotherapie - 128	
4.1.6.8.	Beratung von Eltern mit kleinen Kindern - 129	
4.1.6.9.	Fallbeispiel: Beratung einer Mutter und ihres 4jährigen Sohnes - 129	
4.1.6.10.	Gruppenpsychotherapie des atopischen Ekzems - 130	
4.1.6.11.	Zusammenfassung - 131	
4.1.7.	Nahrungsmittelunverträglichkeiten (allergische Gastroenteropathie) - 131	
4.1.7.1.	Definition und Ätiopathogenese - 131	
4.1.7.2.	Klinik - 135	

4.1.7.3.	Klinik der Nahrungsmittelallergie nach Pathogenese und allergischem Reaktionstyp - 136	
4.1.7.4.	Diagnostik und Differentialdiagnostik - 138	
4.1.7.5.	Therapie - 141	
4.2.	Allergien auf transgene Nahrungsmittel - 142	

5. Anaphylaxie und Urtikaria - 144

5.1.	Anaphylaxie - 144
5.1.1.	Pathophysiologie und Klinik der Anaphylaxie - 145
5.1.2.	Laborbefunde - 147
5.1.2.1.	Weitere Befunde - 147
5.1.3.	Immunologische Diagnostik - 148
5.1.4.	Allergene - 149
5.1.4.1.	Allergische Reaktionen auf Insektenstiche - 150
5.1.4.2.	Andere Allergene - 153
5.1.5.	Anaphylaktoide Reaktionen - 154
5.1.6.	Differentialdiagnose - 155
5.1.7.	Therapie der Anaphylaxie und der anaphylaktoiden Reaktion - 156
5.1.8.	Vorbeugung - 157
5.1.9.	Komplikationen der Anaphylaxie - 158
5.1.10.	Prognose - 158
5.2.	Urtikaria und Angioödem (angioneurotisches Ödem, Quincke-Ödem) - 159
5.2.1.	Epidemiologie - 159
5.2.2.	Pathohistologie - 159
5.2.3.	Pathogenese - 160
5.2.4.	Klinische Zeichen der Urtikaria - 161
5.2.5.	Diagnostisches Vorgehen bei Urtikaria - 164
5.2.6.	Ursachen der Urtikaria - 167
5.2.6.1.	Allergien durch Nahrungsmittel und Getränke sowie Medikamente - 167
5.2.6.2.	Physikalische Ursachen - 168
5.2.7.	Differentialdiagnose - 171
5.2.8.	Therapie - 172
5.2.9.	Komplikationen und Prognose - 174
5.3.	Hereditäres Angioödem (HAE, genetischer C1-Esterase-Inhibitor-Mangel) - 174
5.4.	Kontakturtikaria - 177
5.4.1.	Industrielle Kontakturtikaria - 181
5.4.2.	Allergische Kontakturtikaria durch Speichel - 182
5.4.3.	Allergische Kontakturtikaria durch Tierhaare und Hautschuppen - 182
5.4.4.	Weitere Ursachen einer Kontakturtikaria - 182
5.4.5.	Kontakturtikaria gegen Latex - 183
5.4.6.	Kombinierte urtikariell-ekzematöse Reaktionen - 185
5.5.	Anaphylaxie durch Blutkomponenten - 186
5.5.1.	Pathogenese - 186
5.5.2.	Klinische Manifestation und Diagnose - 186
5.5.3.	Therapie und Prophylaxe - 186
5.6.	Anaphylaktische Reaktion auf Spermainhaltsstoffe - 187

6. Medikamentös induzierte Immunzytopenien - 190
- 6.1. Definition - 190
- 6.2. Ätiologie und Pathogenese - 190
- 6.3. Klinische Manifestation - 194
- 6.3.1. Medikamentös induzierte Immunhämolysen - 194
- 6.3.1.1. Akute intravasale Immunhämolyse - 195
- 6.3.1.2. Autoimmunhämolyse - 195
- 6.3.1.3. Gemischte Form - 196
- 6.3.1.4. α-Methyldopa-assoziierte autoimmunhämolytische Anämie vom Wärmetyp - 196
- 6.3.1.5. Penicillin-assoziierte Immunhämolyse - 196
- 6.3.1.6. Cephalosporin-assoziierte Immunhämolyse - 197
- 6.3.1.7. Therapie - 197
- 6.3.2. Medikamentös induzierte Immunagranulozytose - 197
- 6.3.3. Medikamentös induzierte Thrombozytopenien - 198
- 6.3.3.1. Akute Form - 198
- 6.3.3.2. Autoimmunthrombozytopenie-Form - 199
- 6.3.3.3. Heparin-assoziierte Immunthrombozytopenie - 199
- 6.3.3.4. Sekundäre Thrombozytopenien bei allergischen Reaktionen - 200

7. Immunkomplexvermittelte allergische Krankheiten - 202
- 7.1. Arthus-Reaktion - 203
- 7.2. Serumkrankheit - 203
- 7.3. Nekrotisierende Vaskulitis - 205
- 7.3.1. Ätiologie und Pathogenese - 207
- 7.3.2. Klinische Erscheinungsbilder der nekrotisierenden Vaskulitis - 207
- 7.3.3. Spezielle Krankheitsbilder - 209
- 7.3.3.1. Purpura Schoenlein-Henoch - 209
- 7.3.3.2. Urtikaria-Vaskulitis - 211
- 7.3.3.3. Erythema elevatum diutinum - 211
- 7.3.3.4. Nodöse Vaskulitis - 211
- 7.3.3.5. Livedo-Vaskulitis bzw. Livedo racemosa - 212
- 7.3.3.6. Akutes hämorrhagisches Ödem der Kindheit - 212
- 7.3.3.7. Schnitzler-Syndrom - 212
- 7.3.3.8. Kawasaki-Syndrom - 212
- 7.3.4. Therapie - 212
- 7.4. Allergische bronchopulmonale Aspergillose - 212
- 7.4.1. Ätiopathogenese - 212
- 7.4.2. Klinik - 213
- 7.4.3. Diagnose und Differentialdiagnose - 213
- 7.4.4. Therapie - 214
- 7.5. Exogen-allergische Alveolitis - 214
- 7.5.1. Ätiopathogenese - 214
- 7.5.2. Klinik - 216
- 7.5.3. Diagnose und Differentialdiagnose - 216
- 7.5.4. Therapie - 217
- 7.6. Berylliose - 217

8. Zellvermittelte allergische Krankheiten - 220

8.1. Allergisches Kontaktekzem - 220
8.1.1. Afferente Phase des allergischen Kontaktekzems - 222
8.1.2. Efferente Phase des allergischen Kontaktekzems - 223
8.1.3. Abheilung des allergischen Kontaktekzems - 224
8.1.4. Immunregulation beim allergischen Kontaktekzem - 225
8.1.5. Klinisches Bild des allergischen Kontaktekzems - 226
8.1.6. Klinische Diagnose - 229
8.1.7. Immunologische Diagnose - 229
8.1.8. Differentialdiagnose - 230
8.1.9. Therapie - 230
8.1.10. Prognose - 230
8.1.11. Prävention - 230
8.2. Photoallergisches Kontaktekzem - 230
8.3. Autosensitivitätsdermatitis - 233

9. "Building-Associated Illness" - 236

10. Erkrankungen durch Trink- und Badewasser - 242

11. Medikamentenallergie - 246

11.1. Immunologische Grundlagen - 246
11.2. Unerwünschte Arzneimittelnebenwirkungen - 247
11.3. Andere Faktoren der Medikamentenallergenität - 252
11.3.1. Zeitliche Zusammenhänge allergischer Reaktionen durch Medikamente - 254
11.4. Ätiologie und Pathomechanismen - 256
11.5. Klinische Reaktionsformen - 258
11.5.1. Makulöse oder makulo-papulöse Exantheme - 258
11.5.1.1. Inzidenz und Pathomechanismus - 258
11.5.1.2. Klinische Symptome - 258
11.5.1.3. Auslösende Medikamente - 259
11.5.1.4. Therapie - 259
11.6. Urtikaria and Angioödeme - 259
11.6.1. IgE-vermittelte akute Urtikaria - 260
11.6.1.1. Diagnostik - 260
11.7. Urtikaria als Teilmanifestation der Serumkrankheit - 261
11.8. Akute Urtikaria durch direkte Komplementaktivierung - 261
11.9. Akute nicht-allergische Urtikaria - 262
11.9.1. Intoleranz-Urtikaria - 262
11.10. Urtikaria durch direkte Histaminfreisetzung - 262
11.11. Angioödeme durch ACE-Hemmer - 262
11.12. Andere nicht-allergische Urtikaria-Formen - 262
11.12.1. Exazerbation von chronisch idiopathischer Urtikaria und Angioödem durch Acetylsalicylsäure (ASS) - 263
11.13. Fixe Arzneimittelexantheme - 263

11.14. Toxische epidermale Nekrolyse (TEN, medikamentöses Lyell-Syndrom) - 265
11.15. Diagnostik bei unerwünschten Arzneimittelreaktionen - 267
11.15.1. Anamnese - 268
11.15.2. Karenzversuch - 270
11.15.3. In-vivo-Tests - 270
11.15.4. Epikutantestung - 270
11.15.5. Kutantests - 271
11.15.6. In-vitro-Tests - 272
11.15.6.1. Radio-Allergo-Sorbens-Test (RAST) - 272
11.15.6.2. Histamin-Freisetzungstest - 272
11.15.6.3. Basophilen-Degranulationstests - 272
11.15.6.4. Passive-Hämagglutination-Test - 273
11.15.6.5. Lymphozytentransformationstest (LTT) - 273
11.15.6.6. Leukozyten- bzw. Makrophagenmigrationshemmtest (LMHT, MMHT) - 273
11.15.6.7. Thrombozytopenischer Index - 274
11.15.6.8. Weitere Tests - 274
11.15.7. Reexposition (Provokationstests) - 274
11.16. Therapeutisches Vorgehen bei Medikamentenallergie - 276

12. Allergien durch Pflanzen - 278

13. "Airborne Contact Dermatitis" - 282

14. Allergische Reaktionen durch Lokalanästhetika - 284

15. Allergie und Psyche - 288

16. Diagnostik von Allergien - 292

16.1. Standardisierung von Allergenen - 292
16.2. Typ-I-Allergien - 292
16.2.1. Reibtest - 292
16.2.2. Scratch-Test - 293
16.2.3. Prick-Test - 293
16.2.4. Intrakutan-Test - 295
16.2.5. Testung mit nativen, nicht standardisierten Allergenen - 296
16.2.6. Provokationstests - 296
16.2.7. Nasaler Provokationstest - 297
16.2.8. Bronchialer Provokationstest - 298
16.2.9. Lungenfunktionsdiagnostik - 298
16.3. Inhalative Provokationstestung - 299
16.3.1. Unspezifische inhalative Provokation - 299
16.3.2. Spezifische inhalative Provokation - 301
16.4. Orale Provokationstests - 302
16.4.1. Sublinguale Provokationsprobe - 303
16.4.2. Orale Provokationstestung mit Nahrungsmitteln, Nahrungsmitteladditiva und Medikamenten - 303

16.5.	Typ-IV-Allergien - 306	
16.5.1.	Epikutan-Test - 306	
16.5.2.	Atopie-Patch-Test - 309	
16.5.3.	Tuberkulin-Test und Multitest Merieux® - 309	
16.5.4.	Beryllium-Lymphozytentransformationstest - 310	
16.5.4.1.	Beryllium-Hauttest - 310	
16.5.5.	"Nickel Spot Test" - 310	
16.6.	Vorgehen bei Heparin-Allergien - 310	
16.7.	Allergien bei Kindern - 312	
16.8.	In vitro-Methoden in der Allergiediagnostik - 313	
16.8.1.	Die Bestimmung von IgE - 315	
16.8.1.1.	Die kompetitiven Methoden - 316	
16.8.1.2.	Die nichtkompetitiven Methoden - 317	
16.8.2.	Klinische Bedeutung der IgE-Bestimmung - 321	
16.8.3.	RAST- (EAST-) Hemmtest - 323	
16.8.4.	Histamin-Release-Assay (HRA) - 323	
16.8.5.	Der zelluläre Antigen-Stimulationstest (CAST) - 323	
16.9.	Allergie-Hyposensibilisierung (spezifische Immunisierung) - 324	
16.9.1.	Methodik der Hyposensibilisierung (spezifische Immuntherapie) - 325	
16.9.2.	Injektionstechnik - 325	
16.9.3.	Therapiedauer - 326	
16.9.4.	Klinische Ergebnisse - 327	
16.9.5.	Immunologische Effekte - 327	
16.9.6.	Nebenwirkungen - 328	
16.9.7.	Indikationen - 328	
16.9.8.	Hyposensibilisierung mit modifizierten Allergenen - 329	

17. Pharmakotherapie - 332

17.1.	Sympathomimetika (Adrenergika) - 332	
17.2.	Methylxanthine - 332	
17.3.	Cromoglicinsäure-Natrium (Cromolyn-Na) - 333	
17.4.	Antihistaminika - 333	
17.4.1.	H_1-Rezeptor-Antagonisten - 333	
17.4.2.	H_2-Rezeptor-Antagonisten - 337	
17.5.	Corticosteroide - 337	
17.6.	Cyclosporin-A - 339	

18. Berufswahl von Allergikern - 342

Glossarium - 343

Literatur - 345

Index - 348

Geschichte der Allergieforschung

1. Geschichte der Allergieforschung

Der Ausdruck "Allergie" wurde 1906 von dem Wiener Pädiater Baron Clemens von Pirquet geprägt. Er bezeichnete damit die veränderte Reaktion eines Organismus nach Allergenkontakt, die entweder zur nutzbringenden Immunität oder zur schädlichen Überempfindlichkeit führt. Trotz der Vorteile dieser Nomenklatur wird der Ausdruck Allergie heute nur als gleichbedeutend für den schädlichen Einfluß der Überempfindlichkeit verwendet. Die breitere Antwort auf Antigene wird dagegen dem Begriff Immunität untergeordnet. **Allergie** oder Überempfindlichkeit kann deshalb definiert werden als **das veränderte Verhalten auf ein Antigen, das bei wiederholtem Kontakt mit einem sensibilisierten Organismus krankhafte Reaktionen auslöst**. Allergie kann daher am besten als ein besonderer Fall der Immunologie angesehen werden, in dem die Reaktion auf Fremdmaterial zum einem schädlichem Resultat führt. Allergie kann somit als eine von verschiedenen Typen immunologisch vermittelter Krankheiten des Menschen verstanden werden, die gegen exogene Antigene gerichtet sind. Es ergibt sich daraus, daß als Grundlage zum Verständnis der allergischen Entzündung ein Verständnis der Grundzüge der Immunologie gehört.

Zur ursprünglichen Definition der Allergie, d. h. zur veränderten Reaktion nach Antigenkontakt, kann auch der von Plato und Neisser 1902 in der Hautklinik Breslau beschriebene Trichophytintest gerechnet werden. Bei diesem Test wird ein Extrakt aus Fadenpilzen von Trichophyton-Spezies i. c. injiziert, das Ablesen erfolgt sowohl nach 20 min als auch nach 48 h. Der Test ist positiv bei vorangegangenen Trichophytien.

Nach den großen Erkenntnissen der Mikrobiologie, Serologie und Immunologie Ende des 19. und Anfang des 20. Jahrhunderts - man denke an Louis Pasteur, Elias Metchnikoff, Emil von Behring, Karl Landsteiner, Paul Ehrlich u. a., die die Grundlagen der modernen Immunologie schufen - war man vom Nutzen der Naturvorgänge überzeugt, daß nach Antigenkontakt die Bildung von Antikörpern den Wirt schützen sollte. Um so mehr überrascht war man festzustellen, daß das Eindringen bestimmter Antigene in den Körper gelegentlich zu ernsten Krankheitserscheinungen und manchmal sogar zu Tod führen kann. Im Gegensatz zur Prophylaxe (gr. pro-phylaxis = Verhütung) liegt hier eine **Anaphylaxie** vor (gr. ana = daneben, phylaxis = Schutz). Charles Richet und Portier entdeckten 1902 während einer Kreuzfahrt auf der Yacht des Prinzen Albert von Monaco, daß der Glycerinextrakt der Nesseln von Physalia (engl. Portugese Man-of-War), einer Qualle, äußerst toxisch auf Enten und Kaninchen wirkt. Auf der Rückreise nach Frankreich konnte Richet keine Physialien auftreiben und entschied sich, zum Vergleich die Tentakel von Aktinaria, einer Seeanemone, zu untersuchen. Einige Hunde, die damit behandelt wurden, starben vier bis fünf Tage nach Injektion der Extrakte, einige noch später. Hunde, die keine tödliche Dosis erhalten hatten, wurden gepflegt, um weitere Untersuchungen an ihnen durchzuführen. Zur großen Überraschung waren die Hunde, die wieder gesund geworden waren, in hohem Maße empfindlich auf eine erneute Injektion des Glycerinextrakts. Am eindrucksvollsten war das Ergebnis an einem Hund, dem am Tag 0 0,1 ml des Glycerinextrakts injiziert wurde, ohne daß er erkrankte; am Tag 22 bei bester Gesundheit erhielt er eine erneute Injektion derselben Menge. Innerhalb weniger Sekunden wurde der Hund schwer krank, der Atem ging nur noch qualvoll und keuchend, er konnte sich kaum dahinschleppen, lag auf der Seite, hatte Durchfall, erbrach Blut und starb 25 min später.

Neben einer Anaphylaxie, die den gesamten Organismus erfaßt, beschrieb Maurice Arthus 1903 ein Phänomen, bei dem eine parenterale Sensibilisierung von Kaninchen mit artfremdem Serum (Pferdeserum) nach i.c.- oder s.c.-Gabe über fünf bis sechs aufeinanderfolgende Tage nach weiterer Reinjektion des homologen Antigens zur starker Entzündung bzw. Nekrose am Ort der Reinjektion führt, d. h. zum Zeichen einer lokalen Anaphylaxie. Das **Arthus-Phänomen** läßt sich neben der Haut auch in anderen Geweben erzeugen, etwa im Herzen oder im Gehirn, je nach dem Ort der Reinjektionen.

Bei einem anderen, als Serumkrankheit bekannten Phänomen, das 1905 von v. Pirquet und Bela Schick beschrieben wurde, entstehen durch wiederholt parenteral einverleibtes xenogenes Serum neben anaphylaktischen Reaktionen auch zunehmend ernstere Anfälle eines verzögert auftretenden Symptomenkomplexes, der neben Urtikaria, Juckreiz, Exanthem auch Fieber, generalisierte Lymphadenophathie, Gelenkschwellungen und -schmerzen, Übelkeit, Erbrechen und Durchfall einschließt.

Sir Henry H. Dale und P. P. Laidlaw entdeckten 1910 die pharmakologischen Eigenschaften des Histamins. Sie fanden, daß sich mit Histamin-Injektionen viele, wenn auch nicht alle, Erscheinungen der Anaphylaxie nachahmen ließen. Diese Erkenntnisse wurden später durch den Nachweis der Degranulation von Histamin aus Mastzellen im Rahmen von anaphylaktischen Reaktionen bestätigt.

Eine weitere Entdeckung wurde von Werner Schultz und Henry H. Dale unabhängig voneinander gemacht. Sie fanden, daß Muskelgewebe von einem sensibilisierten Tier (Meerschweinchenuterus), das anaphylaktische Reaktionen gezeigt hatte, sich bei Antigen-Reexposition kontrahiert. Dieser Effekt ist außerordentlich spezifisch. Nach Kontraktion des Uterus durch eine erneute spezifische Antigenzugabe gelang es nicht, den Uterus erneut zur Kontraktion zu bringen. Dies war darüber hinaus der Nachweis einer **Desensibilisierung**. Obwohl der chemische Nachweis von Histamin in Gewebeextrakten zuvor gelungen war, blieb zunächst unklar, ob Histamin nicht durch Fäulnis entstanden sein könnte. Es dauerte bis 1927, bevor Best, Dale, Dudley und Thorpe Histamin aus frischem Leber- und Lungengewebe nachweisen konnten. Der Nachweis von Histamin in anderen Geweben folgte, entsprechend auch der Name 'Histamin', der sich von gr. histos, Gewebe, ableitet. Lewis u. Mitarbeiter zeigten, daß auch in der Haut durch Verletzungen "H-Substanz", d. h. Histamin, freigesetzt wird. Bartosch et al. beschrieben 1932 das "Freiwerden eines histaminähnlichen Stoffes bei der Anaphylaxie des Meerschweinchens", wobei bei einer Antigen-Antikörper-Reaktion Histamin freigesetzt wird. Als nach dem II. Weltkrieg die neuentdeckten Histaminantagonisten (Diphenhydramin, Loew et al. 1946; Tripelennamine, Yonkman et al. 1946) gefunden wurden, konnten die letzte Zweifel am Vorliegen von Histamin bei anaphylaktischen Reaktionen ausgeräumt werden. Eine schützende Wirkung von Aminen mit phenolischen Ethern im Verlauf einer Histaminintoxikation wurde zuvor 1937 von D. Bovet und A. Staub beschrieben; Meerschweinchen konnten dadurch vor tödlichen Dosen von Histamin geschützt und die Symptome der Anaphylaxie vermindert werden. Black et al. beschrieben 1972 das Vorliegen von **H_1- und H_2-Rezeptoren**.

Im Jahre 1921 gelang es Carl Prausnitz und Heinz Küstner im sogenannten Prausnitz-Küstner Test (P-K) nachzuweisen, daß es möglich ist, durch Serum eine Allergie quasi zu übertragen. Hierbei wird Serum von einer sensibilisierten Person einer unsensibilisierten Person i. c. injiziert. Ein oder zwei Tage später wird eine Lösung des Allergens in das gleiche Gebiet injiziert, sowie an eine zweite, hiervon entfernte unpräparierte Stelle. Wenn Reagine, d. h. IgE-Antikörper übertragen werden, entsteht an der vorpräparierten Stelle eine typische Quaddelreaktion mit dem Höhepunkt nach ca. 20 min. An der Kontrollstelle bleibt die Reaktion aus. Zum Erkenntnisgewinn war dieser Test sehr aufschlußreich, es versteht sich von selbst, daß aufgrund der Übertragbarkeit vieler Krankheiten dieser Test nicht mehr durchgeführt werden kann. Erwähnenswert ist, daß nur Primaten positive P-K-Reaktionen zeigen.

In bezug auf **Heuschnupfen** beschrieb Blackley 1873, daß Pollen eng mit Heufieber und Asthma zusammenhingen. 1911 zeigten Noon und Freeman, später auch Cooke, daß Pollenextrakte zu Reaktionen ähnlich einer Anaphylaxie führen können. L. Noon führte im St. Mary's Hospital in London als erster die Graspollenextrakt-Therapie bei Heuschnupfen durch. Es dauerte bis 1967, als Kimishige und Teruko Ishizaka entdeckten, daß Reagine dem Immunglobulin E (IgE) entsprechen. Im gleichen Jahr führte Leif Wide in Uppsala den Radio-Allergo-Sorbent-Test (RAST) zum Nachweis von spezifischem IgE ein. In diesem Zusammenhang erwähnenswert ist die Einführung des Enzyme-linked immunosorbent test (ELISA) im Jahre 1972 durch E. Engvall und P. Perlmann, mit dem IgE-Antikörper ebenfalls, jedoch ohne Radioaktivität nachgewiesen werden können.

Der Begriff **Atopie** (gr. eigentümlich) wurde 1923 von Coca und Cooke geprägt, um einige der klinischen Manifestationen der menschlichen Überempfindlichkeit zusammenzufassen, die durch Asthma und Heuschnupfen gekennzeichnet sind. Coca et al. fügten 1931 den Ausdruck "pruritic rash" hinzu. 1933 prägte Sulzberger den Ausdruck "atopic dermatitis", der anstelle der Termini Neurodermitis constitionalis, atopisches Ekzem oder endogenes Ekzem verwendet wird. Der Ausdruck Atopie hat den Vorteil, auf den Bezug zwischen Hauterkrankung, allergischer Rhinitis und Asthma hinzuweisen. Obwohl einige Autoren einwenden, daß der Ausdruck atopische Dermatitis eine allergische Ursache suggeriere, wird er besonders in englischsprachigen Ländern viel benutzt. Atopie bezeichnet den genetisch determinierten Zustand einer durch IgE-Antikörper vermittelten Überempfindlichkeit auf häufige Umweltallergene.

Die Vorstellung, daß eine Form der Dermatitis, d. h. ein Ekzem, durch Kontakt ausgelöst wird und einer spezifischen Überempfindlichkeit zugeschrieben werden kann, geht auf den Dermatologen Josef Jadassohn zurück, der 1895 die Kontaktüberempfindlichkeit gegenüber Quecksilbersalzen beschrieb. 1906 beschrieben Josef Jadasohn und Bruno Bloch die Odol-Dermatitis (Mundspülwasser). Kurze Zeit danach folgten Beschreibungen über **Kontaktdermatitis** durch Anisöl und Menthol. In den 20iger Jahren beschrieb Bruno Bloch das Primin in Primeln als obligates Allergen. Das Phänomen der Kontaktallergie wurde außerhalb der dermatologischen Forschung wenig beachtet, bis Karl Landsteiner 1927 seine Arbeit "Über komplexe Antigene" publizierte. Bis dahin untersuchten Dermatologen den Mechanismus der Sensibilisierung gegenüber niedermolekularen Substanzen, die ein allergisches Kontaktekzem auslösen. Erwähnenswert erscheint in diesem Zusammenhang der Bericht des Dermatologen Wilhelm Frei aus Breslau, der 1928 in seinem Beitrag "Über willkürliche Sensibilisierung gegen chemisch definierte Substanzen" beschrieb, daß es durch intrakutane Injektion minimaler Neosalvarsanmengen (Arsphenamin) (0,13 mg) bei vereinzelten, sonst niemals mit Salvarsan behandelten Personen zu einer Sensibilisierung der gesamten Hautdecke gegen Neosalvarsan kommen kann. Bei syphilitischen Personen, die sich gerade in einer Neosalvarsankur befanden, bei der das Arsenpräparat intravenös injiziert wurde, ließ sich das Phänomen nicht auslösen; d.h., die intravenöse Salvarsanzufuhr verhinderte die Reaktion auf intrakutane Salvarsanproben.

Marion B. Sulzberger und Merrill W. Chase (New York) zeigten mit dem nach ihnen benannten Phänomen, daß das Entstehen einer Kontaktsensitivität der Haut gegenüber verschiedenen Chemikalien durch vorheriges Füttern des spezifischen Agens aufgehoben werden kann.

Wichtig war ferner die Erkenntnis, daß sich die Vorgänge bei der Kontaktallergie und Überempfindlichkeit vom verzögerten Typ ähneln. Dazu publizierten Karl Landsteiner, der Entdecker der AB0-Blutgruppen sowie - zusammen mit Wiener - auch des Rhesusfaktors, und M. W. Chase 1942, daß sowohl die Kontaktallergie gegenüber niedermolekularen Antigenen als auch die Überempfindlichkeit vom verzögerten Typ gegenüber mikrobiellen Antigenen bei Meerschweinchen durch Lymphozyten passiv übertragen werden kann. Dieser Befund lenkte in ein Zeitalter, in dem viele Forscher Kontaktallergie und mikrobielle Allergie auf identische Vorgänge zurückführten. Untersuchungen der letzten 20 Jahre haben auf die Schlüsselrolle der epidermalen Langerhanszellen hingewiesen und haben sowohl Ähnliches als auch Unterschiedliches dabei gezeigt. **Langerhanszellen** wurden 1868 von Paul Langerhans, dem Doktoranden von Rudolf Virchow an der Charité in Berlin, erstmals als dendritische Zellen beschrieben, die sich mit Goldsalzen anfärben lassen. Die Bedeutung der Langerhanszellen blieb etwa 100 Jahre im dunkeln bis I. Silberberg 1973, Shelley und Juhlin 1976 sowie Georg Stingl ab 1978 die Funktion der Langerhanszellen als antigen-präsentierende Zellen definierten.

Man nimmt bekanntlich an, daß die zellvermittelte Überempfindlichkeit dazu dient, den Körper gegen mikrobielle Fremdantigene, Fremdgewebe und autologe Tumorantigene zu verteidigen. Während die zellvermittelte Überempfindlichkeit gegenüber diesen Antigenen hilft, die körperliche Integrität und Homöostase zu erhalten, wird die Haut durch die allergische Kontaktüberempfindlichkeit, die ja eine Überempfindlichkeit gegen autologe Proteine darstellt, die durch das Binden von niedermolekularen Stoffen verfremdet wurden, geschädigt. In diesem Sinne kann die **Kontaktallergie als eine abweichende Form der zellvermittelten Überempfindlichkeit** angesehen werden.

Ein weiterer Meilenstein der Erkenntnis von sowohl allergischen als auch immunologischen Reaktionen war die Einteilung von Coombs und Gell aus Cambridge/England, die 1963 die immunologischen

Mechanismen der Gewebeverletzung in 4 Typen unterteilten, wobei Typ I der Sofortreaktion, Typ II den zytotoxischen Antikörperreaktionen, Typ III den Antigen-Antikörperkomplexen und Typ IV der Überempfindlichkeit vom verzögerten Typ entspricht. Diese vorteilhafte Einteilung wird auch im vorliegenden Buch beibehalten, obwohl man sich bewußt sein sollte, daß gleichzeitig verschiedene Reaktionsformen ablaufen können und nicht alle Krankheitsbilder damit ausreichend erklärbar sind.

Nicht unerwähnt bleiben sollen weitere wichtige Entdeckungen wie das **Immunglobulin E** (1966 Ishizaka u. Mitarbeiter) sowie das Phänomen der **Releasability**, d. h. die verstärkte Reaktionsbereitschaft mediatorsezernierender Basophiler und Mastzellen (Conroy u. Lichtenstein 1977). Kallós bezeichnete 1978 nicht-immunologische Reaktionen mit allergieähnlichen Symptomen als "Pseudo-Allergie"; ein Beispiel dafür ist die Unverträglichkeit von Acetylsalicylsäure (ASS), die zu Urtikaria, Quincke-Ödem und Asthma führen kann. Als weitere Mediatoren der Entzündung, die zumindest bei Typ-I-Allergien wichtig sind, wurde 1979 von Samuelson die 'slow-reacting substance of anaphylaxis' als Leukotrien identifiziert.

Für die Immunregulation durch Zytokine hat die Beschreibung von Mosmann und Coffman (1989) zu wichtigen Erkenntnissen geführt. Zytokine von T-Helfer-1 (Th1-) Zellen, d. h. Interferon-γ, Interleukin-2 (IL-2) und Tumor-Nekrose-Faktor, begünstigen Überempfindlichkeitsreaktionen vom verzögerten Typ wie allergisches Kontaktekzem, Psoriasis, Tuberkulose bei guter Abwehrlage und Lepra vom tuberkulösen Typ, während Th2-Zellen die Zytokine IL-4, IL-5 und IL-10 sezernieren, wodurch sie zu humoralen Immunreaktionen wie beim atopischen Ekzem oder der lepromatösen Lepra beitragen.

Mikrobiologisch-immunologische Entdeckungen bilden somit die Grundlage für Fortschritte im Verständnis der Allergie, die als abweichende Sonderform immunologischer Reaktionen angesehen werden kann.

Immunologische Grundlagen

2. Immunologische Grundlagen

2.1. Immunologie, die Lehre von "Selbst" und "Nichtselbst"

Ein funktionierendes Immunsystem ist lebensnotwendig; versagt es, bedeutet dies fast unausweichlich den Tod durch Infektion. Von seiner lebenswichtigen Rolle einmal abgesehen, ist es ein faszinierendes Beispiel für die Genialität der Natur.

Unablässig suchen die Zellen und Moleküle des Abwehrsystems nach Krankheitserregern. Sie können eine praktisch unbegrenzte Vielfalt fremder Zellen und Substanzen erkennen und von körpereigenen unterscheiden. Dringt ein Krankheitserreger in den Körper ein, so spüren sie ihn auf und machen ihn unschädlich. Sie "erinnern" sich zudem an jede Infektion, so daß sie bei neuerlichem Zusammentreffen mit dem gleichen Organismus wirkungsvoller fertig werden. Das alles bewerkstelligen sie überdies mit nur einem bescheidenen Anteil des Genoms und der körperlichen Ressourcen.

Entscheidend für das Auslösen einer Immunantwort ist, die chemischen Marker zu erkennen, in denen sich "Selbst" von "Nichtselbst" unterscheidet. Mit dieser Aufgabe sind die Erkennungsmoleküle des Immunsystems betraut, deren faszinierendste Eigenschaft ihre strukturelle Variabilität ist (Kap. 2.2.3.).

Im allgemeinen sind alle Moleküle eines bestimmten Proteins in einem Individuum absolut identisch. Sie haben die gleiche Aminosäurensequenz. Höchstens zwei Versionen sind anzutreffen, die jeweils im mütterlichen und väterlichen Gen kodiert sind. Die Erkennungsmoleküle des Immunsystems treten dagegen in Millionen, vielleicht auch Milliarden abgewandelter Formen auf. Dank dieser Unterschiede kann jedes Molekül ein spezifisches Ziel erkennen und das System zwischen "Selbst" und "Nichtselbst" unterscheiden.

Die bekanntesten Erkennungsproteine sind die Antikörper, die Immunglobuline. Man hat inzwischen wesentliche Einblicke in ihre Struktur und in den genetischen Mechanismus gewonnen, der ihre Vielfalt gewährleistet. Eine zweite wichtige Molekülklasse des Abwehrsystems ist der **T-Zell-Rezeptor**, der in seinem Aufbau den Antikörpern ähnelt und antennenartig auf der Oberfläche von T-Lymphozyten (T-Zellen) sitzt. Er ermöglicht es den T-Zellen körpereigene Zellen, welche auch fremde Marker, "Nichtselbst" (z.B. Virusproteine) tragen, zu erkennen. Aufgrund dieser Fähigkeit können T-Zellen direkt auf virusinfizierte Zellen zytotoxisch einwirken.

Die immunologische Individualität, das "Selbst" eines Individuums, wird durch die **Histokompatibilitätsantigene** definiert und durch das ständige Wirken des Immunsystems erhalten. Man stellt sich vor, daß der Evolutionsdruck ein solches System notwendig macht. Die individuelle Vielfalt verhindert, daß ein idealer Parasit dem Abwehrsystem entgeht und so die Existenz einer Spezies bedroht. Diese Vielfalt kann nur durch einen ausreichend großen Genpool gewährleistet werden. Hat eine Population nur wenige Mitglieder, so führt der Mangel an Vielfalt zu einer größeren Empfänglichkeit gegenüber neuen Krankheitserregern, als sie in Populationen mit stärkerer Vielfalt beobachtet wird, und vergrößert so die Gefahr des Aussterbens.

Trotz ihrer unterschiedlichen Funktion, der Expression auf verschiedenen Zellen und der Notwendigkeit eines hochgradigen Polymorphismus ähneln sich die Erkennungsmoleküle des Immunsystems in ihrer Struktur. Die Antikörper, der T-Zell-Antigenrezeptor, die Klasse-I-Antigene (HLA-ABC) und die Klasse-II-Antigene (HLA-D/DR) besitzen eine durch Disulfidgruppen geformte Domänenstruktur, die auf eine gemeinsame Entwicklungsgeschichte hinweist (Abb. 2.1). Analysiert man die Homologien dieser Moleküle auf der genetischen Ebene der DNA, so findet man eine große Zahl von ähnlichen Sequenzen, die für strukturell wichtige Teile der Moleküle kodieren. Diese Sequenzen kann man jedoch auch in Genen anderer Moleküle mit globulären Domänen finden z.B. in den Genen der Differenzierungsmarker CD 4

2.1. Immunologie, die Lehre von "Selbst" und "Nichtselbst"

und CD 8 (CD: engl., cluster of differentiation) und denen von Wachstumsfaktor-Rezeptoren, im Gen von CEA sowie im Gen des Fc-Rezeptors. Man spricht daher auch von der Immunglobulin-Überfamilie (im Englischen "immunoglobulin-superfamily").

Eine wirkungsvolle Immunantwort erfordert das Zusammenspiel der Erkennungsmoleküle und der vielen zellulären und humoralen Komponenten. Wie wichtig die Unterscheidungsfähigkeit zwischen "Selbst" und "Nichtselbst" ist, zeigen die krankhaften Störungen der Selbsttoleranz der Autoimmunerkrankungen. Aber auch allergische Krankheitsbilder weisen auf Fehlregulationen innerhalb der Immunantwort hin, die einige Komponenten des Immunsystems zum inadäquaten Zeitpunkt aktivieren oder gegenüber verschiedenen Antigenen andersartige (allergische) Immunantworten hervorrufen (Allergie: $\alpha\lambda\lambda o\sigma$ = fremdartig, $\epsilon\rho\gamma o\nu$ = Werk). Die WHO betrachtet Rhinitis, Sinusitis, Asthma bronchiale, exogen-allergische Alveolitis, allergische bronchopulmonale Aspergillose, Konjunktivitis, Urtikaria, Kontaktdermatitis, atopische Dermatitis, Anaphylaxie und verschiedene gastrointestinale Krankheitsbilder als Erkrankungen, die durch IgE-vermittelte allergische Reaktionen zumindest mitverursacht sind.

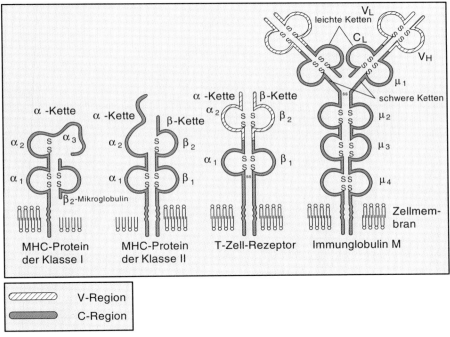

Abb. 2.1: Die schematische Wiedergabe der Erkennungsmoleküle des Immunsystems zeigt ihre ähnliche, in Domänen unterteilte Struktur. Die Domänen werden meist durch Disulfidbrücken geformt. Die Klasse-I-Antigene (HLA-ABC) bestehen aus einer langen α-Kette, die in der Membran verankert ist. An diese Kette bindet sich nicht-kovalent das β_2-Mikroglobulin. Die Klasse-II-Antigene (HLA-D) bestehen ebenfalls aus einer α- und einer β-Kette, deren Länge (Molekulargewicht) verschieden ist zu den Klasse-I-Antigenen. Beide Klassen weisen einen ausgeprägten Polymorphismus auf. Die distalen Domänen der α- und β- Kette des T-Zell-Antigenrezeptor sind in ihrer Aminosäurensequenz variabel und formen die Antigenbindungsstelle. Die beiden Ketten sind durch eine Disulfidbrücke verbunden. Das membrangebundene IgM besteht aus zwei leichten und zwei schweren Ketten und bildet mit den vier variablen Domänen an den distalen Enden zwei Antigen-bindende Stellen. V-Region: variabler, C-Region: konstanter Aufbau (nach: Ferlinz, R., Pneumologie in Praxis und Klinik. Thieme Verlag Stuttgart, 1994).

Bei der Beurteilung experimenteller Daten, pathogenetischer Konzepte und immunologischer Theorien muß man sich immer bewußt sein, daß unsere Erkenntnisse über das Immunsystem und die Allergien aus äußerst artefiziellen in-vitro Systemen und aus pathologischen Zustandsformen von Versuchstieren gewonnen werden. Das Übertragen dieser Erkenntnisse in die klinische Situation ist nicht unproblematisch. Daher muß vor einer Schlußfolgerung immer hinterfragt werden, ob die experimentelle Situation für die klinische Fragestellung repräsentativ ist, ob der Experimentalaufbau die pathogenetische Kette reflektiert und ob Artefakte die beobachteten Phänomene beeinflussen.

2.2. Die Zellen des Immunsystems

2.2.1. Leukozytenreifung und -differenzierung

Alle Zellen des Immunsystems stammen von **pluripotenten Stammzellen** ab, die sich in zwei Hauptlinien, die myeloische und die lymphatische differenzieren. Diese unterschiedliche Differenzierung wird entscheidend durch das lokale Milieu (im Englischen: microenviroment) der verschiedenen lymphatischen Organe geprägt. Aus der myeloischen Reihe leiten sich die Monozyten, die Makrophagen, die Antigen-präsentierenden Zellen (APC) und die polymorphkernigen Zellen ab. Sie haben zwei Hauptaufgaben:

- die Phagozytose zur Beseitigung von Antigen und
- die Präsentation von Antigen zur Stimulation von Lymphozyten

Innerhalb der Lymphozyten unterscheidet man drei Subpopulationen: die **T-Zellen**, die **B-Zellen** und die **Null-Zellen**. Viele der lymphatischen Zellen, insbesondere die T-Zelle, sind besonders langlebig und können bis zu zehn Jahren als Gedächtniszellen fungieren. Die T-Zellen reifen innerhalb des Thymus und sind für die zelluläre Immunabwehr und für Regulationsfunktionen verantwortlich. Die B-Zellen differenzieren zunächst in der fetalen Leber und später im Knochenmark, ihre Reifung zur Plasmazelle erfolgt in sekundären lymphatischen Organen. Die B- und T-Zellen lassen sich lichtmikroskopisch nicht unterscheiden, sie haben beide ein hohes Kern-Plasma-Verhältnis. In der Immunfluoreszenz kann man auf der Oberfläche der B-Zellen das Immunglobulin nachweisen. Elektronenmikroskopisch erkennt man die B-Zellen an ihrer villösen Oberfläche, die sie von den T-Zellen unterscheidet, die eine fein-rauhe Oberfläche aufweisen.

Die dritte Population von Lymphozyten unterscheidet sich lichtmikroskopisch durch ein niedrigeres Kern-Plasma-Verhältnis und azurophile Granula, daher werden sie auch **large granular lymphocytes** (LGL) genannt. Ihre genaue Abstammung ist noch unklar, da sie sowohl T-Zell- als auch Monozytenmarker tragen. Ihre Funktion liegt zum einen in der Antikörper-abhängigen zellulären Zytotoxizität (antibody dependent cellular cytotoxicity, ADCC) und zum anderen in der natürlichen Zytotoxizität (im Englischen: natural killer cells (NK-cells). Diese Mechanismen der Zytotoxizität sind unspezifisch. Die NK-Zelle kann unspezifisch an Tumorzellen, an virusinfizierten Zellen und über den Fc-Rezeptor an Antikörper-beladene Zellen binden und ihre zytotoxische Funktion ausüben. Man spricht von natürlichen Killerzellen, da dieser Effektormechanismus ohne eine vorherige Immunisierung "natürlich" besteht und nur gegen "Nichtselbst" gerichtet ist.

2.2.2. Die myeloische Reihe

2.2.2.1. Makrophagen, Monozyten und antigen-präsentierende Zellen

Die phagozytären Gewebsmakrophagen bilden ein Netzwerk, daß sich als **retikuloendotheliales System** (RES) in vielen Organen findet. Es entwickelt sich eine dem betreffenden Gewebe angepaßte, phagozytierende Zelle, die dann häufig nur noch schwer als Makrophage zu erkennen ist. Ihre Vorläufer sind die Monozyten, die in die Gewebe einwandern, sich spezialisieren (z.B. zu Kupffer-Stern-Zellen der Leber oder zu Mikrogliazellen des Hirns) und dann nur noch eine begrenzte Proliferationsfähigkeit besitzen. Die Aufspaltung der Makrophagen-Stammzellen in verschiedene Linien scheint in einem frühen Stadium der Monozytenentwicklung zu beginnen und wird im lokalen Milieu des betreffenden Organs durch Mediatoren gesteuert und vollendet.

Makrophagen inkorporieren spontan oder Rezeptor-vermittelt (Fcγ- oder Fcε-Rezeptoren, Zytokinrezeptoren, Komplementrezeptoren) fremde Stoffe, Mikroorganismen aller Art und Zelldetritus. Mit Hilfe der "ausfließenden" Pseudopodien können sie sich durch engste Spalten zwängen und sich auf ihr Ziel zubewegen. Die Pseudopodien der Langerhans-Zellen der Haut schieben sich zum Beispiel zwischen die Epithelzellen bis zum Stratum corneum vor, um dort Antigen aufzunehmen. Sobald die Partikel an der Oberfläche der Makrophagen haften, werden sie von Zytoplasma umschlossen und in ein Phagosom aufgenommen. Die Membran des Phagosoms verschmilzt mit den Membranen von Lysosomen. In den so entstandenen Phagolysosomen wird das Antigen abgebaut bzw. der Mikroorganismus abgetötet. Hierzu dienen der niedrige pH, die verschiedenen proteolytischen Enzyme, das Superoxidanion und Wasserstoffperoxid. Das Ausmaß dieser Reaktion wird entscheidend durch die Voraktivierung der Makrophagen, z.B. durch Interferon-γ, beeinflußt. Aktivierte Makrophagen und Monozyten produzieren eine Vielzahl von Mediatoren, die in ihrer Summe sowohl pro- als auch anti-inflammatorisch wirken können. Im Rahmen der allergischen Reaktion findet man die Zellen nach 8-12 Stunden im Entzündungsherd (Chemotaxis); hier kommt es unter der Einwirkung von Interleukin-4 zur Aufregulation der Expression des niedrig affinen IgE-Rezeptors (CD23). Durch die Bindung von Antigen-spezifischem IgE und dessen Vernetzung durch Allergen wird eine Aktivierung der Zellen mit einer Sekretion von pro-inflammatorischen Substanzen, die insbesondere in der Spätreaktion von Relevanz sind, eingeleitet.

Die **Antigen-präsentierenden Zellen (APC)** werden primär in der Haut, den Lymphknoten, der Milz, im Thymus und im lymphatischen Gewebe gefunden. Typische Vertreter sind die Langerhans-Zellen und die dendritischen Zellen. Ihre Hauptaufgabe ist, das Antigen den Antigen-sensitiven Lymphozyten zu präsentieren und so eine Antigen-spezifische Stimulation dieser Lymphozyten zu erreichen. Hierzu bilden sie ein dendritisches Netzwerk, das mit seiner großen Oberfläche einen intensiven Kontakt der T-Zellen mit Antigenen und den Klasse-II-MHC-Produkten der APC ermöglicht. Die entscheidende Bedeutung der Antigen-Präsentation läßt sich daran erkennen, daß Antigene, die von den APC nur schlecht prozessiert werden, auch nur eine schwache Immunantwort hervorrufen. In bezug auf die Antigen-Präsentation und Phagozytose besteht keine exklusive Arbeitsteilung. Monozyten und Makrophagen sind ebenfalls effektive APC, aber auch B-Zellen und endotheliale Zellen haben Antigen-präsentierende Fähigkeiten.

2.2.2.2. Neutrophile Granulozyten

Die Granulozyten stellen etwa 70 bis 80 % der Blutleukozyten. Ca. 90 % der Granulozyten sind Neutrophile. Sie können auf chemotaktische Signale, wie z.B. Komplementkomponenten, Bakterienprodukte oder Gewebsproteasen reagieren und in Entzündungsgebiete einwandern. Dort erfolgt die Phagozytose von opsonisiertem Material durch die Vermittlung von Komplement- und Fc-Rezeptoren. Die anschließende Aktivierung des Hexosemonophosphat-Shunts ermöglicht die Produktion von Radikalen zur Bakterizidie und zur Oxidation von Antigen. Im Rahmen der Infektabwehr stellen sie die erste Abwehrlinie dar. Aufgrund ihres hohen Gehalts an präformierten Mediatoren sind sie für die rasche Veränderung der vaskulären Permeabilität, die chemotaktische Imigration von Entzündungszellen und deren Aktivierung mitverantwortlich.

2.2.2.3. Eosinophile Granulozyten

Die eosinophilen Granulozyten reifen im Knochenmark unter dem Einfluß von Interleukin-3 (IL-3). Granulozyten/Makrophagen-Kolonien stimulierendem Faktor (GM-CSF) und Granulozyten-Kolonien stimulierendem Faktor (G-CSF). Die Enddifferenzierung steht unter Kontrolle von Interleukin-5 (IL-5). Die genannten Zytokine werden von den TH2-Lymphozyten sezerniert, die die allergische Immunantwort steuern (☞ Kap. 2.2.3.1.). Eosinophile machen etwa 0,5 bis 3 % der Leukozyten im peripheren Blut aus, sind jedoch im Gewebe etwa 100mal häufiger vertreten. Der ausdifferenzierte Eosinophile zeigt den charakteristischen brillenförmigen Nukleus sowie kleine und große Granula, die sich mit Eosin anfärben. Die großen Granula enthalten in ihrem Kern das "major basic protein" (MBP) und in der Matrix das eosinophile kationische Protein (ECP), das "eosinophil-derived neurotoxin" (EDN) und die eosinophile Peroxidase. Die kleinen Granula speichern Enzyme und weitere Mediatoren. Im Unterschied zu den Neutrophilen erfolgt, obwohl eine Fähigkeit zur Phagozytose existiert, die Degranulation nicht ins Phagolysosom sondern nach außen. Die physiologische Funktion liegt im Angriff auf große nicht-phagozytierbare Zellen, wie z.B. Parasiten, auf die der Eosinophile mit oxidativen (EPO) und nicht-oxidativen (Enzyme, MBP, ECP) Mechanismen zytotoxisch einwirkt.

Auf der Oberfläche der Eosinophilen finden sich Adhäsionsmoleküle und Rezeptoren für Immunglobuline, Komplementkomponenten, Zytokine und Lipidmediatoren (☞ Tab. 2.1). Die Rezeptoren binden den Eosinophilen in das immunologische Netzwerk ein. PAF (platelet-activating factor), IL-2, IL-5, RANTES (released activation of normal T-cells, expressed and secreted) und MIP-1α (Makrophagen-inflammatorisches Protein) wirken auf ihn chemotaktisch und begünstigen die Adhäsion, die Degranulation und die Produktion von Sauerstoffradikalen. Die Adhäsionsmoleküle dienen vor allem der Anheftung der Zellen an Gefäßendothelien und Matrixproteine bei der Migration ins Gewebe.

Die zweite Aufgabe der Eosinophilen liegt in der Dämpfung von Entzündungsreaktionen. Sie werden chemotaktisch ins Entzündungsgebiet gelockt und setzen dort Enzyme frei, die z.B. Histamin und SRS-A (slow-reacting-substances of anaphylaxis) inaktivieren.

Rezeptoren für Immunglobuline	IgG, IgA, IgE
Rezeptoren für Zytokine und Hormone	IL-1, IL-2, IL-3, IL-5, TNF-α, RANTES, MIP-1α, Interferon-α und -γ, GM-CSF, Glucocorticoide
Rezeptoren für Lipidmediatoren	PAF, PGE,LTB4
Rezeptoren für Komplementkomponenten	C1q, C3a, C3b, C5a, CR1
Adhäsionsmoleküle	CD11a, CD11b, CD11c CD18, CD45, CD58 (=LFA-3), LFA-1, ICAM-1, ICAM-2, L-Selektin

Tab. 2.1:   Adhäsionsmoleküle und Rezeptoren auf der Oberfläche der Eosinophilen.

2.2.2.4. Mastzellen und Basophile

Mastzellen und Basophile sind wichtige Effektorzellen der allergischen Sofortreaktion. Beide Zelltypen tragen metachromatische, sekretorische Granula und ähneln sich in der Zusammensetzung ihrer Proteoglykane. Sie produzieren und speichern große Mengen an Histamin (1 pg (Basophile) - 5 pg (Mastzelle) Histamin/Zelle) und Lipidmediatoren. Basophile finden sich vorwiegend als zirkulierende Zellen im Blut (0,5 % der Leukozyten) und werden nur selten im Gewebe vorgefunden. Bei den Mastzellen unterscheidet man die Mukosamastzellen, die sich in der Lunge und der intestinalen Mukosa finden und T-Zell-abhängig reifen, von den Gewebemastzellen, die in der Haut und der intestinalen Submukosa lokalisiert sind und T-Zell-unabhängig reifen. Trotz ihrer Gemeinsamkeiten sind Basophile und Mastzellen nicht zwei Varianten einer Zelle, sondern verschiedene Zelltypen. Hinsichtlich der Morphologie des Zellkerns und des Musters an Oberflächenrezeptoren zeigen Mastzellen Ähnlichkeiten mit Monozyten und Basophile dagegen eher mit eosinophilen und neutrophilen Granulozyten. Dies und andere Indizien führen zu der Annahme, daß Mastzellen von monozytären und Basophile von myeloiden Vorläufern abstammen.

Mastzellen und Basophile tragen an Fcε-RI (☞ Kap. 2.3.6.1.) gebundenes IgE. Wird das IgE durch Antigen vernetzt, so kommt es innerhalb von Sekunden zum Verschmelzen der intrazytoplasmatischen

2.2. Die Zellen des Immunsystems

Granula und anschließend verbinden sich die Granula mit der Zellmembran und es kommt zur Mastzelldegranulation. Hierbei werden Histamin, Proteasen (Chymase, Tryptase, Carboxypeptidase) und Glykosidasen freigesetzt. Parallel werden Enzyme aktiviert, die die Bildung und Freisetzung von Arachidonsäuremetaboliten (Leukotriene und Prostaglandine) vermitteln. Die Freisetzungsfreudigkeit (releasibility), d.h. die Aktivierungsschwelle, die zur Degranulation überwunden werden muß, steht unter der Regulation von verschiedenen Mediatoren und wird z.B. von IL-3, IL-5 und IL-8 gesenkt, was auch als "priming" bezeichnet wird.

Es existieren zwei Formen der Degranulation:

- die schrittweise Degranulation, die durch leere oder halbleere Granula ohne Anzeichen einer Verschmelzung der Granula untereinander oder mit Zellmembran gekennzeichnet ist
- die anaphylaktoide Degranulation mit konfluierenden Granula, Exozytose und Riesengranula durch Verschmelzung mit der Zellmembran entstanden

Die anaphylaktoide Degranulation findet sich nach Stimulation mit Antigen oder anti-IgE; bei Basophilen auch nach Stimulation mit der Komplementkomponente C5a. Die schrittweise Degranulation tritt bei Kontaktallergie, Pemphigoid, Hauttransplantation, Konjunktivitis und chronisch entzündlichen Darmerkrankungen auf.

> Beim Nichtallergiker sind die IgE-Moleküle polyvalent, d.h. es finden sich auf einer Zelle nur wenige Moleküle gleicher Spezifität, so daß es bei Kontakt mit dem Antigen nicht zu einer ausreichenden Vernetzung der Fcε-RI kommt und daher eine Aktivierung der Zellen ausbleibt. Beim Allergiker hingegen ist ein großer Teil der IgE-Moleküle gegen ein bestimmtes oder gegen wenige Antigene gerichtet. Somit kann der Kontakt mit geringen Mengen Antigen auf einer großen Zahl von Zellen eine zur Aktivierung ausreichende Vernetzung der Fcε-RI erreichen.

Neben der IgE-Vernetzung gibt es eine Reihe weiterer physiologischer und pharmakologischer Stimuli der Basophilen und Mastzellen. Die resultierende Symptomatik wird **Pseudoallergie** genannt und unterscheidet sich nicht von IgE-vermittelten Reaktionen. Die Zusammensetzung der sezernierten Produkte differiert jedoch bei den verschiedenen Stimuli. Zu den Histamin-freisetzenden Medikamenten gehören: ACTH, Morphin und Codein. Letzteres kann zur Diagnostik einer erhöhten Histamin-"releasibility" in einem Hauttest genutzt werden. Neuropeptide (Substanz P, VIP [vasoaktives intestinales Peptid]), Anaphylatoxine (C5a) und Zytokine (IL-3, GM-CSF) können ebenfalls eine Histaminfreisetzung induzieren.

In der Lunge kommt der Mastzelle beim allergischen Asthma bronchiale und bei interstitiellen Erkrankungen eine besondere Bedeutung zu. Man findet sie in der Mukosa und Submukosa der Bronchien und Bronchiolen aber auch im Lungenparenchym. Sie treten beim Asthmatiker auch häufiger in der bronchoalveolären Lavage auf. Sie finden sich somit in der unmittelbaren Nachbarschaft der Zielzellen ihrer Mediatoren, den glatten Muskelzellen, mukösen Drüsenzellen, marklosen Nervenfasern und Endothelzellen, wo sie ihre vasoaktiven, mukusstimulierenden und bronchokonstriktorischen Wirkungen entfalten.

Nach der Degranulation kommt es zum klinischen Bild einer allergischen Sofortreaktion mit Juckreiz, Schleimhautschwellung, Rötung, Muskelkontraktion, Permeabilitätssteigerung mit Transsudat und Ödembildung. Diese ist innerhalb von 30 Minuten bis 2 Stunden voll reversibel und hinterläßt keine Gewebsdestruktion. In einigen Fällen folgt 4 bis 8 (oder auch 24) Stunden eine Spätreaktion, die durch ein entzündliches Infiltrat mit Neutrophilen, Lymphozyten und Monozyten gekennzeichnet ist und mit einer gewissen Gewebsdestruktion einhergeht. Es imponiert klinisch als Induration des Gewebes, die sich erst nach Stunden oder Tagen zurückbildet.

> Es wird angenommen, daß das repetitive Auftreten von Sofort- und Spätreaktionen zur chronischen Entzündung bis hin zur irreversiblen Gewebszerstörung führt. Die dauernde Aktivierung der vielfältigen und zahlreichen Entzündungszellen ist die molekulare Basis der allergischen Symptomatik wie Konjunktivitis, Rhinitis, atopisches Ekzem, Urtikaria, Lippenschwellung, Angioödem, Asthma bronchiale, Diarrhö u.v.m.

Schließlich sind Basophile und Mastzellen neben den T-Lymphozyten in die Regulation der IgE-Synthese eingebunden. Sie tragen den Liganden für CD40 der B-Zellen (CD40L = gp39). Bindet CD40 an diesen Liganden auf Basophilen oder Mastzellen, so begünstigt dies den Klassenwechsel der Immunglobulinproduktion hin zum IgE. Darüber hinaus sezernieren Mastzellen eine Vielfalt von Zytokinen (IL-3, IL-4, IL-5, IL-6, IL-8 und TNFα), die die Mastzellen zu einer verstärkenden regulatorischen Stellgröße in der allergischen Immunreaktion machen.

2.2.3. Die lymphatische Reihe

2.2.3.1. T-Zellen

T-Vorläuferzellen wandern unter dem Einfluß von Mediatoren in Schüben in den Thymus und machen dort die Antigen-unabhängige Entwicklungsphase durch. Im lokalen Milieu des Kortex proliferieren sie und entwickeln sich zu Thymus-Lymphozyten. Der Kortex ist mit unreifen, sich differenzierenden T-Vorläuferzellen, epithelialen Retikulumzellen und Makrophagen dicht bepackt. Die Thymus-Lymphoblasten und Epithelzellen stehen in engem Kontakt. Einige Epithelzellen des äußeren Kortex, sogenannte "nurse cells" (Ammenzellen), enthalten sogar Thymozyten in zytoplasmatischen Vesikeln. Bei ihrer Wanderung von der äußeren Rinde zum Mark passieren die Lymphozyten dendritische Zellen im inneren Kortex, die durch Desmosomen verbunden ein dichtes Netzwerk bilden, das eine große Kontaktfläche bietet. Die interdigitierenden Zellen der Medulla exprimieren die Klasse-II-MHC-Produkte (= Histokompatibilitätsantigene) in extremer Dichte. Man vermutet, daß der enge Kontakt von reifen T-Zellen mit Klasse-II-Antigenen zur Elimination von autoreaktiven Klonen genutzt wird. Nur ein kleiner Teil der im Kortex entstanden Zellen verläßt den Thymus als reife Lymphozyten. Der Grund für diese enorme "Überproduktion" und der Verbleib der eliminierten Zellen sind z.Z. nicht klar. Die Hassall'schen Körperchen des Marks könnten Residuen solcher eliminierter Zellen darstellen.

Die T-Zelldifferenzierung läßt sich anhand zahlreicher Marker verfolgen. Alle T-Zellen haben die Eigenschaft, mit Schafserythrozyten Rosetten zu bilden. Dieses Phänomen, das wahrscheinlich nicht-immunologischer Natur ist, kann zur Isolierung von T-Zellen ausgenutzt werden. Der Rezeptor für Schafserythrozyten findet sich bereits auf kortikalen Thymozyten und wird CD 2 (cluster of differentiation) genannt. Die physiologische Funktion dieser Struktur liegt wahrscheinlich in einem alternativen Weg der T-Zell-Aktivierung, denn durch Manipulationen an CD 2 kann die T-Zelle zur Proliferation angeregt werden, daneben ist CD 2 für adhäsive Eigenschaften der T-Zellen verantwortlich. Die Rezeptoren für IgM und IgG werden in der Medulla bzw. in der Peripherie akquiriert. CD 1 wird nur auf kortikalen Thymozyten und Langerhans-Zellen der Haut gefunden, in der Peripherie ist es pathognomonisch für die Histiozytosis X. Bereits in der Rinde werden CD 3, der monomorphe Teil des Antigen-Rezeptors, und die Differenzierungsantigene CD 4 und CD 8 exprimiert. Vor dem Verlassen des Marks verlieren die T-Zellen einen dieser beiden Marker. Reife, immunkompetente, den Thymus verlassende T-Zellen tragen nur noch CD 4, wenn sie dem T-Helferzell-Subtyp angehören, und wenn sie dem Suppressor/zytotoxischen Subtyp angehören nur noch CD 8. Eine Expression von beiden Markern kommt bei reifen T-Zellen in der Peripherie nicht mehr vor. CD 4 und CD 8 erfüllen Funktionen in der Bindung der T-Zellen an die MHC-Produkte ihrer Reaktionspartner oder Zielzellen (Tab. 2.2). Die vom Thymus entlassenen frischen T-Zellen sind dann in der Lage, gegen ein bestimmtes Antigen, das sie auf Oberflächen anderer Zellen erkennen zu reagieren (☞ Kap. 2.6.).

2.2. Die Zellen des Immunsystems

	Knochenmark	Thymus		Peripherie
		Kortex	Medulla	
Oberflächenmarker (Bezeichnung)	T-Vorläuferzelle	Thymozyt	Thymozyt	immunkompetente T-Zelle
Rezeptoren				
CD 2 (Rezeptor für Schaferythrozyten)	+	++	++	++
Fcµ-Rezeptor			+	++
Fcγ-Rezeptor				++
Enzyme				
Tdt (terminale Desoxynukleotidyltransferase)	+	++	+	
saure Phosphatase	+	++	++	++
Oberflächenantigene (CD: cluster of differentiation)				
CD 10	+	++	++	+
CD 1		+		
CD 3		+	++	++
CD4 und CD8		++	++	
CD 4 (T-Helferzellen)		++	++	++
CD 8 (T-Suppressorzellen)		++	++	++
HLA-DR (Klasse II-Moleküle)				++

Tab. 2.2: T-Zell-Differenzierungsmarker.

Weiterhin können die CD4$^+$ T-Lymphozyten nach funktionellen Kriterien in drei Subpopulationen unterteilt werden: In die TH1-Zellen, die Interleukin-2 (IL-2), IL-12, und Interferon-g (IFNγ) sezernieren und durch diese Zytokine eine zelluläre Immunantwort unterstützen, und in die TH2-Zellen, die mittels IL-4 und IL-13 Freisetzung die humorale Immunantwort fördern. IL-4 und IL-10 von TH2-Zellen zügeln die TH1-Entwicklung und IFNγ von TH1-Zellen die TH2 Entwicklung (Abb. 2.2). TH0-Zellen kombinieren die Lymphokinprofile von TH1- und TH2-Zellen. In Abhängigkeit vom Zytokinmilieu stimuliert ein B-Zell-T-Zellkontakt über das Ligandensystem CD40/CD40L und andere Oberflächenmoleküle, wie membranständiges TNFα, die Immungobulinsynthese. Für den Klassenwechsel zum IgE sind sogenannte "switch"-Faktoren erforderlich, die wiederum von den Zytokinen IL-4 und IL-13 induziert werden. Die Weichenstellung zugunsten der TH2-Antwort ist vom Zytokinmilieu bei der Induktionsphase abhängig und wird von IL-4 begünstigt. Ein Überwiegen von IL-12 behindert die TH2-Antwort und fördert die TH1-Antwort (Abb. 2.3). Die TH2-Zytokine IL-3, IL-4 und IL-10 sind Wachstumsfaktoren für Mastzellen, so daß eine etablierte TH2-Antwort die Zellen der allergischen Reaktion rekrutiert. Umgekehrt fördern die Zytokine der Mastzellen und Basophilen die Entwicklung von TH2-Zellen.

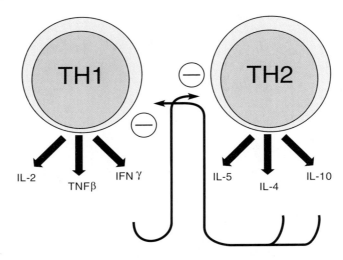

Abb. 2.2:   Interferon-γ (IFNγ), ein Produkt der T-Helferzelle Typ 1 (TH1), hemmt die Entwicklung von TH2 Zellen. Umgekehrt supprimieren Interleukin (IL)-4 und IL-10, als Produkte der TH2 Zellen, die Aktivität von TH1 Zellen.

Die natürlichen zytotoxischen Zellen (natural killer cells, NK-Zellen) sind eine weitere Lymphozytenpopulation, die T-Zellmarker trägt. Obwohl sie mit einem T-Zell-Antigenrezeptor ausgestattet sind erkennen sie ihre Zielzellen über Lektin-ähnliche Strukturen, ohne daß zuvor eine Sensibilisierung stattgefunden hat. Sie sind funktionell über das Phänomen definiert, daß sie in-vitro Tumorzellen ohne vorherige Immunisierung lysieren. Ihre physiologische Funktion liegt wahrscheinlich in der Abwehr viraler Infektionen und der Zerstörung entarteter Zellen.

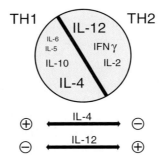

Abb. 2.3:   Die Zytokine Interleukin- 4 und -12 erzeugen ein Milieu, das die Entwicklung von T-Helferzellen Typ 1 oder 2 begünstigt, deren jeweiliges Spektrum an Zytokinen behindert wiederum die Entwicklung des anderen Typs.

2.2.3.2. B-Zellen

Die Reifung der B-Lymphozyten läßt sich wesentlich besser als die der T-Zellen verfolgen, da die B-Lymphozyten schon früh nach der somatischen Rekombination (Kap. 2.3.3.4.) Immunglobulin auf ihrer Oberfläche exprimieren. Beim Erwachsenen erfolgt die Antigen-unabhängige B-Zell-Differenzierung ausschließlich im Knochenmark, welches von der reifen B-Zelle, die IgM und IgD auf ihrer Oberfläche trägt, verlassen wird, um die sekundären lymphatischen Organe aufzusuchen. Die B-Zellen repräsentieren etwa 5-15 % der zirkulierenden lymphatischen Zellen. Das Antigen selektiert aus dem Repertoire der ruhenden B-Zellen diejenigen, die es mit ihrem Oberflächen-Immunglobulin binden können. Dann erfolgt die Antigen-abhängige Differenzierungsphase, und der kleine B-Lymphozyt erreicht über das Stadium des B-Immunoblasten das Endstadium der Plasmazelle, die den Körper mit Immunglobulin versorgt. Für diese Schritte benötigt die Zelle neben der Antigenbindung eine Reihe weiterer ko-stimulatorische Signale im Zell-Zell-Kontakt, wobei das Oberflächenmolekül CD40 nach der Bindung an seinen Liganden (CD40L) auf einer T-Zelle, Basophilen oder Mastzelle ein solches Signal bereitstellt (☞ Kap. 2.2.2.4.).

2.2.4. Thrombozyten

IgE, PAF (platelet activating factor), Substanz P, Thrombin und eine Reihe anderer Moleküle können die Thrombozyten zur Freisetzung präformierter Faktoren, wie Gerinnungs- und Wachstumsfaktoren, verschiedene vasoaktive Amine, Lipidmediatoren (12-HETE), neutrale und saure Hydrolasen u.a.m., stimulieren. Darüber hinaus können Lipidmediatoren wie z.B. die spasmogenen Mediatoren Leukotrien C_4 und Thromboxan A_2 vom Thrombozyten synthetisiert werden. Die physiologische Funktion der Thrombozyten beschränkt sich auf das intravasale Kompartiment. Sie stellen aktivierende Mediatoren und eine Matrix für die anschließende Adhäsion, Migration und Stimulation der Leukozyten zur Verfügung. Sie sind nicht nur in die Entzündungsreaktion sondern auch in die Heilungsphase involviert. Im Vergleich zu Gesunden findet man bei Atopikern etwa die dreifache Anzahl von Fcε-RII auf den Thrombozyten.

2.2.5. Endothelzellen

Endothelzellen sind wichtige Partner der Entzündungsreaktion, die einerseits in das Gerinnungs- und andererseits in das Immunsystem steuernd eingreifen. Produkte akuter Entzündungen (Komplementkomponenten, Lipidmediatoren) stimulieren Endothelzellen zur Expression von Adhäsions- und Klasse-II-Molekülen sowie zur Produktion von Mediatoren. Sie können dann pro-inflammatorische Signale für Granulozyten, Monozyten/Makrophagen und Lymphozyten bereitstellen.

2.2.6. Fibroblasten

Fibroblasten sind Zellen des Bindegewebes, die über das Netzwerk der immunologischen Mediatoren in die Entzündungsreaktion einbezogen sind. Bei einer entzündlichen Gewebeschädigung werden von ihnen Mediatoren freigesetzt. Diese fördern die Thrombozytenaggregation und sind chemotaktisch für Leukozyten mit der Folge einer Kollagen-induzierten Amplifikation der Entzündung. Das von Fibroblasten produzierte Fibronektin steigert die Adhärenz von Leukozyten und stimuliert als Opsonin die Phagozytose. Eine Reihe immunologischer Mediatoren (☞ Kap. 2.4.) sind Fibroblasten-chemotaktisch (LTB_4, TGFβ, PDGF) oder fördern das Wachstum von Fibroblasten (PDGF, IL-1, TNFα). Die Hauptaufgabe der Fibroblasten im Rahmen der Entzündung ist die Regeneration von stützendem Bindegewebe in der Heilungsphase. Dysregulationen kommen bei chronischen Entzündungen vor, die die Fibroblasten zu einer lange andauernden, überstarken Proliferation mit dem Resultat einer Organfibrose anregen.

2.3. Die Erkennungsmoleküle des Immunsystems

2.3.1. Antigene

Zur Differenzierung zwischen "Selbst" und "Nichtselbst" muß das Immunsystem Antigene erkennen. Als solche werden Stoffe bezeichnet, die dazu in der Lage sind, im Organismus eine spezifisch Immunreaktion zu initiieren. Makromoleküle (z.B. Peptide, Polysaccharide) und auch Zellen, die als Antigene fungieren können, bezeichnet man als immunogen. Moleküle mit einem Molekulargewicht von weniger als 5 kDa (Kilo-Dalton) sind im allgemeinen nicht immunogen, so gefährlich - z.B. Toxine - sie auch sein mögen.

Moleküle mit einem Molekulargewicht von 5 bis 10 kDa sind schwach immunogen, und solche mit einem Molekulargewicht von 10 bis 100 kDa sind effektive Immunogene.

Um immunogen zu sein, muß das Antigen **Epitope** oder **antigene Determinanten** (diese Begriffe werden synonym benutzt), die eine Antikörperbindung ermöglichen, tragen. Ein Antigen kann mehrere unterschiedliche Epitope aufweisen, die von verschiedenen Antikörpern gebunden werden. Viele natürliche Antigene sind Polypeptide. Ihre Aminosäurensequenz legt das Faltungsmuster des Moleküls und so seine räumliche Tertiärstruktur fest. Jene Teile der gefalteten Peptidkette, die an den Außenflächen des Proteins zu liegen kommen, bilden ein Oberflächenrelief. Ein Epitop ist ein kleiner exponierter Teil des Reliefs. Nur 10 Aminosäuren genügen, um ein Epitop zu bilden. Wird nur eine Aminosäure verändert, entsteht ein neues Epitop. Die Größe der erfaßbaren Epitope wird durch die Größe der Antigen-bindenden Stelle der Antikörper limitiert. Diese ist eine konkave, 1,6 nm x 0,7 nm x 1,2 nm messende Mulde zwischen den N-terminalen Enden der leichten und schweren Ketten der Antikörper.

Kleine, nicht immunogene Moleküle (z.B. 2,4-Dinitrophenyl) können als **Haptene** kovalent, auf makromolekularen Trägern (= carrier) gebunden, eine Immunantwort hervorrufen. So provozieren auch die Glykosylreste der Polysaccharide von bakteriellen Zellwänden eine humorale Immunantwort, denn der carrier, das monoton aufgebaute Polysaccharid, ist nur schwach immunogen. Die Antikörper sind nicht gegen das Antigen, sondern gegen sein unverwechselbares Profil an Epitopen gerichtet (Abb. 2.4). Üblicherweise sind sowohl partikuläre Strukturen (Mikroorganismen, fremde Zellen, Viren) als auch die meisten hochmolekularen, gelösten Stoffe (Polysaccharide, Lipoproteine, Proteine, Proteoglykane) stark immunogen. Bestimmte Antigene, z.B. Zucker mit einer sich wiederholenden Grundstruktur (bakterielle Polysaccharide, Dextrane), lösen vorwiegend eine humorale Immunantwort aus. Fremde Zellen (Transplantate), fakultativ intrazelluläre Mikroorganismen (Mykobakterien, Chlamydien, Listerien, Brucellen, Toxoplasmen u.s.w.) stimulieren primär zelluläre Effektormechanismen. Die Immunogenität wird einerseits durch die Eigenschaften des Antigens und andererseits durch Eigenschaften des Wirts bestimmt, so daß ein gegebenes Antigen in einem Wirt eine starke Immunantwort und in einem anderen keine Immunantwort hervorruft.

2.3. Die Erkennungsmoleküle des Immunsystems

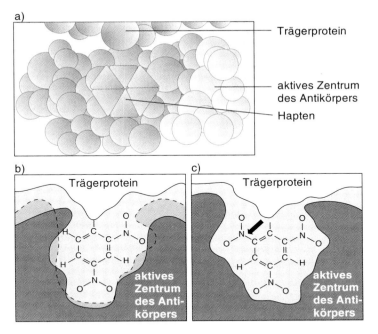

Abb. 2.4: Antigen-Antikörper-Bindung.
A Die Bindungsstelle des Antikörpers paßt exakt auf das Hapten (eine Dinitrophenylgruppe).
B Zwei verschiedene Antikörperstrukturen (Graue Schattierung und schwarze Linie) binden die Dinitrophenylgruppe mit unterschiedlicher Paßgenauigkeit.
C Befände sich auf dem Hapten eine dritte Nitrogruppe (Pfeil), so würden die beiden ersten Antikörper nicht passen. Ein dritter Antikörper hat die richtige Paßform für dieses Picrylhapten. Wegen der ähnlichen Strukturen von Dinitrophenyl und Picryl würde der dritte Antikörper auch das Dinitrophenylhapten binden (nach: Ferlinz, R., Pneumologie in Praxis und Klinik. Thieme Verlag Stuttgart, 1994).

Gegen gering immunogene Substanzen kann durch die gleichzeitige Applikation von Adjuvans (z.B. Öl-/Wasser-Emulsionen, anorganische Verbindungen) dennoch eine Immunantwort hervorgerufen werden. Das Adjuvans kann selbst eine entzündliche Reaktion hervorrufen und so die Immunantwort verstärken oder durch eine verzögerte Freigabe des Antigens eine verlängerte Antigenexposition verursachen. Viele Antigene besitzen eine eigene Adjuvanswirkung.

Die lange Persistenz einer immunogenen Substanz kann zu einer **immunologischen Toleranz** führen. Ein während der embryonalen Reifungszeit anwesendes Antigen wird als Selbst akzeptiert, da die unreifen Lymphozyten zu einer Toleranzentwicklung fähig sind. Im adulten Organismus ist dies nur in Ausnahmefällen in Abwesenheit von Adjuvanswirkungen möglich. Lipide, Steroide und Nukleinsäuren sind in ungebundener bzw. unveränderter Form nicht oder nur schwach immunogen.

2.3.2. Allergene

2.3.2.1. Faktoren der allergenen Potenz

Es finden sich keine physikochemischen Charakteristika, anhand derer sich Allergene von Antigenen abgrenzen ließen, daher existiert auch keine einheitliche Definition für Allergene. Dennoch versucht man sie nach ihrer chemischen Zusammensetzung, nach ihrer Herkunft oder nach ihrem Verabreichungsmodus zu charakterisieren. Die meisten natürlichen Allergene haben, wie auch gut immunogene Antigene, ein

Molekulargewicht von 10 bis 50 kDa. Polysaccharide mit rigiden Grundstrukturen und repetitiven Epitopmustern stellen potente Allergene dar. Die Polyvalenz, d.h. das mehrfache Vorhandensein des gleichen Epitops, eines solchen Allergens ist von größter Wichtigkeit für die Induktion einer IgE-vermittelten Reaktion. Es kommt hierdurch zur Vernetzung mehrerer IgE-Moleküle auf der Oberfläche von Mastzellen und Basophilen, was zur Freisetzung und Bildung von Mediatoren führt. Lipide hingegen mit ihren relativ flexiblen Strukturen sind in der Regel nicht oder nur wenig allergen.

Ein Allergen muß zwei Funktionen erfüllen, um eine klinisch manifeste allergische Erkrankung auslösen zu können:

- In der **Sensibilisierungsphase** muß eine inhalierte, enteral aufgenommene oder injizierte Substanz vom Immunsystem als fremd erkannt werden und sie muß in empfänglichen Personen die Produktion von IgE-Antikörpern induzieren
- Bei einer **Provokation**, die Monate oder Jahre später erfolgen kann, muß es so aufgenommen werden, daß es Zugang zu den IgE-tragenden Zellen gewinnen und das IgE auf ihrer Oberfläche vernetzten kann. Daraus resultiert dann die Freisetzung entzündlicher Mediatoren, die das allergische Krankheitsbild verursachen

Eine Reihe von Eigenschaften begünstigen die beiden oben genannten Funktionen:

- die Fähigkeit, physikalische Barrieren der Haut und der Schleimhäute zu durchbrechen
- die molekulare Komplexität mit multiplex repetitiven Epitopmustern
- die Konzentration
- die Löslichkeit
- der Grad der Fremdheit
- die chemische Stabilität
- biochemische Eigenschaften
- und die Empfänglichkeit des Wirts

Bevor Allergene die Produktion von IgE-Antikörpern stimulieren können, müssen sie die **physikalischen Barrieren** der Haut oder der Schleimhäute überwinden. Ihre Molekülgröße, Löslichkeit und biochemische Eigenschaften aber auch der Zustand der Haut und Schleimhäute begünstigten oder behindern sie. So ist z.B. nach einem bronchialen Infekt oder bei starkem Pollenflug in den ersten sechs Lebensmonaten eines Säuglings die Entwicklung einer Allergie häufiger als bei Abwesenheit dieser Bedingungen. Die Atemwege und die Konjunktiven sind die häufigsten Manifestationsorte einer Allergie, daher ist die Flugfähigkeit eines Allergens von großer Bedeutung für seine allergene Potenz.

Je höher die **Konzentration eines Allergens** bei Exposition, um so höher die Wahrscheinlichkeit der Entwicklung einer Allergie, wie es die hohe Inzidenz von allergischen Berufserkrankungen (z.B. Bäckerasthma bei Sensibilisierung gegen Mehlstaubmilbe) bei entsprechend starker Allergenexposition illustriert. Um Zugang zum Immunsystem zu erlangen, muß das Allergen in Körperflüssigkeiten löslich und stabil sein. Der Fremdheitsgrad, die Komplexität, die Größe und die Anzahl der Epitope beeinflussen weiter die allergene Potenz. Je größer ein Molekül ist und je mehr verschiedene Epitope es exponiert, um so größer ist die Wahrscheinlichkeit, daß einzelne Epitope eine IgE-Antwort provozieren. Neben momentanen Zuständen des Wirts, wie Infektionen, bestimmen genetisch determinierte Empfänglichkeiten die Entwicklung einer IgE-Antwort. So ist für eine Reihe von allergischen Epitopen von Pollen bekannt, daß empfängliche Allergiker bestimmte Haplotypen der Histokompatibilitätsantigen gehäuft aufweisen. Das Allergen wird im Kontext dieser Histokompatibilitätsantigene den regulierenden T-Lymphozyten präsentiert, so daß man annehmen muß, daß erst die Kombination des Allergens mit dem bestimmten Histokompatibilitätsantigen die Allergie auslöst. Alternativ könnten jedoch auch sogenannte **immune-response-Gene** die in der Nachbarschaft der Gene der Histokompatibilitätsantigene kodieren die Empfänglichkeit determinieren, so daß die beobachteten Häufungen einzelner Histokompatibilitätsantigene lediglich die Determinanten der Allergie in ihrer Nachbarschaft anzeigen und keinen kausalen Zusammenhang darstellen.

Die Tatsache, daß nicht jeder, der Allergenen ausgesetzt ist, allergisch wird und daß einzelne Personen für die Entwicklung einer Allergie genetisch disponiert sind, zeigt, daß ein bestimmter Defekt, der unabhängig vom Allergen ist, diesem Zustand zugrunde liegen muß. Es ist äußerst schwierig, bei einem so komplexen Krankheitsbild, dessen Entwicklung von vielen Faktoren und Komponenten beeinflußt wird, Ursachen und Wirkungen zu differenzieren und die zugrunde liegende Ursache zu identifizieren, die am Anfang einer komplexen Kette interagierender Faktoren liegt.

Da die Allergien eine starke immunologische Komponente aufweisen, vermutet man einen primären Defekt im Immunsystem. Tatsächlich sind viele Abnormitäten des Immunsystems mit dem Auftreten von Allergien vergesellschaftet: Die frühkindlichen Serumimmunglobulinspiegel, besonders IgA, sind erniedrigt, die IgE-Spiegel jedoch erhöht. Etwa 27 % der Allergiker gegenüber nur 5 % der Gesunden haben einen Defekt in der Hefeopsonisierung über den alternativen Weg der Komplementaktivierung. Die zweite Komponente des Komplementsystems jedoch weist bei etwa 22 % der Patienten mit Allergien und bei 1 % der Gesunden erniedrigte Serumspiegel auf. Bei den Lymphozyten finden sich eine Reihe von Auffälligkeiten, wie eine Reduktion der Zahl von $CD8^+$ T-Lymphozyten, eine verminderte in-vitro Proliferation der Lymphozyten auf Mitogene und Antigene, eine abgeschwächte autologe gemischte Lymphozytenaktivität, eine verringerte zytotoxische Aktivität der T-Lymphozyten und eine verminderte Aktivität der Suppressor T-Zellen, die mit einem erhöhten IgE Serumspiegel assoziiert ist. Basophile von Allergikern haben eine niedrigere Aktivierungsschwelle für die Histaminfreisetzung.

Gegen die Hypothese, daß der Allergie ein immunologischer Defekt zugrunde liegt, spricht, daß die gleichen Abnormitäten auch ohne die Beteiligung von Allergenen und auch bei Gesunden auftreten. Asthma bronchiale kann z.B. durch starke körperliche Aktivitäten ausgelöst werden. Daher könnte die primäre Ursache einer Allergie auch physiologischer Natur sein. So könnten die Nervenendigungen in der glatten Muskulatur, den sekretorischen Drüsen und den Blutgefäßen der Zielorgane bei allergischen Patienten genetisch hyperreaktiv sein und bei Gesunden nach einem Virusinfekt oder nach starker körperlicher Aktivität durch übersteigerte Stimuli ebenfalls hyperreaktiv werden. Alternativ könnten auch die Rezeptoren, auf die diese Nervenendigungen einwirken, hyperreaktiv sein. Die Frage nach der primären Ursache der Allergien muß daher noch unbeantwortet bleiben.

2.3.2.2. Allergenquellen und ihre Allergene

Pilze, Pollen und Stäube sind Quellen sehr komplexer Allergene, Aus- und Abscheidungen von Tieren enthalten weniger komplexe Allergene. Zwischen 20 und 60 % der Proteine solcher Quellen sind, wenn sie an sensibilisierten Patienten getestet werden, allergen. Ein sensibilisierter Patient wird auf einem Protein einer Allergenquelle mehrere Epitope mit einer IgE-Reaktion beantworten. Ihre Anzahl reflektiert die Komplexität des Allergens, die Empfänglichkeit des Patienten und die Sensitivität des Testsystems. Verschiedene Patienten werden gegen unterschiedliche Epitope auf ein und demselben Protein IgE-Antikörper bilden. Einige werden allerdings oft erkannt, sie werden **Majorallergene** genannt, andere, **Minorallergene**, rufen nur selten eine IgE-Antwort hervor.

Pollenallergene sind von großer klinischer Relevanz, sie sind für 10 bis 20 % der allergischen Erkrankungen verantwortlich. Die zahlenmäßig wichtigsten allergenen Pollen stammen von windbestäubenden Pflanzen, wobei von den über 12000 windbestäubenden Pflanzen nur wenige Allergie-auslösend sind. Die Pollen der windbestäubenden Nadelholzgewächse sind wegen einer dicken Wachshülle nur wenig immunogen und rufen daher nur selten Allergien hervor. Die leichten, gut flugfähigen Pollen von windbestäubenden, Allergie-auslösenden Pflanzen treten vor allem an trockenen und heißen Tagen in hoher Konzentration auf. Die Extreme bilden Haselnuß mit 10 Pollen pro m^3 Luft und Birke mit 1000 Pollen pro m^3. Pollen variieren im Durchmesser erheblich von 5 bis zu über 200 µm, wobei windbestäubende Pollen in ihrer Größe zwischen 15 und 60 µm liegen und sich somit im oberen Respirationstrakt niederschlagen. insektenbestäubende Pflanzen produzieren wenige, dafür klebrige Pollen, die nicht flugfähig sind, da sie Konglomerate bilden. Nur bei sehr intensivem Kontakt, wie z.B. bei Floristen, kann es zu Sensibilisierungen und Beschwerden kommen. Allergische Reaktionen finden statt, wenn bei empfänglichen Personen Pollen auf nasale oder bronchiale Epithelien oder auf die Konjunktiven auftreffen und ihren Inhalt entleeren. Die notwendige Anzahl von Pollen, die eine allergische Reaktion provozieren variiert von einer hohen Provokationsdosis zu Beginn der Pollenflugsaison zu einer niederen Dosis gegen Ende der Saison.

Pollenkörner sind hochspezialisierte Zellen, die bei Kontakt mit einer feuchten Unterlage sofort drei Arten von Substanzen freisetzen:

- innerhalb von Sekunden bis Minuten sogenannte Erkennungssubstanzen, die entscheiden, ob der Pollen auf der richtigen Unterlage, also dem entsprechenden weiblichen Stempel, aufgetroffen ist
- Enzyme, die den Austritt der Gensubstanz aus dem Pollenkorn ermöglichen
- Proteine aus dem Zytoplasma

In individuell unterschiedlichem Ausmaß können empfängliche Individuen gegen jede der drei Substanzgruppen IgE-Antikörper bilden. Nur die Erkennungssubstanzen sind pflanzenspezifisch. Die Enzyme und die Plasmaproteine sind für verschiedene Spezies innerhalb einer Ordnung mehr oder weniger gleich und z.T. auch außerhalb der Ordnung kreuzreagierend. So erklären sich z.B. die Kreuzreaktionen zwischen den verschiedenen Gräsern.

Pollenart	Anzahl der Antigene	Anzahl der Allergene	davon Major-Allergene
Roggen	32	16	5
Lieschgras	30-37	12-15	4 (-7)
Hafer	28	10	
Birke	40	6	1 (-3)

Tab. 2.3: Antigen- und Allergenzusammensetzung einiger ausgewählter Pollen.

Pollenallergene wurden schon früh mit biochemischen und immunologischen, in neuerer Zeit auch mit molekularbiologischen Methoden charakterisiert. In Mitteleuropa spielen die Pollen der Süßgräser (Gramineen-Pollen) eine dominierende Rolle, die für ca. 80 % der Heuschnupfenfälle verantwortlich zu machen sind. So enthält der Lieschgraspollen 30 Antigene, von denen 12 bis 15 auch als Allergene in Erscheinung treten können. Hiervon sind wiederum nur 4 bis 7 Majorantigene. Etwa 10 % der Patienten leiden an einer Frühblüherpollinose, ausgelöst durch Baumpollen. Hier spielt die Birke eine wichtige Rolle. Von ihren 40 Pollenantigenen fungieren 6 als Allergene und nur eines (evtl. auch drei) hiervon als Majorallergen (Tab. 2.3). Einige dieser Antigene sind bereits kloniert und die Aminosäuresequenz sowie die IgE-bindenden Epitope sind bekannt. Die allergene Potenz dieser Antigene ist im allgemeinen ein Erfahrungswert. Isolierte Pollenantigene müssen auf ihre Allergenität hin in biologischen Tests an Patienten oder in epidemiologischen Studien untersucht werden. Die so erhobenen Daten korrelieren dann in der Regel mit der Höhe des spezifischen IgE-Spiegels, wie er mittels der ELISA-Klassen bestimmt werden kann. Die Messung der spezifischen IgE-Spiegel gegen verschiedene Allergene zeigt dann ein Sensibilisierungsspektrum (ein Beispiel findet sich in Tab. 2.4).

Innerhalb der Gräser kommt es zu erheblichen **Kreuzreaktionen**. Patienten mit typischem Heuschnupfen reagieren - mit gewissen quantitativen Unterschieden - auf nahezu alle einheimischen Süßgräser. Diese Kreuzreaktionen beruhen vor allem auf den Majorallergenen. So konnte gezeigt werden, daß das Antigen 30 von Lieschgras mit dem Antigen 26 von Raygras identisch ist. Ein hohes Maß an Kreuzreak-

2.3. Die Erkennungsmoleküle des Immunsystems

tivität mit anderen Gräsern findet sich auch bei Roggen und Glatthafer. Auch unter den Baumpollen finden sich gewisse Allergenverwandschaften. Das Birken-Antigen 23, das Hasel-Antigen 13 und das Erlen-Antigen 5 tragen identische Epitope. Dies läßt sich u.a. durch eine kompetitive Hemmung der Bindung von Birken-Antigen 23 im ELISA durch die beiden anderen Antigene zeigen.

ELISA-Klasse Pollenart	0	1	2	3	4
Birke	25 %		10 %	40 %	25 %
Eiche	25 %	20 %	25 %	25 %	5 %
Hasel	28 %	10 %	30 %	32 %	
Erle	30 %		40 %	30 %	
Esche	75 %	20 %	5 %		
Weide	80 %	15 %	5 %		

Tab. 2.4: Sensibilisierungsspektrum bei Frühblüherpollinose.

Theoretisch müßten **Pilzallergene** von großer klinischer Relevanz sein, da aerobiologische Untersuchungen zeigen, daß Pilzsporen im Spätsommer und Frühherbst mit über 10000 Sporen pro m^3 Luft über 80 % der partikulären Bestandteile ausmachen. Von den über 250000 Pilzen werden jedoch nur ca. 340 mit Allergien in Verbindung gebracht. Für die klinische Beurteilung hat sich die Unterteilung in extramurale (outdoor) und intramurale (indoor) Schimmelpilze als hilfreich erwiesen:

- Intramurale Pilze wie Mucor oder Penicillium siedeln sich gern in feuchten Räumen an. Kondenswasserbildung an den Fensterscheiben, die sich anamnestisch erfragen läßt, zeigt das Risiko einer Schimmelbesiedlung an. Ihre Sporen treten über das ganze Jahr in hohen Konzentrationen in der Innenraumluft auf und verursachen daher perennial Beschwerden wie Rhinitis und Asthma bronchiale. Eine Konjunktivitis durch Pilzsporen ist sehr selten

- Extramurale Pilze weisen starke jahreszeitliche Schwankungen der Sporenkonzentration auf, wobei die Zeit der maximalen Beschwerden in die Monate Juli bis September fällt. Klinisch relevante Sensibilisierungen finden sich am häufigsten gegen Cladosporium und Alternaria. Betroffen sind Landwirte, Gärtner und Hobbygärtner. Wobei Topfpflanzen in Innenräumen diese Pilzsporen ganzjährig abgeben

Pilz (Anzahl der Spezies)	Sporenzeit	botanische Charakteristika und Vorkommen	klinische Manifestationen
Alternaria spp. (50)	V - IX (perennial)	"Schwärzepilze", ubiquitärer Pflanzen-saprophyt; besonders auf abgestorbenen Pflanzen	Rhinitis, Asthma, Ekzem
Aspergillus spp. (300)	perennial	ubiquitär auf Heu, Kompost, Pflanzen, Textilien, Mauerwerk und im Straßen-staub, Kreuzreaktionen mit Cladosporium	Asthma, allergische bronchopulmonale Aspergillose, invasive Aspergillose, Alveolitis
Botrytis spp. (30)	V - X	"Edelfäule" auf Weintrauben, auf Obst, Gemüse und Mauerwerk (Grauschimmel), Gewächshäuser, Nahrungsmittelindustrie für Enzymgewinnung	Rhinitis, Asthma, Alveolitis
Cladosporium spp. (25)	V - X	ubiquitär auf lebenden und abgestorbenen Pflanzen, Kühlschränke, Fensterrahmen, reetgedeckte Häuser	Asthma
Penicillium spp. (220)	perennial	ubiquitär, besonders auf zellulosehaltigen Stoffen, häufiger Bodenpilz, Hausstaub, feuchte Tapeten, Keller, Kühlschränke, getrocknete Früchte	Rhinitis, Asthma, Ekzem

Tab. 2.5: Allergologisch wichtige Schimmelpilze.

Intrakutan- oder Epikutantests mit diversen Schimmelpilzarten zeigen häufig eine multiple Sensibilisierung auf unterschiedliche Schimmelpilze an. Da Kreuzreaktionen bei Schimmelpilzen nur selten vorkommen, handelt es sich hier um echte Polysensibilisierungen. Bei diesen Patienten liegen häufig auch Sensibilisierungen gegen andere Antigene vor, so daß bei Vorliegen einer Exposition der Nachweis einer Sensibilisierung nicht mit klinischer Relevanz gleichgesetzt werden kann. Bei Verdacht auf eine Schimmelpilzallergie muß nach Dokumentation der Sensibilisierung die Diagnose mittels einer Provokationstestung gestellt werden. Bei gutachtlichen Stellungnahmen ist eine Arbeitsplatz-bezogene Provokation zu bevorzugen, da die erhältlichen Allergenextrakte leider ungenügend standardisiert sind. Darüber hinaus ist die klinische Relevanz des Nachweises von spezifischen IgE-Antikörpern im Serum umstritten, da sie bestenfalls locker mit den Ergebnissen von Provokationstestungen korrelieren.

Da Sensibilisierungen bedeutend häufiger sind als Allergien gegen Schimmelpilze, liegen exakte Inzidenz- oder Prävalenzdaten nicht vor. Die erfaßten Daten schwanken in Abhängigkeit vom Beruf und den Wohnverhältnissen der untersuchten Populationen. In ausgewählten Patientenkollektiven von Fachkliniken und Fachpraxen weisen 4 bis 12 % der zugewiesenen Patienten Sensibilisierungen auf. Diese sind jedoch nur bei ca. 2 % für die klinische Symptomatik verantwortlich. Charakteristika einiger ausgewählter, allergologisch wichtiger Pilze finden sich in Tab. 2.5.

Tierische Allergene stammen weniger von den Epithelien und Haaren, sondern aus Speichel, Urin, Serum und Fäzes. Haare sind, wenn überhaupt, sehr schwache Allergene. Allergene aus dem Speichel der Katze sind besonders potent und beständig. Noch Monate nach dem Abschaffen einer Katze finden sie sich in hohen Konzentrationen in der Raumluft, die bei Sensibilisierten Symptome verursachen. Die Allergene der Nager (Ratte, Maus, Meerschweinchen, Kaninchen) stammen meist aus dem Urin oder dem Serum und sind in Abhängigkeit der Beliebtheit der Tiere und der Haltungsweisen die häufigsten Allergieauslöser. Pferde geben große Mengen an Allergenen aus den Schuppen ab. Dieses Allergen unterscheidet sich vom Serumallergen der Pferde, das bei der Behandlung mit Immunseren vom Pferd einen Schock

2.3. Die Erkennungsmoleküle des Immunsystems

auslösen kann. Allergien auf Vögel werden nur z.T. durch Vogelproteine auf den Federn oder aus dem Serum ausgelöst und können eine Typ-IV-Allergie bzw. Typ-III-Allergie auslösen (exogen allergische Alveolitis). Oft sind sie gegen im Gefieder nistende Milben gerichtet. Nur selten werden von Hunden Allergien ausgelöst, wobei dies bei kurzhaarigen Rassen öfters der Fall ist als bei langhaarigen. Nutztiere, wie Rinder, Schweine, Federvieh, Nerze und Marder, können ebenfalls Allergien auslösen. Testungen können zunächst mit handelsüblichen Extrakten erfolgen. Spezielle Sensibilisierungen führen jedoch zu unerwarteten negativen Ergebnissen. Dann muß mit Epidermisbestandteilen des verdächtigten Tieres zunächst ein Scratchtest durchgeführt werden. Hierzu wird das Tier über einer Unterlage kräftig gebürstet und mit den erhaltenen Schuppen und Haaren, die Serum- und Urinallergene tragen, wird getestet oder ein Allergenextrakt hergestellt. Tab. 2.6 gibt die Quelle häufiger tierischer Allergene an.

	Epithelien	Serum	Speichel	Urin
Katze	+++	+	+++	+
Pferd	+++	+		+
Rind	++		++	+
Ratte	++	+	++	+++
Maus	+	+		+++
Kaninchen	+			+
Meerschweinchen	+	+		+++

Tab. 2.6: Quellen tierischer Allergene.

Der **Hausstaub** zeigt je nach klimatischen Verhältnissen deutliche Unterschiede in der Zusammensetzung. Etwa 40 % des Hausstaubes sind anorganischer Natur (Quarz, Kalk, etc.) und ≈ 60 % setzen sich aus unterschiedlichen organischen (pflanzlichen, tierischen und menschlichen) Quellen zusammen. Hierzu gehören:

- Pilze, Algen, Baumwolle, Zierpflanzen, Pollen, Polstermaterialien
- Epidermisbestandteile von Mensch und Tier
- Bestandteile und Fäzes von Milben und Insekten

Verständlicherweise führen unterschiedliche Lebensgewohnheiten, Vegetationsverhältnisse, Luftfeuchte u.a.m. zur beträchtlichen Schwankungen in der Zusammensetzung des Hausstaubes und zwar sowohl in quantitativer als auch qualitativer Hinsicht. So ist z.B. der Hausstaub im Hochgebirge wesentlich allergenärmer, was auf die dortigen schlechteren Lebensbedingungen für Milben zurückgeführt wird. Ab einer Höhe über 1500 m ü. M. lassen sich im Hausstaub kaum noch Milben nachweisen. Daher finden sich die klassischen Luftkurorte im Hochgebirge. Tab. 2.7 zeigt das Sensibilisierungsspektrum von Atopikern auf verschiedene Komponenten des Hausstaubes.

Die **Hausstaubmilbe** (*Dermatophagoides pteronyssinus*) und die Mehlmilbe (*Dermatophagoides farinae*) sind etwa 200 - 600 mm große, graue Spinnentiere, die frei im Hausstaub leben und sich bei einer Luftfeuchte von 70 - 90 % und einer Temperatur von 20 - 25 °C am schnellsten vermehren. Das Bett ist das ideale Biotop der Milben. Hier finden sie ideale Temperaturen und durch das nächtliche Schwitzen eine hohe Luftfeuchte. Die menschlichen Schuppen in der Matratze stellen eine unendliche Nahrungsquelle für die Milben dar, aber auch Teppiche, Polstermöbel, Vorhänge und Stofftiere können ein nahrungsreiches Milbenbiotop darstellen.

In den Wintermonaten wird durch die trockene Heizungsluft ein Großteil der Milbenpopulation eliminiert. Ihre Majorallergene finden sich jedoch im Kot der Milbe mit einem jahreszeitlichen Konzentrationsmaximum im September / Oktober. Sie sind über Wochen und Monate stabil und werden beim Saubermachen und Staubsaugen aufgewirbelt. Dies erklärt die häufigen Beschwerden in den Wintermonaten. Viele Patienten geben auch nächtliche Beschwerden an. Andere Milbenarten, wie die Vorratsmilben (z.B. *Glycophagus domesticus* u.a.) benötigen eine höhere Luftfeuchte und leben überwiegend von pflanzlichen Substraten. Sie sind vor allem in tropischen Gegenden von allergologischer Bedeutung. In Mitteleuropa werden sie in feuchten Heuschobern und Silos gefunden und lösen hier berufsbedingte Allergien hervor.

Die meisten Hausstauballergien sind auf Milben zurückführbar, doch findet man auch andere Sensibilisierungen (☞ Tab. 2.7). Etwa 2 - 5 % der Gesamtbevölkerung sind gegen Hausstaubbestandteile sensibilisiert. Die Majorallergene sind gut charakterisiert und stehen für in-vitro und in-vivo Testungen zur Verfügung. Es zeigt sich, daß die Konzentration dieser Allergene im Hausstaub mit der Sensibilisierung und der Symptomatik z.B. eines Asthma bronchiale korrelieren. Sanierungs- oder Karenzmaßnahmen wirken sich hier positiv aus. In Einzelfällen muß die Diagnostik mit individuellen Hausstaubextrakten durchgeführt werden. Diese können aus dem Inhalt eines Staubsaugerbeutels gewonnen werden, wobei das Saugen des Bodens zur Sammlung des Hausstaubes unterlassen werden muß, da kontaminierende Bodenpflegemittel irritativ-toxisch im Hauttest sein können und so falsch-positive Befunde erzeugt werden. Es empfiehlt sich für diese Art individueller Testungen, den Hausstaub auf Polstermöbeln, Matratzen und Vorhängen zu sammeln.

Hausstaubmischung	30 - 100 %
Dermatophagoides pteronyssinus	20 - 100 %
Dermatophagoides farinae	25 - 85 %
Schaben	30 - 70 %
Pilze	20 - 30 %
Algen	15 - 30 %
Silberfische	10 - 35 %

Tab. 2.7: Reaktionen von Atopikern im Intrakutantest auf verschieden Bestandteile des Hausstaubs.

Die **Insektengiftallergene** der Hymenoptera und Diptera (Bienen, Wespen, Hornissen und Stechmücken) sind von klinischer Bedeutung. Diese Gifte sind komplex zusammengesetzt. Die Majorallergene sind Phospholipasen, Hyaluronidasen und saure Phosphatasen. Sie könen gut zur Immuntherapie (Hyposensibilisierung) verwendet werden. Todesfälle durch Hymenopterastiche sind nur selten durch anaphylaktische Reaktionen bedingt. Die Mehrzahl ist auf allergische Reaktionen wie Asthma bronchiale und Larynxödem zurückzuführen. Stiche im Hals- und Kopfbereich können auch durch nicht-allergische Schwellungen lebensbedrohlich sein. Nur eine große Zahl von Stichen (50 bis 100) können durch die zytotoxischen Wirkungen des Gifts den Tod durch Parenchymschädigungen, Hirnödem und Gerinnungsstörungen herbeiführen. Obwohl sich Bienen- und Wespengift nicht wesentlich in der Zusammensetzung ihrer aktiven Substanzen unterscheiden, kommt es nur ausnahmsweise zu Kreuzreaktionen. Kreuzreaktionen finden sich jedoch zwischen den Giften verschiedener Gattungen einer Familie. Daher kann das kommerziell vertriebene Gift der in den USA beheimateten "yellow jacket" in Diagnostik und Therapie der Wespengiftallergie in Mitteleuropa verwendet werden.

Nahrungs- und **Genußmittel** sowie ihre Zusatzstoffe können sowohl klassische allergische Krankheitsbilder als auch sogenannte pseudo-allergische Krankheitsbilder auslösen. Letztere sind auf nicht-immunologische Reaktionen zurückzuführen und stellen ein differentialdiagnostisches Problem dar. Im Prinzip kann jedes Nahrungs- oder Genußmittel zum Allergen werden. Es gibt jedoch erfahrungsgemäß Substanzen, die häufiger sensibilisieren. Leider fehlen exakte Angaben zur Prävalenz und Inzidenz. In Tab. 2.8

2.3. Die Erkennungsmoleküle des Immunsystems

sind Nahrungsmittel aufgelistet, die häufig Allergien auslösen. Wie bei anderen Allergenen ist die Qualität und die Quantität des Allergens entscheidend, was durch Eßgewohnheiten und örtliche Besonderheiten in der Zubereitung modifiziert wird. Die Nahrungsmittelallergien können sich in den vier allergischen Reaktionstypen manifestieren.

Nahrungsmittel	Allergene (Allergenquelle)	Häufigkeit
Getreide	Albumin, Globulin, Gliadin, Glutelin	2 - 5 %
Gemüse	(Tomaten, Sellerie, Karotten, Bohnen)	5 - 10 %
Gewürze	(Curry, Knoblauch, Dill, Peperoni, Anis, Paprika, Sellerie)	5 - 10 %
Sojabohne	Glycinin	5 - 10 %
Schalentiere	Antigen I und II	5 - 15 %
Nüsse	(Walnüsse, Leinsamen, Mandeln, Erdnüsse, Sesam)	5 - 10 (-20) %
Milch und Milchprodukte	Kasein, α- und β- Lactoglobulin, bovines Serumalbumin, bovines Immunglobulin	10 - 15 %
Fisch	verschiedene Proteine (M-Protein)	10 - 20 %
Obst	(Äpfel, Pfirsiche, Kirsche, Erdbeeren u.v.m.)	10 - 20 (-40) %
Eigelb und Eiweiß	Ovalbumin, Ovomukoid, Ovotransferrin, Livetin	20 - 40 %

Tab. 2.8: Allergie-auslösende Nahrungsmittel.

Berufsallergene sind Substanzen, denen die Patienten am Arbeitsplatz ausgesetzt sind und durch ihre kontinuierliche Präsenz in hohen Konzentrationen allergen wirken. Es kann sich um Substanzen tierischen, pflanzlichen und synthetischen Ursprungs handeln. Auch anorganische Substanzen können, wenn sie chemisch reaktiv sind, Allergien dadurch auslösen, daß sie autologe Strukturen modifizieren und so gegen die neu entstandene Struktur eine allergische Reaktion hervorrufen. Bei diesem Vorgang können auch toxische Reaktionen zur klinischen Symptomatik beitragen, wie es für das Isozyanatasthma bekannt ist. Der intensive Kontakt mit dem Allergen, wie er typisch für Berufsallergien ist, bewirkt, daß auch Nichtatopiker erkranken. Bei diesen führen jedoch die Karenzmaßnahmen deutlich schneller zur restitutio ad integrum. Eine Auswahl an Berufsallergenen findet sich in Tab. 2.9.

Herkunft/Art des Allergens	Vorkommen/Verwendung	Arbeitsgebiet/Beruf
Chemikalien		
Aluminium, Vanadium, Platin, Chrom, Nickel, Kobalt, Beryllium	chemische und metallverarbeitende Industrie, Handwerk, "high-tech"-Industrie	Metall- und Chemiearbeiter, Galvaniseure, Zahntechniker, viele Spezialberufe
Epoxid-Harze, Phthalsäureanhydrid, Formalin, Isozyanate, Öle, Ethylendiamin	chemische und pharmazeutische Industrie, Handwerk, Textilherstellung, Baugewerbe	Chemiearbeiter, Lackierer, Gerber, Friseure, Zahnärzte, Apotheker, Kürschner, viele Handwerker
Kolophonium	Lötarbeiten	Elektroindustrie
Arzneimittelstäube und Aerosole	pharmazeutische Industrie, Krankenhäuser, Tiermast- und Zuchtbetriebe	Chemiearbeiter, Krankenhaus- und Apothekenpersonal, Tierzüchter
tierische und bakterielle Allergene		
verschiedene Säugetiere	Landwirtschaft, Tierzucht, pharmazeutische Industrie, Forschungslaboratorien	Landwirte, Tierzüchter, Laboranten, Biologen
verschiedene Vögel	Zuchtbetriebe, Handel, Landwirtschaft, Forschungslaboratorien	Tierzüchter, Vogelliebhaber, Landwirte, Laboranten
verschiedene Invertebraten	Landwirtschaft, Müllsortieren, Futtermittelherstellung, Bäckerei	Landwirte, Müllarbeiter, Laboranten, Bäcker
bakterielle Enzyme	Detergentien, Waschmittel	Chemiearbeiter, Laboranten, Lebensmittelherstellung- und verarbeitung (Industrie und Handwerk)
pflanzliche Allergene		
Getreidestaub	Landwirtschaft, Mühlen, Futtermittel, Silo, Transport	Landwirte, Müller, Verlade- und Siloarbeiter, Mälzer
Latex, Gummi	Gummiindustrie, gummiverarbeitende Industrie, Druckerei	Chemiearbeiter, medizinisches Personal (Handschuhe), Buchdrucker, Verbraucher
Kaffeebohnen	Kaffeesortierung- und rösterei, Transport	Kaffeeröster, Transportarbeiter
Holzstäube (einheimische), exotische Hölzer	Möbelindustrie, Handwerk, Holzverarbeitung und -gewinnung	Schreiner, Tischler, Furnierschneider, Parkettleger
Baumwolle	Landwirtschaft, Textilindustrie	Weber, Schneider

Tab. 2.9: Häufige Berufsallergene.

Weitere Allergene kann man in allen Lebensbereichen, insbesondere den Hobbys, finden. Im allgemeinen sind pflanzliche und tierische Glycoproteine, die als Staubpartikel in die Luft gelangen, aggressive Allergene, die eine hohe Sensibilisierungsrate aufweisen. So findet sich z.B. das Hämoglobin der Zuckmückenlarven im Fischfutter für Aquarien und es kann Alveolitiden und Asthma bronchiale

2.3. Die Erkennungsmoleküle des Immunsystems

verursachen, weshalb Aquarienfische kein empfehlenswerter Ersatz für aus Allergiegründen abzuschaffende Haustiere sind.

2.3.2.3. Isolation und Charakterisierung von Allergenen

Individuelle Allergene werden gewöhnlich aus wäßrigen Extrakten der Allergenquelle isoliert. Da die meisten Allergene Proteine oder Glykoproteine sind, genügen die üblichen physikochemialischen Techniken der Proteinisolierung. Weiter werden monoklonale Antikörper und molekularbiologische Techniken zur Isolierung und Charakterisierung von Allergenen eingesetzt. Die Überprüfung der Bindung von allergenspezifischem IgE ist ausreichend um den Prozeß der Isolierung zu überwachen. Die IgE-Bindung ist jedoch nicht zuverlässig, um die Allergenität des isolierten Materials zu bestätigen. Hierzu müssen biologische Tests, am besten an Sensibilisierten, herangezogen werden. Die verschiedenen Möglichkeiten der Messung der allergospezifischen IgE-Bindung sind in Kapitel 16.6. dargestellt.

Die **gekreuzte Immunelektrophorese** und **gekreuzte Radioimmunelektrophorese** sind bewährte Methoden der Allergenidentifikation und -isolierung. Bei dieser Technik wird ein Allergenextrakt zunächst in einem Agargel elektrophoretisch aufgetrennt. Anschließend wird das Gel um 90 Grad gedreht und die getrennten Fraktionen wandern elektrophoretisch in ein Gel, das präzipitierende Antikörper (durch Immunisierung von Tieren gewonnen) gegen das Allergengemisch enthält. Durch die gewählten Bedingungen wandern die Immunglobuline nicht, und es kommt zu Präzipitationen, wenn genügend Antigen und Antikörper reagiert haben. Das Präzipitat wird mittels einer Proteinfärbung sichtbar gemacht (Abb. 2.5 A und B). Um zu ermitteln, welche Proteine die Allergene sind wird ein zweites, nicht gefärbtes Gel mit Allergikerserum inkubiert. Es kommt zu einer allergospezifischen IgE-Bindung an die allergenen Fraktionen, die mit radioaktiv markiertem anti-IgE und einer Autoradiographie des Gels nachgewiesen wird (Abb. 2.5 C). Durch diese Technik wurden z.B. im Lieschgras-Extrakt 30 Antigene gefunden (Schritt B in Abb. 2.5) von denen 2 als Allergene identifiziert werden konnten (Schritt C in Abb. 2.5).

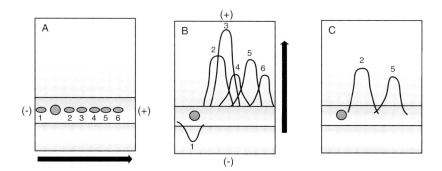

Abb. 2.5: **A** Elektrophoretische Auftrennung des Allergenextrakts in der ersten Dimension, die erhaltenen Fraktionen sind von 1 bis 6 durchnummeriert.
B Elektrophorese in der zweiten Dimension in ein Antiserum-enthaltendes Gel, Antigen präzipitiert mit Antiserum und wird durch Färbung sichtbar gemacht.
C Eine andere ungefärbtes Gel wird mit Patientenserum überschichtet und die allergo-spezifische IgE-Bindung wird durch radioaktiv markiertes Anti-IgE und Autoradiographie visualisiert. In diesem Beispiel sind die Antigene 2 und 5 auch Allergene.

Die Grenzen dieses Verfahrens liegen darin, daß die relevanten Allergene nicht notwendigerweise für das zur Gewinnung des Antiserums benutzte Versuchstier immunogen sein müssen. Dies kann mittels der sogenannten **Immunprinttechnik** umgangen werden. Hierbei wird der Allergenextrakt durch eine Elektrofokussierung im Agarosegel oder durch eine Polyacrylamid-Elektrophorese aufgetrennt. Die so gewonnen Fraktionen werden mittels Kapillarmigration oder unter Einwirkung einer elektrischen Spannung (Elektroblotting) auf Nitrozellulose übertragen. Diese wird mit Patientenserum überschichtet und die IgE-bindenden Fraktionen können mit einem markierten anti-IgE Immunserum identifiziert werden.

Mit Techniken der rekombinanten DNA ist die **Klonierung von Allergenen** möglich geworden. Zunächst wird aus der Allergenquelle Boten-RNA gewonnen und mittels einer reversen Transkriptase in komplementäre DNA (cDNA) umgeschrieben. Mit dem Enzym DNA-Polymerase wird die einsträngige cDNA in eine doppelsträngige cDNA überführt. Diese kann dann in Vektoren, z.B. Plasmide, insertiert und kloniert werden. Die Gesamtheit der cDNA-Stücke in den Vektoren wird cDNA-Bibliothek genannt, die nach den DNA-Fragmenten, die für die Allergene kodieren, abgesucht werden muß. Hierzu gibt es mehrere Möglichkeiten:

- Aus einer bekannten Aminosäurenteilsequenz des Allergens wird eine zugehörige DNA-Sequenz abgeleitet und entsprechende Oligonucleotide werden synthetisiert. Mit diesen wird die Bibliothek hybridisiert. Die hybridisierenden Plasmide enthalten cDNA, die für Teile des Allergens kodieren muß

- Ist eine Aminosäurensequenz nicht bekannt, können die cDNA-Sequenzen in sogenannte Expressionsvektoren eingebracht werden, die dann das zugehörige Protein synthetisieren. Mit monoklonalen Antikörpern kann dann nach allergospezifischer Bindung gefahndet werden. Der Vektor, dessen Produkt bindet, muß DNA-Sequenzen enthalten, die für Teile des Allergens kodieren

Die so identifizierte cDNA wird sequenziert und die erhaltene Sequenz wird mit bekannten Sequenzen von Proteinen verglichen, um eventuelle Homologien mit anderen Proteinen aufzudecken. Diese Informationen geben Hinweise auf die Funktion des Allergens in seiner Quelle. Weiterhin kann ein sogenanntes "epitope mapping" (Epitopkartierung) durchgeführt werden. Hierzu wird das Gen physikochemikalisch oder mittels Restriktionsendonukleasen fragmentiert und die erhaltenen Bruchstücke werden in Expressionsvektoren kloniert. Die Immunogenität der exprimierten Produkte wird dann ermittelt und die Epitope werden anhand dieser Daten kartiert.

2.3.2.4. Nomenklatur der Allergene

Von der "International Union of Immunological Societies" (IUIS) werden die Richtlinien zur Nomenklatur von Antigenen verabschiedet. Das Schema soll insbesondere für solche Allergene angewendet werden, die aus komplexen Quellen isoliert wurden. Am Beispiel eines Majorantigens der Hausstaubmilbe *Dermatophagoides pteronyssinus* soll es veranschaulicht werden.

Dieses Allergen hatte ursprünglich von verschiedenen Autoren eine Reihe unterschiedlicher Namen erhalten (PI, Dpt12, Dp42 u.a.) und heißt jetzt *Der p I*. Der Name setzt sich aus den kursiv gedruckten, ersten drei Buchstaben des Genus, dem kursiv gedruckten, ersten Buchstaben der Spezies und einer römischen Ziffer zusammen. Häufig spiegelt die Zahl die Reihenfolge der Entdeckung wieder. Es wird jedoch angestrebt, daß die Majorallergene die niedrigeren Zahlen erhalten. Ähnliche Allergene von anderen Spezies des gleichen Genus werden identisch numeriert. Die Äquivalente der Milben *Dermatophagoides farinae* und *Dermatophagoides microceras* werden *Der f I* und *Der m I* genannt und auch als Klasse-I-Allergene angesprochen.

2.3.3. Antikörper

2.3.3.1. Grundstruktur

Alle Antikörper gehören zu einer Gruppe von Serumproteinen, die man Immunglobuline nennt. Obwohl die Antikörper eine enorme Bandbreite spezifischer Bindungsmöglichkeiten aufweisen, gibt es keine physikalischen oder chemischen Eigenschaften, die ihre Unterscheidung ermöglichen. Das am häufigsten

2.3. Die Erkennungsmoleküle des Immunsystems

vertretene Immunglobulin ist das Immunglobulin-γ, auch IgG genannt. Es hat ein Molekulargewicht von ca. 150 kDa und besteht aus vier Polypeptidketten mit einem Kohlenhydratanteil von ca. 2 bis 3 %. Die vier Polypeptide sind durch Disulfidbrücken so miteinander gepaart, daß das Molekül zwei spiegelbildlich gleiche Hälften umfaßt, die jeweils aus einer langen (schweren) und einer kurzen (leichten) Kette bestehen (Abb. 2.6).

Spaltet man IgG mit dem proteolytischen Enzym Papain, so entstehen drei etwa gleich große Bruchstücke. Zwei davon, die sogenannten Fab-Teile (**A**ntigen-**b**indende Stelle tragendes **F**ragment), sind identisch. Der dritte Teil kristallisiert leicht und wird daher Fc-Teil (c: crystalizing) genannt. Durch die Pepsinspaltung kann man den Fc-Teil von den zusammenhängenden Fab-Teilen [F(ab)$_2$] trennen (Abb. 2.4). Die durch die pflanzlichen Proteinasen hergestellten Fragmente waren für die Untersuchungen zur Struktur und Funktion der Antikörper von enormem Wert. Man fand heraus, daß die Fab-Teile für die Antigenbindung zuständig sind, während der Fc-Teil Effektorfunktionen wie Komplementfixation, Monozytenbindung und plazentare Übertragung vermittelt.

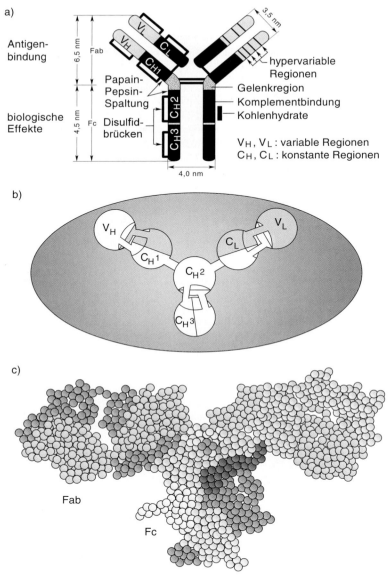

Abb. 2.6: Topologie und funktionelle Struktur der Antikörper.
A Nomenklatur, Abmessungen und Funktionszuordnung am Beispiel eines IgG.
B Anordnung der Domänen des IgG im Raum. Weiß: schwere Kette; Grau: leichte Kette.
C Computermodell der räumlichen Anordnung der Ketten des IgG (nach: Ferlinz, R., Pneumologie in Praxis und Klinik. Thieme Verlag Stuttgart, 1994).

Die leichte Polypeptidkette besteht aus 220 Aminosäuren (Molekulargewicht ca. 25 kDa) und ist bei allen Antikörpern gleich. Es existiert eine kappa- (κ-Typ) und eine lambda- (λ-Typ) Form. Die schwere Kette besteht aus 330 bis 440 Aminosäuren (Molekulargewicht 50 bis 77 kDa) und ist in jeder Antikörper-Klasse (IgG, IgA, IgM, IgD, IgE) anders strukturiert. Diese Klassen und Typen lassen sich mit Immunseren aufgrund der antigenen Eigenschaften der Ketten unterscheiden.

2.3. Die Erkennungsmoleküle des Immunsystems

Die gemeinsamen Bauelemente der schweren und leichten Ketten sind strukturelle Untereinheiten von ca. 110 Aminosäuren, die man Domänen nennt, und die ihre globuläre räumliche Struktur durch Disulfidbrücken erhalten. Diese in zwei (leichte Kette) bzw. vier bis fünf (schwere Kette) Domänen unterteilten Polypeptidketten ordnen sich im Raum spiralförmig ineinander gedreht an und erzeugen so das typische Y-förmige Äußere der Antikörper (Abb. 2.6 B+C). Man nimmt an, daß im Laufe der Evolution ein Urgen für eine Domäne mehrfach dupliziert und modifiziert wurde und so die Immunglobulingene entstanden. Der erste Hinweis hierfür wurde in der Tatsache, daß sich alle Domänen ähnlich falten, gesehen.

Analysiert man die Aminosäuresequenz der einzelnen Domänen, so zeigt sich, daß die Domänen am N-terminalen Ende der schweren und leichten Ketten eine hohe Variabilität aufweisen. Diese Variabilität ist auf spezifische Abschnitte der Domäne konzentriert. Sie befinden sich bei der V_L-Domäne (V: variabel; L: light (leichte Kette)) an den Positionen 30, 50 und 95 der Polypeptidkette (Abb. 2.7). Es herrscht mittlerweile Übereinstimmung darüber, daß diese hypervariablen Regionen der V_L- und der V_H-Domäne direkt an der Ausbildung der antigenbindenden Stelle beteiligt sind. Sie bilden also die komplementäre Struktur, in die sich nach dem "Schlüssel-Schloß-Prinzip" das Antigen bindet. Sie werden deshalb auch "complementary determining regions" (CDR) genannt. Die dazwischen liegenden Teile konstanter Sequenz werden als "framework regions" (FR, Rahmenregion) bezeichnet.

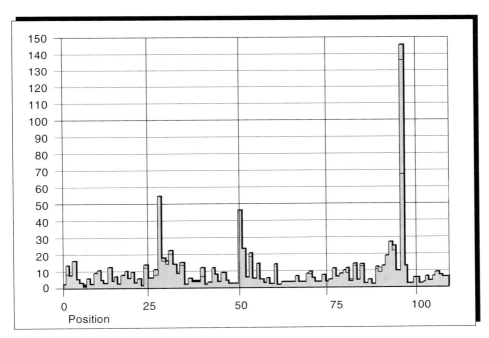

Abb. 2.7: Variabilität der einzelnen Aminosäurereste in der variablen Region der humanen leichten Kette (nach: Ferlinz, R., Pneumologie in Praxis und Klinik. Thieme Verlag Stuttgart, 1994).

Die einzelnen Immunglobulin-Klassen unterscheiden sich in den konstanten Domänen. Diese Domänen werden je nach Klasse (IgG, IgA, IgM, IgD, IgE) $C_\gamma 1$-3, $C_\alpha 1$-3, $C_\mu 1$-4, $C_\delta 1$-3 und $C_\varepsilon 1$-4 genannt. Dieser Aufbau aus variablen und konstanten Domänen macht den Antikörper zu einem bifunktionalen Molekül. Es kann einerseits Antigen spezifisch binden und andererseits über die konstanten Domänen den Angriff verschiedener Effektorsysteme auf das Antigen vermitteln (Tab. 2.10).

Die größte räumliche Flexibilität im konstanten Teil der schweren Kette findet sich zwischen den Domänen C1 und C2. Diese Region wird "hinge-" (Türangel) Region genannt. Sie ermöglicht durch ihre hohe Flexibilität einen variablen Winkel zwischen den beiden Schenkeln der Fab-Teile. Diese Flexibilität ist zur Vernetzung von Antigen notwendig.

2.3.3.2. Antigenbindung

Die Bindung von Antigen an die Antikörper geschieht über die Ausbildung von vielen nicht kovalenten Bindungen zwischen dem Epitop des Antigens und der antigenbindenden Stelle. Obwohl jede der dabei beteiligten Bindungskräfte (Wasserstoffbrücken, elektrostatische und Van-der-Waals-Kräfte, hydrophobe Bindungen) für sich im Vergleich zur kovalenten Bindung relativ schwach ist, ergibt ihre Summe eine beachtliche Bindungsenergie. Die Stärke dieser nicht kovalenten Bindungen ist von dem Abstand (d) der reagierenden Gruppen abhängig. So ist die Bindungsenergie bei elektrostatischen Kräften proportional $1/d^2$ und bei Van-der-Waals-Kräften proportional $1/d^7$ (Abb. 2.8). Als Konsequenz müssen die beteiligten Molekülteile der Epitope und der Bindungsstellen eng beieinander liegen. Eine starke Bindung kommt nur dann zustande, wenn die Bindungsstelle dem Epitop exakt komplementär nachgeformt ist und die miteinander reagierenden Molekülreste sich gegenüber liegen. Bei einer perfekten Paßform der Bindungsstelle ist die hydrophobe Bindung die stärkste Teilkraft (Anteil von bis zu 50 %). Sie entsteht durch die Verdrängung des Wassers aus dem Spalt zwischen Bindungsstelle und Epitop. Wenn alle diese Voraussetzungen erfüllt sind, ist die Bindungsenergie groß genug, eine thermodynamische Trennung zu verhindern.

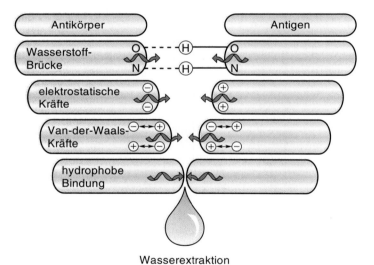

Abb. 2.8: Die an der Antigen-Antikörper-Bindung beteiligten Kräfte in der Ordnung ihres relativen Beitrags zur Gesamtenergie der Bindung (nach: Ferlinz, R., Pneumologie in Praxis und Klinik. Thieme Verlag Stuttgart, 1994).

Ist das Relief der Bindungsstelle dem Epitop nicht exakt komplementär, so entstehen abstoßende Kräfte, die durch die Überlappung der Elektronenwolken der Bindungspartner entstehen. Die Summe dieser anziehenden und abstoßenden Kräfte bestimmt die Spezifität eines Antikörpers (Abb. 2.4). Die Kraft einer einzelnen Antigen-Antikörper-Bindung nennt man Affinität. Sie kann nur mit monovalenten Antigenen oder mit Haptenen gemessen werden. Die Antikörper sind jedoch zumindest bivalent oder haben im Falle des IgM zehn Bindungsstellen. Kann ein Antikörper auf einem Antigen mehrere Epitope gleichzeitig binden, so ist die Bindungsenergie höher als die Summe der Einzelbindungen, da zur Trennung alle Bindungen gleichzeitig gelöst werden müssen. Die Kraft, mit der ein multivalenter Antikörper an ein multivalentes Antigen bindet, nennt man Avidität, in Unterscheidung zur Affinität, die sich auf eine einzelne Bindung bezieht.

2.3.3.3. Immunglobulin-Klassen und Subklassen

Die Immunglobuline lassen sich aufgrund unterschiedlicher Eigenschaften ihrer schweren Ketten in fünf verschiedene Klassen, IgG, IgM, IgA, IgD und IgE, einteilen. Anhand von diskreten Unterschieden zwischen den schweren Ketten innerhalb einer Ig-Klasse kann man Ig-Subklassen definieren. Die Klassen und Subklassen unterscheiden sich in den von den konstanten Domänen vermittelten Funktionen und in ihren Halbwertszeiten (Tab. 2.10).

IgG ist das Hauptimmunglobulin im normalen menschlichen Serum und macht ca. 70 bis 75 % des gesamten Immunglobulin-Pools aus. Das IgG kann als einziges Immunglobulin des menschlichen Körpers durch einen aktiven Transportmechanismus in den fetalen Kreislauf gelangen. Dieser selektive Mechanismus ist von Strukturen auf den Domänen Cγ2 und Cγ3 abhängig. Die Cγ3-Domäne bietet auch den Ansatzpunkt für die Fc-Rezeptoren der Makrophagen und Granulozyten und vermittelt so die Phagozytose von Immunkomplexen. Die Aktivierung des Komplementsystems erfolgt über die Bindung von C1q an Cγ2. Die vier Subklassen des IgG (IgG1 bis IgG4) unterscheiden sich im wesentlichen durch die Anzahl und Lokalisation der Disulfidbrücken zwischen den beiden schweren und zwischen den schweren und leichten Ketten. Hierdurch wird unter anderem die sterische Rigidität der Antikörper modifiziert. Die vier IgG-Subklassen stehen im Verhältnis 66:23:7:4. IgG2 bindet auch an Zuckerreste auf antigenen Epitopen von Allergenen in organischen Stäuben, die geeignet sind eine exogen-allergische Alveolitis auszulösen. In der Regel gehören die präzipitierenden Antikörper, die im Rahmen der Diagnostik z.B. mit einem Ouchterlony-Test nachgewiesen werden, der Subklasse IgG2 an.

Eigenschaft	IgG	IgA	IgM	IgD	IgE
Erscheinungsform	monomer	monomer, dimer, etc.	pentamer	monomer	monomer
schwere Ketten	$\gamma 1, \gamma 2, \gamma 3, \gamma 4$	$\alpha 1, \alpha 2$	$\mu 1, \mu 2$	δ	ε
leichte Ketten	κ oder λ	κ oder λ	κ oder λ	κ oder λ	κ oder λ
Formel	$\gamma_2 L_2$	$(\alpha_2 L_2)_n JsK^*$	$(\mu_2 L_2)_5 J^*$	$\delta_2 L_2$	$\varepsilon_2 L_2$
Molekulargewicht (kDa)	150	160 - 400	900	180	190
Kohlenhydratanteil (%)	3	7	10	9	13
elektrophoretisches Wanderungsverhalten	γ	γ bis β	γ bis β	γ	γ
Serumkonzentration (mg/dl)	1250 ca. 300	210 ca. 50	125 ca. 60	4	0,03
Serumhalbwertszeit (d)	23	6	5	3	3
bakteriolytische/virolytische Eigenschaften	+ / +	+ / +++	+++ / +	? / ?	? / ?
Komplementaktivierung klassischer/alternativer Weg	IgG1-3/IgG4	- / IgA1,2	+ / -	- / +	- / -
Zellbindung	Makrophagen, Granulozyten	-	-	?	Mastzelle, Basophile
biologische Eigenschaften	Sekundärantwort	sezerniert	Primärantwort	auf B-Zellen	Anaphylaxie, Allergie

Tab. 2.10:   Charakteristika und Eigenschaften der Immunglobulin-Klassen.
*: J = J-Kette, sK = sekretorische Komponente.

IgA erscheint im Laufe der menschlichen Immunantwort ähnlich wie IgG, später als IgM. Es kommt in monomerer, dimerer und polymerer Form vor. Es repräsentiert ca. 15 % des menschlichen Immunglobulin und findet sich im Serum zu ca. 80 % als Monomer. IgA ist in seromukösen Sekreten wie Speichel, tracheobronchialem Sekret, Kolostrum und urogenitalem Sekret das vorherrschende Immunglobulin. Hier liegt es in seiner dimeren Form vor. Zwei IgA Moleküle werden, ähnlich dem IgM, kovalent an eine J-Kette gebunden. An das sekretorische IgA ist noch ein weiteres Protein gebunden, es wird jedoch nicht von der Plasmazelle sondern von Epithelzellen produziert. Dieses, sekretorische Komponente (sK) genannte Protein, dient den Epithelzellen als Rezeptor für dimeres IgA und ermöglicht seinen Transport durch die Schleimhaut mit Hilfe spezifischer Mechanismen. Darüber hinaus schützt es das sezernierte IgA vor proteolytischer Spaltung, da es die Angriffspunkte für proteolytische Enzyme auf den Fc-Teilen überdeckt.

IgM stellt etwa 10 % des Immunglobulin-Pools. Es hat eine kreisförmige, pentamere Struktur. Es herrscht in der frühen Phase der Immunantwort vor und hat starke bakteriolytische Eigenschaften. Die monomeren Einheiten werden durch Disulfidbrücken und kovalente Bindungen an die J-Ketten (J: joining) zusammengehalten. Diese kovalenten Bindungen kommen durch Cysteinreste an einem Oktapeptid des C-terminalen Endes der schweren Kette zustande. Die J-Kette besteht aus ca. 120 Aminosäuren und wird von der IgM produzierenden Plasmazelle synthetisiert. Infolge seines hohen Molekulargewichtes kann das

IgM normalerweise die Gefäße nicht verlassen und seine Wirkung ist auf das vasale Kompartiment beschränkt. IgM verfügt über insgesamt zehn Antigenbindungsstellen, von denen aus sterischen Gründen nur fünf bis acht wirksam werden können. Diese hohe Bindungskapazität führt zu einer effektiven Opsonisierung und Agglutination von Antigenen sowie einer guten Komplementaktivierung.

IgD macht weniger als 1 % des Immunglobulin-Pools aus. Es hat die Tendenz, bei der Isolierung zu aggregieren oder zu zerfallen, daher sind unsere Kenntnisse über IgD sehr begrenzt. Es findet sich auf den Membranen von B-Zellen, und es scheint in der Antigen-induzierten Ausdifferenzierung der B-Zellen eine Funktion auszuüben.

IgE ist als Serum-Immunglobulin ebenfalls nur in Spuren nachweisbar (0,1 - 0,3 µg/l gegenüber 5 -15 g IgG/l) und es hat eine kurze Halbwertszeit von nur zwei Tagen (gegenüber 20 Tagen bei IgG). Durch die Bindung an Fcε-Rezeptor tragende Zellen wird die Halbwertszeit jedoch beträchtlich, auf etwa 4 Wochen, verlängert. Der konstante Abschnitt verfügt über eine zusätzliche Domäne, Cε4. Mit einer Struktur, die sich zwischen Cε3 und Cε4 auf der schweren Kette findet, bindet IgE an Rezeptoren der Membranen von Mastzellen und Basophilen. Seine physiologische Aufgabe liegt wahrscheinlich in der Parasitenabwehr. IgE vermittelt jedoch auch die allergische Reaktion vom Sofort-Typ (Typ I), und hier erlangt es eine immunpathogenetische Bedeutung bei solchen allergischen Erkrankungen, bei denen eine Typ-I Reaktion involviert ist.

Atopiker bilden hohe IgE-Spiegel, wenn Sie mit dem entsprechenden Allergen in Kontakt kommen. Nicht-Atopiker bilden andere Immunglobuline und nur geringe Mengen von IgE. Es existieren eine Reihe klinischer und immunologischer Hinweise dafür, daß der Klassenwechsel zur IgE-Synthese von mehreren, miteinander verknüpften Faktoren beeinflußt wird. Auf die Bedeutung der T-Zellregulation weisen die hohen IgE-Spiegel bei Immunmangelsyndromen (z.B. Di-George-Syndrom) oder beim Hyper-IgE Syndrom hin, die mit einem T-Zelldefekt vergesellschaftet sind. Dieser wird ebenfalls für den hohen IgE-Spiegel bei Vaskulitiden verantwortlich gemacht. Eine Dominanz der T-Helferzellen vom Typ 2 (TH2) mit der Produktion von Interleukin-4 scheint den Klassenwechsel zum IgE zu begünstigen, eine Dominanz der TH1-Zellen mit der Produktion von Interferon-γ zu erschweren. Die durch bestimmte Zytokine geregelte Ausreifung der B-Zellen zu IgE-sezernierenden Plasmazellen erfolgt im lymphatischen Gewebe des Respirations- und Gastrointestinaltraktes. Erhöhte Spiegel an IgE und damit assoziierte Atopien kommen familiär gehäuft vor. Das Vererbungsmuster wird von mehreren Genen bestimmt, dennoch haben Familienstudien eine autosomale Vererbung mit einer großen Varianz der Zielorgane aufgedeckt.

Die beiden **leichten Ketten** sind in allen Immunglobulin-Klassen vertreten. Zwischen κ- und λ-Typen besteht ein Verhältnis von 70:30. Man kann vier unterschiedliche λ-Ketten nachweisen, die man zur Abgrenzung von den Immunglobulin-Klassen, leichte Ketten-Subtypen nennt. Sie unterscheiden sich in der Cλ-Domäne. Cκ-Subtypen existieren nicht (Tab. 2.10).

2.3.3.4. Genaufbau und Antikörperdiversität

Die Bifunktionalität des Antikörpermoleküls spiegelt sich in seinem Genaufbau wider, auch hier gibt es entsprechend den Domänen variable (V) und konstante (C) Genabschnitte. Die Genelemente für die einzelnen Abschnitte der schweren und leichten Ketten sind in viele kleine, weit auseinander liegende Segmente aufgeteilt. So existieren für die variablen Domänen der leichten und schweren Ketten zusammen mehrere hundert Segmente, die jeweils eine mögliche Form dieser Domäne kodieren. Für jede konstante Domäne gibt es nur ein einziges Gensegment. Im Falle der leichten Kette liegen zwischen den V- und den C-Segmenten vier J-Segmente (J: junction, Übergangsstelle) und im Falle der schweren Kette 20 bis 50 D-Segmente (D: diversity, Vielfältigkeit) und sechs J-Segmente (Die genaue Anzahl der einzelnen Segmente ist noch nicht bekannt). In der Keimbahn-DNA liegen diese Segmente viele tausend Basenpaare auseinander.

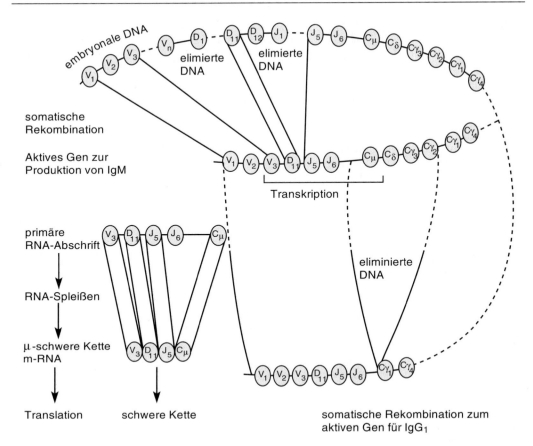

Abb. 2.9: Das Flußdiagramm zeigt die somatischen Rekombinationen der DNA während der Reifung der B-Zellen. Durch die somatische Rekombination werden die Gensegmente zur Produktion der unterschiedlichen Immunglobuline aneinandergereiht und die dazwischenliegende DNA wird eliminiert. Die primäre RNA-Abschrift wird nach dem Spleißen, dem Entfernen der nicht-kodierenden Introne, in die entsprechende Kette translatiert (nach: Ferlinz, R., Pneumologie in Praxis und Klinik. Thieme Verlag Stuttgart, 1994).

Durch eine somatische Rekombination werden die Segmente während der Differenzierungsphase der B-Zellen zusammengeführt. Dann kodiert in der differenzierten B-Zelle ein VJ-Segment für die variable Domäne der leichten Kette und ein VDJ-Segment für die der schweren. Um diese Rekombination zu bewerkstelligen, werden hepta- und nonamere Signalsequenzen benutzt, die sich am Anfang und am Ende aller kombinierbaren Segmente finden. Durch die Basenpaarung dieser Sequenzen wird ein zufällig gewähltes V-Segment mit einem zufällig gewählten J-Segment auf dem Chromosom zusammengeführt und es entsteht ein VJ-Segment. Es kodiert die variable Domäne der leichten Kette. Die interponierte DNA bildet eine Schleife, die von Enzymen abgetrennt - gespleißt - wird und verloren geht. Die Signalsequenzen bilden den Angriffspunkt dieser spleißenden Enzyme. Sind funktionelle VJ- und VDJ-Segmente entstanden, so verhindert ein Rückkoppelungsmechanismus erneute somatische Rekombinationen. Nach einer Antigenstimulation produziert diese B-Zelle IgM (Abb. 2.9).

Hierzu wird das rekombinierte Gen der schweren Kette vom VDJ-Segment aus in m-RNA umgeschrieben (transkribiert). Diese Transkription geht über die VDJ-Segmente hinaus und stoppt nach dem Segment der Cμ-Domänen. Die nicht kodierenden Teile der m-RNA (Introns) werden gespleißt, die m-RNA verläßt

2.3. Die Erkennungsmoleküle des Immunsystems

den Zellkern und wird zu IgM schweren Ketten translatiert. Für die leichten Ketten läuft der entsprechende Mechanismus ab. Wird die Zelle ein zweites Mal stimuliert, so findet eine erneute somatische Rekombination statt, die das VDJ-Segment mit einem Segment, das für eine γ- oder α-Kette kodiert, zusammenbringt. Die interponierten Introns und Segmente für die μ-Ketten werden eliminiert. Diesen Vorgang nennt man Umschalten der Ig-Klassen (**class switching**) (Abb. 2.9).

Der Klassenwechsel findet dominierend in Richtung IgG statt. Zwei Mechanismen, die im Mikromilieu der lymphatischen Organe ablaufen, steuern den Klassenwechsel hin zum IgE. Die Zusammensetzung der Zytokine in Relation zueinander begünstigt beim Überwiegen des TH2-Zell-Produktes Interleukin-4 die Entstehung von IgE-Plasmazellen. Interleukin-2 und Interferon-γ werden von TH1-Zellen sezerniert. Sie begünstigen nicht nur die IgG-Synthese sondern antagonisieren auch den Klassenwechsel zum IgE. Nach Rezeptorbindung der Zytokine lösen second messengers die Produktion von regulierenden Proteinen aus, die, über weitere Signale aktiviert werden und schließlich an der DNA gebunden, den Klassenwechsel zum IgE verhindern. Neben Interleukin-4 wird zum IgE-Klassenwechsel ein zweites Signal benötigt, das durch ein lösliches Fragment des Fcε-Rezeptors 2 (FcεR2) bereitgestellt wird. In den Keimzentren, wo sich viele dendritische Zellen mit hoher FcεR2-Dichte in enger Nachbarschaft zu B-Zellen finden, könnte das kurzlebige, 37 kDa große, lösliche Fragment des FcεR2 eine parakrine, Wachstumshormon-ähnliche Wirkung entfalten. Dies könnte es durch seine Fähigkeit, an membranständiges IgE der unreifen B-Zellen zu binden, bewerkstelligen. Interleukin-4 kann innerhalb von Minuten die Expression von FcεR2 heraufregulieren, so daß dieser Wachstums-Kofaktor nach dem Klassenwechsel nicht limitiert ist und eine rasche Proliferation der IgE B-Zellen ermöglicht.

Mehrere Mechanismen führen zur großen Antikörpervielfalt. An erster Stelle steht die **somatische Rekombination**. Für ihre Kombinationsmöglichkeiten gilt folgende Rechnung: 80 V-Segmente · 50 D-Segmente · 6 J-Segmente ergibt 24000 Kombinationen für die V_H-Domäne. Ein weiterer Mechanismus besteht in der **variablen Rekombination** an den Übergangsstellen der VD- und DJ-Segmente. Diese Übergangsstellen können sich innerhalb des Genoms um mehrere Basenpaare verschieben, so daß die benachbarten Sequenzen eine unterschiedliche Zahl von Basenpaaren zur Kodierung der Aminosäure an der Übergangsstelle beisteuern. Dies führt nach dem Genrearrangement zur Kodierung unterschiedlicher Aminosäuren an diesen beiden Stellen. Dieser Mechanismus vermehrt die Kombinatinsmöglichkeiten um zweimal den Faktor zehn und führt zu $2,4 \cdot 10^6$ Möglichkeiten für die schwere Kette. Die gleichen Mechanismen führen zu ca. 7500 Möglichkeiten für die leichte Kette. Dies resultiert in 18 Milliarden möglichen Antikörpern, die in nur etwa 300 getrennten genetischen Elementen der embryonalen DNA kodiert sind.

Die Zahl der möglichen Antikörper erhöht sich durch einen weiteren Mechanismus, die **somatische Mutation**. Beim Umschalten von IgM nach IgG oder IgA kommt es innerhalb der V-Regionen zu Punktmutationen, die die Antigen-bindende Stelle verändern. Verglichen mit den benachbarten Sequenzen ist die Mutationsrate hier mit einer Mutation pro 10000 Zellen enorm hoch. Die so entstandenen somatischen Varianten, die eine höhere Affinität aufweisen als die keimbahnkodierten, werden über unbekannte Mechanismen selektiert.

2.3.3.5. Monoklonale Antikörper

Monoklonale Antikörper sind zu einem wichtigen Instrument geworden. Ihr klinischer Einsatz ermöglicht es, z.B. zwischen verschiedenen T-Zellsubpopulationen zu unterscheiden oder Allergene zu identifizieren. Zu ihrer Gewinnung immunisiert man Versuchstiere mit dem Zielantigen und gewinnt ihre B-Zellen. Eine große Anzahl dieser B-Zellen fusioniert man mit kontinuierlich wachsenden Myelomzellen zu Hybridomen. Durch Selektivmedien und Verdünnungsverfahren werden die Hybridome, die Antikörper produzieren, selektioniert und zu Klonen expandiert. Im Überstand dieser Klone findet man große Mengen eines einzigen "monoklonalen" Antikörpers. Durch geeignete Screening-Verfahren muß ein Klon gefunden werden, der Antikörper gegen das Zielantigen produziert.

2.3.4. Histokompatibilitätsantigene

Die Histokompatibilitätsantigene wurden bei experimentellen Gewebetransplantationen entdeckt. Sind Empfänger und Spender genetisch nicht identisch, so wird das Transplantat im allgemeinen abgestoßen, da der Empfänger eine Immunreaktion gegen die Histokompatibilitätsantigene des Spenders entwickelt. Dies gilt nur für Organe, die HLA-Antigene tragen. Einen Sonderfall stellt die Graft-versus-Host-Reaktion dar. Tierexperimentell können isolierte Unterschiede sogar zu Toleranzphänomenen führen. Diese Antigene sind auf dem Haupthistokompatibilitätskomplex (HLA: humanes Leukozytenantigen; im Englischen MHC: major histocompatibility complex) auf dem kurzen Arm des Chromosoms 6 kodiert. Da Gewebeübertragungen in der Natur kaum vorkommen, liegt die physiologische Hauptaufgabe der MHC-Produkte nicht in der Transplantatabstoßung, sondern in wichtigen Erkennungsfunktionen in immunologischen Zell-Zell-Interaktionen. Sie definieren das "Selbst" und ermöglichen die Kooperation von zellulären Interaktionspartnern.

Beim Menschen tragen alle kernhaltigen Zellen in unterschiedlichem Ausmaß die Antigene der HLA-A, -B und -C Regionen (Klasse-I-MHC-Produkte). Die von der HLA-D/DR Region kodierten Antigene (Klasse-II-MHC- Produkte) haben ein eingeschränktes Verteilungsmuster. Man findet sie auf B-Zellen, Monozyten, Makrophagen, Langerhans-Zellen, epithelialen Zellen und aktivierten T-Zellen.

Die Klasse-I-MHC-Produkte sind in der Zellmembran verankerte Glykoproteine, die extrazellulär drei Domänen ($\alpha 1$- $\alpha 3$) aufweisen. Auf den Domänen $\alpha 1$ und $\alpha 2$ finden sich die alloantigenen Determinanten, die das immunologische "Selbst" eines Individuums definieren. Der α-Kette lagert sich ein globuläres Peptid, das β_2-Mikroglobulin, an (Abb. 2.1). Man unterscheidet ca. 23 HLA-A, 47 HLA-B und 8 HLA-C Allele, die auch Spezifitäten genannt werden.

Die Klasse-II-MHC-Produkte stellen aus einer α- und β-Kette bestehende Heterodimere dar, die mit beiden Ketten in der Zellmembran verankert sind. Beide Ketten verfügen über globuläre Domänen, wobei die α-1-Domäne nicht durch eine Disulfidbrücke stabilisiert wird. Für den charakteristischen Polymorphismus der Klasse-II-Antigene ist in erster Linie die β-Kette verantwortlich. Für die Loci des HLA-D Systems sind ca. 30 Spezifitäten bekannt. Gewisse HLA-Phänotypen assoziieren mit der Suszeptibilität gegenüber verschiedenen Krankheitsbildern durch ein Kopplungsungleichgewicht. So ist zum Beispiel das Goodpasture-Syndrom überzufällig häufig mit der Spezifität des HLA-DR 2 assoziiert.

Die Expression der Klasse-I- und Klasse-II-Antigene unterliegt einer differenzierten Regulation auf der Genebene. Durch eine konstitutive Aktivität der Gene kommt es zu einer konstanten Transkription und Expression z. B. der Klasse-II-Antigene auf den B-Zellen. In der T-Zelle unterliegen die Gene der Klasse-II Antigene einer Repression, und es erfolgt somit keine konstitutive Transkription; inaktive T-Zellen sind somit Klasse-II-Antigen negativ. Diese Repression kann z. B. während einer Immunantwort durch die Wirkung von Interferon-γ aufgehoben werden, dies führt dann zur Transkription und der Expression von Klasse-II-Antigenen durch die aktivierten T-Zelle.

Es sind bereits große Fortschritte in der Aufklärung der Funktion und Struktur der MHC-Moleküle erreicht worden. Im extrazellulären Anteil formen zwei α-Helices die Ränder des Moleküls und bilden in ihrer Mitte eine Mulde, die von einer ebenen β-Faltblattstruktur des Moleküls nach unten hin begrenzt wird. In dieser Mulde binden entweder Peptide von Selbst-Antigenen (Klasse I), Fragmente viraler Proteine (Klasse I) oder Makrophagen prozessierte Fragmente von Fremd-Antigenen (Klasse II). In diese Mulden können eine große Anzahl von unterschiedlichen Peptiden binden, so daß der Körper mit seiner Ausstattung an unterschiedlichen MHC-Molekülen die meisten Antigene auf Zelloberflächen präsentieren kann. Für eine fortlaufende Kontrolle des Selbst werden zytoplasmatische Antigene der Zelle in der

MHC-Mulde dem Immunsystem präsentiert. Im Rahmen einer Immunantwort werden von Makrophagen und B-Zellen aufgenommene Antigene zerlegt (prozessiert) und einzelne Fragmente werden zur Stimulation der T-Zellen in der MHC-Mulde präsentiert.

Der individuell vorgegebene Satz an MHC-Molekülen bedingt, daß gewisse Antigene nicht präsentiert werden können und daß einige Selbst-Antigene oder Fremd-Antigene mit ausgeprägten Homologien zu Selbst präsentiert werden und eine Immunreaktion hervorrufen. Dies prädisponiert zu gewissen infektiösen, autoimmunen oder auch allergischen Erkrankungen. Diese Empfänglichkeit ist an gewisse Allelpolymorphismen im Bereich der hypervariablen Zone der ersten Domäne des MHC-Moleküls gekoppelt. Für den juvenilen Diabetes mellitus, die rheumatoide Arthritis und den Pemphigus vulgaris konnten diese Polymorphismen bereits geklärt werden. Auch bei den Allergien finden sich gewisse Assoziationen, so finden sich z.B. HLA-B8 und DW3 gehäuft bei Patienten mit Roggenallergie. Diese Daten sind z.Z. umstritten, da sie von anderen Autoren nicht reproduziert werden konnten.

Bakterielle Enterotoxine, insbesondere die des Staphylococcus aureus, weisen Abschnitte auf, die an die meisten humanen MHC-Moleküle binden. Mit einem zweiten Teil ihres Moleküls binden sie an monomorphe Teile des $\alpha\beta$- oder $\gamma\delta$ T-Zell-Antigenrezeptors. Auf diese Weise kommt es zu einer unspezifischen Aktivierung einer großen Zahl unterschiedlicher T-Zellklone (20 - 30 % aller Klone). Diese unspezifische Überreaktion ist für den Keim von Vorteil, da eine spezifische gegen ihn gerichtete Immunantwort erst verspätet einsetzt. Für dieses Phänomen der unspezifischen T-Zellaktivierung wurde auch der Begriff der Aktivierung durch "Superantigene" vorgeschlagen. Der Mensch ist der dominierende Wirt des Staphylococcus aureus. Die evolutionäre Anpassung seiner Enterotoxine an die Bindungsstelle der humanen MHC-Produkte hat dem Keim einen Überlebensvorteil gebracht.

2.3.5. Der T-Zell-Rezeptor

T-Zellen exprimieren einen Rezeptor, der ihnen ebenfalls die Bindung von Antigen ermöglicht. Er ist ähnlich dem Fab-Teil der Antikörper aus zwei Ketten aufgebaut, die α- und β-Kette genannt werden. Beide haben ein Molekulargewicht von ca. 40 bis 50 kDa und beide weisen zwei, durch Disulfidbrücken stabilisierte Domänen auf. Sie sind über hydrophobe Aminosäurereste an ihren carboxyterminalen Enden in der Zellmembran verankert. Die N-terminalen Domänen sind variabel und sind, wie die variablen Domänen der schweren Kette der Antikörper, in V-, D- und J-Segmenten kodiert, die durch eine somatische Rekombination zum Antigenrezeptor-Gen der reifen T-Zelle rearrangiert werden. Dieser Vorgang ist dem Rearrangement bei der Immunglobulinsynthese sehr ähnlich, der Homologiegrad des T-Zell-Antigenrezeptors zu den Immunglobulinen beträgt 25-35 % (Abb. 2.1). Alle T-Zellen eines Antigen-spezifischen Klones tragen den gleichen Antigen-Rezeptor, und sie können nur an ihr Antigen binden. Der Antigen-Rezeptor ist jedoch nicht singulär auf der Zellmembran exponiert, sondern mit anderen Makromolekülen (CD 3) zu einem Komplex assoziiert.

Im Thymus erfolgt eine Selektion der T-Zellen anhand der exprimierten Rezeptoren. In den Thymus-Lymphozyten des äußeren Kortex kommt es zunächst zur somatischen Rekombination der V- und J-Segmente einer γ-Kette und der V- und D-Segmente der β-Kette des Antigen-Rezeptors, und die Zelle exprimiert ein $\beta\gamma$-Dimer. Man stellt sich vor, daß nur solche Zellen sich weiter entwickeln können, deren Affinität zu den eigenen MHC-Produkten genügend groß ist. Würden diese Zellen nun in die Peripherie entlassen, so würden sie Körper-eigenes Gewebe angreifen. Daher kommt es zu einem Umschalten von $\beta\gamma$ auf $\alpha\beta$, wobei zunächst die somatische Rekombination der VD- und J-Segmente der β-Kette erfolgt. Ist ein funktionelles β-VDJ-Gen entstanden, folgt die somatische Rekombination der α-Kette. Erst dann wird der Antigen-Rezeptor als $\alpha\beta$-Dimer exprimiert und die Zelle verläßt den Thymus. Diese Modellvorstellung bedarf jedoch noch der experimentellen Bestätigung. Insbesondere die Rolle der γ-Kette ist noch nicht klar, denn auch periphere T-Zellen können in Verbindung mit einer δ-Kette ebenfalls die γ-Kette exprimieren. Diese Zellen sind im allgemeinen CD 4 und CD 8 negativ und machen etwa 4 % der T-Zellen des peripheren Blutes aus. Neben dem Thymus und der Milz sind epitheliale Organe wie Haut, Urogenitaltrakt und Darm reich an γδ-T-Zellen. Im Darm findet sich ein hoher Grad an Diversität des γδ-Antigen-Rezeptors, hier werden also viele unterschiedliche V-Genabschnitte benutzt, während die Diversität im Urogenitaltrakt und im der Haut deutlich eingeschränkt ist. γδ-T-Zellen erkennen ihr Antigen ebenfalls im Kontext von Selbst, der Ligand ist jedoch zur Zeit noch unbekannt.

2.3.6. IgE-Rezeptoren

2.3.6.1. Fc-IgE-Rezeptor I (hochaffin)

Für eine Sensibilisierung müssen auf den Membranen von Mastzellen, Basophilen und wahrscheinlich auch Langerhans-Zellen zwei Vorgänge ablaufen:
- die Bindung von IgE an seinen Rezeptor und
- die Vernetzung mehrerer Rezeptormoleküle durch ein Allergen

Die Rezeptoren für IgE stellen eine Gruppe von Molekülen dar, die als Fcε-RI bezeichnet werden und sich 10000 - 50000 mal auf den Membranen von Mastzellen und Basophilen finden. Ihre Affinitätskonstante für IgE liegt zwischen 10^{-9} und 10^{-10}M. Hierdurch erklärt sich, daß beim Prausnitz-Küstner-Versuch durch die Übertragung minimaler Mengen IgE in die Haut einer Versuchsperson eine Sensibilisierung erreicht wird, die 2 - 4 Wochen anhält und bei Allergenexposition zu einer typischen Reaktion mit Quaddelbildung führt. Kürzlich wurde Fcε-RI auch auf Eosinophilen nachgewiesen.

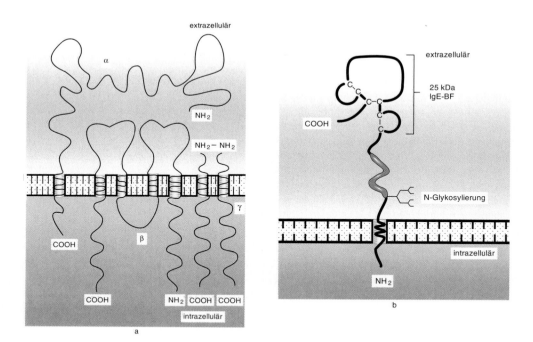

Abb. 2.10:   Struktur der hoch (a) und niedrig (b) affinen Fc-IgE-Rezeptoren.

Die Struktur des Fcε-RI ist weitgehend aufgeklärt (Abb. 2.10a) und die zugehörigen Gene sind kloniert. Er besteht aus drei Untereinheiten einer α-, einer β- und zwei γ-Ketten. An die α-Kette bindet das IgE mit einem Epitop innerhalb seiner CH_2-CH_3-Domäne der konstanten Kette. Die γ-Ketten sind für die

2.3. Die Erkennungsmoleküle des Immunsystems

Signaltransduktion verantwortlich. Werden zwei juxtaponierte, mit IgE beladene Fcε-RI durch Allergenbindung der IgE-Moleküle vernetzt, so reicht das hieraus resultierende intrazelluläre Signal aus, um die Zelle zu aktivieren.

2.3.6.2. Fc-IgE-Rezeptor II (niedrigaffin)

Neben dem hoch affinen wurden auch niedrig affine Fc-IgE-Rezeptoren, FcεRIIa und- IIb beschrieben, die sich nur in sieben Aminosäuren ihres intrazellulären N-Terminus unterscheiden. Ihre Gene sind bekannt und ihre wahrscheinliche Struktur ist abgeleitet (Abb. 2.10b). Die IgE-Bindung erfolgt über die CH_3-CH_4 Domänen der schweren Ketten mit einer Affinität von 10^{-7} - 10^{-8}M. Ihre funktionelle Bedeutung ist mehrschichtig und hängt von der zelluläre Verteilung ab. Sie sind in die Regulation und in die Effektorphase der IgE-vermittelten Immunantwort eingebunden. Eine Zusammenfassung der Verteilung und Funktionen findet sich in Tab. 2.11.

	Fcε-RIIa	Fcε-RIIb
Vorkommen	μ^+ und δ^+ B-Lymphozyten	μ^+ und δ^+ B-Lymphozyten, eosinophile Leukozyten, Makrophagen, T-Lymphozyten
Regulation	IL-4 unabhängig	IL-4 abhängig
Funktion	Regulation der B-Zellreifung und des Klassenwechsels	Regulation der allergischen Reaktion, Immunität gegen Parasiten, Infektion
Wirkung der IgE-Vernetzung auf		
Makrophagen	Freisetzung von: Arachidonsäurestoffwechselprodukten (LTC_4, TXB_2, PGE_2, LTB_4, PAF), histamin releasing factor, proteolytischen Enzymen, Tumornekrose Faktor-α	
eosinophilen Leukozyten	Freisetzung von: major basic protein (MBP), eosinophiler Peroxidase (EPO), LTC_4, platelet activating factor (PAF), eosinophile derived neurotoxin (EDN)	
Lymphozyten	?, Antigenpräsentation	?, Antigenpräsenation
Thrombozyten		Freisetzung von: radikalen Sauerstoffmetaboliten, β-Thromboglobulin

Tab. 2.11: Vorkommen und Funktion von niedrig affinen Fc-IgE-Rezeptoren (Fcε-RIIa und -RIIb).

Dem Fc-IgE-Rezeptor II wurde die "cluster of differentiation"-Nummer 23 zugeordnet (CD23). Ein proteolytisches Spaltprodukt des extrazellulären Teils wird im Serum gefunden und lösliches CD23 (soluble sCD23) genannt. Es ist an der IgE-vermittelten Zytotoxizität gegenüber Parasiten und der allergischen Reaktion beteiligt, hat IgE-bindende Eigenschaften, wirkt als Wachstumsfaktor für B-Zellen und ist in die Regulation der IgE-Synthese involviert.

2.3.7. Adhäsionsmoleküle

Für die Rezirkulation, für das sogenannte "lymphocyte-homing" und für die gerichtete Migration zum Ort der Entzündung sind komplexe Interaktionen von Leukozyten mit Endothelzellen und extrazellulärer

Matrix notwendig. Der erste Schritt findet häufig in den postkapillären Venolen mit hohem kubischem Endothel statt. Hierbei reagieren konstitutiv exprimierte Rezeptoren auf den Leukozyten - Selektine (LECAM-1 = leukocyte endothelial adhesion molecule 1) - mit regulierten Rezeptoren auf den Endothelzellen, die sialysierte Kohlenhydratgruppen aufweisen (SOL, sialysierte Oligosaccharid-Liganden). Diese Bindung widersteht jedoch nicht den Scherkräften des Blutstroms und so resultiert ein "Rollen" der Leukozyten auf dem Endothel mit einer verlängerten Verweildauer. Dies ermöglicht es den Zellen, auf inflammatorische Signale aus dem entzündeten Organ zu reagieren. Proinflammatorische Zytokine (IL 1, IL 8, TNF) aktivieren die Endothelzellen und die "rollenden" Leukozyten zur Expression von Integrinen. Die Leukozyten stellen die Expression der Selektine ein und exprimieren LFA-1 (leukocyte function antigen 1 = CD11a/CD18) und die Endothelzellen exprimieren ELAM-1 (endothelial leukocyte adhesion molecule 1). Diese Moleküle ermöglichen den Leukozyten eine Adhäsion an das Endothel und eine Reaktion mit weiteren Adhäsionsmolekülen der extrazellulären Matrix und anderer zellulärer Reaktionspartner, die u.a. ICAM 1/2 (inter cellular leukocyte adhesion molecule 1/2) exprimieren. Während dieser Kontakte kann der T-Zellantigenrezeptor Kontakt mit im Kontext des HLA-DR exprimiertem Antigen suchen. Findet sich kein Antigen, wird die Bindung gelöst und der Lymphozyt wandert weiter. Trotz dieser detailierten Kenntnis der involvierten Moleküle sind die richtenden Mechanismen der Lymphozytenrezirkulation und des homing nicht bekannt. Eine hohe Affinität der stimulierten Lymphozyten zu den Organen ihrer ursprünglichen Aktivierung wird beobachtet, ohne daß die molekularen Mechanismen bekannt sind. Die Regulation dieses Phänomens erfolgt wahrscheinlich nicht über den T-Zellantigenrezeptor, sondern über vorgeschaltete Mechanismen geringerer Affinität.

2.3.8. Lösliche Faktoren

2.3.8.1. Komplement

Die Fähigkeit der Antikörper, fremdes Material zu inaktivieren, beruht zum Teil auf Serumfaktoren. Bereits 1893 fiel Buchner auf, daß zur effektiven in-vitro Lyse von Bakterien durch Antikörper das Versuchssystem mit einem Serumfaktor komplementiert werden mußte. Das Komplementsystem (C) umfaßt etwa 20 Serumproteine, sie machen im Normalserum etwa 10 % der Globuline aus und sind in der β_1 und β_2 Fraktion zu finden. Dieses System von Enzymen ergänzt unspezifisch die spezifischen Effekte der Antikörper durch Opsonisierung und Lyse. Die Mehrzahl der Komplementkomponenten sind am Aktivierungsprozess beteiligt, die übrigen sorgen als Inhibitoren für den Erhalt der Homöostase. Die an der Aktivierung beteiligten Komponenten sind in der Reihenfolge ihrer Entdeckung von C1 bis C9 durchnummeriert. Mit einer Ausnahme reflektiert diese Nummerierung die Reihenfolge im Reaktionsablauf: C4 reagiert bereits nach C1 und vor C2. Die größte Menge der Komplementkomponenten stammt aus der Leberparenchymzelle, aber auch Monozyten und Makrophagen produzieren Komplementkomponenten. Die in-vivo Relevanz dieser letzteren Produktion ist unklar, sie kann nur von lokaler Bedeutung im Entzündungsgebiet sein.

In der Immunantwort erfüllt das Komplementsystem drei wesentliche Aufgaben:
- Es ist an Zellaktivierungen beteiligt
- Es führt zur Zytolyse
- Es erleichtert die Phagozytose durch Opsonisierung

Darüber hinaus existieren Hinweise auf regulative Funktionen des C3 in der humoralen Immunantwort.

Die Enzymkaskade wird, ähnlich dem Gerinnungssystem, durch die Spaltung von Enzymvorläufern in Gang gesetzt. Jede Komplementkomponente wird durch die vorhergehende Komponente oder einen Komplex von Komponenten, die hochspezialisierte Proteinasen darstellen, aktiviert. Für das Gesamtsystem existieren zwei Aktivierungsmöglichkeiten: Der klassische Weg, hierbei durchläuft die Kaskade die Komponenten C1 bis 9, und der alternative Weg mit dem Start bei C3.

2.3. Die Erkennungsmoleküle des Immunsystems

Der klassische Weg beginnt mit der Bindung von Molekülen der Subkomponente C1q an das Fc-Stück von antigen-bindenden Antikörpern. Nach der Antigenbindung kommt es zu einer Konfigurationsänderung im Fc-Stück, die die Bindung des C1q durch ein einziges pentameres IgM oder mindestens zwei eng benachbarte IgG Moleküle ermöglicht. C1r und C1s bilden einen Komplex, der sich C1q anlagert, aktiviert wird und eine Serin-Histidin-Esterase Funktion erfüllt. Der aktive C1qrs-Komplex spaltet C4 und C2. Die größeren Spaltprodukte, C4b und C2b, bilden auf der Zellmembran den aktiven C4b2b-Komplex. Der C1-Esterase-Inhibitor sorgt dafür, daß die Aktivierung lokal beschränkt bleibt. Der C4b2b-Komplex wird auch C3-Konvertase genannt, er spaltet von C3 einen 9kD-Protein ab, und es entsteht anaphylaktisch und chemotaktisch aktive C3a und C3b. C3b hat zwei Funktionen:

- Es lagert sich an C4b2b an und formt so die C5-Konvertase (C4b2b3b)
- Es bedeckt C3b, welches nicht für C5-Konvertase benötigt wird, die Oberfläche des Antigens

Die makromolekulare Beschichtung ist ein wichtiger Schritt in der Immunadhärenz, denn C3b-Rezeptoren finden sich auf Granulozyten, Monozyten, Makrophagen, Kupffer-Stern-Zellen und Alveolarmakrophagen. Das so opsonisierte Antigen lagert sich dann an die Phagozyten an und kann vernichtet werden. Die Opsonisierung ist ein wichtiger Schritt in der frühen Immunantwort, da die meisten Effektorzellen keine Rezeptoren für IgM haben. Ein einziges IgM, das C1 gebunden hat, kann jedoch die Bildung von 200 C3-Konvertasen zur Folge haben und so das Antigen vollständig mit C3b beschichten. Später, nach dem Auftreten von IgG mit hoher Avidität, ist eine C3b-Opsonisierung nicht mehr von kritischer Bedeutung, wohl aber noch vorhanden. Die IgG-Beschichtung des Antigens reicht zur Opsonisierung aus, da die Phagozyten dieses "Opsonin" im Gegensatz zu IgM über ihre Fcγ Rezeptoren binden können.

Die C3- und C5-Konvertase spaltet von C3 und C5 die kleinen Fragmente C3a und C5a ab. Diese haben anaphylaktische und chemotaktische Eigenschaften, wobei C5a 10- bis 20mal aktiver als C3a ist. C5a trägt zur Gesamtaktivität jedoch nur ca. die Hälfte bei, da nicht so viele C5a-Moleküle in der Komplementkaskade gebildet werden. Die wichtigsten biologischen Eigenschaften sind:

- Chemotaxis gegenüber Granulozyten
- Aktivierung bakterizider Enzymsysteme der Granulozyten
- Erhöhung der vaskulären Permeabilität u. a. durch Arachidonsäure-Metabolite, wie Leukotrien B4
- die Degranulation von Mastzellen

Von der C5-Konvertase ab ist der verbleibende Ablauf der Komplementkaskade auf die Perforation der Membran des Eindringlings gerichtet. Nach der Bindung von C5b folgt die sequenzielle Anlagerung von C6 und C7 an C5b und es bildet sich der "kontagiöse" C5b67-Komplex, der sich an biologische Membranen anlagert. Einmal an die Membran gebunden, ist C5b67 relativ stabil und kann mit C8 interagieren. Diese Einheit katalysiert die Polymerisation von C9 zu einem röhrenförmigen Gebilde mit einer Länge von 10 nm und einem Durchmesser von 15 nm. Zusammen mit C5 - 8 bildet das Poly-C9 den Membranangriffskomplex. Poly-C9 durchdringt die Membran und ermöglicht den freien Austausch von Elektrolyten und Wasser mit dem Extrazellularraum, welches durch den kolloidosmotischen Druck des Zellinneren zur Lyse führt (Abb. 2.11).

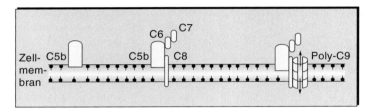

Abb. 2.11: Schematische Darstellung der Bildung des Membranangriffskomplexes (C5b,6,7,8 mit Poly-C9) (nach: Ferlinz, R., Pneumologie in Praxis und Klinik. Thieme Verlag Stuttgart, 1994).

Zellwandbestandteile von Mikroorganismen, wie z. B. LPS, können das Komplementsystem über den alternativen Weg, beginnend mit C3, aktivieren. Diese mikrobakteriellen Moleküle spalten C3, und das entstehende C3b bindet sich an den Faktor B (C3bB). Durch das Serumenzym Faktor D wird Ba vom Teil B des C3bB abgespalten, und es entsteht die aktive C3-Konvertase, C3bBb. Diese spaltet nun wiederum C3, und ein sich aufschaukelnder nicht gegenregulierter Prozess wird initiiert. Es erfolgt jedoch keine systemische Aktivierung des Komplementsystems, da der Faktor B nur an membrangebundenes C3 bindet. Gelöstes C3 bindet den Faktor H, der die Anlagerung des Faktor B verhindert. Aktivierende Oberflächen fördern die Verdrängung des Faktor H durch Faktor B und aktivieren so die Komplementkaskade über den alternativen Weg.

Die Anwesenheit von C3 ist eine Voraussetzung für eine normale Immunantwort gegenüber thymusabhängigen Antigenen. In Komplement-depletierten Versuchstieren erfolgt die IgG-Synthese nach einer Stimulation mit solchen Antigenen verzögert. Andererseits supprimiert C3 die Entwicklung von autoaggressiven B-Zellklonen möglicherweise über die Stimulation von T-Suppressorzellen innerhalb des idiotypischen Netzwerkes.

Bei einer Reihe allergischer Erkrankungen spielt das Komplementsystem eine Rolle in der Immunpathogenese. Bei der urtikariellen Vaskulitis wird das Komplementsystem über den klassischen Weg durch IgG- oder IgM-Immunkomplexe aktiviert. Aktivierungen über den alternativen Weg erfolgen z.B. durch die Spaltung von C3 durch Trypsin aus aktivierten Mastzellen. Einmal aktiviert setzen die C3a-, C4a- und C5a-Anaphylatoxine Histamin aus kutanen Mastzellen frei und sind somit auch indirekt in die Auslösung der Urtikaria eingebunden. Dieser Mechanismus wird auch bei der chronischen idiopathischen Urtikaria beobachtet. Das hereditäre Angioödem wird durch ein Mangel an C1-Esterase-Inhibitor verursacht. Dieses Enzym inhibiert die Aktivierung von Komplement, Kininen und Plasmin. Dies hat zur Folge das beim hereditären Angioödem die entsprechenden Mechanismen sehr leicht aktivierbar sind.

2.3.8.2. Akute-Phase-Proteine

Während einer Infektion findet sich ein Anstieg einer Reihe von Serumproteinen: C-reaktives Protein (CRP), Lipopolysaccharid-bindendes Protein (LBP), α_1-Antitrypsin und die Komplementkomponenten. Sie werden von Hepatozyten und Makrophagen gebildet und man nennt sie Akute-Phase-Proteine. CRP bindet das Protein C der Pneumokokkenmembran und LBP das LPS von gram-negativen Bakterien. Die Opsonisierung mit Akutphasenproteinen führt zu einer effektiven Aktivierung des Komplementsystems. Neben C3 ist auch C1q in der Lage unspezifisch an LPS zu binden und die Komplementkaskade in Gang zu setzen.

Die Elastase der Neutrophilen wird im Rahmen der Entzündungsreaktion freigesetzt. Sie zerstört die Proteinkomponenten des Bindegewebes. α_1-Antitrypsin ist der wichtigste Inhibitor der Neutrophilen-Elastase und schützt vor entzündlichen Gewebeschäden. Ein α_1-Antitrypsin-Mangel führt bei einer chronischen Entzündung zur Desintegration des betreffenden Organs, bei der Lunge zum Emphysem.

2.4. Mediatoren

2.4.1. Vielfältige Funktionen der Mediatoren

Die Differenzierungsphasen und Regelkreise des Immunsystems benötigen neben zellulären Interaktionen Botenstoffe - Mediatoren -, die Zielzellen interaktionsfähig machen und aktivieren, Bremsfunktionen ausüben, neue Zellen rekrutieren oder Phasenverschiebungen herbeiführen. Alle im Immunsystem aktiven Zellen sind durch Mediatorwirkungen untereinander verbunden, denn sie können Mediatoren freisetzen, und sie sind selbst Zielzellen von Mediatoren. Die aktivierte T-Helferzelle kann mehrere Hundert verschiedene Mediatoren freisetzen, das Verständnis der hieraus resultierenden komplexen Interaktionen ist noch sehr unvollständig. Diese Mediatoren, auch Zytokine genannt, sind hoch wirksam und entfalten ihre Wirkung bereits bei picomolaren Konzentrationen. Die Zielzellen exprimieren nur 10 bis 10000 Rezeptoren pro Zelle, daher hinkt die Aufklärung der Rezeptorstrukturen noch nach.

Die Nomenklatur dieser Substanzen ist auf den ersten Blick sehr verwirrend. Die Begriffe Interleukine, Monokine, Lymphokine und Zytokine werden in scheinbar zufälliger Wortwahl verwendet. Der Name Interleukin impliziert eine Interaktion zwischen Leukozyten. Diese Substanzen wurden den Lymphokinen zugeordnet, einer Gruppe, deren gemeinsamer Nenner die Lymphozyten als Produktionsstätten sind. Es handelt sich durchweg um sehr potente Polypeptide, deren Wirkmechanismen sich durch Pleiotropismus einerseits und Redundanz andererseits auszeichnen. Neben den Lymphokinen wurden Substanzen entdeckt, die von Monozyten / Makrophagen sezerniert werden. Sie wurden als Monokine bezeichnet. Eine Zuordnung kann jedoch nicht eindeutig erfolgen. So wird z.B. IL-6 sowohl von Lymphozyten als auch von Monozyten gebildet. Derartige Beobachtungen und die Tatsache, daß eine große Zahl von Zellen, die nicht dem Immunsystem zugerechnet werden ebenfalls diese Mediatoren freisetzen, haben schließlich dazu geführt, daß der Begriff **Zytokin** als Oberbezeichnung verwendet wird.

Der Pleiotropismus der Zytokine wird durch die vielfältigen Zielzellen deutlich. Neben der Aktivierung von Zellen des Immunsystems beeinflussen Zytokine Epithelzellen, Fibroblasten, Mesangiumzellen und Hepatozyten, die unter ihren Wirkungen in Entzündungs- und Reperaturprozesse einbezogen werden. Ihre Effekte sind nicht auf den Ort der Entzündung beschränkt, sondern wirken sich systemisch aus. Am bekanntesten sind die pyrogenen Eigenschaften von IL-1, IL-6 und TNF. Die wichtigsten Zytokine und ihre biologischen Wirkungen sind im Folgenden dargestellt.

2.4.2. Interleukine (IL)

IL-1: Fast jede Zelle des Körpers ist in der Lage, IL-1 zu bilden oder zumindest eine Substanz zu sezernieren, die ähnliche biologische Aktivitäten hat, daher spricht man auch von der Familie der IL-1 Peptide. IL-1 ist mehr als ein Interleukin, denn neben seinen Effekten auf Leukozyten wirkt es auch auf nicht-lymphatische Gewebe wie Leber, Pankreas, Knochen, Knorpel, Muskeln, Bindegewebe und Hirn. Beim Beginn einer Infektionskrankheit werden Blut-Monozyten und Gewebs-Makrophagen durch die Phagozytose der Erreger und deren Toxine aktiviert. Beide Vorgänge resultieren in einer systemischen IL-1 Freisetzung. IL-1 verbreitet sich durch die Zirkulation im gesamten Körper und wirkt auf die unterschiedlichsten Zielgewebe. Es induziert Fieber, das Ausschwemmen von Neutrophilen aus dem Knochenmark, die Proteolyse von Muskelgewebe, die negative Stickstoff-Bilanz und die Synthese von Prostaglandin E_2. Während die Muskeln Aminosäuren in die Zirkulation entlassen, ist deren Aufnahme durch die Leber erhöht, die Leber steigert die Produktion von Akutphase-Proteinen um ein Vielfaches und reduziert die Albuminsynthese. Während einer Infektion führen mehrere systemische Veränderungen zu einer katabolen Stoffwechsellage. Man beobachtet einen Anstieg in der Produktion von Insulin, Glukagon, Wachstumshormonen, TSH, Vasopressin, IL-6 u.v.m. Diese durch IL-1 synchronisierten Abläufe versorgen den kranken Organismus in einer Zeitspanne verminderter Nahrungsaufnahme mit

Energie und Aminosäuren. Ein weiterer systemischer Effekt von IL-1 ist die Induktion des Tiefschlafs, dies deckt sich mit dem klinischen Eindruck des erhöhten Schlafbedürfnisses bei Infektionskrankheiten.

In der eigentlichen Immunabwehr wirkt IL-1 chemotaktisch auf Neutrophile, Monozyten und Lymphozyten und es aktiviert B-, T- und NK-Zellen, es unterstützt ihre Proliferation und Lymphokinproduktion, und es ermöglicht ihre Funktion auch bei unzureichender Antigen-Präsentation. Nicht zuletzt ermöglicht es die Produktion von IL-2 durch die aktivierte T-Helferzelle. Die Strukturen der Rezeptoren für α und βIL-1 sind aufgeklärt; sie gehören in die Überfamilie der Immunglobuline.

Die lokale Produktion und die hohe Konzentration am Ort des entzündlichen Geschehens kann zu Gewebeläsionen führen. Diese Veränderungen wurden früher dem Katabolin zugeschrieben, man weiß jedoch heute, daß Katabolin in die IL-1 Familie gehört. Die Gewebeläsionen kommen durch die Induktion der Proliferation von Fibroblasten, Mesangium- und Gliazellen sowie durch die Induktion des Knorpelkatabolismus zustande.

IL-2: IL-2 wird von T-Zellen sezerniert und übt in der Regulation der zellulären Immunantwort eine zentrale verstärkende Funktion aus. Nach der Bindung an seinen Rezeptor proliferieren die T-Zellen und sezernieren eine Reihe weiterer Zytokine, u.a. IL-4, IL-5, IL-6 und TNF. IL-2 wird im Serum nur in Spuren gefunden. Es wird jedoch von T-Zellen am Ort der zellulären Immunreaktion freigesetzt.

IL-3: IL-3 ist ein T-Zellprodukt, das hauptsächlich auf hämopoetische Stammzellen wirkt. Es ist ein Wachstumsfaktor für Mastzellen.

IL-4: IL-4 ist als T-Zellprodukt in die Steuerung der zellulären und humoralen Immunantwort involviert. Es behindert die TH1- und begünstigt die TH2-Antwort in auto- und parakriner Weise (☞ auch Kap. 2.2.3.1.). Die Freisetzung von TH1-Zytokinen wird gehemmt und die Freisetzung von IL-4 und die Expression von CD40L auf B-Zellen wird gesteigert (Abb. 2.12). Durch letzteres wird die Immunglobulinsynthese gesteigert und ein Klassenwechsel zu IgG_4 oder IgE begünstigt.

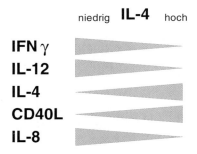

Abb. 2.12: Die Konzentration von IL-4 im lokalen Milieu einer Entzündungsreaktion beeinflußt die Freisetzung anderer Zytokine oder auch die Rezeptorexpression. So wird die Freisetzung von IL-12 durch IL-4 gehemmt und die Expression von CD40L gebahnt.

Weiterhin ist IL-4 ein potenter Wachstumsfaktor für Mastzellen und es induziert die Expression von FcεRII auf B-Zellen und Monozyten. IL-4 wird nicht nur von aktivierten T-Zellen sondern auch von Mastzellen und Basophilen freigesetzt. Sein Wirkprofil läßt vermuten, daß es an der Steuerung der allergischen Reaktion vom Soforttyp (Typ I) beteiligt ist.

IL-5: IL-5 wird von aktivierten T-Helferzellen sezerniert, wirkt als Differenzierungsfaktor für Eosinophile und B-Zellen und es steigert die Antikörperproduktion aktivierter B-Zellen.

IL-6: IL-6 ist ein weiteres pluripotentes, proinflammatorisches Zytokin und wird von T-Zellen, Makrophagen, Fibroblasten und Endothelzellen produziert. Zusammen mit IL-1 ist es komitogen für T-Zellen und es stimuliert die Produktion von Akute-Phase-Proteinen in der Leber.

IL-7: IL-7 wird von der Stromazelle des Knochenmarks gebildet und fördert das Wachstum der lymphoiden Stammzelle.

IL-8: IL 8 und verwandte Proteine (Makrophagen-inflammatorische Proteine {MIP}, platelet basic protein {PBP}, Neutrophilen-aktivierendes Protein 2 {NAP2}) gehören in eine Überfamilie proinflammatorischer Proteine, die Chemokine genannt wird (☞ Kap. 2.4.6.). IL 8 wird von Monozyten gebildet und ist chemotaktisch für Neutrophile und für T-Zellen. Bei chronischen Erkrankungen mit einer erhöhten Anzahl an Neutrophilen im befallen Gewebe konnte entsprechend auch die Freisetzung von IL 8 durch die mononukleären Zellen nachgewiesen werden (Haut{Psoriasis, Wunden, Infektionen}, Gelenke {rheumatoide Arthritis}, Magen-Darm-Trakt {Colitis ulcerosa, M. Crohn}, Lunge {idiopathische pulmonale Fibrose, Schocklunge}).

IL-9: Stellt einen Wachstumsfaktor für T-Zellen und Mastzellinien dar.

IL-10: IL-10 wird von Lymphozyten freigesetzt, wobei TH2 deutlich mehr IL-10 produzieren als TH1-Zellen. Es wird auch Zytokinsynthese-Inhibitionsfaktor genannt. Neben der Synthese von IL-1α+β, IL-2, IL-6, IL-8, TNFα und IFNγ hemmt es auch die Antigen-präsentierenden Kapazitäten von B-Zellen und Makrophagen und die Entwicklung von zytotoxischen T-Zellen. Wenn B-Zellen über CD40-Ligand stimuliert werden, fördert IL-10 ihre Proliferation. Die Synthese von IgA wird unterstützt die von IgE gehemmt. Neben den Lymphozyten sind auch Makrophagen und Mastzellen weitere IL-10 Produzenten.

IL-11: IL-11 wirkt synergistisch mit IL-3 bei der Stimulation von Megakaryozytenkolonien und es stimuliert die T-Zell-abhängige Immunglobulinsynthese und die Freisetzung von Akute-Phase-Proteinen.

IL-12: Die bedeutendste IL-12-Quelle sind aktivierte Monozyten und Makrophagen. Seine immunologischen Effekte bestehen in der Induktion der IFNγ Produktion, der Akzeleration der zytotoxischen Aktivität von T- und NK-Zellen und der Induktion der T-Zell-Proliferation in Form eines Kostimulanten. Allergologisch sind seine fördernde Wirkung für die TH1- und seine hemmende Wirkung für die TH2-Zellentwicklung bedeutsam.

IL-13: IL-13 verändert den Phänotypus und die Funktion von Monozyten und B-Zellen. So exprimieren die Zellen vermehrt Adhäsions- und Klasse-II-Moleküle des Histokompatibilitätskomplexes. Das Wachstum von aktivierten B-Zellen wird gefördert und die IgG- und IgE-Synthese wird stimuliert. IL-13 wirkt nicht auf T-Zellen. Auf Monozyten übt es jedoch eine starke antiinflammatorische Wirkung aus und verhindert die Freisetzung von Zytokinen. In dieser Beziehung sind die Wirkungen von IL-4, IL-10 und IL-13 synergistisch und sie potenzieren sich gegenseitig.

2.4.3. Interferone (IFN)

Die Interferone wurden 1957 von Isaac und Lindenmann entdeckt und als eine Gruppe von virostatischen Zellprodukten beschrieben, die spezies- aber nicht virusspezifisch von virus-infizierten Zellen produziert werden. Man unterscheidet, funktionell definiert, zwei Typen von IFN. IFNα und IFNβ zählt man zu Typ I und das IFNγ zu Typ II. Beide Typen stellen Glycoproteine mit einem Molekulargewicht von ca. 20 kDa dar und werden nach einer Virusinfektion oder einem anderen Stimulus von unterschiedlichen Zellen synthetisiert, wobei IFNα von Leukozyten, IFNβ von Fibroblasten und IFNγ von aktivierten T-Zellen produziert wird. Die virostatische Aktivität ist allen IFN-Typen gemeinsam. Die IFN werden von den infizierten Zellen sezerniert und binden an spezifische Rezeptoren der Nachbarzellen. In diesen induzieren sie eine Resistenz gegenüber einer Virusinfektion und Replikation. IFN wird schon sehr früh, z.B. bei der Adsorption des Virus produziert, und der protektive Effekt ist somit schon früh wirksam, lange bevor Antikörper zur Verfügung stehen. Die IFN induzieren die Produktion und Aktivierung einer Reihe von

Proteinen, die die Transkription und die Translation der viralen Nukleinsäuren verhindern und die virale RNA abbauen.

Neben diesen intrazellulären Wirkungen aktivieren die IFN auch die Immunabwehr, indem sie NK-Zellen aktivieren und die Expression von Klasse-I-MHC-Produkten induzieren. Das letztere dient der Erkennung der infizierten Zelle durch die zytotoxischen Zellen. Die oben beschriebenen Aktivitäten findet man bei allen IFN, vorwiegend jedoch bei Typ-I IFN, die von den meisten Zelltypen produziert werden können.

IFNγ oder Typ-II IFN ist ein Mediator, der neben seinen antiviralen Eigenschaften eine Reihe von immunregulativen Funktionen erfüllt und auch in die Abwehr von Protozoen und intrazellulären Parasiten involviert ist. IFNγ wird ausschließlich von aktivierten T-Helferzellen produziert, ob auch andere Zellen IFNγ produzieren können, ist noch unklar. Die immunregulativen Wirkungen des IFNγ auf die verschiedenen Interaktionspartner führen alle zu einer gesteigerten Fähigkeit des Organismus, das eingedrungene Agens zu vernichten. So induziert es die Expression von Klasse-II-MHC-Produkten und unterstützt die Produktion von IL-1 und IL-2. Dies sind die Voraussetzungen für die Kooperation von Makrophagen, T-Helferzellen und zytotoxischen Lymphozyten. IFNγ liefert so einen Beitrag zur Induktion der zytotoxischen Effektorphase. Weiterhin stellt es ein Differenzierungssignal für zytotoxische T-Lymphozyten dar, und es unterstützt allgemein die Entwicklung einer sekundären zytotoxischen Antwort. Seine antiproliferative Wirkung verhindert zum einen die Ausbreitung des Eindringlings in proliferierenden Geweben und zum anderen induziert es eine Differenzierung der Effektorzellen.

2.4.4. Tumornekrose-Faktoren (TNF)

Der biologische Effekt der Tumornekrose-Faktoren wurde von Coley erstmals 1893 beschrieben. Ihm fiel die Reduktion der Tumormasse eines Sarkompatienten nach einem Streptokokkeninfekt auf. Tierexperimentelle Untersuchungen dieses Phänomens durch O'Malley et al. (1944) ergaben, daß dieser Faktor im Serum nach einem Endotoxinschock zu finden war. Es zeigt sich nun, daß TNFα durch Makrophagen und Monozyten und TNFβ (früher auch Lymphotoxin genannt) durch T-Zellen gebildet wird. Die beiden Mediatoren binden an die gleichen Rezeptoren und es besteht ein hoher Grad an Homologie zwischen den Nukleotidsequenzen ihrer Gene, so daß sie aus einer Genduplikation hervorgegangen sein müssen. Sie wirken auf viele Tumorzellinien und transformierte Zellen zytotoxisch; dieser Effekt wird durch IFNγ verstärkt. In wie weit diesem unspezifischen zytotoxischen Phänomen eine in-vivo Relevanz zukommt, ist z.Z. nicht klar. In Anbetracht seiner Wirkung auf transformierte Zellen ist es aber gut vorstellbar, daß der TNF in der Tumorimmunität eine Rolle spielt. Rezeptoren für TNFα und eine Hemmung der DNS- und Proteinsynthese nach TNF-Bindung sind nachgewiesen. Ebenso besteht die Möglichkeit, daß TNF in die Parasitenabwehr involviert ist, da es durch plasmodienbeladene Erythrozyten bei Malaria induziert werden kann und synergistisch mit IFNγ Makrophagen in der Abwehr von Schistosomen aktiviert.

Daneben besteht aber auch die Auffassung, daß es sich um eine immunregulative Molekülgruppe handelt. Hierfür sprechen die folgenden Tatsachen: TNF induziert ebenfalls die Expression von Klasse-I-MHC-Produkten, präaktiviert Granulozyten und ist für sie chemotaktisch, es induziert die Expression von IL-2 Rezeptor und die Sekretion von IFNγ. TNFα ist einer der Hauptmediatoren des Endotoxinschocks und ist als Cachektin für die Kachexie bei schweren Infektionen, Parasitosen und Tumorerkrankungen verantwortlich.

2.4.5. Kolonie-stimulierenden Faktoren

Die Kolonie-stimulierenden Faktoren (CSF: colony stimulating factor) sind eine Gruppe von Mediatoren, die von Lymphozyten und Makrophagen produziert werden, und deren Aufgabe es ist, neue Granulozyten (G-CSF) und Monozyten (M-CSF) aus dem Knochenmark zu rekrutieren. Im Rahmen der allergischen Reaktion finden sich diese Mediatoren vermehrt zur Stimulation der Produktion von Eosinophilen,

Basophilen und Mastzellen. Aber auch diese Mediatoren vermitteln eine Reihe von weiteren biologischen Funktionen, wie Aktivierung von Polymorphkernigen und die Induktion von adhäsiven Glykoproteinen auf reifen Polymorphkernigen.

2.4.6. Chemokine

Chemokine stellen eine neue Überfamilie von kleinen, sezernierten Proteinen dar, die durch strukturelle Ähnlichkeiten, insbesondere durch ein konserviertes Cystein-Motiv, charakterisiert sind. Diese Überfamilie wird in zwei Linien gegliedert, die "C-C" und die "C-X-C" Linie, entsprechend der Nachbarschaft der ersten beiden Cysteinreste im konservierten Motiv (Abb. 2.13). Diese strukturellen Unterschiede sind auch mit unterschiedlichen biologischen Effekten assoziiert. Die meisten C-X-C Chemokine (z.B. IL-8, NAP-2) haben die Eigenschaft, Neutrophile, aber nicht Monozyten chemotaktisch anzulocken und zu aktivieren. Die C-C Chemokine (z.B. RANTES, MCP-1) hingegen stellen vorwiegend für Monozyten und weniger für Neutrophile chemotaktische Substanzen dar. Neben Neutrophilen und Monozyten können alle Klassen der Leukozyten durch verschiedene Mitglieder dieser Überfamilie angelockt und aktiviert werden (Abb. 2.14). Daher ist zu vermuten, daß diese Substanzen in einem weiten Bereich in die Steuerung von akuten und chronischen Entzündungen involviert sind. Ihr Name leitet sich aus den englischen Begriffen ihrer beiden wichtigsten biologischen Effekte ab. *Chemo*attractant und *Cyto*kine wurden zu Chemokine zusammengeführt, um den Mechanismen der Chemotaxis, Leukozytenaktivierung und Immunregulation Rechnung zu tragen.

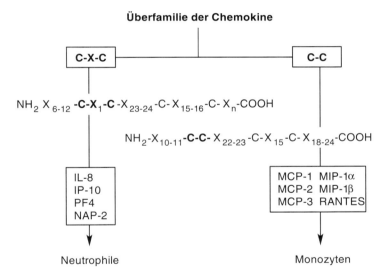

Abb. 2.13: Strukturelle Verwandtschaft der verschiedenen Mitglieder der C-X-C und der C-C Linie der Überfamilie der Chemokine.
IL-8: Interleukin-8
IP-10: Interferon-induzierendes Protein-10
NAP-2: Neutrophile-aktivierendes Protein-2
MIP: Makrophagen-inflammatorisches Protein
MCP: Makrophagen-chemotaktisches Protein
RANTES: Released on Activation of Normal T-cells - Expressed and Secreted
PF4: Plättchenfaktor 4.

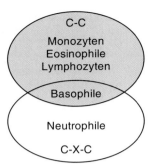

Abb. 2.14: Überlappende und exklusive Wirkungen der Chemokine der C-X-C und der C-C Linie auf verschiedene Klassen der Leukozyten.

Ein Reihe der C-C Chemokine haben Eigenschaften, die bei einer allergischen Reaktion des Immunsystems bedeutsam sind. RANTES und - jedoch in einem geringeren Ausmaß - auch MIP-1α sind für Eosinophile chemotaktisch. Darüber hinaus aktiviert RANTES die Eosinophilen, was anhand ihrer Freisetzung von eosinophilem kationischen Protein und Sauerstoffradikalen gezeigt werden kann. Weiterhin induzieren einige C-C Chemokine (u.a. RANTES, MIP-1α, MCP-1) direkt die Migration von Basophilen und ihre Histaminfreisetzung, die Expression von Adhäsionsmolekülen auf T-Lymphozyten sowie die Proliferation bestimmter Stammzellen. Somit können die Chemokine für die selektive Anreicherung und Aktivierung bestimmter Entzündungszellen im Rahmen allergischer Pathomechanismen verantwortlich sein.

Die einzelnen Chemokine der C-C Linie weisen distinkte, sich aber überlappende Eigenschaften auf, die verschiedentlich auch redundant ausgelegt sind (Abb. 2.15). MCP-1 wird von sehr vielen Zellen in diversen Geweben sezerniert. Es sind jedoch nur die beiden Zielzellen Basophile und Monozyten bekannt. MIP-1α und RANTES werden von unterschiedlichen Zellinien freigesetzt, wobei hier keine exklusive Trennung vorliegt, sondern von bestimmten Zellen werden beide Chemokine produziert. Im Gegensatz zu MCP-1 haben MIP-1α und RANTES weite, aber individuelle Spektren an Zielzellen (Abb. 2.15). Intrazellulär erfolgt nach der Bindung der C-C Chemokine an ihren Rezeptor die Mobilisation von Ca^{++}.

2.4. Mediatoren

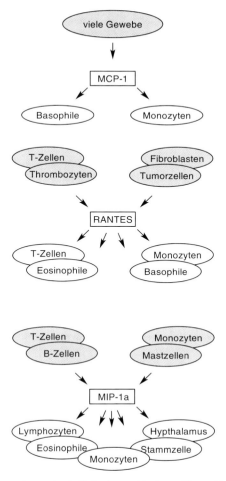

Abb. 2.15: Produktionsorte (gepunktete Zellen) verschiedener Chemokine der C-C Linie und ihre Zielzellen (weiße Zellen).

2.4.7. Lipidmediatoren

Lipidmediatoren sind lokale Mediatoren, deren Entstehungsort und Wirkort eng benachbart sind und die in einer Vielzahl biologischer Systeme gebildet werden. Ihre Anwesenheit in einem begrenzten Körperkompartiment führt zu lokalen Effekten und systemische Wirkungen bleiben in der Regel aus. Die wichtigsten Gruppen der Lipidmediatoren sind Oxygenationsprodukte der Arachidonsäure und der Plättchen-aktivierende Faktor.

Metabolite, die sich von vielfach ungesättigten C_{20}-Fettsäuren ableiten, werden in ihrer Gesamtheit als Eicosanoide bezeichnet. Hierunter fallen daher nicht nur die Produkte der Arachidonsäure, sondern auch die entsprechenden Metabolite. Alle Eicosanoide, die über den Cyclooxygenaseweg entstehen, werden übereinkunftsgemäß Prostaglandine genannt. Von den klassischen Prostaglandinen (PGD_2, PGE_2) werden die non-klassischen Prostanoide, Thromboxan (TX) und PGI_2 abgegrenzt. Die non-zyklischen C_{20}-Carboxylsäuren mit ein oder zwei Sauerstoffsubstitutionen und drei konjungierten Doppelbindungen werden Leukotriene (LT) genannt. Alle Dihydroxyprodukte, die durch doppelte Oxygenierung gebildet werden, bezeichnet man als Dihydroxyeicosatetraensäuren (DiHETEs) und Dihydroxyperoxyeicosatetraensäuren (DiHPETEs).

Grundsätzlich können diese Mediatoren in Abhängigkeit vom Stimulus und vom Wirkort zur vaskulären Entzündung, zur Leukozyteninfiltration und zur Gewebeläsion führen. Sie leiten die akute, lokale sowie die verzögerte, allergische Reaktion ein. Die genutzten Mediatorkaskaden übernehmen in der Immunantwort oder der allergischen Immunpathogenese keine scharf abgegrenzten Funktionen, sondern greifen ineinander über. Der auslösende Stimulus und die Aktivierungsvorgänge im entzündlichen Infiltrat sind Kodeterminanten der Lipidmediator-vermittelten Reaktion. Über zell- oder gewebespezifische antiinflammatorische Kontrollmechanismen wird die Reaktion gedämpft und schließlich herabreguliert. Die Charakteristika der einzelnen Lipidmediatoren finden sich in Tab. 2.12.

Lipidmediator	Herkunft	Wirkung
Prostaglandin D2	Mastzellen	Bronchokonstriktion Amplifikation von Leukotrienwirkungen
Prostaglandin E$_2$	Monozyten Makrophagen Epithelzellen u.a.	Bronchodilatation Ödem Zellinfiltration Inhibition von Lymphozytenfunktionen Amplifikation von Leukotrienwirkungen
Prostaglandin I$_2$	Endothelzellen u.a.	Antagonisierung der Thrombozytenaggregation
Thromboxan A$_2$	Thrombozyten Monozyten Makrophagen Epithelzellen u.a.	Thrombozytenaggregation Bronchokonstriktion
Leukotrien A$_4$	alle Zellen	instabiler Vorläufer (extrazelluläre t/2 = 1 - 3 sec.); wird von Neutrophilen freigesetzt und von Nachbarzellen u.a. in LTB4 (Eosinophile und Lymphozyten) und LTC$_4$ (Thrombozyten) metabolisiert
Leukotrien B$_4$	Neutrophile Monozyten Makrophagen	Chemotaxis von Neutro- und Eosinophilen
Leukotrien C$_4$ Leukotrien D$_4$ Leukotrien E$_4$	Mastzellen Basophile Eosinophile Metabolisierung von LTA4 über LTC$_4$ und LTD$_4$ weiter nach LTE$_4$	Bronchokonstriktion Ödem Mukussekretion
Plättchen-aktivierender Faktor	Neutrophile Eosinophile Monozyten Makrophagen	Chemotaxis von Eosinophilen und Neutrophilen, Ödem, Bronchokonstriktion Amplifikation unterschiedlicher inflammatorischer Zelleistungen
12-HETE 12-HPETE	Thrombozyten	Chemotaxis von Neutrophilen
15-HETE 15-HPETE	Eosinophile Bronchialepithelzellen	Aktivierung von Mastzellen u.a.

Tab. 2.12: Eigenschaften der Lipidmediatoren.

2.4.8. Neuroendokrine Mediatoren

Das Immunsystem und das Zentralnervensystem sind durch die Wirkung der neuroendokrinen Mediatoren miteinander verknüpft. Makrophagen, Lymphozyten und Granulozyten besitzen Rezeptoren für neuroendokrine Mediatoren. Insbesondere bei der chronischen Entzündung üben diese Mediatoren starke immunmodulierende Wirkungen aus. Sie werden jedoch nicht nur von den Zellen des Zentralnervensystems produziert und freigesetzt, sondern können auch von entzündlich aktivierten Immunzellen produziert werden.

Substanz P verstärkt die Reaktion (H_2O_2-Produktion, Chemotaxis) von Granulozyten auf potente Stimuli ohne jedoch selbst eine meßbare Wirkung auszuüben. Weiterhin stellt Substanz P einen äußerst selektiven chemotaktischen Faktor für Monozyten und Makrophagen dar. Arginin-Vasopressin (AVP) kann T-Helferzellen bei der Induktion von INFγ ersetzen. β-Endorphine hingegen supprimieren die H_2O_2-Produktion durch Monozyten und reduzieren die INFγ-Freisetzung.

Neuropeptide lassen sich im Nasenausfluß von Pollenallergikern finden. Substanz P und viele andere Neuropeptide stimulieren die Degranulation von Mastzellen und die Neuproduktion von Mastzellmediatoren. Hierfür werden jedoch relativ hohe Konzentrationen von 1-10 mikromolar benötigt. Dies läßt sich auf Proteasen und Peptidasen der Mastzelle zurückführen, die selektiv neuroendokrine Mediatoren spalten.

2.4.9. Zytokinrezeptoren

Zytokine sind in die Entzündung, Immunität und Hämatopoese involviert. Um diese Funktionen auszuüben, binden sie an Rezeptoren, die, wenn sie auf verschiedenen Zellen exprimiert werden, durchaus unterschiedliche Zytokinwirkungen vermitteln. Die Verteilung der Rezeptoren auf den Zielzellen, Kostimulatoren, die Konzentration der Zytokine und para-, auto- bzw. endokrine Wirkwege determinieren die Art der Zytokinwirkung. So vermittelt z.B. der gleiche Rezeptor auf unterschiedlichen Zielzellen die katabolen, mitogenen, differenzierenden und pyrogenen Wirkungen von IL-1. Die Interaktionen der Zytokine und Zytokinrezeptoren sind komplex ineinander verwoben und werden auch als Zytokinnetzwerk bezeichnet.

- **Typ I-Zytokinrezeptoren** (für IL-2, IL-3, IL-4, IL-5, IL-6, IL-7, GM-CSF, G-CSF) bestehen aus α- und β-Untereinheiten. Die α-Untereinheiten sind vorzugsweise Zytokin-bindende und die β-Untereinheiten signaltransduzierende Proteine. Die Signaltransduktion erfolgt über eine Tyrosinphosphorylierung. Die beiden Untereinheiten werden unabhängig voneinander reguliert und exprimiert. Dies ist ein weiterer Weg der Signalmodulation

- **Typ II-Zytokinrezeptoren** binden IFNα, -β und -γ

- **Typ III-Zytokinrezeptoren** binden TNFα und -β.

- **Typ IV-Zytokinrezeptoren** haben eine Immunglobulin-ähnliche Struktur und binden IL-1

Teile der Zytokinrezeptoren werden von den Zellen in löslicher Form abgegeben. Die Funktion dieser löslichen Rezeptorenteile ist nur teilweise bekannt. Im Falle von TNF sind zügelnde immunregulative Wirkungen denkbar. Ein extrazellulärer Teil der β-Kette des IL-2-Rezeptors findet sich ebenfalls in löslicher Form, ohne daß eine Funktion bekannt wäre. Er bildet erhöhte Serumspiegel, die sich zur klinischen Messung der T-Zell-Aktivierung eignen.

Für IL 1 existieren neben dem löslichen Rezeptor auch Rezeptorantagonisten, die mit IL-1 um die Rezeptorbindung konkurrieren, bei Bindung kein Signal auslösen und den Rezeptor für Il-1 blockieren. Sowohl der lösliche IL-1 Rezeptor als auch der Rezeptorantagonist sind rekombinant verfügbar und werden z.Z. in Phase I Studien als zügelnde Immunmodulatoren getestet.

2.4.10. Stickstoffmonoxid

Stickstoffmonoxid (NO) wird in vielen Zellen durch NO-Synthetasen (NOS) gebildet. Es stellt einerseits einen physiologischen Mediator dar und es wird andererseits als zytotoxische Substanz in der Immunantwort genutzt. Die NOS der Makrophagen und der Polymorphkernigen werden im Rahmen der Entzündungsreaktion induziert (NOS II), während NOS I (Hirn) und NOS III (Endothel) konstitutiv exprimiert werden. NO-Freisetzung durch NOS I und III führt zur Vasodilatation, wodurch es bedeutsam bei pulmonaler Hypertonie ist, und - sehr begrenzt - auch zur Bronchospasmolyse. Das NO der NOS II führt durch die Inhibition von eisenhaltigen Enzymen und durch die Oxidation der DNS zur Apoptose (Zelltod) der Zielzelle. Beim Asthma bronchiale stellt NO einen inflammatorischen Pathogenitätsfaktor dar. Es finden sich in der Ausatemluft erhöhte Konzentrationen.

2.5. Steuerung der Effektorphasen

2.5.1. Zelluläre Immunantwort

Die T-Zellen können nicht wie Antikörper gelöstes Antigen binden. Sie müssen ihr Antigen auf dem natürlichen Hintergrund "sehen", d.h. auf Zelloberflächen im Kontext der eigenen Klasse-I-MHC-Produkte (☞ Kap. 2.3.4.). So können zytotoxische T-Zellen ihre Funktion nur ausüben, wenn ihr Antigen mit Klasse-I-MHC-Produkten assoziiert ist. Diese Klasse-I-MHC-Restriktion bewirkt, daß nur Zielzellen mit der gleichen Kombination von Klasse-I-MHC-Produkten und Antigen, die auch in der Immunisierungsphase anwesend war, von den zytotoxischen Zellen angegriffen werden können. In ähnlicherweise proliferieren T-Helferzellen nur, wenn ihnen Antigen im Kontext der eigenen Klasse-II-MHC-Produkte präsentiert wird. Die Klasse-II-MHC-Restriktion fordert, daß die Antigen-präsentierenden Zellen (z.B. Monozyten oder Langerhans-Zellen) "Selbst" in Form der Klasse-II-Antigene präsentieren müssen, um die Helferzellen durch die Präsentation von Antigenen aktivieren zu können.

Die Bindung der Reaktionspartner wird durch Oberflächenstrukturen vermittelt, die auf den Reaktionspartnern monomorphe Klasse-I-und II MHC-Produkte erkennen können. Dies wird auf der T-Helferzelle von CD 4 und auf T-Zellen des zytotoxischen/ Suppressor-Subtyps von CD 8 bewerkstelligt. Ob nun ein einziges Rezeptormolekül Antigen und "Selbst" erkennt (Theorie der assoziativen Erkennung) oder für Antigen und "Selbst" zwei Rezeptormoleküle (Theorie der dualen Erkennung) zur Verfügung stehen oder ein Rezeptor Hapten-modifiziertes Selbst erkennt (Theorie des "altered self"), ist zur Zeit noch umstritten. Es mehren sich jedoch die Hinweise, daß nur ein Rezeptor notwendig ist. Gentransfer-Experimente haben gezeigt, daß sowohl die Antigen-Spezifität als auch die MHC-Restriktion auf dem $\alpha\beta$-Dimer des Antigen-Rezeptors beruhen.

Zur Aktivierung braucht die T-Zelle zwei Signale.
- (1) die Stimulation über den Antigen-Rezeptor
- (2) die Bindung von Mediatoren an ihre Rezeptoren

Kostimulierend wirkt das CD28-Molekül auf T-Zellen, das mit Proteinen der sog. B7-Familie, dem CD80-Rezeptor, auf APC reagiert. Als erstes aktivieren die APC die T-Helferzelle durch Antigen im Kontext des MHC und durch Mediatoren (Interleukin-1 [IL-1], IL-6 und Tumornekrose-Faktor [TNF]). Diese aktivierte T-Helferzelle produziert dann eine Vielzahl von Mediatoren, u.a. Interferon-γ (IFNγ), IL-3, IL-4, IL-5, IL-6, und IL-7. Diese aktivieren in einem positiven Feedback Makrophagen und APC (IFNγ, IL-2 u.a.), propagieren die klonale Expansion von zytotoxischen T-Lymphozyten (CTL) (IL-2,IL-6, IL-7, TNF), aktivieren CTL und NK-Zellen (IFNα, -β, -γ, IL-2, TNF) und induzieren die Expression von HLA-Antigenen auf potentiellen Zielzellen (IFNγ) (zu Mediatoren ☞ auch Kap. 2.4.). CTL-Vorläuferzellen exprimieren nach Antigen-Kontakt (Signal 1) den IL-2 Rezeptor, die anschließende Bindung von IL-2 (Signal 2) ermöglicht ihnen die Proliferation. Die weiteren oben aufgezählten Mediatoren ermöglichen dann die Differenzierung in reife CTL, die die terminale zytotoxische Effektorfunktion übernehmen. Diese Art der Steuerung dient (A) der Amplifikation, denn ein Makrophage aktiviert viele T-Helferzellen und jede T-Helferzelle ermöglicht die Expansion einer Reihe von CTL-Klonen, und (B) der Gegenregulation, denn auf jeder Ebene werden Suppressorzellen aktiviert, die nach der Beseitigung des Antigens die Homöostase wieder herstellen und ein unkontrollierbares "Schwelen" der Entzündung verhindern.

Aus teleologischer Sicht scheint die MHC-Restriktion (A) eine Affinität zu relevanten Kooperationspartnern bereitzustellen, (B) die Aktivierung der T-Helferzellen durch andere als Antigen-präsentierende Zellen zu verhindern und (C) den zytotoxischen Angriff auf Antigen-präsentierende, immunregulatorische, Klasse-II-MHC-Produkte exprimierende Zellen auszuschließen.

Die T-Zell-Effektorphase der Immunantwort unterliegt einer differenzierten Regulation. Am Anfang steht die Aufnahme, die Prozessierung und Präsentation von Antigen durch den Makrophagen. Bereits in dieser frühen Phase ist eine T-Zell-Makrophagen-Interaktion notwendig. Bei löslichen Antigenen muß eine T-Helferzelle TNFα sezernieren, damit der Makrophage auf seiner Zelloberfläche den T-Zellen das kostimulierende gebundene IL-1 exprimieren kann. Bei anderen Antigenen, z.B. Bakterien, ist über die Art der frühen T-Zell-Makrophagen-Interaktion noch wenig bekannt. Der Antigen-beladene Makrophage präsentiert das prozessierte Antigen im Kontext seiner Klasse-II-MHC-Produkte sensitiven T-Helferzellen. Diese T-Helferzellen haben bereits durch Antigenkontakt eine Präaktivierung erfahren, die sich in der Expression von Rezeptoren für IL-1 äußert.

Bereits auf der Ebene der T-Helferzell-Aktivierung werden auch sogenannte T-Suppressor-Inducer-Zellen (Ts-Inducer) aktiviert, die in der negativen Regulation eine Stellung einnehmen, die der T-Helferzellen im aktivierenden Schenkel entspricht. Die Ts-Inducer produzieren ebenfalls Mediatoren und induzieren T-Suppressor effector cells (Ts-eff), die Antigen-spezifische Mediatoren u.a. den T-suppressor factor (TsF) produzieren, der dann zytotoxische Effektorfunktionen und die Produktion von IL-2 blockiert. Neben dieser Antigen-spezifischen Suppression existiert auch eine Antigen-unspezifische, die sehr früh in der Induktion der Immunantwort gegenreguliert.

Eine weiterer gegenregulierender Steuerungsmechanismus der lymphozytären Anteile stellt die Apoptose (regulierter Zelltod) dar. Für eine optimale Stimulation benötigen Lymphozyten sequentiell abgestimmte Signale (Erkennung des Antigens, Bindung von Adhäsionsmolekülen, Mediatorsignale u.a.m.). Kommt ein Signal zum falschen Zeitpunkt oder fehlt gar gänzlich, so wird der Lymphozyt in seiner Entwicklung arretiert, und er benötigt in der Folge stärkere Signale, um an der Immunantwort teilzunehmen. Wiederholen sich unvollständige Stimulationen, so wird die Zelle zunehmend anerg, ist schließlich nicht mehr aktivierbar und fällt der Apoptose anheim, die durch ihre charakteristische enzymatische Aufspaltung der DNA erkennbar ist.

Alle diese positiv und negativ regulierenden Kontrollmechanismen werden über die Änderung der Genexpression von Wachstums- und Differenzierungsfaktoren und von regulativen Proteinen (u.a. von den Produkten der Proto-Onkogene) gesteuert. Die Genexpression kann auf vielen Ebenen reguliert werden: (A) durch die Veränderung der Transkription, (B) durch die Änderung der nukleären Weiterverarbeitung der m-RNA (z.B. Spleißen), (C) durch die erhöhte oder erniedrigte Transportrate vom Zellkern zum Zytoplasma, (D) durch die Translationsrate und (E) durch die zytoplasmatische Stabilität der m-RNA. Diese vielschichtigen Regulationsmechanismen unterliegen nicht nur einer intrazellulären sondern auch einer interzellulären Steuerung. So ändert sich die 3'-nichtkodierende Sequenz der m-RNA von Mediatoren je nach der Art der T-Zell-Stimulation. Treten in dieser Sequenz die Basen Adenosin und Thymidin gehäuft auf, so resultiert dies in einer kürzeren zytoplasmatischen Halbwertszeit der betreffenden m-RNA und folglich zu einer geringeren Anzahl an Mediatormolekülen, die von der betreffenden Zelle produziert werden. Es existieren indirekte Hinweise, daß auch andere im Zellzyklus regulierend eingreifende Moleküle, wie z. B. die Produkte der Proto-Onkogene, einer solchen vielschichtigen Regulation unterliegen.

2.5.2. Toleranz

Die Funktion des Immunsystems wird auf der einen Seite durch die Toleranz gegenüber eigenem Gewebe und auf der anderen Seite durch das Fehlen einer Toleranz gegenüber Antigenen gewährleistet. Ist die Selbsttoleranz gestört, so entstehen Autoaggressions-Krankheiten. Da die antigenerkennenden Strukturen

2.5. Steuerung der Effektorphasen

auf den B- und T-Zellen klonal verteilt sind, kann eine Autoaggression durch die Deletion autoaggressiver Klone erreicht werden. Ein solcher Mechanismus wurde von Burnet und Fenner 1957 in der Theorie der "verbotenen Klone" vorgeschlagen, die postuliert, daß Klone, die das Potential zur Autoaggression tragen, schon früh in der fetalen Entwicklungsphase deletiert werden. Diese Theorie wird durch viele experimentelle Daten und auch durch die folgende Beobachtung gestützt: Dizygote Kälberzwillinge haben häufig einen gemeinsamen plazentaren Kreislauf und vermischen somit in der pränatalen Entwicklung ihr Blut. Sie stellen stabile hämatopoetische Chimären dar (chimär: aus verschiedenen Geweben zusammengesetzt) und akzeptieren als erwachsene Rinder Hauttransplantate des Zwillings, ohne eine Transplantatabstoßung zu entwickeln. Entsprechende Experimente in künstlichen Mäusechimären zeigten, daß ausschließlich die Klone, die gegen die MHC-Produkte des Chimären-Partners gerichtet sind, deletiert werden. Diese Klone werden von Immunsystem der Chimäre als autoreaktiv erkannt und ihre Entwicklung wird abgebrochen, eine Immunisierung mit dem entsprechenden Antigen oder der Verlust der zugehörigen T-Suppressorzelle durchbricht die Toleranz nicht. Der klonale Entwicklungsabbruch wird vor allem in der B-Zell-Toleranz beobachtet, denn unreife B-Zellen sind beim ersten Antigen-Kontakt für eine Toleranzentwicklung besonders empfänglich. Die Reifung der B-Zelle wird abgebrochen, so daß die Zelle bei einem späteren Antigen-Kontakt nicht mehr reagieren kann. In der Entwicklung der T-Zell-Toleranz spielen die Restriktionselemente der MHC-Produkte und die Thymus-Reifung eine Rolle. So entwickeln die Vorläuferzellen der zytotoxischen T-Zelle eine Toleranz gegenüber den eigenen Klasse-I-MHC-Produkten und die Vorläuferzellen der T-Helferzellen eine Toleranz gegenüber den eigenen Klasse-II-MHC-Produkten. Eine Toleranz bildet sich selbstverständlich nur gegenüber denjenigen antigenen Determinanten aus, die normalerweise von den T-Zellen erkannt würden. Das unreife Immunsystem ist für eine Toleranzentwicklung besonders empfänglich, ein natürlicher oder künstlicher Antigen-Kontakt während der Embryonalzeit resultiert in einer Toleranz. Dieser Umstand ist interessant für die Transplantation fetaler Organe.

Durch die Beobachtung von Toleranzdefekten wurde jedoch klar, daß neben der Deletion noch andere Mechanismen der Toleranz existieren müssen. Man weiß heute, daß in jedem gesunden Organismus einige B-Zellen und zytotoxische T-Zellen existieren, deren antigenerkennende Strukturen gegen Selbst-Antigene gerichtet sind. Diese autoreaktiven Zellen unterliegen einer Regulation, die in ihrer funktionellen Deletion resultiert. Die Regulation ist auf die entsprechende autoreaktive T-Helferzelle gerichtet, deren Suppression eine Aktivierung der unterschiedlichen Effektorzellen verhindert.

In-vitro kann eine humorale Immunantwort gegen autologe Erythrozyten herbeigeführt werden. Diese Immunantwort wird jedoch nicht von Klonen bestritten, die gegen die eigenen Erythrozyten gerichtet sind, sondern von Klonen, deren Immunglobulin fremde Erythrozyten mit hoher Affinität binden, d.h. es besteht eine Kreuzreaktivität gegenüber "Selbst". Dies wird durch die Tatsache belegt, daß die "autoreaktiven" Klone durch deutlich geringere Mengen des betreffenden kreuzreagierenden Fremdantigens stimuliert werden können. Die kreuzreagierenden, autoreaktiven Klone sind somit normale Bestandteile des Immunsystems. Sie werden jedoch durch den Kontakt mit den kreuzreagierenden Selbst-Antigenen nicht aktiviert. Dies kann durch mehrere Mechanismen gewährleistet werden:

- Die funktionelle Deletion der T-Helferzelle bewirkt, daß die gleichzeitige Erkennung des Antigens durch die T-Helferzelle ausbleibt und so nur ungenügende Aktivierungssignale vorliegen
- Auch T-Suppressorzellen können eine Toleranz herbeiführen, in welcher Form sie an der funktionellen Deletion der T-Helferzellen beteiligt sind, ist zur Zeit unklar
- Die Tatsache, daß Autoantigene von den Antigen-präsentierenden Zellen nicht prozessiert und präsentiert werden, zeigt, daß auch auf dieser frühen Ebene der Immunantwort die Toleranz-garantierenden Mechanismen existieren

Deletion und Regulation schließen sich nicht gegenseitig aus. Das Fehlen einer Deletion kann ebenso wie eine Fehlregulation die Entstehung einer Autoaggressions-Krankheit bedingen. Beim derzeitigen Kenntnisstand muß man davon ausgehen, daß die T-Helferzellen-Deletion den wesentlichen Mechanismus zur Erhaltung der Selbsttoleranz darstellt.

2.5.3. Humorale Immunantwort

Die Bindung von Antigen am Oberflächenimmunglobulin der B-Zelle initiiert als erster Schritt eine humorale Immunantwort, er reicht jedoch nicht aus, um eine Proliferation und Differenzierung zu induzieren. Die meisten Antigene sind T-abhängig, d.h. zur Induktion der humoralen Immunantwort wird die Kooperation von T-Helferzellen und Makrophagen mit den B-Zellen benötigt. Makrophagen präsentieren sowohl den T-Helferzellen als auch den B-Zellen das prozessierte Antigen. Infolge der Antigenstimulation und der Makrophagen-T-Helferzell-Interaktion produzieren diese Zellen eine Reihe von Mediatoren, u. a. B-cell stimulating factor (IL-4), B-cell growth factor (IL-5) und B-cell differentiation factor (IL-6), die neben der Antigenbindung und dem Zell-Zell-Kontakt zwischen Makrophagen und B-Zellen sowie T- und B-Zellen das zweite Signal zur B-Zell-Proliferation und Differenzierung geben. Nach einer solchen Aktivierung teilen sich die B-Zellen in-vivo ca. alle 20 Stunden. Während der kleine B-Lymphozyt nur Immunglobulin für die Erfüllung der Rezeptorfunktion benötigt, produzieren die B-Immunoblasten und die Plasmazellen große Mengen an Immunglobulin zur Sekretion. So synthetisiert die Plasmazelle ca. 5000 - 10000 Immunglobulin-Moleküle pro Minute. Sie findet sich ausschließlich in den sekundären lymphatischen Organen und hat eine Lebensspanne von wenigen Tagen. Das Umschalten auf eine andere Antikörper-Klasse erfolgt individuell in der einzelnen Zelle eines Klones. Während der Expansion der B-Zell-Klone scheiden einige Zellen aus der Proliferation aus und kehren in die G_0-Phase des Zellzyklus zurück. Sie fungieren als langlebige immunologische Gedächtniszellen.

Entsprechend seinen antigenen-Determinanten selektiert das Antigen eine Reihe von B-Zellen und die Immunantwort wird von einer bestimmten Anzahl von B-Zell-Klonen bestritten. Sie ist also oligoklonal. Durch die somatische Mutation entstehen neue Klone, die, wenn ihre Antikörper eine höhere Affinität besitzen, selektiert werden. So entsteht im Laufe der Immunantwort ein Palette von Klonen, deren Antikörper mit hoher Affinität das Antigen binden, und die bei einer Restimulation eine effektive IgG-Antwort gewährleisten.

Eine kleine Anzahl von Antigenen kann ohne die Hilfe von T-Zellen B-Zellen zur Produktion von IgM stimulieren, man nennt sie T-unabhängige Antigene. Meist handelt es sich um große monotone Moleküle mit repetitiven antigenen Determinanten. Neben synthetischen Substanzen gehören die bakteriellen Lipopolysaccharide und das bakterielle Flagelin in diese Gruppe. Zur Aktivierung von B- als auch T-Zellen ist die Vernetzung der Antigen-Rezeptoren auf der Zelloberfläche durch das Antigen eine wichtige Voraussetzung. Erst die hohe Dichte der vernetzten Rezeptoren an einer Stelle der Zelloberfläche ergibt das Signal 1 der Aktivierung. Bei T-abhängigen Antigenen wird dies durch die Antigen-präsentierenden Zellen erreicht, bei T-unabhängigen Antigenen erfolgt die Vernetzung durch die vielen gleichen, eng benachbarten antigenen Determinanten auf dem Makromolekül. Im Gegensatz zur T-abhängigen humoralen Immunantwort weisen die Antikörper der T-unabhängigen Antwort nur eine geringe Affinität auf. Bei einer erneuten Exposition gegenüber dem Antigen kommt es zu einer zweiten IgM-Antwort. Ein Umschalten auf IgG oder IgA findet nicht statt und auch die Selektion von hochaffinen Klonen bleibt aus.

2.5.4. Das idiotypische Netzwerk

Der hypervariable Teil des Antikörpers ist als neu-synthetisiertes Protein zwangsläufig ein dem Immunsystem unbekanntes Protein, das immunogen wirkt. Gegen diesen Teil des Antikörpers, den Idiotop, werden nun neue Antikörper gebildet. Diese nennt man anti-idiotypische Antikörper. Sie sind selbst wiederum immunogen und induzieren die Produktion eines dritten Antikörpers u.s.w.. Diese Antikörperproduktion kann man im Serum beobachten. Nach der Welle der ersten Antikörper folgen kleinere Wellen der anti-idiotypischen Antikörper. Die Antikörper der zweiten Welle binden nicht das Antigen sondern

2.5. Steuerung der Effektorphasen

den ersten Antikörper. Diese Kette kann offen sein, d.h. der Antikörper$_{n+1}$ bindet den Antikörper$_n$, oder aber geschlossen, so daß ein anti-idiotypischer Antikörper das ursprüngliche Antigen wieder bindet. Die anti-idiotypischen Antikörper binden jedoch nicht nur freie Antikörper sondern auch membranständige Antikörper und T-Zell-Rezeptoren. In Abhängigkeit von der jeweiligen Situation kann diese Bindung die betreffende Zelle stimulieren oder supprimieren. Kai Nils Jerne hat dies 1974 in seiner Netzwerktheorie der Regulation des Immunsystems zusammengefaßt. Diese besagt, daß das Immunsystem durch die Interaktion von Idiotypen und anti-Idiotypen in einem dynamischen Gleichgewicht gehalten wird. Wird dieses Gleichgewicht durch ein eindringendes Antigen gestört, so kommt es zu einer Aktivierung und nach der Elimination des Antikörpers kehrt das Immunsystem in das Gleichgewicht zurück. An einigen entscheidenden Punkten konnte diese Theorie experimentell untermauert werden. Sie läßt sich durch die folgende Vorstellung veranschaulichen: die Antigen-bindende Stelle, auch Paratop genannt, stellt einen Abguß des Antigens dar. Die Form des Paratops bedingt die äußere Konfiguration der variablen Region und formt so ein inneres Abbild des Antigens. Dies kann experimentell gezeigt werden: Produziert man anti-idiotypische Antikörper gegen das Idiotop eines Antikörpers, der gegen Insulin gerichtet ist, so konkurriert der antiidiotypische Antikörper mit dem Insulin um die Bindung am Insulin-Rezeptor, er trägt also - wiederum auf seinem Idiotop - ein Bild des Insulins. Nach einer Immunisierung stehen dem Antikörper also zwei Reaktionspartner zur Verfügung, nämlich

- das Antigen, das an das Paratop bindet und
- der anti-idiotypische Antikörper, der an das Idiotop bindet

Nach der Theorie von Jerne resultiert eine Bindung an der Antigen-bindenden Stelle des Oberflächen-Immunglobulins oder des T-Zell-Rezeptors in einer Stimulation und eine Bindung von anti-idiotypischen Antikörpern am Idiotop in einer Suppression der jeweiligen Zelle. Der Nachweis von Idiotyp-spezifischen T-Helferzellen demonstriert, daß das idiotypische Netzwerk das B-Zell- und T-Zell-Segment des Immunsystems umfaßt. Es zeigte sich jedoch, daß auf einem Antikörper mehrere Idiotope existieren, von denen einige auf Antikörpern mit verschiedenen Paratopen gefunden werden. Diese Idiotope haben eine hohe Prävalenz, ohne daß sie durch eine spezifische Immunisierung induziert worden wären. Ihnen wird eine regulative Funktion im dynamischen Gleichgewicht zugesprochen, und sie gehören zu einem vorbestehenden Repertoire an Antikörpern und T-Zell-Rezeptoren, das unmittelbar zur Immunantwort genutzt werden kann. Die Existenz des dynamischen Gleichgewichts garantiert, daß das Immunsystem permanent positiv und negativ regulativen Stimulationen ausgesetzt ist, und es so bei einem Antigenstimulus nur die ohnehin ablaufenden Vorgänge auf den Eindringling ausrichten muß.

Das Verständnis dieses Netzwerkes ist inzwischen soweit fortgeschritten, daß bei Tierexperimenten eine Vaccination gegen das Hepatitis B-Virus (HBV) durch die Applikation eines anti-idiotypischen Antikörpers, dessen Idiotop das innere Abbild des HBVs ist, erreicht werden konnte. Eine solche Vaccination hätte den Vorteil einer klaren Spezifität und wäre mittels monoklonaler Antikörper leicht zu bewerkstelligen. Es ist zur Zeit jedoch nicht klar, in welcher Weise ein Eingriff in ein so komplexes Regelwerk negative, z.B. immunsuppressive Folgen haben könnte, denn in einem ähnlichen Versuchsaufbau kann auch eine langandauernde Toleranz gegenüber dem entsprechenden Antigen induziert werden. Dennoch liegt mit den anti-idiotypischen Antikörpern ein attraktiver Zugang vor, durch den gezielt eine humorale und zelluläre Immunantwort, z.B. gegen einen Tumor oder ein Allergen, induziert oder supprimiert werden könnte. Autoantikörper verschiedener Patienten mit Autoaggressions-Krankheiten weisen häufig die gleichen Idiotope auf, so daß es vorstellbar ist, durch eine anti-idiotypische Manipulation solche Erkrankungen "abzuschalten". Die anti-idiotypischen Antikörper haben sich im Tierexperiment als subtiles Instrument erwiesen, und sie werden eine neue Dimension in der klinischen Manipulation des Immunsystems eröffnen.

2.6. Immunmechanismen und Organsysteme

2.6.1. Immunpathogenetisches Konzept der IgE-vermittelten allergischen Reaktion

2.6.1.1. Empfänglichkeit für die allergische Reaktion

Welche Faktoren die Empfänglichkeit eines Individuums an einer Allergie zu erkranken determinieren, ist letztendlich unbekannt. Familiäre Häufungen und Häufungen in Populationen mit geringem genetischen Austausch (z.b. durch geographische Abgeschiedenheit) deuten auf eine genetische Disposition hin. Als weiterer wichtiger Faktor wird eine Störung der Haut/Umwelt- und der Mukosa/Umwelt-Barrieren angesehen, die durch eine Belastung der Haut und Schleimhäute mit Aeroallergenen (Hausstaubmilbe), Toxinen (Staphylokokken- und Pilztoxine), Nahrungsmittelallergenen und Umweltschadstoffen (SO_2, NO_2) hervorgerufen werden. Die heutigen Lebens- und Arbeitsgewohnheiten und insbesondere die Gestaltung der Wohnung führen zu einer erhöhten Belastung mit diesen Schadstoffen (z.B. hohe Hausstaubkonzentration durch effektivere Isolierung, hohe NO_2-Konzentration durch Kochen mit Gas), die mit einer höheren Inzidenz an allergischen Erkrankungen einhergeht. Die durchlässigen physikalischen Barrieren ermöglichen es den in hoher Konzentration (Milben) vorliegenden Allergenen in tiefere Schichten der Haut und Schleimhäute vorzudringen, wo sie von Langerhans-Zellen aufgenommen werden, die hier die entscheidenden Antigen-präsentierenden Zellen darstellen. Sie prozessieren die Allergene und präsentieren in regionären Lymphknoten Allergenfragmente CD4+ Zellen, die dann ihrerseits die IgE-Synthese in B-Zellen anregen. Beim Allergiker kommt es nun präferentiell zur Stimulierung von TH2-Lymphozyten, die durch die Sekretion von IL-4 und IL-5 eine IgE-Antwort begünstigen. Sie wirken zurück auf die Langerhanszellen und bewirken durch die Expression von CD23-Rezeptors eine effektivere Präsentation von Allergenen. Letztendlich führt diese Reaktion zu einer Entzündungsreaktion mit Eosinophilen, Mastzellen, Basophilen und TH2-Zellen in der Haut und in der Mukosa, die bei allen allergischen Krankheitsbildern in ähnlicher Weise gefunden wird.

Eine andere Hypothese besagt, daß die heutigen Lebensverhältnisse dem IgE- und Eosinophilen-System seine antiparasitäre Aufgabe rauben und so eine allergische Reaktion ermöglichen, die bei primitiven Völkern mit serologischem Nachweis einer Parasitenbelastung nicht gefunden wird. Diese Hypothese muß als widerlegt gelten, da bei einem mittelamerikanischen Indianerstamm allein der Umzug in feste Häuser mit hoher Hausstaubkonzentration zur Entwicklung einer Hausstauballergie führte.

2.6.1.2. Priming

Unter Priming versteht man die Veränderung der immunologischen Reaktionsbereitschaft von Entzündungszellen durch die Einwirkung von Mediatoren. Neben ihrer direkten Wirkung haben diese Mediatoren indirekte Wirkungen, die die Effektorzelle in eine Art Alarmbereitschaft versetzen. Diese präaktivierten Zellen sezernieren ein erweitertes Mediatorprofil, falls sie einem zweiten Stimulus ausgesetzt werden. Als zweiter Stimulus kann eine sehr schwache Zellaktivierung ausreichen. IL-3, IL-5 oder GM-CSF verändern die Reaktionsbereitschaft der Basophilen derart, daß schon durch 100fach geringere Antigenmengen eine maximale Histaminfreisetzung induziert wird. Zusätzlich bewirkt die Vorinkubation mit Il-3, daß auch Leukotriene freigesetzt werden, obwohl die gleichen Stimuli normalerweise keine Leukotriensynthese veranlassen. Diese Befunde könnten die klinische Beobachtung erklären, daß sogenannte unspezifische Kofaktoren, wie z.B. Virusinfekte, eine allergische Symptomatik auslösen oder verschlimmern. Der Infekt führt zur Freisetzung von Zytokinen, die Mastzellen und Basophilen präaktivieren, die dann auf einen ansonsten ungenügenden allergenen Stimulus reagieren.

2.6.1.3. Allergische Sofortreaktion

Das klinische Bild der allergischen, IgE-vermittelten Reaktion und Entzündung ist häufig biphasisch. Innerhalb von Sekunden bis Minuten kommt es zu akuten Symptomen (Juckreiz, Rötung, Ödem, Bronchokonstriktion), welche sich vorübergehend zurückbilden und nach 3-8 Stunden wieder auftreten (Spätreaktion, vor allem eine erneute Bronchokonstriktion). Individuen, die durch früheren Kontakt mit dem Allergen eine IgE-Antikörperbildung zeigen, sind sensibilisiert und weisen im Gewebe Mastzellen auf, die mit spezifischen IgE-Molekülen besetzt sind. Bei erneutem Allergenkontakt werden die Fcε-RI durch die Interaktion zwischen Allergen und gebundenem IgE vernetzt. Dieses stimuliert die Mastzelle und sie setzt Mediatoren frei, die für die Entwicklung der Pathophysiologie und die klinische Symptomatik hauptverantwortlich sind.

Bei der allergischen Sofortreaktion sind insbesondere Histamin, PGD2, LTC4 und PAF von zentraler Bedeutung. Durch sie wird die Permeabilität der Gefäße erhöht, es kommt zu einer rasch eintretenden Vasodilatation mit Exsudation in das Gewebe, Ödem- und Quaddelbildung. Sie weisen auch eine spasmogene Wirkung auf, die sich in einer Bronchokonstriktion und einer erhöhten gastrointestinalen Peristaltik äußert. Weiterhin stimulieren sie die Mukussekretion, die zu einer bronchialen Dyskrinie führen kann. Die vermehrte IgE-Synthese, die am Beginn der allergischen Reaktion steht, beruht auf einer immunologischen Dysregulation, die mit einer erhöhten IL-4-Sekretion assoziiert ist. Bei Atopikern produzieren die mononukleären Zellen des peripheren Blutes im Vergleich zu Gesunden vermehrt IL-4 und vermindert IFNγ. Die gleiche Mediatorverschiebung wird auch in den symptomtragenden Organen (Haut, Schleimhäute, Respirationstrakt, Gastrointestinaltrakt) gefunden. Insbesondere die Allergen-spezifischen, $CD4^+$ T-Zell-Klone aus diesen Organen zeigen diese Dysregulation in Richtung einer IL4-Hyperproduktion.

IL-4 agiert durch die Bindung an den membranständigen Interleukin-4-Rezeptor. Dieser ist auf T- und B-Zellen und anderen Zellen des hämatopoetischen Zellsystems exprimiert. Bei Atopikern findet sich eine vermehrte Expression dieses Rezeptors. IFNγ als wesentlicher Faktor auf der Seite der negativen Gegenregulation ist in der Lage, diese Expression herabzuregulieren. Bei den Atopikern fällt jedoch ein relativer IFNγ-Mangel auf.

Die Allergen-spezifischen T-Zellen des Atopikers können durch ihr Mediatorprofil als TH2-Zellen identifiziert werden. Diese TH2-Zellen kontrollieren die allergischen Sensibilisierung und die IgE-Produktion der B-Zellen. Hierbei spielen Mediator-vermittelte Signale (IL-4) eine wichtige Rolle. Ein weiterer wesentlicher Faktor für die Induktion der IgE-Synthese ist die Interaktion vom CD40-Rezeptor auf den B-Zellen mit dem CD40-Ligand der aktivierten T-Zellen. Aus diesen Interaktionen resultiert eine allergenspezifische und -unspezifische IgE-Synthese. IL-4 ist einer der wesentlichen Faktoren, der zur Erhöhung der CD40-Expression auf B-Lymphozyten führt. Da CD40 im Zusammenspiel mit IL-4 zur Synthese und Produktion von IgE führt, ist durch die Heraufregulation des CD40-Rezeptors durch IL-4 eine weitere positive Regulationsschleife gegeben. Darüber hinaus stehen die Effektorzellen der allergischen Sofortreaktion unter T-Zell-Kontrolle. Hierzu zählt der eosinophile Granulozyt, die Mastzelle und der basophile Granulozyt. Die Zytokine IL-3, IL-4 und IL-5 steuern die Aktivierung, das Priming und die Ausdifferenzierung dieser Zellpopulation. Sie tragen IgE-Rezeptoren, die IgE, welches von den B-Zellen sezerniert worden ist, binden können.

Die Induktionsmechanismen der TH1- und TH2-Antwort sind unbekannt. Antigenspezifische T-Zell-Klone von Atopikern und von Gesunden, die gegen Tuberkulin gerichtet sind, zeigen ein einheitliches TH1-Zytokinmuster, welches durch die Sekretion von IL-2 und IFNγ charakterisiert ist. Umgekehrt weisen Parasiten-spezifische T-Zell-Klone von beiden Kollektiven das Zytokinmuster des TH2-Typs auf, die IL-4 und IL-5 sezernieren. Unterschiede zwischen Gesunden und Atopikern finden sich jedoch in der Analyse von Allergen-spezifischen T-Zell-Klonen. Diese sind bei Gesunden vom TH1-Typ, während sie bei Atopikern den TH2-Typ der Mediatorfreisetzung aufweisen. Dies führt zu einer Dysregulation in der Richtung der IL4-Hypersekretion.

Ein zusätzlicher Effekt der IL-4-Übersekretion besteht in der Heraufregulation des Low-affinity-IgE-Rezeptors (Fcɛ-RII, CD23) auf B-Zellen, Makrophagen und Langerhans-Zellen. Auf diesen Zellen ist die Funktion des IgE-Rezeptors die Bindung vom Allergen-spezifischen IgE. Bindet das Allergen an die spezifischen IgE-Antikörper, die über den CD23-Rezeptor gebunden sind, so triggert dieser Prozeß die Kreuzvernetzung mehrerer solcher IgE-Moleküle. Daraufhin folgt die Aktivierung bzw. Degranulation der Effektorzellen. Für die B-Zelle bedeutet dies die Stimulation der IgE-Sekretion, für die Makrophagen und Langerhans-Zellen aktiviert dieser Prozeß die Allergenpräsentation. So sind z.B. nur IgE-positive, aber nicht IgE-negative Langerhans-Zellen von Atopikern in der Lage, Hausstaubmilben-Allergene zu präsentieren. Eine effektive Präsentation von Candida albicans-Allergenen mit nachfolgender T-Zell-Aktivierung wird sowohl von IgE-positiven als auch von IgE-negativen Langerhans-Zellen gleichermaßen bewerkstelligt. Dies bedeutet, daß die Expression von IgE-Rezeptoren und die daraus resultierende Bindung von IgE-Molekülen eine wesentliche Voraussetzung für Langerhans-Zellen darstellen, Allergene zu prozessieren und somit eine TH2-Antwort zu induzieren.

2.6.1.4. Spätreaktion der IgE-vermittelten allergischen Reaktion

Die zweite Phase (Spätreaktion) der IgE-induzierten allergischen Reaktion tritt meist erst nach 3-8 Stunden (maximal bis 24 Stunden) auf. Sie findet sich nicht bei allen Personen mit Sofortreaktion. So ist sie in der Haut nur dann klinisch sichtbar, falls die Sofortreaktion sehr stark ausgeprägt war. Ihr klinisches Bild ist abhängig von den lokalen Gegebenheiten:

- In den Bronchien dominiert eine erneute Bronchokonstriktion, die durch eine Zellinfiltration der Schleimhaut, ein Ödem und zähem Schleim im Lumen bedrohlicher als die Sofortreaktion ausfallen kann
- In der Haut kann eine indurierte Schwellung gefunden werden

Histologisch findet man ein Ödem und eine Zellinfiltration, in der Eosinophile dominieren. In den Bronchien sind eine Epithelschädigung, Verdickung der Basalmembran und eine vermehrte Schleimproduktion zu beobachten. Später kommt es auch zur Infiltration von Monozyten/Makrophagen und TH2-Lymphozyten.

Die von Mastzellen freigesetzten Mediatoren lösen nicht nur die Symptome der Sofortreaktion aus, sondern bewirken auch eine Zellinfiltration und eine Hypersekretion. Die infiltrierenden Zellen erfahren durch die Zytokine (IL-3, IL-5, GM-CSF) ein Priming. Zusätzlich sezernieren die Allergen-spezifischen infiltrierenden TH2-Zellen IL-4. Dieses stimuliert die Fcɛ-RII-Expression auf den einwandernden Entzündungszellen, welches eine rasche IgE-Bindung und nachfolgend bei Allergenbindung eine Stimulation dieser Zellen bewirkt. Im Rahmen dieses Geschehens kommt es dann zu einer Aktivierung von Monozyten/Makrophagen, die ein weites Repertoire an Entzündungsmediatoren freisetzen (PAF, IL-1, TNFα, IL-8 und IL-6). Von diesen Mediatoren geht wiederum ein Priming, insbesondere der basophilen Granulozyten, aus.

Durch die Mastzelldegranulation werden auch andere Entzündungsmechanismen ausgelöst. So wird durch Tryptase der alternative Weg der Komplementkaskade aktiviert und es entstehen die Anaphylatoxine C3a und C5a, die wiederum eine Mastzell-/Basophilen Degranulation auslösen können. Mastzellen sezernieren ein Kallikrein-ähnliches Enzym, das Bradykinin freisetzt, welches zu einer Hypotonie und gastrointestinalen Symptomen führen kann.

Zusammenfassend wird die Spätreaktion durch die Mediatoren der Mastzellen induziert. Sie präaktivieren die immigrierenden Entzündungszellen, die dann durch geringe Mengen verbliebenes Allergens maximal aktiviert werden. Eine einmalige Spätreaktion bildet sich nach 24-48 Stunden wieder spontan zurück. Tritt sie wiederholt auf oder wird sie durch die Persistenz des Allergens unterhalten, dann bildet sich eine chronisch eosinophile Entzündungsreaktion aus. Diese wird bei einigen Krankheitsbildern beobachtet und muß als pathophysiologisches Korrelat für die Entwicklung eines Asthma bronchiale, einer Churg-Strauss-Vaskulitis, einer eosinophilen Gastroenteritis und möglicherweise auch einer atopischen Dermatitis angesehen werden. Die Darstellung verdeutlicht, daß auch eine chronisch-eosinophile Entzündungsreaktion im wesentlichen durch die permanente Präsenz des Allergens unterhalten wird, obwohl beim Asthma bronchiale die unspezifische bronchiale Hyperreagibilität der Bronchien dies oft vergessen läßt. Selbst schwere pathohistologische Veränderungen können jedoch bei konsequenter und dauerhafter Allergenkarenz rückbildungsfähig sein.

2.6.2. Immunmechanismen der Schleimhäute

Das mukosale Immunsystem besteht aus den lymphatischen Geweben, die mit den Schleimhäuten von Magen-Darm-Trakt, Atemwegen und Urogenitaltrakt vergesellschaftet sind. Es unterscheidet sich vom übrigen Immunsystem durch das Schleimhaut-Immunglobulin IgA, durch T-Zellen mit schleimhautspezifischen Regulationseigenschaften und ein schleimhautorientiertes Zellwanderungssystem für Zellen, die in den Lymphfollikeln der Schleimhäute angelegt wurden, wodurch diesen lymphatischen Zellen eine gewisse Eigenständigkeit innerhalb des Immunsystem zukommt.

Das Immunsystem der Schleimhäute dient der Abwehr von Krankheitserregern an der Schleimhautoberfläche. Außerdem verhindert es den Eintritt von Antigenen in das systemische Immunsystem. Weiterhin enthält das Immunsystem der Schleimhaut regulatorische T-Zellen, die die systemische Immunantwort gegenüber eingedrungenen Antigenen vermindern.

Das Immunsystem der Schleimhäute kann in 2 Teile eingeteilt werden, wie die folgende Tabelle zeigt:

Lymphfollikel (Peyersche Plaques)	diffuses lymphatisches Gewebe
GALT (Gut-Associated Lymphoid Tissues) **BALT** (Bronchus Associated Lymphoid Tissues)	diffus verteilte Zellen: • intraepithelial • in der Lamina propria
afferente Bezirke: Induktionsphase der Immunantwort	**efferente Bezirke**: Antigene interagieren mit differenzierten Zellen und lösen die Sekretion von Antikörpern durch B-Zellen aus oder induzieren zytotoxische Reaktionen durch T-Zellen
Antigeneintritt durch **M-(Membran) Zellen**: partikuläre (Viren, Bakterien, Protozoen) und lösliche Antigene. **"Dome"-(Kuppel-) Zellen** liegen unter dem Epithel des lymphatischen Zellaggregats und tragen MHC-Klasse II-Ag. **Follikel** mit den Keimzentren bestehen zum größten Teil aus B-Zellen, die IgA auf der Oberfläche tragen	**Intraepitheliale Zellen** liegen oberhalb der Basalmembran, bestehen zumeist aus $CD8^+$ CD3- und CD2-T-Zellen. **Lamina propria-Lymphozyten** bestehen etwa zu gleichen Teilen aus B- und T-Lymphozyten. In der Lamina propria gibt es auch Makrophagen und Natural Killer-Zellen und Mastzellen.
Ein "Homing"-Mechanismus verbindet die beiden Teile des Schleimhaut-Immunsystems, so daß sensibilisierte Zellen der Lymphfollikel zu den diffusen lymphatischen Bezirken wandern, wo sie mit dem auslösenden Antigen interagieren können. Zellen der Schleimhaut-Lymphfollikel wandern in subepitheliale Bezirke verschiedener Schleimhaut-Gewebe.	

Tab. 2.13: Aufbau des Immunsystems der Schleimhäute.

Immunglobulin A (IgA): IgA steht im Mittelpunkt der Schleimhaut-Immunität. IgA-Monomere polymerisieren mittels der J- (joining) Kette zu IgA-Di- oder Trimeren. Nur dimerisiertes IgA kann mit der sekretorischen Komponente reagieren, die den Transport von IgA in das Schleimhautlumen ermöglicht.

In Abwesenheit von Antigen reguliert IgA die Phagozytose herunter, wodurch ihm entzündungshemmende Eigenschaften zukommen. Individuen mit selektivem IgA-Mangel absorbieren vermehrt Makromoleküle und weisen vermehrt zirkulierende Immunkomplexe nach Ingestion von Antigen auf, wodurch Autoimmunkrankheiten schneller entstehen können. Außerdem dient IgA dem Entfernen von Antigen aus dem Blutkreislauf über die Leber.

Orale "Unresponsiveness": Das Schleimhaut-Immunsystem verhindert die Immunantwort auf viele Nahrungsmittelallergene sowie auf die bakterielle Flora im Schleimhautmilieu. Die Stimulation durch Antigene führt zum Entstehen von spezifischen T-Suppressor-Zellen in den Peyerschen Plaques. Darüber hinaus gibt es Antigen-unspezifische Suppressor-Zellen. Klonale Inhibition oder klonale Anergie kann ebenfalls an der Herunterregulierung der Immunantwort gegenüber bestimmten Antigenen beteiligt sein. Die orale "Unresponsiveness" ist bei Säuglingen vermindert, wodurch eine Allergie gegenüber oralen Antigen wie Milchproteinen entstehen kann.

Gestillte Säuglinge verfügen wahrscheinlich über den Vorteil, daß durch den hohen Anteil von IgA in Muttermilch bestimmte Makromoleküle nicht resorbiert werden, was dem Entstehen von Allergien entgegenwirken kann.

2.6.3. Immunsystem der Haut

Während man lange Zeit die Haut lediglich als mechanische äußere Schutzhülle gesehen hat, die allenfalls noch Aufgaben in der Thermoregulation in Form von Schwitzen oder "Gänsehaut" beim Frieren hat, zeigen etwa die letzten 15 Jahre, daß die Haut zu den wichtigsten Immunorganen des Körper zählt. Die Haut, im besonderen die Epidermis, enthält die 3 essentiellen Elemente (Nossal, 1987), eine Immunantwort in Gang zu setzen:

- akzessorische Zellen, die in der Lage sind, Antigene aufzunehmen, zu verarbeiten ("prozessieren") und immunologisch relevante Moleküle den Lymphozyten zu präsentieren
- T-Zellen, die durch Antigene (Allergene) stimuliert proliferieren und
- Zytokine von Lymphozyten, Langerhanszellen und Keratinozyten, die die Kommunikation der Zellen untereinander regeln, d. h. verstärken oder abschwächen

Die Haut enthält als Antigen-präsentierende Zellen (APC) die mit Lymphozyten und wahrscheinlich non-T-Zellen kommunizierenden Langerhanszellen (LC) (Abb. 2.16 + 2.17). LC werden im Knochenmark gebildet und zählen zu den dendritischen Zellen, die zu den stärksten Antigen-präsentierenden Zellen gehören. Ultrastrukturell tragen sie die tennischlägerähnlichen Birbeck-Granula. LC tragen an der Zelloberfläche u. a. HLA-DR-Antigene, weiterhin die Marker CD4, FcγRII, FcϵRI, CD45 und CD45 RO.

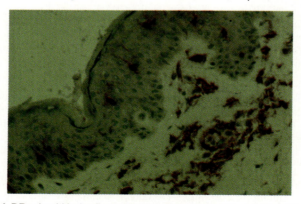

Abb. 2.16: HLA-DR+ dendritische (Langerhans-) Zellen in der Menschlichen Haut.

2.6. Immunmechanismen und Organsysteme

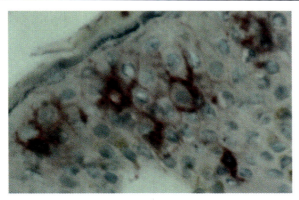

Abb. 2.17: Intraepidermale HLA-DR+ Langerhanszellen. Man beachte die dendritische Struktur der Zellen.

Keratinozyten, die ca. 95 % der Epidermalzellen ausmachen, können Fremdstoffe phagozytieren. Durch physikalische, chemische und immunologische Stimuli werden Keratinozyten aktiviert. Keratinozyten bilden dann abhängig von ihrem Aktivierungszustand eine Anzahl von Zytokinen mit immunologischen oder entzündlichen Aktivitäten. Die folgende Tabelle faßt die gegenwärtig identifizierten Zytokine, die von Keratinozyten gebildet werden, zusammen. Es ist damit zu rechnen, daß weitere aus Keratinozyten gebildete Zytokine beschrieben werden, was grundsätzlich nicht verwundert, da das Genom ja die gesamte genetische Information trägt, die Genregulation jedoch bestimmt, ob z. B. IFN-γ von bestimmten Zellen gebildet wird oder nicht.

IL-1α	Macrophage-Stimulating Factor
IL-1β	GM-CSF
IL-3	TNFα
IL-6	TGFα (Transforming Growth Factor)
IL-8	TGFβ
IL-12	G-CSF
IL-15	Platelet derived growth factor (PDGF-A, PDGF-B)
Basic fibroblast growth factor (bFGF)	u. a.

Tab. 2.14: Von Keratinozyten gebildetet Zytokine.

Langerhanszellen, Keratinozyten und die regionären Lymphknoten mit ihren afferenten und efferenten Lymphgefäßen werden nach Streilein als "skin-associated lymphoid tissue" (SALT) bezeichnet. Der Ausdruck von J. Bos "Skin Immune System" (SIS) beschreibt die gleichen Vorgänge. Lymphozytensubpopulationen in anderen Organen sind befähigt, zu wandern und innerhalb bestimmter Organe zu verbleiben. Z. B. rezirkulieren Lymphozyten, die zuerst im Darm in Antigenkontakt treten, danach zwischen dem systemischen Blutkreislauf und dem Darm hin und her. Auf diesen Vorgängen beruht das Konzept des "gut-associated lymphoid tissue" (GALT). Gleichsam wurden ähnliche Lymphozytenkreisläufe für Lunge, Brust und Konjunktiven vorgeschlagen. Diese Vorstellungen treffen auch für die Haut zu.

Die Haut dient als Mikromilieu für die Antigenpräsentation sowohl in der Auslöse- (Effektor-)phase im efferenten Arm als auch in der Sensibilisierungs- (Induktions-)phase im afferenten Arm der Immunantwort wie bei der allergischen Kontaktdermatitis. Untersuchungen mit Alloantigenen oder Haptenen zeigen, daß die Haut ein Mikromilieu zum Auslösen einer Immunreaktion darstellt. Als antigenpräsentierende Zellen für Lymphozyten dienen vor allem LC. Maligne Hautinfiltrate bei T-Zell-Lymphomen wie Mycosis fungoides, Sézary-Syndrom, T-Zell-Leukämie beim Erwachsenen und einige Fälle von non-Hodgkin-Lymphom und Leukämien zeigen, daß einige T-Zellsubpopulationen eine besondere Affinität zur Epidermis aufweisen. Im Gegensatz dazu weisen non-T-Zell-Lymphome kaum jemals Hautinfiltrate auf.

Darüber hinaus ähnelt die Epidermis den Hassall'schen Körperchen im Thymus, wo T-Zellen reifen. Für die Epidermis konnte ebenfalls gezeigt werden, daß unreife Vorläufer von T-Zellen durch gemeinsames Kultivieren mit Epidermalzellen heranreifen, wie durch die Induktion des Enzyms terminale Desoxyribonukleotidyl-Transferase (terminale Transferase) in T-Zell-Vorläufern nachgewiesen wurde. Außerdem fehlt Mäusen vom nu/nu-Genotyp mit Thymusaplasie neben einer zellulären Immunreaktion auch das Haarkleid.

Die Lichtmikroskopie zeigte bereits 1949, daß die Epidermis Lymphozyten enthält. Lemmel und Fichtelius zeigten 1971, daß die Lebensdauer von Lymphozyten in Epidermis viele Monate beträgt. Beim Menschen tragen die meisten der hautinfiltrierenden T-Zellen den α/β T-Zell-Rezeptor. Untersuchungen mit markierten T-Zellen zeigen, daß Lymphoblasten einen Epidermotropismus aufweisen und sich in Bezirken mit stärkerer Entzündung in der Haut aufhalten. Von den Infiltrat-T-Zellen, z. B. beim allergischen Kontaktekzem, Lichen ruber planus oder bei Psoriasis, reagieren jedoch nur etwa 1 % spezifisch, der Rest wird durch einen nicht näher untersuchten Schlepper-Mechanismus transportiert. Bei der Maus wandern T-Lymphoblasten von mesenterischen Lymphknoten seltener in Gebiete mit entzündeter Haut ein als T-Lymphoblasten von peripheren Lymphknoten. Entsprechend wandern T-Lymphoblasten von peripheren Lymphknoten seltener in entzündete Darmabschnitte als T-Zellen von mesenterischen Lymphknoten. Falls sowohl der Darm als auch die Haut entzündet sind, wandern Zellen von peripheren Lymphknoten bevorzugt in Bezirke mit Dermatitis ein und können so weiter die Haut, besonders Keratinozyten, entweder durch direkten Kontakt in Form einer zytotoxischen Reaktion oder durch Zytokine aktivieren.

Aktivierte Keratinozyten können auch HLA-DR-Antigene exprimieren und damit bedingt Antigene präsentieren. Außerdem tragen solche Keratinozyten auch Adhäsionsmoleküle wie ICAM-1. Da INFγ aus infiltrierenden Lymphozyten wiederum HLA-DR-Antigene an Keratinozyten exprimiert, besteht eine enge Interaktion zwischen lymphatischen und epidermalen Zellen. Keratinozyten, LC und Lymphozyten beeinflussen sich somit wechselseitig. Diese Vorgänge spielen bei entzündlichen Dermatosen wie beim allergischen Kontaktekzem, aber auch anderen Entzündungen wie Lichen ruber planus, Psoriasis und discoidem Lupus erythematodes eine wichtige Rolle.

Als Grenze zwischen Organismus und Umwelt treffen Viren, Pilze, Bakterien, physikalische und chemische Karzinogene sowie Allergene auf die Haut, von denen der Körper geschützt werden muß. Die Aufgabe des SALT wird bei immunsupprimierten Patienten mit einer erhöhten Rate an Hautkrebs deutlich.

Endothelzellen kleiden die dermalen Blutgefäße aus. Die Epidermis selbst ist frei von Blutgefäßen. In den dermalen Papillen und Haarfollikeln verläuft die Endothelauskleidung in den Kapillaren nicht kontinuierlich, sondern weist ausgesparte Abschnitte auf. Diese Endothelfenster ermöglichen den raschen Austausch von humoralen und zellulären Elementen des Blutes. Im Zuge der Entzündung werden Endothelien durch Expression von Adhäsionsmolekülen wie ICAM-1 "klebriger" für Leukozyten. Aktivierte Endothelien können auch HLA-DR-Moleküle exprimieren und so regulierend in die Entzündung eingreifen.

Als Grenzfläche zwischen Umwelt und Organismus treffen auch UV-Strahlen auf die Haut. In vivo vermögen UV-Strahlen das Immunsystem zu beeinflussen. Aufgrund der physikalischen Eigenschaften dringen dabei die energieärmeren UVA-Strahlen tiefer in die Haut ein. Die Haut ist sehr gut vaskularisiert,

2.6. Immunmechanismen und Organsysteme

die gesamte Blutmenge zirkuliert etwa in 10 min durch die Hautgefäße. Die energiereicheren UVB-Strahlen wirken mehr in den oberen Hautschichten. UV-Strahlen fördern das Entstehen von Hautkrebs und beeinflussen das Immunsystem auf verschiedene Weise. Sie können

- die LC-Struktur und -Funktion verändern
- die Induktionsphase des allergischen Kontaktekzems unterdrücken
- die Zytokinsekretion von Keratinozyten beeinflussen
- das Verhältnis der Lymphozyten-Subpopulationen im peripheren Blut verändern

UVA-Strahlen können durch die Einnahme von Photosensibilisatoren wie Methoxypsoralene in ihrer Wirkung verstärkt werden (PUVA-Bestrahlung). Durch PUVA-Therapie gelingt es über die Haut, das Immunsystem zu supprimieren. Diese Therapie macht man sich bei Psoriasis oder der Graft-versus-Host-Reaction zunutze.

2.6.4. Immunmechanismen der Lunge

In der Immunabwehr der Lunge lassen sich drei Verteidigungslinien abgrenzen:

- das BALT (bronchus associated lymphatic tissue) der Bronchien im Verbund mit den Alveolarmakrophagen
- die lymphoretikulären Aggregate im Interstitium und
- die Lymphknoten

Die Alveolarmakrophagen phagozytieren und eliminieren Fremdmaterial, das bis zur Alveole vorgedrungen ist, insbesondere Bakterien sowie organische und anorganische Staubpartikel. Daneben gehört der Abraum von Surfactant zu ihren physiologischen Aufgaben. Kommt es zu einer Immunantwort, so nehmen die Alveolarmakrophagen auch regulierende Funktionen wahr, wobei sowohl bahnende als auch hemmende Einflüsse von diesen Zellen ausgehen.

BALT findet man vorwiegend an den Bifurkationen des Bronchialbaumes, wo durch Turbulenzen die Wahrscheinlichkeit des Niederschlags von Antigen am größten ist. Im Vergleich zu anderen Spezies ist das BALT beim Menschen quantitativ relativ schwach ausgebildet. Das BALT hat funktionell und morphologisch mit dem GALT (gut associated lymphoid tissue) und den Peyer'schen Plaques große Ähnlichkeiten, daher wurde auch der Name in Analogie gewählt. Man faßt diese Systeme auch gelegentlich unter dem Begriff MALT (mucosa associated lymphoid tissue) zusammen. Das BALT ist ein sekundäres lymphatisches Organ, das die Aufgabe hat, immunkompetente Zellen mit Antigen zu konfrontieren. Das BALT besteht aus einem retikulären Netzwerk, das mit Lymphozyten und Makrophagen durchsetzt und außerordentlich gut mit Kapillaren versorgt ist. Das das BALT bronchuswärts bedeckende Epithel ist attenuiert, es hat seine ziliären und glandulären Zellen eingebüßt und ist darauf spezialisiert, Antigen in das eigentliche BALT einzubringen. Es kann partikuläre und lösliche Antigene des Bronchiallumens selektiv anreichern. Im BALT erfolgt dann die Prozessierung und Präsentation des Antigens und die Regulation der Immunantwort, wobei die humorale IgA-Antwort quantitativ dominiert. Es ist erwähnenswert, daß durch die gute Kapillarversorgung das BALT auch Antigen aus dem Blut erhält.

Die lymphoretikulären Aggregate bilden die nächste Verteidigungslinie, die bereits im Interstitium liegt und aus einer Ansammlung von Lymphozyten, Histiozyten, Plasmazellen und Eosinophilen in einem feinen bindegewebigen Netzwerk besteht. Diese Aggregate befinden sich bevorzugt im alveolären Gewebe insbesondere zwischen den terminalen respiratorischen Bronchiolen und den begleitenden Arteriolen, also dort, wo die zum Bronchus ziehenden Lymphbahnen beginnen. Dies ist eine strategisch günstige Position, um die Lymphdrainage des Alveolargewebes zu kontrollieren.

Die nächste Bastion sind dann die Lymphknoten, die vorwiegend im peribronchialen Gewebe der Bronchien der ersten vier Generationen zu finden sind und keinen Kontakt zum respiratorischen Epithel haben. Selten werden Lymphknoten auch in der Peripherie der Lunge angetroffen.

Aus der Morphologie wird verständlich, daß eine Immunisierung über den Respirationstrakt zu unterschiedlichen Immunisierungsmustern führt. Der Beitrag der Lunge zur allgemeinen Immunität ist relativ gering, da das meiste Antigen vom Flimmerepithel abgefangen und zum Pharynx transportiert wird, dann im Gastrointestinaltrakt auftaucht und erst hier immunogen wirkt. Wird das Antigen über das BALT prozessiert, so resultiert eine Mukosaantwort mit Dominanz des IgA. Erreicht das Antigen jedoch die Alveolen, so folgt eine systemische Immunantwort mit IgM und IgG.

2.6.5. Unspezifische Abwehrmechanismen

Die Abwehr gegen Bakterien, Viren und Protozoen besteht aus einer Vielzahl von spezifischen und unspezifischen Mechanismen, die in ihrer Summe einen effektiven Schutz gewährleisten. Eine große Rolle spielen hier, neben dem Immunsystem, die mechanischen Barrieren und die Clearancemechanismen. Die meisten Bakterien vermögen die intakte Haut nicht zu durchdringen und zusätzlich wirken die Fettsäuren der Haut auf viele Spezies bakteriotoxisch. Enzyme, Mukus, pH-Wechsel und die Flimmerepithelien sind weitere Komponenten dieses Systems, die vorwiegend den Schleimhautschutz gewährleisten.

Immunologische Mediatoren, wie IL-1 und TNF, induzieren Fieber. Die erhöhte Temperatur verstärkt die Immunantwort und die Wirtsresistenz gegenüber bakteriellen Infektionen. Im Rahmen der Immunantwort werden Sauerstoffradikale und Interferone freigesetzt, die die Empfänglichkeit der Wirtszellen und der Infektionserreger gegenüber Thermoschäden erhöhen. Hiergegen müssen die Wirtszellen geschützt werden.

Dies bewerkstelligt der Organismus mit den sogenannten **Hitzeschockproteinen (HSP)**. Deren Produktion wird durch Fieber, die es induzierenden immunologischen Mediatoren, Virusinfektionen, Infektionen mit intrazellulären Parasiten, Ischämie und durch Oxidantien initiiert. HSP führen zu einer Thermoresistenz gegenüber sonst letalen Temperaturen, schützen zelluläre Strukturen vor Schäden durch Oxidantien und führen zur Reorganisation der Polysomen nach Streßreaktionen.

So wie der Wirt steht auch das infektiöse Bakterium während der Immunantwort unter Streß, und es schützt sich nun seinerseits durch HSP. HSP sind alte, in der Evolution stark konservierte Reaktionsformen und auf dem Chromosom zwischen den HLA-Regionen codiert. Dies erkennt man an den großen Homologien zwischen humanen und bakteriellen HSP. Neben dem Schutz des Bakteriums vor der Immunantwort des Wirts können bakterielle HSP die Immunantwort gegen die Wirt-HSP lenken und so die Immunantwort behindern. Dies geschieht durch eine Mimikrie der bakteriellen HSP, die zu einer kreuzreagierenden Immunantwort gegen bakterielle und eigene HSP führt.

Solche autoreaktiven anti-HSP Reaktionsformen richten sich zwangsläufig gegen Immunzellen, die HSP produzieren und in der aktuellen Immunreaktion involviert sind. So kann man bei der Tuberkulose eine Reaktion gegen aktivierte Makrophagen beobachten. Es zeigt sich, daß eine Reihe von Autoimmunerkrankungen anti-HSP reaktive T-Zellklone aufweisen, z.B. die ankylosierende Spondylitis gegen Klebsiella pneumoniae HSP, die rheumatoide Arthritis gegen mycobakterielles HSP. Entsprechende immunogene, homologe Epitope wurden nachgewiesen.

Typen der Allergie

3. Typen der Allergie

Mit dem Begriff Allergie werden bestimmte Krankheiten bezeichnet, bei denen die Immunantwort auf Umweltantigene zur Gewebeentzündung und Organdysfunktion führt. Das klinische Bild allergischer Erkrankungen spiegelt die immunologisch ausgelöste Antwort in dem betreffenden Organ oder Gewebe wider. Das Bild ist im allgemeinen unabhängig von den physikalischen oder chemischen Eigenschaften des Antigens. Die unterschiedlichen Formen der Allergie entstehen dadurch, daß der Körper verschiedene immunologische Effektorwege einschlägt, die jeweils zu eigenen Entzündungsmustern führen. Die Klassifikation allergischer Erkrankungen beruht auf den beteiligten immunologischen Mechanismen. Dieses Kapitel beschreibt die Mechanismen, Klassifikation und die klinische Diagnostik allergischer Krankheiten.

3.1. Definitionen

Ein **Allergen** ist ein Antigen, das eine Allergie auslöst. Der Ausdruck Allergen bezeichnet das Antigenmolekül selbst oder seinen Ursprung, d. h. Pollenkörnchen, Tierschuppen, Insektengift oder einen Nahrungsmittelbestandteil. **Überempfindlichkeit** und **Sensibilisierung** werden oftmals gleichbedeutend für Allergie benutzt. Ursprünglich wurden die pathologischen Effekte von immunologischen Vorgängen in zwei Überempfindlichkeitsreaktionen eingeteilt, in den Sofort-Typ und den verzögerten Typ, die sich auf die erforderliche Zeit nach Kontakt mit dem Antigen beziehen, um eine Reaktion auszulösen. Mit zunehmendem immunologischen Wissen teilten Coombs und Gell diese allergische Reaktionen 1963 in die Typen I, II, III und IV ein. Diese Reaktionen beziehen sich auf Sofortreaktionen (Typ I), zytotoxische bzw. zytolytische Effekte von Antizell- oder Antigewebeantikörpern (Typ II), toxische Effekte von Antigen-Antikörper-Komplexen (Typ III) und die Reaktion vom verzögerten, zellvermittelten Typ (Typ IV). Zu diesen Reaktionen kommt noch die Aktivierung des Komplementsystems hinzu, da keine Entzündung ohne Komplement abläuft. Die folgende Tabelle faßt die vier Typen der Allergie zusammen.

Typ	Manifestation	Mechanismus
I	Überempfindlichkeit vom Sofort-Typ	IgE und andere Immunglobuline
II	zytotoxische Antikörper	IgG und IgM
III	Antigen-Antikörper-Komplexe (Immunkomplexe)	hauptsächlich IgG
IV	verzögerter Typ (zellvermittelt)	sensibilisierte T-Zellen

Tab. 3.1: Immunologische Mechanismen der Gewebeverletzung.

Zum Verständnis der Reaktionen ist es wichtig zu wissen, daß eine Allergie (z. B. gegen Wespengift) zwar einer Typ I-Reaktion zugeordnet wird, obwohl man sich bewußt sein sollte, daß nicht alle Krankheitszeichen damit ausreichend erklärbar sind und verschiedene Reaktionsformen der Allergie gleichzeitig überlappend auftreten können.

3.2. Prävalenz

Allergien kommen in der gesamten Welt vor. Die Prädilektion für eine bestimmte allergische Erkrankung variiert unter verschiedenen Altersgruppen, Geschlechtern und Rassen. Die Prävalenz der Überempfindlichkeit auf spezifische Allergene wird sowohl von den Erbanlagen eines Individuums als auch von geographischen und kulturellen Faktoren bestimmt, welche zum Allergenkontakt führen.

3.3. Allergene

Jeder fremde Stoff, der eine Immunantwort auslösen kann, ist ein potentielles Allergen. Viele verschiedene Chemikalien sowohl natürlichen als auch synthetischen Ursprungs können als Allergen in Frage kommen. Komplexe natürliche organische chemische Verbindungen, besonders Proteine, lösen eher eine antikörpervermittelte Allergie aus, während einfache organische Chemikalien, anorganische Chemikalien und Metallsalze häufiger zur zellvermittelten Allergie führen. Der Allergenkontakt kann durch Einatmen, Essen, Injektion oder Hautkontakt zustande kommen.

Bestimmte Allergene rufen häufiger als andere Allergien hervor. Beispiele für häufige Allergien sind Pollen- und Hausstaubmilbenallergien. Die Sensibilisierung eines bestimmten Individuums gegen ein bestimmtes Umweltallergen ist das Ergebnis eines komplexen Zusammenspiels von chemischen und physikalischen Eigenschaften des Allergens, der Art und der Menge der Exposition und der Erbanlagen des Individuums.

3.4. Allergiebereitschaft (Allergische Diathese)

Nur ein Teil der Individuen, die einem Allergen ausgesetzt sind, wird sensibilisiert. Das Auftreten allergischer Krankheiten bei Allergenexposition erfordert nicht nur vorherige Sensibilisierung, sondern auch andere Faktoren, die zu einer bestimmten Organmanifestation führen. Dies trifft in besonderem Maße auf atopische Krankheiten zu, wo die Sensibilisierung zu einer örtlich begrenzten Erkrankung der Nasenschleimhaut, der Bronchialschleimhaut, der Haut oder der Gastrointestinalschleimhaut sowie einer Kombination von zwei oder mehr dieser Organe führen kann. Die nichtimmunologischen Faktoren, die zum klinischen Bild atopischer Erkrankungen führen, sind nicht näher bekannt, obwohl Störungen im autonomen Nervensystem wie ß-Rezeptorenblockade oder cholinerge Überreaktion in den Zielgeweben postuliert, jedoch nicht sicher nachgewiesen wurden.

Die meisten der Krankheiten, bei denen eine Allergie bedeutsam ist, wie Asthma, Rhinitis, atopisches Ekzem, Kontaktekzem, anaphylaktoide Reaktion, Urtikaria, Angioödem (Quincke-Ödem), können auch ohne Allergie auftreten. Die Kenntnis dieser nichtimmunologischen Krankheiten ist wichtig in der Differentialdiagnose. In einigen Fällen können Umwelteinflüsse nicht gefunden werden oder sie sind unspezifisch. In anderen Fällen ist es möglich, daß bestimmte Umweltfaktoren Entzündungsmechanismen auf nichtimmunologische Art stimulieren; dazu zählen z. B. Histaminliberatoren für Mastzellen wie Opiate, Aspirin-induziertes Asthma, anaphylaktoide Reaktionen durch jodhaltige Röntgenkontrastmittel, Urtikaria durch Schellfisch oder bestimmte Beeren sowie Berufsasthma durch Isozyanat. In diesen Fällen können keine Antikörper oder sensibilisierte T-Lymphozyten nachgewiesen werden. Diese Allergie-ähnliche Symptomatik wird auch als "Pseudo-Allergie" bezeichnet.

3.5. Mechanismen allergischer Erkrankungen

Eine Allergie ist ein immunologisches Phänomen. Die Erkrankung tritt auf, wenn der Allergenkontakt zur Immunantwort führt, d. h. eine Sensibilisierung im Gegensatz zu einer Immunisierung stattfindet. Nachdem eine Sensibilisierung stattgefunden hat, weist ein Individuum so lange keine Symptome auf, bis eine erneute Allergenexposition stattfindet. Danach erzeugt die Reaktion des Allergens mit spezifischen Antikörpern oder sensibilisierten T-Lymphozyten eine Entzündung, die zu den Symptomen und Krankheitszeichen der Allergie führt.

Gegenwärtig werden die nach Coombs und Gell klassifizierten allergischen Reaktionen auf 3 verschiedene Vorgänge zurückgeführt. Der erste Typ bezeichnet die Reaktion mit IgE und Mastzellmediatoren, der zweite Typ faßt die Typen II und III nach Coombs und Gell zusammen (zytotoxische Reaktionen und

Antigen-/Antikörperkomplex-Reaktionen), und der dritte Typ bezeichnet die T-Zell/Lymphokin-vermittelten Reaktionen. Die folgende Tabelle gibt Beispiele allergischer Erkrankungen.

allergische Erkrankungen durch IgE und Mastzell-Mediatoren (☞ Kap. 3.6.)	• atopische Erkrankungen	• allergische Rhinitis
		• allergisches Asthma
		• atopisches Ekzem
		• allergische Gastroenteropathie
	• anaphylaktische Erkrankungen	• generalisierte Anaphylaxie
		• Urtikaria-Angioödem
allergische Erkrankungen durch zytotoxische Antikörper (☞ Kap. 3.7.)	• Immunzytolysen	• allergische hämolytische Anämie
		• allergische Agranulozytose
		• allergische Thrombozytopenie
		• nephrotoxische Nephritis
allergische Erkrankungen durch IgG- oder IgM-Antikörper und Komplement-Aktivierung (☞ Kap. 3.8.)	• Serumkrankheit	
	• akute Hypersensitivitäts-Pneumonitis	
allergische Krankheiten durch sensibilisierte T-Lymphozyten (☞ Kap. 3.9.)	• allergisches Kontaktekzem	
	• chronische Hypersensitivitäts-Pneumonitis	

Tab. 3.2: Einteilung allergischer Erkrankungen nach dem immunologischen Mechanismus

3.6. IgE/Mastzellmediatoren-vermittelte Allergie (Sofort-Typ n. Coombs u. Gell)

IgE-Antikörper können sich durch die Struktur des Fc-Stücks des Moleküls an Mastzellen binden. Die Bindung erfolgt an den hochaffinen FcεRI an der Mastzelloberfläche. Eine allergische Reaktion wird in Gang gesetzt, wenn das polyvalente Allergenmolekül mit Antikörpern reagiert, die diesen Rezeptor besetzen. Dadurch entsteht ein "bridging" der FcεRI-Stellen, wodurch die Oberfläche der Zellmembran verändert wird. Dadurch werden intrazelluläre Signale gegeben, die zum Freisetzen und Aktivieren von folgenden Entzündungsmediatoren aus den Mastzellen führen:

- Histamin
- Leukotriene
- Chemotaxine
- PAF (Platelet-Activating Factor)
- Proteasen (Tryptase, Chymase, Carboxypeptidase)

Die Mastzellaktivierung wird durch intrazelluläre zyklische Nukleotide (cAMP, cGMP) moduliert und von einer Degranulation begleitet. Die freigesetzten aktivierten Mediatoren wirken lokal und verursachen gesteigerte Gefäßdurchlässigkeit, Vasodilatation, Kontraktion der glatten Muskulatur und Sekretion von Schleimdrüsen. Die damit verbundenen biologischen Vorgänge bewirken die Sofort-Reaktion (**immedi-**

ate phase), die in den ersten 15-30 min nach Allergenkontakt eintritt. In den folgenden 12 Stunden kommt es zu einer zunehmenden Gewebsinfiltration mit Entzündungszellen, wobei zunächst Neutrophile, dann Eosinophile, dann Mononukleäre unter dem Einfluß von anderen chemischen Mediatoren, Adhäsionsmolekülen und anderen Faktoren einwandern. Der Zeitabschnitt 6-12 Stunden nach Allergenexposition bezeichnet die späte Phase (**late phase**) der IgE-Antwort und ist klinisch durch das zelluläre entzündliche Infiltrat gekennzeichnet.

Dieser Mechanismus läuft bei atopischen Erkrankungen, Anaphylaxie und Urtikaria ab und kann durch minimale Allergenmengen ausgelöst werden.

3.7. Allergische Entzündungen durch zytotoxische Antikörper

Dem Typ II der allergischen Reaktion nach Coombs und Gell wurde ursprünglich größere Bedeutung zugeschrieben. Jetzt erscheint seine Rolle mehr eingeschränkt, verglichen mit den Antigen-Antikörper-Komplex-Erkrankungen. Trotzdem sind offenbar solche Antikörper pathogenetisch für Mensch und Tier bedeutsam. Es bestehen dafür 2 Mechanismen:

- (1) durch das Reagieren des Antikörpers mit seinem Antigen auf Zelloberflächen, wodurch Komplement aktiviert wird und eine Zytolyse auftritt
- (2) durch das Reagieren der über ihre F(ab)$_2$-Fragmente gebundenen Antikörper mit dem freien Fc-Stück mit Phagozyten und Killerzellen in Form der Antibody-Dependent Cellular Cytotoxicity (ADCC), wodurch allerdings auch Komplement aktiviert wird.

Der Unterschied zum Typ III der allergischen Reaktion kann darin gesehen werden, daß das Antigen bei einer Typ II-Reaktion Teil der Zielzelle selbst darstellt im Gegensatz zu Typ III-Reaktionen, wo sich Immunkomplexe an anderen, per se nicht antigentragenden Strukturen niederschlagen. Beispiele für Typ II-Reaktionen sind allergische hämolytische Anämien, Leukozytopenien und Thrombozytopenien sowie die experimentell auslösbare nephrotoxische Masugi-Nephritis, die durch Injektion von heterologem Antiserum gegen Basalmembranen entsteht.

3.8. Allergische Reaktionen durch Immunkomplexe (Typ III n. Coombs und Gell) und IgG, IgM, Komplement und Neutrophile

IgG- oder IgM-Antikörper bilden Komplexe mit Antigen. Solche Immunkomplexe lösen Entzündungen im Gewebe aus. Dieser Reaktionsweg trägt zur Pathogenese allergischer Krankheiten bei. Immunkomplexe aktivieren das Komplementsystem über den klassischen Weg durch Reaktion mit C1q. Die Komplementkaskade erzeugt Anaphylatoxine und chemotaktische Peptide, die zur erhöhten Gefäßpermeabilität und zur Infiltration mit Neutrophilen und Eosinophilen führt. Stimulierte Granulozyten erzeugen Entzündungsmediatoren und hochreaktive Sauerstoffintermediäre wie Superoxidanion, Wasserstoffperoxid, Hydroxylradikal und Singulett-Sauerstoff. Makrophagen werden auch im Entzündungsgebiet rekrutiert und aktiviert, wodurch sie weiter zur Entzündung beitragen.

Dieser Mechanismus ist für die kutane Arthus-Reaktion, die Serumkrankheit sowie die extrinsische Alveolitis verantwortlich. Da Immunkomplexe mit geringem Antigenüberschuß am wirksamsten C1q aktivieren, sind verhältnismäßig große Mengen Allergen erforderlich, um die Reaktion zu starten.

Andere immunologische Reaktionen wie die Aktivierung des Komplementsystems über den alternativen Weg durch IgA-Antikörper, das Entstehen von Anaphylatoxinen (C3a, C5a, C4a) durch Aktivierung von Komplement sowohl über den klassischen als auch alternativen Weg, die Degranulation von Mastzellen durch Aktivierung mit IgG4-Antikörpern sowie die Komplement-Aktivierung über das Kininogen-Kallikrein-Kinin-System sind wahrscheinlich ebenfalls an allergisch bedingten Entzündungen beteiligt.

3.9. Allergische Reaktion vom verzögerten Typ (Typ IV n. Coombs und Gell)

Einige allergische Reaktionen werden nicht durch Antikörper sondern durch Reaktion des Allergens mit spezifisch sensibilisierten Effektor-T-Lymphozyten ausgelöst. Die Effektor-T-Lymphozyten tragen das Oberflächenantigen CD4. Nach Allergenkontakt werden sensibilisierte T-Zellen aktiviert und bilden Lymphokine. Dadurch sammeln sich nach einigen Tagen mononukleäre Leukozyten am Ort der Reaktion an.

3.10. Jones-Mote-Reaktion (kutane basophile Hypersensitivität)

Die Jones-Mote-Reaktion entspricht einer Typ IV-Reaktion, die durch schwache lösliche Antigene induziert wird. Sie erreicht nach 24 Stunden ihr Maximum und zeichnet sich durch ein basophiles, von Ts-Zellen reguliertes subepidermales Infiltrat aus. Die physiologische Bedeutung dieser Reaktion ist unklar. Sie wird ausgelöst durch Protein-Antigene, die nach Injektion in die Haut eine örtliche Schwellung erzeugen. Diese Schwellung entwickelt sich in einem vergleichbaren Zeitraum wie bei der Reaktion vom verzögerten Typ, ist jedoch weicher als diese und juckt außerdem stärker. Pathohistologisch findet man dabei ein prominentes Infiltrat von Basophilen, jedoch keine Zeichen einer Reaktion vom verzögerten Typ.

3.11. Hypersensitivitätsgranulome

Bestimmte Antigene lösen eine zellvermittelte Immunreaktion mit verstärkter Makrophagen-Antwort aus, die zur Entwicklung von Granulomen führt. Granulomatöse Entzündungen dieser Art stellen eine Untergruppe der Typ-IV Reaktion vom verzögerten Typ dar. Es wurde auch vorgeschlagen, in der Nomenklatur der allergischen Reaktionen nach Coombs und Gell granulomatöse Reaktionen dem Typ-V zuzuordnen; es bleibt abzuwarten, ob sich diese Nomenklatur durchsetzt. Die granulomatöse Entzündung entwickelt sich gewöhnlich als Antwort auf partikuläre, große, unlösliche, Antigene, die sich einer Elimination widersetzen. Auslöser von Hypersensitivitätsgranulomen können sein:

- Fremdkörper wie chirurgisches Nahtmaterial
- Silicea
- Talkum
- Polyvinylpyrrolidon (PVP)
- injizierbares Kollagen
- Mineralöl
- Zirkonium
- Beryllium
- Aluminiumhydroxid (bei daran adsorbierten Allergenen zur Hyposensibilisierung)
- Pilze
- metazoische Parasiten (z. B. Leishmania, Schistosomeneier)

- Mykobakterien wie *Mycobacterium tuberculosis* oder *M. leprae*
- Kveim-Test (eine Reaktion vom verzögerten Typ bei Sarkoidose, bei dem potente antigenische Extrakte von sarkoidalem Gewebe wie Milz intrakutan injiziert werden)

Histologisch entstehen dabei nach 2 - 6 Wochen Epitheloidzell-Granulome. Diese fokalen Reaktionen spiegeln die Antwort des Organismus wider, Noxen abzugrenzen und zu zerstören. Dadurch kann eine Fibrose ausgelöst werden, die den Organismus schädigt und - wie im Falle der Schistosomiasis - sogar die Hauptursache der Erkrankung darstellt. Auch können maligne Tumoren durch i.c.-Injektion von PVP vorgetäuscht werden.

Neuere Untersuchungen zur Pathogenese haben am Beispiel der Granulome durch Schistosomeneier gezeigt, daß die infiltrierenden Lymphozyten das CD4-Antigen, entsprechend der Reaktion vom verzögerten Typ, tragen. Daraus könnte man ableiten, daß es sich um eine Th1-Reaktion handelt. Das Anwenden der Zytokinanalysetechnik hat aber ein mehr komplexes Bild der Antwort von CD4+ -Zellen gezeigt. Die Infektion von Mäusen mit Schistosomeneiern führt neben einer Eosinophilie und einem Anstieg des Serum-IgE zur lokalen Bildung von hohen Spiegeln von Th2-Zytokinen wie IL-4, IL-5 und IL-10. Darüber hinaus ist die mRNA für diese Zytokine in granulomatös befallenem Lungen- und Lebergewebe deutlich erhöht. Außerdem konnte gezeigt werden, daß isolierte Schistosomeneier nach s.c.-Injektion in den regionalen Lymphknoten eine Th2-Antwort auslösen. Jüngste Ergebnisse zeigen ferner, daß die Th2-Komponente zumindest an der Entstehung der Granulome mitbeteiligt ist, da neutralisierende anti-IL-4-Antikörper, nicht jedoch anti-IFN-γ-Antikörper die Granulombildung in der Lunge verhindern konnten. Ungeachtet dessen war auch IL-2 an der Granulombildung beteiligt, da zumindest ein Th1-Klon die Sensibilisierung zur Granulombildung übertragen konnte. Daraus ergibt sich, daß Granulome durch Schistosomeneier sowohl durch Th1- und Th2-Komponenten entstehen oder durch eine Th2-Antwort, die IL-2 als Auslöser benötigt. Es bleibt zu klären, ob auch Granulome anderer Ursache den gleichen immunologischen Mechanismen unterliegen.

Klinische Beispiele für granulomatöse Entzündungen wurden beschrieben nach Applikation Zirkonium-haltiger Deodorantien, nach Hyposensibilisierungsbehandlungen mit Aluminiumhydroxid-adsorbierten Allergenextrakten, nach intrakutaner Injektion von PVP sowie nach i. c. Injektion von löslichem Rinderkollagen zur Korrektur von Hautfalten oder Narben. Um letztere Reaktion zu vermeiden, ist es daher erforderlich, vor Beginn einer derartigen Therapie eine Testinjektion durchzuführen. Sie fällt bei 0,3 % der Patienten positiv aus, was sich klinisch als Knötchenbildung offenbart.

Es bleibt zu klären, ob auch andere granulomatöse Erkrankungen unbekannter Genese wie Granuloma anulare, Cheilitis granulomatosa im Rahmen des Melkersson-Rosenthal-Syndroms, Sarkoidose, M. Crohn, Wegenersche Granulomatose oder die Churg-Strauss-Granulomatose dem gleichen Pathomechanismus unterliegen.

3.12. Anergie

Trotz des normalerweise protektiven Effekts der zellvermittelten Immunität, kann die langandauernde oder intensive zellvermittelte Immunität zum permanenten Schaden von Geweben am Organismus führen. Wahrscheinlich gibt es daher aktive feedback-Mechanismen, die die Stärke der zellvermittelten Immunreaktion begrenzen. Die Mechanismen dieser Inhibition sind unbekannt, scheinen jedoch Antigen-unspezifisch zu sein. Es gibt Patienten mit ausgedehnten schweren Erkrankungen und einhergehenden zellvermittelten Immunreaktionen, wo gleichzeitig eine verminderte oder fehlende Immunität gegen verschiedene unverwandte Allergene besteht. Dieser Zustand der generalisierten, nichtspezifischen Depression der zellulären Immunität wird als **Anergie** bezeichnet. Diese wird klinisch definiert als fehlende Hauttest-Reaktion mit Recall-Antigenen (Multitest-Mérieux®) oder Verlust einer solchen zuvor bestehenden Reaktivität. Anergie kann bei Patienten mit ausgedehnten granulomatösen Erkrankungen wie Miliartuberkulose, schwerverlaufender Kokzidioidomykose, lepromatöser Lepra oder Sarkoidose vorliegen. Anergie kommt auch bei M. Hodgkin vor. Ein vorübergehender Verlust der zellvermittelten Immunität kann auch im Verlauf der akuten Phase viraler Erkrankungen wie Masern auftreten; klinisch kann dabei eine Remission einer gleichzeitig bestehenden Psoriasis eintreten. Es überrascht nicht, daß Anergie auch bei kongenitalen oder erworbenen Immunmangel-Syndromen auftritt.

Anergie oder zumindest eine partielle Form davon, d. h. eine Immunsuppression, tritt auch beim atopischen Ekzem auf. Klinisch offenbart sich dieses Phänomen als Eczema herpeticatum, bei dem eine fulminante Herpes-simplex-Infektion der Haut auftritt, die vor der Aciclovir-Ära auch letal ausgehen konnte. In immunologischer Hinsicht besteht dabei eine stark eingeschränkte oder fehlende zelluläre Abwehrreaktion auf das Herpes simplex-Virus. Weitere Hinweise für eine eingeschränkte zelluläre Immunreaktion beim atopischen Ekzem sind die bei Atopikern im Durchschnitt verminderte Positivität von Epikutantestungen sowie die eingeschränkte Antwort auf Dinitrochlorbenzol (DNCB), einem obligaten Sensitizer. In vitro findet man einen nur schwach reagierenden Lymphozytentransformationstest mit Mitogenen, das gleiche Phänomen besteht auch bei Psoriasis.

Allergische Erkrankungen

4. Allergische Erkrankungen

4.1. Atopische Erkrankungen

4.1.1. Allgemeine Betrachtungen

Der Ausdruck "atopisch" bedeutet eine angeborene Überempfindlichkeit gegenüber häufigen natürlichen, inhalierten und ingestierten Allergenen mit dem stetigen Bilden von IgE-Antikörpern. Allergische Rhinitis und allergisches Asthma sind die häufigsten Zeichen atopischer Erkrankungen nach Kontakt mit diesen Umwelt-Allergenen. Das atopische Ekzem tritt im Verhältnis dazu seltener auf. Die allergische Gastroenteropathie tritt noch seltener auf und kann nur vorübergehend bestehen. Zwei oder mehr dieser klinischen Erkrankungen können gleichzeitig oder nacheinander beim gleichen Patienten auftreten. Die Atopie kann auch asymptomatisch sein.

Nichtallergische Rhinitis, Asthma und Ekzeme können auch bei einer erheblichen Zahl von Patienten ohne Atopie, d. h. ohne IgE-vermittelte Allergie, auftreten. Es besteht ein statistischer Zusammenhang zwischen dem erhöhten Gesamt-IgE-Spiegel im Serum und Blut- und Gewebeeosinophilie mit Atopie. Diese Eigenschaften kommen jedoch nicht immer bei Atopie vor, oftmals treten sie auch bei anderen nichtatopischen Erkrankungen auf.

IgE-Antikörper verursachen auch nichtatopische allergische Erkrankungen wie Anaphylaxie und Urtikaria/Quincke-Ödem. Darüber hinaus wirken IgE-Antikörper in Verbindung mit Eosinophilen in Form einer ADCC (antibody-dependent cell-mediated cytotoxicity) zytotoxisch gegenüber Parasiten wie Schistosomen. Nicht-Atopiker weisen eine niedrige Konzentration an IgE auf.

Die Definition der Atopie beschränkt sich daher auf Krankheiten mit bestimmten klinischen und immunologischen Eigenschaften. Nichtsdestoweniger weist in den entwickelten Ländern etwa 10 - 30 % der Bevölkerung Zeichen der Atopie auf. Während vor 100 Jahren atopische Krankheiten sehr selten waren, sind sie jetzt stetig im Zunehmen begriffen. Die Ätiologie der Atopie umfaßt komplexe genetische und Umwelt-bedingte Faktoren.

4.1.2. Allergische Erkrankungen der Konjunktiva

4.1.2.1. Allergische saisonale und perenniale Konjunktivitis

Die Konjunktiva ist eine Schleimhautmembran, deren gesamte Oberfläche - auch die Anteile unter den Augenlidern - über den Tränenfilm mit der Luft der Umwelt verbunden ist. Sie kann, wie die anderen mukösen Oberflächen, in allergische Reaktionen einbezogen sein. Diese setzen Entzündungsmediatoren frei, die über den Tränenfilm mit der gesamten Konjunktiva in Kontakt treten. Einige schädigen die Oberfläche der Kornea und gefährden so den Visus.

In ihrer mildesten Form kann die allergische Konjunktivitis, z.B. nach Pollenexposition, zu diskret geröteten und geschwollenen Konjunktiven führen. Diese saisonale Erkrankung ist lästig, aber nicht gefährlich. Bei einer permanenten Allergenexposition, z.B. Hausstaub, kommt es zu einer andauernden Entzündungsreaktion der Konjunktiven, die ebenfalls den Visus nicht gefährdet. Am anderen Ende des Spektrums der allergischen Erkrankungen der Konjunktiva finden sich die vernale Keratokonjunktivitis und die atopische Keratokonjunktivitis, die zur Erblindung führen können, wenn die Kornea einbezogen ist.

Die Patienten klagen allgemein über Jucken, Brennen, Lichtscheu und Tränenfluß. Es entwickelt sich eine zunehmende Hyperämie der Konjunktiven, die glasig angeschwollen über die Kornea und die Lider quellen können. Im Ausstrich werden in der Regel reichlich Eosinophile gefunden. Meist bleibt die Kornea frei oder zeigt nur geringfügige Veränderungen des Epithels. Reaktionslos bleiben auch die übrigen Gewebe des Bulbus (Uvea, Retina, Linse, Glaskörper).

Die saisonale und perenniale allergische Konjunktivitis ähneln sich. Pollen sind der gemeinsame Auslöser der saisonalen allergischen Konjunktivitis, Rhinitis und des Asthma bronchiale. Die Symptome treten nur während der Zeit des Pollenfluges auf. Bei der perennialen allergischen Konjunktivitis besteht eine fortdauernde Allergenexposition, z.B. Hausstaub oder Epidermisbestandteile von Haustieren. Das klinische Bild der perennialen allergischen Konjunktivitis ist weniger stark ausgeprägt als das der saisonalen.

Allergenmeidung oder Allergenelimination ist die effektivste Behandlung. Falls dies nicht möglich ist, können systemische Antihistaminika eingesetzt werden, die im Gegensatz zu topischen Antihistaminika die Symptomatik im allgemeinen beherrschen. Natrium-Cromoglykat-Augentropfen sind bei 4 x täglicher Anwendung ebenfalls in der Lage, die Symptomatik zu beherrschen. Einige Patienten erfahren eine Linderung der Symptomatik, wenn vor dem Schlafengehen 4%ige Cromoglykat-Salbe auf die Augenlider gegeben wird. Topische Vasokonstriktoren können die Hyperämie lindern. Topische Steroide sind bei den milden Formen strikt kontraindiziert, da ihre möglichen Nebenwirkungen, wie Glaukom, Katarakt und erhöhte Empfänglichkeit für korneale Infektionen, den Visus gefährden können. Bei einer allergischen Konjunktivitis werden Kontaktlinsen nur schlecht toleriert.

4.1.2.2. Atopische Keratokonjunktivitis

Patienten mit atopischer Dermatitis, die oft auch unter anderen atopischen Erkrankungen wie Asthma bronchiale leiden, können eine atopische Keratokonjunktivitis entwickeln. Sie ist eine seltene Erkrankung junger, vor allem männlicher Erwachsener, die durch ihre Neigung zur Chronizität den Visus bedroht. Histologisch stellt sich die Konjunktiva hyperämisch und ödematös dar. Es finden sich Infiltrate von Lymphozyten, Plasmazellen und Eosinophilen. Die Kornea kann Erosionen, Vaskularisationen, zum Teil auch Narbenbildungen zeigen. In etwa 15 % der Fälle findet sich ein Keratokonus und in etwa 8 % entwickelt sich eine Katarakt. Die Genese ist unklar, da sich in der Kornea keine Entzündung abspielt. Die Augenlider sind geschwollen und chronisch infiziert mit Staphylococcus epidermitis oder aureus. Gewöhnlich findet sich auch ein Gesichtsekzem, das die Augenlider mit einbezieht. Die Konjunktiven zeigen eine chronische, meist sehr ausgeprägte entzündliche Infiltration.

Die Therapie ist ausgesprochen schwierig und eine definitive Heilung stellt sich meist nicht ein. Topische und systemische Antibiotikagaben sind zur Behandlung der bakteriellen Superinfektionen indiziert. Lokale Kortisonanwendungen sind oftmals nicht zu vermeiden und müssen, um Nebenwirkungen zu verhindern, möglichst sparsam angewandt werden.

4.1.2.3. Vernale Keratokonjunktivitis

Bei der Konjunktivitis vernalis (Frühjahrskonjunktivitis) handelt es sich um eine proliferative Entzündung mit zahlreichen Basophilen, Plasmazellen und Eosinophilen sowie einer ausgeprägten Neigung zur Bildung fibrovaskulärer Proliferationen in Form von subtarsalen Makropapillen ("Pflastersteine") der Konjunktiva. Es sind ganz überwiegend Kinder männlichen Geschlechts betroffen und das Leiden heilt in der Regel im Laufe der Pubertät aus. Es besteht jedoch die Gefahr einer Beteiligung der Kornea mit einer konsekutiven Trübung. In milden Fällen wird bei der allergischen Keratokonjunktivitis nicht therapiert. Über 80 % der Patienten benötigen jedoch topische Corticosteroide, daher sollte frühzeitig ein Ophthalmologe hinzugezogen werden.

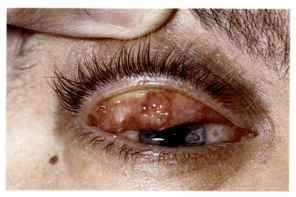

Abb. 4.1: Conjunctivitis vernalis.

4.1.2.4. Hyposensibilisierung bei Erkrankungen der Konjunktiva

Lediglich bei der saisonalen allergischen Konjunktivitis kann eine Hyposensibilisierung zu einer Linderung der Symptomatik führen. Bei den übrigen allergischen Erkrankungen der Konjunktiva ist eine Hyposensibilisierung ohne Wert.

4.1.3. Allergische Rhinitis

4.1.3.1. Ätiopathogenese

Eine Funktion der Nase ist der Schutz der tiefen Atemwege vor inhalierten Partikeln. Sie agiert als Filter, indem durch die hohe Beschleunigung der Luft in der Nase, die Turbulenzen hinter der Nasenöffnung und an den Nasenmuscheln, den gebogenen Weg der Luft zum Pharynx die Partikel auf der Mukosa aufschlagen. Diese Filtration ist äußerst effektiv und große Partikel wie Pollen erreichen nur selten die unteren Atemwege. Kleinere Partikel jedoch, wie z.B. Pilzsporen, schlagen sich im gesamten Respirationstrakt nieder. Die Funktion als Filter führt dazu, daß die Nase pro mm^2 Schleimhaut einer sehr großen Allergenmenge ausgesetzt ist.

Die Nase ist die erste Verteidigungslinie der Atemwege und muß daher in der Lage sein, potentiell gefährliche inhalierte Substanzen so schnell wie möglich abzusondern. Daher ist es verständlich, daß neuronale Reflexe, die in Niesen resultieren, in der Nase eine größere Rolle spielen als in den Bronchien.

Eine andere Funktion der Nase ist das Erwärmen und das Anfeuchten der inhalierten Luft. Der innige Kontakt der Atemluft mit den mukösen Membranen wird durch die enge Architektur (2-4 mm) der Nasengänge und die gute Vaskularisierung der Mukosa gewährleistet. Die Nase kann daher innerhalb von Minuten durch Irritanzien oder Entzündungen von einer normalen Resistance zu einer völligen Blockade des Luftflusses gebracht werden.

Die saisonale und perenniale Rhinitis sind häufige Erkrankungen, und ihre Frequenzen haben über die letzten Jahrzehnte zugenommen. So waren sie, z.B. in Japan, bis vor 40 Jahren praktisch unbekannt und werden jetzt etwa bei 10 % der Kinder gefunden. Die Luftverschmutzung wird häufig für diesen Anstieg verantwortlich gemacht. Eine epidemiologische Studie aus dem Jahre 1992 zeigte jedoch, daß in Leipzig mit einer deutlich höheren Luftverschmutzung als in München, die Frequenz lediglich bei 2,4 % lag, während in München 8,6 % beobachtet wurden. Es handelt sich um klar definierte Krankheiten und die saisonale allergische Rhinitis ist relativ gut verstanden, während die perenniale Rhinitis durch ihre vielen Spielarten und der Abwesenheit eines auslösenden Agens nur unzureichend verstanden ist.

Der am besten charakterisierte Subtyp der perennialen nicht-allergischen Rhinitis ist die mit nasalen "Polypen" assoziierte Rhinitis. Sie ist durch eine eosinophile Entzündung der Mukosa charakterisiert, die sich selbst unterhält und offensichtlich nicht Allergen-abhängig ist.

Umwelteinflüsse in den ersten Lebensjahren scheinen auch für die Entwicklung einer allergischen Rhinitis von Bedeutung zu sein. Eine solche wird häufiger bei Kindern gefunden, die im Frühjahr oder Sommer geboren sind. Dies wurde ursprünglich als Hinweis dafür gewertet, daß der Pollenflug die Entwicklung einer allergischen Rhinitis begünstigt. Auffälligerweise ist die nicht-atopische Rhinitis bei diesen Kindern ebenfalls häufiger. Die Tatsache, daß bei diesem Geburtszeitpunkt die schützenden mütterlichen Immunglobuline im Winter abgesunken sind, macht diese Kinder gegenüber viralen Infekten des Respirationssystems anfällig. Es gibt Hinweise dafür, daß diese frühen Infektionen der Atemwege die Entwicklung allergischer Erkrankungen begünstigen. Der Beginn allergischer Erkrankungen von Kindern atopischer Eltern fällt häufig mit solchen Infekten zusammen.

In unseren Breiten lösen die Pollen von Bäumen, Gräsern und Kräutern die allergische Rhinitis häufig und Pilzsporen nur selten aus. Perenniale Symptome werden durch Hausstaub, Haustiere und bei Bäckern durch Mehlbestandteile ausgelöst. Nahrungsmittelunverträglichkeiten lösen im allgemeinen eine Rhinitis nur im Zusammenhang mit anderen allergischen Symptomen aus.

Die nicht-allergische Rhinitis läßt sich in die eosinophile und vasomotorische Rhinitis unterteilen. Der Begriff "vasomotorisch" impliziert eine Prädominanz der vaskulären Komponente. Der Begriff muß daher für jene Patienten reserviert bleiben, bei denen keinerlei Hinweise auf ein entzündliches Geschehen gefunden werden können. Von einer eosinophilen Rhinitis spricht man, wenn sich Eosinophile im nasalen Ausfluß finden und ein Allergen nicht identifiziert werden kann.

4.1.3.2. Klinik

Das lokale Krankheitsbild der Rhinitis allergica ist gekennzeichnet durch:
- Juckreiz in Nase und Augen, Gaumen, Rachen und in den äußeren Gehörgängen
- Niesanfälle
- Entleerung von profusem, klarem, wäßrigem Sekret, im Wechsel mit Perioden von Nasenobstruktion durch Schleimhautödem

Häufig besteht eine begleitende Konjunktivitis. Bei der saisonalen allergischen Rhinitis sind die Hypersekretionserscheinungen im allgemeinen stärker ausgeprägt als bei der perennialen Form. Der mikroskopische Schleimhautbefund zeigt ein blaßbläuliches, gelegentlich auch livide marmoriertes Schleimhautödem mit nur diskreter entzündlicher Rötung. Das Riechvermögen ist eingeschränkt, jedoch nicht aufgehoben. Eine Polyposis nasi wird gelegentlich vorgefunden und ist bei Allergenkarenz spontan reversibel.

Sind die Nasennebenhöhlen in das Krankheitsbild mit einbezogen, so spricht man von der Rhinosinopathia allergica. Insbesondere in ihrer saisonalen Form ist sie mit einem mehr oder minder ausgeprägten allgemeinen Krankheitsgefühl wie Abgeschlagenheit, Leistungsminderung, dumpfem Kopfdruck, Frösteln und gelegentlich subfebrilen Temperaturen verbunden.

4.1.3.3. Diagnose und Differentialdiagnose

Der Verdacht auf eine allergische Rhinitis besteht, wenn von den folgenden drei Symptomen an den meisten Tagen über mindestens eine Stunde zwei der Symptome beobachtet werden können:
- Rhinorrhoe
- behinderte Nasenatmung oder
- Nies- und Juckreiz

Durch Anamnese, Inspektion, HNO-ärztlichen Spiegelbefund, allergologische Hauttests, spezifische IgE-Bindung und gegebenenfalls bakteriologische, zytologische oder histologische Untersuchungen muß die Rhinitis in eine der folgenden vier Untergruppen eingegliedert werden:

- allergische Rhinitis (saisonal, perennial oder berufsbedingt)
- infektiöse Rhinitis (akut oder chronisch)
- strukturelle Rhinitis (Polypen, Septumdeviationen, Conchienhyperplasie) oder
- intrinsische Rhinitis

Die saisonale allergische Rhinitis läßt sich bei typischer Anamnese recht einfach erkennen. Der Vergleich der Angaben des Symptomtagebuchs des Patienten mit den Pollenflugprotokollen führt bei Verdacht auf Pollinosis schnell zum auslösenden Allergen. Die Sensibilisierung wird dann mittels Hauttests bestimmt. Werden häusliche oder berufliche Allergene verdächtigt, so führen Karenz- und Reexpositionsversuche weiter. Auch hier wird die Sensibilisierung mittels Hauttests oder eventuell auch durch spezifische IgE-Bindung bestätigt.

Die akute infektiöse Rhinitis ist im allgemeinen leicht zu diagnostizieren. Sie ist meist viraler Genese und selbstlimitierend. Bakterielle Sekundärinfektionen kommen vor und führen gelegentlich zu schweren akuten Sinusitiden. Eine sich anschließende Kongestion der Mukosa der nasalen Sinus kann dann deren Drainage behindern und zur Ursache einer chronischen infektiösen Rhinosinusitis sein.

Der Verdacht auf eine strukturelle Rhinitis wird meist schon durch Anamnese und Inspektion erhärtet. Es finden sich ein gelegentliches Niesen, ein dickflüssiger Ausfluß und des öfteren ein eitriger Sekretabfluß in den Epipharynx (postnasal drip). Juckreiz fehlt meistens. Es besteht eine schwere Blockade der Nasenatmung, die nachts an Intensität zunimmt. Dieser Symptomenkomplex ist typisch für die strukturelle Rhinitis, wird jedoch gelegentlich auch bei der allergischen Rhinitis gefunden.

Bei der allergischen Rhinitis existiert typischerweise ein paroxysmaler Niesreiz, eine wäßrige anteriore und auch posteriore Rhinorrhoe, ein nasaler Juckreiz, ein diurnaler Rhythmus mit schweren Symptomen tagsüber und Linderung während der Nacht. Schließlich ist die allergische Rhinitis oft mit einer Konjunktivitis vergesellschaftet.

Die wichtige Differentialdiagnose der schlecht definierten Gruppe der intrinsischen Rhinitis ist die nicht-allergische eosinophile Rhinitis, deren Auslöser unbekannt ist. Arzneimittel, Nahrungsmittel und Umweltgifte können ebenfalls eine intrinsische Rhinitis auslösen. Tumoren, Sarkoidose und der Morbus Wegener können ebenfalls zu Symptomen führen, die eine intrinsische oder strukturelle Rhinitis vermuten lassen.

Allergologische Hauttests sollten durchgeführt werden, wenn sich keine offensichtlichen anderen Ursachen für die Symptomatik eruieren lassen. Umgekehrt kann auf einen Hauttest verzichtet werden, wenn eine saisonale allergische Rhinitis auf die symptomatische Behandlung anspricht.

Ein erhöhter Prozentsatz an Bluteosinophilen zeigt eine atopische Disposition an. Sie ist jedoch von der Größe des befallenen Organes abhängig, daher ist ihr Wert bei der Rhinitis allergica beschränkt. Das gleiche gilt für die IgE-Serumkonzentration. Die Messung einer allergospezifischen IgE-Bindung ist nur dann sinnvoll, wenn sich Hauttests verbieten, z.B. bei Medikation von H_1-Antagonisten oder wenn Testallergene nicht zur Verfügung stehen.

Der nasale Provokationstest wird in einen anderen Kapitel besprochen.

4.1.3.4. Therapie

Es ist ausgesprochen wichtig, daß der Patient über die Krankheit aufgeklärt wird und im Falle von Kindern die Eltern aufgeklärt werden. Es muß den Betroffenen klar werden, daß es sich um eine chronische Krankheit handelt und daß der Erfolg der symptomatischen Therapie zu einem Großteil von ihrer Kooperation abhängt. Schriftliches Informationsmaterial ist hier sehr wertvoll.

Allergenmeidung oder Allergenkarenz ist die effektivste Therapie und kann bei allergischen Reaktionen gegen Nahrungsmittel, Arzneimittel oder Tierepithelien erreicht werden. Eine Karenz gegenüber Aeroplankton, wie Pollen oder Pilzsporen, läßt sich im allgemeinen nicht erreichen. Manchmal ist ein Ortswechsel hilfreich. Maßnahmen zur Reduktion der Hausstaubkonzentration in der Wohnung sind hilfreich in der Reduktion der Symptomatik (☞ Kap. 4.1.1.4.).

4.1.3.5. Pharmakologische Therapie

Eine Reihe pharmakologischer Substanzen stehen zur symptomatischen Therapie der allergischen Rhinitis zur Verfügung, deren Wirkprofile aus der Tab. 4.1 entnommen werden können.

	Symptom		
	Niesen	Obstruktion	Sekretion
α-Stimulanz	-	+	-
Cromoglykate	+	+	+
Antihistaminika (topisch, systemisch)	+	-	+
topische Corticoide	+	+	+
Anticholinergika	-	-	+

Tab. 4.1: Charakteristika verschiedener Medikamente zur Therapie der Rhinitis.

α-Stimulanzien sind Vasokonstriktoren, die bei der Rhinitis einen breiten Einsatz finden. Sie werden vorwiegend topisch angewandt, da die systemische Gabe mit einer Reihe von Nebenwirkungen behaftet ist. Xylometazolin und Oxymetazolin haben ein günstiges Wirkprofil. Sie weisen eine lange Wirkdauer auf und führen bei Wirkende nur zu einer geringen reaktiven Kongestion. Sie können für den gelegentlichen Gebrauch bis zu 2 Wochen empfohlen werden. Ein permanenter Gebrauch birgt die Gefahr, eine Rhinitis medicamentosa, deren nasale Obstruktion dann auf Vasokonstriktoren nicht mehr anspricht, zu entwickeln.

Die neueren Antihistaminika haben nur noch geringe oder keine sedativen Nebenwirkungen. Terfenadin, Astemizol, Loratadin und Cetirizin zeichnen sich durch eine höhere Affinität für die H_1-Rezeptoren aus, die sich auf sensiblen Nerven und Blutgefäßen befinden. Die Wirkung des Histamins wird durch sie kompetitiv gehemmt. Sie lindern die Rhinorrhoe, den Nies- und den Juckreiz. Die Obstruktion der Nase wird jedoch nicht beeinflußt. Mit Levocabastin steht ein topisches Antihistaminikum zur Verfügung, das im konjunktivalen und Nasenschleimhautbereich angewendet werden kann.

Natrium-Cromoglykat soll über die Stabilisierung der Mastzellmembranen antiinflammatorisch wirken. Seine klinischen Effekte entsprechen etwa denen der Antihistaminika. Wegen seiner kurzen Halbwertszeit muß es bis zu 6 x täglich in die Nase eingebracht werden, was die Compliance mindert. Bei der Konjunktivitis, die eine Rhinitis oft begleitet, sind Natrium-Cromoglykate recht wirksam. Nebenwirkungen sind sehr selten. Medocromil-Natrium hat ein ähnliches Wirkprofil und Einsatzfeld wie die Cromoglykate. Cromoglykate wirken jedoch nicht promt, sondern bedürfen einiger Tage "Anlaufzeit".

Topische Corticosteroide für die nasale Anwendung haben die therapeutischen Möglichkeiten deutlich erweitert (Beclomethason, Budesonid, Flunisolid und Fluticason). Sie sind deutlich effektiver als Antihistaminika oder Cromoglykate und können bequem als Dosieraerosole 1 oder 2 x täglich angewandt werden. Den Patienten muß jedoch erklärt werden, daß ihr Effekt nur verzögert eintritt und eine konstante Anwendung notwendig ist. Weiterhin muß den Patienten klar sein, daß das Medikament die nasale Mukosa erreichen muß, d.h. im Falle von Symptomen müssen die Nasengänge durch Vasokonstriktoren zunächst geöffnet werden. Nur sehr selten ist eine systemische Anwendung gerechtfertigt.

Die letzten Jahre haben gezeigt, daß die topischen Corticosteroide bei der nasalen Anwendung nur wenige lokale und systemische Nebenwirkungen aufweisen und daß sie auch über eine längere Zeitspanne zur Behandlung der saisonalen allergischen Rhinitis bei Erwachsenen und Kindern angewandt werden können. Nasenseptumperforationen sind seltene Nebenwirkungen.

Die starke antientzündliche Potenz der nasal angewendeten Corticosteroide und ihre geringen Nebenwirkungen haben sie zu Medikamenten der ersten Wahl bei der allergischen Rhinitis werden lassen, die durch Vasokonstriktiva und Antiallergika ergänzt werden. Umstritten ist die Behandlung allergischer Rhinitiden, vor allem der Pollinosis, mit intramuskulären Injektionen von Corticosteroid-Depotpräparaten. Gegen diese Applikationsweise sprechen die schlechte Steuerbarkeit, die injektionsbedingten Nebenwirkungen (Abszesse, lokale Nekrose) und die Tatsache, daß nach 3 bis 6 Wochen häufig eine zweite Injektion nötig wird. Außerdem werden die Symptome häufig nur gemildert und erfordern nach wie vor eine weitere medikamentöse Therapie. Wenn mit lokalen Maßnahmen die Symptomatik nicht beherrschbar ist, können sporadisch Corticosteroide p.o. in geringer Dosierung (z.B. Prednison 5 mg/Tag) zur Anwendung kommen. Liegt eine Rhinokonjunktivitis vor, so darf die okuläre Symptomatik nicht vernachlässigt werden. Es empfehlen sich lokale Vasokonstriktoren und Antihistaminika oder auch systemische Antihistaminika.

Eine Hyposensibilisierung ist eine Alternative, wenn trotz weitgehender Allergenmeidung und der üblichen pharmakologischen Therapie die Symptome nicht beherrscht werden.

Man hat Hinweise dafür, daß eine unzureichende Therapie einer allergischen Rhinitis zu einem Etagenwechsel führt, d.h., daß sich nach einigen Jahren ein Asthma bronchiale einstellt. Etwa 80 % der Patienten mit allergischem Asthma bronchiale leiden auch an einer allergischen Rhinitis, die dem Asthma bronchiale lange vorausging. Ob dieser Etagenwechsel schicksalhaft eintritt oder durch die orale Atmung bei behinderter Nasenatmung begünstigt wird und daher eine effektive Therapie den Etagenwechsel verhindern kann, ist derzeit unklar.

Ist eine Rhinitis mit Affektionen der Nasennebenhöhlen vergesellschaftet, so sprechen diese in der Regel auf die Therapie ebenfalls an, können jedoch auch durch Polypen, die eventuell durch nicht-steroidale Antiphlogistika bedingt sind, hervorgerufen werden. Daher sollte eine HNO-ärztliche Untersuchung erfolgen.

4.1.4. Asthma bronchiale

4.1.4.1. Ätiopathogenese

Als Asthma bronchiale bezeichnet man eine variable und reversible Atemwegsobstruktion in Folge einer Hyperreaktivität der Atemwege, die auf einer Entzündung der bronchialen Schleimhaut beruht. Diese Definition aus einem internationalen Konsensus-Bericht (1993) erfordert, daß bekannte ätiologische Faktoren identifiziert werden - z.B. allergisches, physikalisch-irritatives, chemisch-irritatives oder postinfektiöses Asthma bronchiale.

Man schätzt, daß in Mitteleuropa etwa 10-14 % der Bevölkerung unter einer allergischen Erkrankung des Respirationstraktes (allergisches Asthma bronchiale oder allergische Rhinitis) leiden oder gelitten haben. Dabei ist die Pollinosis mit ca. 10 % am häufigsten und die perenniale Rhinitis und das Asthma bronchiale sind mit je etwa 2 % gleich häufig. Vergleichende Untersuchungen in Ländern mit ähnlichem Lebensstil ergaben eine weite Spanne der Asthmahäufigkeit von 0,7 % (Japan) bis 7,1 % (Neuseeland). In Deutschland wird die Prävalenz auf etwa 3 % geschätzt. Durch wiederholte epidemiologische Untersuchungen läßt sich eindeutig eine Zunahme der allergischen Erkrankungen und insbesondere des Asthma bronchiale für Deutschland und andere Länder belegen. Allergische Atemwegserkrankungen findet man besonders gehäuft bei Jugendlichen, wobei ca. 15 % unter einer Pollinosis und ca. 3 % zusätzlich unter einem Asthma bronchiale leiden. Veränderte Lebensgewohnheiten und die Exposition gegenüber gasförmigen und

4.1. Atopische Erkrankungen

partikulären Luftschadstoffen werden als die wesentlichen Ursachen angesehen. Daneben läßt sich bei vielen Patienten eine familiäre Disposition zur bronchialen Hyperreaktivität und zur Allergie nachweisen.

Die erhöhten Schadstoffkonzentrationen in der Luft (NO_x, SO_2, Ozon) führen zu einer Epithelschädigung des Respirationstraktes, wodurch eine Allergenaufnahme durch die Mukosa begünstigt wird. Weiterhin können Allergene auf partikulären Luftschadstoffen adsorbiert sein, was mit einer erhöhten allergenen Potenz einhergeht. Zu diesen Kofaktoren gehört auch die Exposition von Kindern gegenüber Zigarettenrauch.

Es gibt epidemiologische Hinweise dafür, daß veränderte Lebensgewohnheiten zu einer erhöhten Allergenbelastung mit der Folge einer Allergiezunahme geführt haben. Die moderne Bauweise bewirkt eine bessere Wärmeisolation, die einerseits die intramurale Luftfeuchtigkeit erhöht und andererseits die Ventilation der Wohnräume behindert. Werden zudem noch Teppichböden verlegt, so werden gute Bedingungen für Schimmelpilzwachstum und Milbenbesiedlung geschaffen. Dieses führt zu einer hohen Konzentration von Allergenen in der Raumluft. Auch die Allergene von in der Wohnung gehaltenen Haustieren finden sich bei dieser Bauweise in hoher Konzentration in der Innenraumluft.

Durch den Rückgang der parasitären Erkrankungen in den Industrienationen findet sich nur wenig IgE mit antiparasitären Spezifitäten auf den Mastzellen und Basophilen. Der größte Teil des IgE ist heute Allergen-bedingt. Die hohe Konzentration von Allergenen in der Raumluft, die Schädigung der Mukosa/Umwelt-Barriere durch Luftschadstoffe und der im Vergleich zu früher deutlich längere Aufenthalt in geschlossenen Räumen führen zusammen mit dem erhöhten Allergen-spezifischen IgE zur vermehrten Entwicklung von Allergien, wobei jeder der einzelnen Faktoren zu der erhöhten Inzidenz nur wenig beiträgt und diese Kausalkette lediglich plausibel und nicht bewiesen ist.

> Klar gezeigt ist jedoch, daß bei Kindern und Jugendlichen das Zigarettenrauchen und auch das Passivrauchen die Mukosa/Umwelt-Barriere der Bronchialschleimhaut stört und vermehrt zu Allergien führt.

Der Respirationstrakt besitzt eine Reihe von spezifischen und unspezifischen Abwehrmechanismen. Bei Nasenatmung wird die eingeatmete Luft auf ca. 30°C angewärmt, zu 98 bis 99 % mit Wasserdampf gesättigt und filtriert. Bei der Atmung durch den Mund erreichen unspezifische Reize wie Kälte und Partikel den Bronchialbaum und die niedrige Luftfeuchte führt zum Austrocknen des Bronchialmukus, der dann nur noch schwer vom Flimmerepithel oralwärts bewegt werden kann. Auch wasserlösliche Schadstoffe werden zurückgehalten, so daß Ozon, Schwefeldioxid und Formaldehyd bei Nasenatmung kaum den unteren Respirationstrakt erreichen. Dies ist bei körperlicher Arbeit jedoch nicht mehr gegeben, da hier mehr eine naso-orale Atmung zum Einsatz kommt. So erklären sich die berufsbedingten Sensibilisierungen bei ungenügenden Arbeitsschutzmaßnahmen. Bei Patienten mit hyperreagiblem Bronchialsystem und behinderter Nasenatmung sollte diese operativ saniert werden, da bei Mundatmung die nicht genügend erwärmte und Irritanzien-reiche Luft zur Bronchokonstriktion führen kann.

Die Partikelgröße und die Löslichkeit der Allergene entscheidet, wo die allergische Reaktion abläuft. Größere Partikel (10 µm) schlagen sich in der Nase und im Bronchialsystem nieder. Dort werden sie durch den mukoziliären Transport oralwärts bewegt und verschluckt. Die meisten Pollen haben eine Größe, die eine nasale Filtration erlaubt und daher kommt es bei Pollenallergie häufiger zur allergischen Rhinitis und seltener zum Asthma bronchiale. Das Niesen und das Husten tragen wesentlich zur Reinigung des Bronchialbaums bei. Die Konsistenz des Bronchialschleimes ist ebenfalls von Wichtigkeit, da ein zäher Schleim (bei Dyskrinie, bei bronchialer Entzündungen oder Umweltbelastungen) nur schlecht vom Flimmerepithel bewegt werden kann und somit zum großen Teil im Bronchialbaum verbleibt und eine Keimbesiedlung begünstigt.

Schwebeteilchen unter 2 μm Größe und in Nebeltröpfchen gelöste Moleküle können die distalen Atemwege erreichen und über die Alveole mit dem Immunsystem in Kontakt treten. Sensibilisierungen sind gegen eine große Vielfalt von Umweltantigenen feststellbar, wobei es sich hier meist um eine IgG- oder T-Zell-vermittelte Immunreaktion handelt wie sie auch bei einer parenteralen Immunisierung beobachtet wird. Sensibilisierungen über die Bronchialschleimhaut hingegen führen vorwiegend zu einer IgE-vermittelten oder mukösen Immunabwehr.

Die allergische IgE-vermittelte Reaktion ist dadurch charakterisiert, daß die Antigen-Präsentation durch die Langerhans-Zellen vor allem zur Entwicklung von TH2-Zellen führt, die eine IgE-Produktion durch die B-Zellen bahnt (☞ Kap. 2.). Findet sich allergospezifisches IgE auf den Mastzellen und Basophilen der Bronchialschleimhaut, so kommt es bei erneutem Allergenkontakt zur Vernetzung dieser Moleküle mit der Folge, daß eine große Zahl von Mediatoren (Histamin, PAF, LTC4, PGD2 u.s.w.) innerhalb von Sekunden bis Minuten nach Allergenkontakt freigesetzt werden, die zu einer Sofortsymptomatik mit Bronchokonstriktion, nasalem Juckreiz, Niesattacken und Hypersekretion führen.

Eine Spätreaktion kann sich drei bis acht (maximal 24) Stunden später einstellen. Sie geht häufig mit einer Bronchokonstriktion einher, was bei der Behandlung des Asthma bronchiale und der Durchführung von Allergen-spezifischen, bronchialen Provokationstests berücksichtigt werden muß. Die Spätreaktion wird durch die einwandernden Eosinophilen und Mediatoren, die im Rahmen der Sofortreaktion freigesetzt wurden, hervorgerufen (☞ Kap. 2.).

4.1.4.2. Pathophysiologie der bronchialen Reaktion

Die asthmatische Reaktion besteht aus einem Schleimhautödem, einer Hypersekretion und einem Spasmus der Bronchialmuskulatur. Diese Einzelreaktionen können durch immunologische Mechanismen ausgelöst werden. Ihre Ausprägung wird vom Grundtonus der Bronchialmuskulatur bestimmt, der durch ein Gleichgewicht zwischen cholinergen (bronchokonstriktorischen) und adrenergen (bronchodilatatorischen) Signalen reguliert wird. Eine Schädigung des Bronchialepithels führt dazu, daß verschiedene Noxen dieses Gleichgewicht stören können.

In die nervale Regulation des Bronchialtonus sind die efferenten Bahnen des Sympathikus und des Vagus involviert. Der Sympathikus wirkt über Adrenalin auf die β_2-Rezeptoren ein und setzt so den Bronchotonus herab. Die parasympathische Innervation ist im zentralen Teil des Bronchialtraktes besonders dicht und nimmt zur Peripherie hin ab. Sie wirkt über Acetylcholinrezeptoren bronchokonstriktorisch sowie sekretfördernd. Die vagale Bronchokonstriktion läßt sich durch Afferenzen aus dem Ösophagusbereich (z.B. im Rahmen eines Refluxes) und aus der Nase (Kaltluft, Staub) auslösen. Ein weiteres Element stellen Rezeptoren dar, die über afferente Bahnen ihre Reize an das ZNS vermitteln oder über direkte Reflexausbreitungen innerhalb der Lunge wirken. Hierzu gehören unter anderem die Dehnungsrezeptoren, deren Stimulation über markhaltige Fasern zu einer Hemmung der Inspiration führen und die darüber hinaus eine, wenn auch geringe, Bronchodilatation bewirken können. Die Irritanzrezeptoren werden durch physikalische Reize wie Kaltluft, Staubpartikel oder Nebel und durch chemische Reize wie Ozon, SO_2 oder Acetylcholin stimuliert und führen zu einer starken Bronchokonstriktion.

Letztlich beeinflussen Neuropeptide den Bronchotonus. Diese Peptide (z.B. Substanz P) bewirken eine Bronchokonstriktion, indem sie die Freisetzung von Acetylcholin aus efferenten Nervenfasern bewirken. Andererseits führen sie über die Freisetzung von Mediatoren aus Mastzellen zu einer neurogenen Entzündung. Ein wichtiges Neuropeptid ist das sogenannte vasoaktive intestinale Peptid (VIP). Es wirkt zunächst bronchodilatatorisch, wird aber während eines Asthmaanfalls durch die Proteasen aus den Eosinophilen zerstört, so daß dann die bronchokonstriktorischen Komponenten des Acetylcholins, der Entzündungsmediatoren sowie weiterer Neurotransmitter (Substanz P u.a.) überwiegen.

4.1.4.3. Bronchiale Hyperreagibilität

Unabhängig von der Art des Asthma bronchiale kommt es bei den Patienten nach Exposition gegenüber chemikalischen oder physikalischen Irritanzien zu einer Bronchokonstriktion. Dies tritt klinisch als hyperreagibles Bronchialsystem in Erscheinung, das sich atemphysiologisch quantifizieren läßt. Eine Reihe von Stimulanzien wie Histamin und Methacholin bewirken eine Stimulation der entsprechenden Rezeptoren der glatten Muskelzellen, die mit einer Bronchokonstriktion beantwortet werden. Die Inhalation von Bradykinin, β-Blockern oder kalter Luft führt indirekt über afferente Neuronen mit Stimulation cholinerger und peptiderger Reflexe ebenfalls zur Bronchokonstriktion.

Die Atemwege von Asthmatikern reagieren im Vergleich zu Gesunden auf deutlich niedrigere Konzentrationen solcher Stimulanzien mit einer ausgeprägten Bronchokonstriktion. Dieses Phänomen läßt sich mittels einer Dosis-Wirkungs-Kurve beschreiben (Abb. 4.2). Die Position der Kurve beschreibt die Atemwegsreagibilität und die Form der Kurve, die maximale Bronchokonstriktion. Typischerweise wird die Provokationsdosis, die einen 20 %igen Abfall der Einsekundenkapazität bewirkt, als Maß der Hyperreagibilität herangezogen.

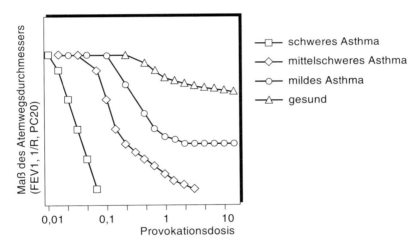

Abb. 4.2: Dosis-Wirkungs-Beziehung der unspezifischen bronchialen Provokation bei Asthma bronchiale unterschiedlicher Ausprägung. Die Lage und die Form der Kurve charakterisieren die unspezifische bronchiale Hyperreagibilität. Die Atemwege der Asthmatiker reagieren bei niedrigen Dosierungen mit einer stärkeren Bronchokonstriktion; das Plateau beim milden Asthma und dem Gesunden zeigt die maximale Obstruktion an.

4.1.4.4. Pathologie

Bei schweren Exazerbationen eines Asthma bronchiale finden sich Okklusionen kleiner und großer Atemwege durch ein Gemisch von zähem Mukus (Dyskrinie), Zelldebris und Plasmaproteinen, die Ausgußpfropfen kleinerer Segmentbronchien oder gar der Lappenbronchien bilden können. Solche dyskrinen Pfropfen werden häufig bei Sektionen von Patienten gefunden, die während eines Asthmaanfalls zu Tode kamen. Diese Dyskrinie ist hauptsächlich für den Refraktärstatus einer Asthmaexazerbation gegenüber inhalativen Bronchodilatatoren verantwortlich, ihr liegt eine intramuköse Entzündung zugrunde.

Im Sputum lassen sich Zeichen dieser Entzündung, wie Eosinophile und ihre Produkte, Mastzellen, Basophile und desquamierte Epithelzellen finden. Mittels der bronchoalveolären Lavage können diese

Zellen für in-vitro-Untersuchungen entnommen werden. In bronchoskopischen Schleimhautbiopsien konnten die zugrundeliegenden entzündlichen Prozesse analysiert werden. Es findet sich ein fragiles, ödematöses Epithel, das von Eosinophilen und aktivierten Lymphozyten durchsetzt ist. Die Zahl der Mastzellen und Basophilen ändert sich im Vergleich mit dem Gesunden kaum. Es finden sich jedoch Aktivierungszeichen dieser Zellen. Die histomorphologischen Veränderungen sind in ähnlicher Form bei sämtlichen klinischen Typen des Asthma bronchiale zu finden. Daher wird die Unterteilung in allergisches, gemischtförmiges und intrinsisches Asthma bronchiale zunehmend verlassen.

Das oben Dargelegte zeigt, daß die Ätiologie des Asthma bronchiale äußerst vielfältig ist und daß zumeist eine Reihe von Faktoren ineinandergreifen, die in den meisten Fällen nicht exakt definierbar sind. Außer Frage steht, daß beim Asthma bronchiale der inhalativen Sensibilisierung eine große Bedeutung zukommt. Unter dem Blickwinkel der Häufigkeit sind folgende Allergene zu beachten:

- Haustiere (Katze, Hund, Pferd, Nagetiere)
- Pollen (Gräser, Roggen, Birke, Erle, Hasel, Buche, Wegerich)
- Hausstaubmilben
- Pilzsporen (Aspergillenspezies, Alternaria tenuis)
- Insektengiftallergene (Biene, Wespe) und
- berufliche Allergene (Bäcker, Landwirte, Tierpfleger, Friseure, Molkereiarbeiter [Kasein])

Weiterhin ist die orale (Nahrungsmittelallergene) und die hämatogene (Insektengiftallergene) Sensibilisierung möglich. Postinfektiös, nach einem viralen oder bakteriellen Infekt der Atemwege, kann eine Hyperreagibilität, die durch die entzündlichen Veränderungen in der Mukosa hervorgerufen wird, zu einem Asthma bronchiale führen. Chemische und physikalische Noxen sind schon bei erster Exposition in der Lage, je nach Dosis und Toxizität, reversible und auch irreversible Schädigungen der Atemwege zu bewirken. Arbeitsmedizinisch bedeutsame Noxen sind SO_2, NO_x, Ozon, Formaldehyd, Lackdämpfe, Holz- und Lederschutzmittel, Klebstoffe, Weichmacher und Isozyanate.

4.1.4.5. Klinik

Die anfallsartige Atemnot, zeitweise begleitet von Husten oder Hustenattacken, mit in der Regel spärlichem, glasig-zähem Auswurf, ist das Leitsymptom des Asthma bronchiale. Wie die Ätiologien, so ist auch die klinische Symptomatologie des Asthma bronchiale außerordentlich variantenreich, so daß sich pathognomonische Krankheitszeichen nicht beschreiben lassen.

Bei durch Milben ausgelöstem Asthma bronchiale können eine subjektiv kaum wahrnehmbare Kurzatmigkeit im Wechsel mit Beschwerdefreiheit oder rezidivierenden Hustenattacken beobachtet werden. Das entgegengesetzte Extrem bildet der Status asthmaticus mit lebensbedrohlichen, lange andauernden Dyspnoezuständen.

Charakteristischerweise empfindet der Asthmatiker seine Luftnot während der Nacht und in den frühen Morgenstunden am ausgeprägtesten. Ursächlich hierfür ist die zirkadiane Rhythmik der Pathomechanismen des hyperreagiblen Bronchialsystems. In den frühen Morgenstunden finden sich ein Anstieg des Vagotonus, ein Rückgang des zirkulierenden Adrenalins und ein Tief der endogenen Cortisolproduktion ein, die alle den Bronchokonstriktorentonus erhöhen.

Im Asthmaanfall oder bei chronischem Krankheitsverlauf ist der klinische Befund durch auskultatorisch erfaßbares Giemen, Pfeifen oder Brummen begleitet von mittel- bis gröberblasigen Rasselgeräuschen und ein verlängertes Exspirium gekennzeichnet (salopperweise in der Klinik auch als obstruktives "Katzenkonzert" bezeichnet). Nach der neuen Nomenklatur der Auskultation werden Giemen, Pfeifen und Brummen als kontinuierliche und die Rasselgeräusche als dyskontinuierliche Nebengeräusche bezeichnet. Bei einer ausgeprägten Obstruktion nutzt der Patient die Atemhilfsmuskulatur, um die erforderliche vermehrte Atemarbeit zur Überwindung der hohen Strömungswiderstände aufzubringen. Klagt der Patient über starke Atemnot und sind über der Lunge nur vereinzeltes Giemen und Brummen oder gar keine Atemgeräusche hörbar, dann signalisiert dieser Befund einen für den Patienten äußerst bedrohlichen Zustand (stille Lunge), der durch eine extreme Überblähung und minimale Ventilation gekennzeichnet ist. Je nach Schwere der Dyspnoeanfälle und Dauer des Krankheitsbildes sind Veränderungen des knöchernen Thorax im Sinne einer zur Inspiration verschobenen Atemmittellage mit faßförmig oder glockenförmig verformtem Brustkorb zu erkennen. Die Perkussion ergibt einen hypersonoren Klopfschall, das Zwerchfell steht tief und ist eingeschränkt atemverschieblich.

In der Regel finden sich geringe Mengen Auswurf, der meist glasig oder weißlich gefärbt ist. Selten kommt es zu einem gelben Auswurf, wobei die gelbe Farbe sowohl durch Eosinophile als auch durch eine bakterielle Besiedlung bedingt sein kann.

Hat sich infolge wiederholten Allergenkontakts oder Persistieren des Allergens in den Bronchien eine chronisch-eosinophile Entzündungsreaktion entwickelt, verursachen bereits unspezifische Reize Symptome, so daß es dann immer schwieriger wird, den ätiologischen Zusammenhang zum ursprünglichen Auslöser der Entzündungsreaktion aus der Anamnese zu erkennen. Die Symptomatik kann dann durch Kaltluft, körperliche Anstrengung, Gerüche, physikalische oder chemische Irritanzien, Nebel, Wetterwechsel und psychischen Streß auslöst werden. Es bestehen große individuelle Unterschiede in der Empfindlichkeit für Atemnot und dem Zwang zur Hyperventilation. So kann ein Patient auf einen 50 %-igen Abfall der Einsekundenkapazität mit Angst und subjektiv extremer Atemnot reagieren, während ein anderer Patient sich trotz eines gleich großen Abfalls der Einsekundenkapazität noch wohl fühlt. Die Schwere des Asthmas und der Asthmaattacken kann deshalb nur mit subjektiver Messung erfaßt werden. Eine klinische Einteilung in vier Schweregrade hat sich bewährt (Tab. 4.2).

Schweregrad	Selbstempfinden	Lungenfunktion
I. (leicht)	keine Beeinträchtigungen des täglichen Lebens	im Intervall normal
II. (mittelschwer)	zeitweise Beeinträchtigungen des täglichen Lebens	im Intervall Zeichen der obstruktiven Ventilationsstörung
III. (schwer)	häufig oder längere Beeinträchtigungen des täglichen Lebens	ständig Zeichen der obstruktiven Ventilationsstörung, reversible Lungenüberblähung
IV. (sehr schwer)	dauernde und deutliche Beeinträchtigungen des täglichen Lebens	ständig Zeichen der obstruktiven Ventilationsstörung, irreversible Lungenüberblähung

Tab. 4.2: Schweregrade des Asthma bronchiale.

Quoad vitam ist die Prognose des Asthma bronchiale gut. Im statistischen Mittel findet sich bei Asthmatikern, die kunstgerecht behandelt werden, eine normale Lebenserwartung. Eine Übersterblichkeit, die das statistische Mittel nicht senkt, besteht jedoch bei 20- bis 40-jährigen Patienten. Daher benötigen Patienten dieser Altersgruppe eine konsequente Therapie und besondere ärztliche Aufmerksamkeit.

4.1.4.6. Status asthmaticus

Ein mehrere Stunden anhaltender Zustand schwerster Ruhedyspnoe, der auf die Therapie mit Bronchospasmolytika nicht anspricht, wird als Status asthmaticus bezeichnet. Es handelt sich um einen akuten lebensgefährlichen Zustand, der in jedem Fall eine stationäre Krankenhauseinweisung notwendig macht. Die Beschwerdeintensität kann wechseln, akute und protrahierte klinische Verlaufsformen werden beobachtet. Ein lebensbedrohlicher Status asthmaticus kann, auch als Erstmanifestation, in jedem Lebensalter auftreten. Eine Häufung findet sich jedoch im mittleren Lebensalter bei Patienten mit instabilem Asthma und ständiger Steroidbedürftigkeit. Mehr akute und häufiger tödliche Verläufe finden sich nach massiver Inhalation von Allergenen (z.B. Tierhaar) und Irritanzien (Reizgase) oder auch bei Medikamentenunverträglichkeiten (Analgetika, Penicillin, Kontrastmittel, β-Blocker). Häufig lassen sich bronchopulmonale Infekte als Auslöser feststellen, die protrahiert meist in Tagen oder aber auch in wenigen Stunden zu einer Befundverschlechterung führen, die in einem Status asthmaticus endet. In etwa der Hälfte der Fälle läßt sich jedoch kein Auslöser identifizieren. Für eine situationsgerechte Behandlung des Status asthmaticus ist eine exakte klinische Beobachtung notwendig. Hilfreich ist eine Einteilung in Schweregrade, die sich an einfach meßbaren Blutparametern orientiert (Tab. 4.3)

Grad I	paO_2 normal, $paCO_2$ erniedrigt (infolge der Hyperventilation)
Grad II	paO_2 7-9 kPa (beginnende Hypoxämie), $paCO_2$ normal
Grad III	paO_2 < 7 kPa, $paCO_2$ > 6,5 kPa, respiratorische Azidose

Tab. 4.3: Schweregrade des Status asthmaticus.

Die Durchführung einer Lungenfunktionsuntersuchung ist im Status asthmaticus kaum noch möglich, der Peak-Flow ist in der Regel unter 100 l/Min. (Norm altersabhängig > 250 - 600 l/Min.). Es findet sich ein stark dyspnoeischer, manchmal auch zyanotischer Patient mit keuchender Atmung und eventuell Distanzgiemen. Im Vordergrund der klinischen Symptomatik steht die Dyspnoe, Tachypnoe und Orthopnoe mit lauten, schon auf Distanz hörbaren exspiratorischen Atemgeräuschen. Die Patienten sitzen aufrecht, die Atemhilfsmuskulatur wird sichtbar mitbenötigt - die meisten sind ängstlich erregt, schwitzen, wirken erschöpft und können eine zentrale Zyanose zeigen. Gelegentlich findet sich ein Pulsus paradoxus. Aufgrund der vermehrten Atemarbeit, des Stresses und der vorangehenden medikamentösen Therapie mit Bronchospasmolytika und Theophyllin besteht meistens eine Tachykardie. Bei deutlich verlängertem Exspirium ist die Atemfrequenz jedoch beschleunigt (bis zu > 50/Min.). Auskultatorisch imponiert die Bronchospastik meist mit einem diffusen Giemen, Brummen und Pfeifen (Katzenkonzert). Eine auskultatorisch stille Lunge widerspricht der Diagnose Asthma bronchiale nicht, sondern ist ein alarmierendes Zeichen einer bedrohlichen Atemwegsobstruktion. Prognostisch ungünstig sind eine Abnahme der Herzfrequenz, ein Pulsus paradoxus, sichtbare Erschöpfung des Patienten bei maximaler Orthopnoe und das Auftreten von Bewußtseinstrübungen.

4.1.4.7. Diagnose und Differentialdiagnose

Die Anamnese enthält häufig detaillierte Hinweise für eine exakte Diagnose. Die Patienten beschreiben die anfallsartige Atemnot meist sehr eindrucksvoll, weitere Leitsymptome sind Juckreiz und Niesattacken im Zusammenhang mit Allergenexposition. Bei chronischer und chronisch-rezidivierender Allergenexposition klagen die Patienten über blockierte Nasenatmung, Anstrengungsasthma, Atemnot bei Gerüchen und nächtliche Atemnotanfälle. Da unspezifische Reize ebenfalls Symptome bewirken, ist ein klarer Bezug zum ursprünglich auslösenden Allergen oft nicht mehr gegeben. Eine detaillierte Anamnese kann jedoch noch oft Hinweise auf das ursprüngliche Allergen erbringen.

Es sollte gezielt nach Milieuwechsel gefragt werden, denn Patienten mit perennialem Asthma bronchiale bei Hausstaubmilbenallergie berichten häufig über eine Reduktion der Symptomatik, wenn sie sich im Urlaub in den Bergen aufhalten, wo im Hausstaub keine Milben enthalten sind. Ähnliche anamnestische Bezüge lassen sich auch beim berufsbedingten Asthma bronchiale erbringen. Die genetische Disposition kann durch das Erfragen von Atopieäquivalenten in der Familienanamnese (Milchschorf, Heuschnupfen, atopische Dermatitis bzw. endogenes Ekzem) erfolgen. Nächtliche Hustenattacken, insbesondere in den frühen Morgenstunden, können ein Asthmaäquivalent sein und die Anbahnung eines Asthma bronchiale ankündigen, daher sollte man bei der Erhebung der Anamnese immer danach fragen.

4.1. Atopische Erkrankungen

Ungezielte Laboruntersuchungen sind in der Diagnostik des Asthma bronchiale wenig hilfreich, das Routineprogramm eines internistischen Labors dient im wesentlichen der Differentialdiagnostik. Die relative und absolute Zunahme der eosinophilen Granulozyten im peripheren Blut ist ein häufiges, aber nicht regelhaftes Zeichen beim Asthma bronchiale, keinesfalls ein beweisendes Indiz für eine allergische Verursachung. Eosinophile finden sich auch im Sputum des Asthmatikers, das zudem Curschmannsche Spiralen und Charcot-Leydensche Kristalle enthält, deren diagnostische Bedeutung in praxi allerdings nur gering ist.

Funktionell ist das Asthma bronchiale durch eine obstruktive Ventilationsstörung charakterisiert, wobei das Ausmaß der Obstruktion vom Schweregrad und Stadium der Erkrankung abhängig ist und somit den Gasaustausch wechselnd beeinträchtigt. Eine obstruktive Ventilationsstörung kann an der Verminderung der Einsekundenkapazität (= Atemstoßtest = FEV_1 (forciertes Exspiratorisches Volumen in 1 Sekunde)), an der Erhöhung Resistance (= R = Strömungswiderstand der Atemwege (bodyplethysmographisch, oszillatorisch oder mit der Unterbrechermethode gemessen)), an der Deformierung der Flußvolumenkurve (Verminderung der Flüsse bei niedrigem Lungenvolumina) sowie an der Verminderung des Peak Flow (= maximale Atemstromstärke bei forcierter Exspiration = PEF (peak expiratory flow)). Bei fast jedem Asthmapatienten findet man darüber hinaus eine Erhöhung des thorakalen Gasvolumens (TGV) bzw. des Residualvolumens (RV) oder der funktionellen Residualkapazität (RFC) als Ausdruck der durch die Obstruktion verursachten Lungenüberblähung, die nicht mit einem Lungenemphysem verwechselt werden darf (zur Lungenfunktion s.u.). Die typische Veränderung einer Resistance-Schleife bei einem Asthma bronchiale ist in Abb. 4.3 dargestellt. Man erkennt, daß bei der Exspiration zunächst eine große Druckdifferenz aufgebaut wird, ohne daß es zu einem entsprechenden exspiratorischen Fluß kommt. Im Vergleich zur normalen Resistance-Schleife zeigt sich, daß ein ausreichender exspiratorischer Fluß erst bei einer deutlich erhöhten Druckdifferenz zustande kommt.

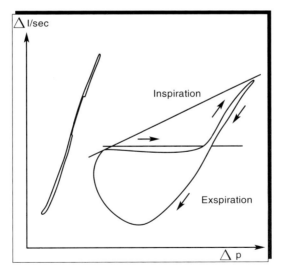

Abb. 4.3: Die normale, bodyplethysmographisch gemessene Resistanceschleife links zeigt, daß eine geringe Druckdifferenz (Δp) ausreicht um eine große Flußdifferenz (Δl/sec.) in der In- und Exspiration zu erreichen. Bei einer Obstruktion (rechts) ist die Inspiration wenig beeinträchtigt, bei der Exspiration werden jedoch hohe Druckdifferenzen für einen ausreichenden Atemfluß benötigt, was zu der charakteristischen keulenförmigen Deformation der Schleife führt. Der horizontale Strich zeigt die Atemmittellage an, die Pfeile die Richtung des Atemzyklus und der Schrägstrich zeigt die Steigung der Atemschleife, die im Vergleich zum gesunden der Berechnung der Resistance dient.

Von diagnostischer und therapeutischer Relevanz ist die Prüfung der Reversibilität der Parameter der Obstruktion und der Lungenüberblähung nach Inhalation eines β_2-Sympathikomimetikums. In einem späten Stadium der Erkrankung kann die Reversibilität verlorengehen und sich ein Lungenemphysem einstellen, das am typischen körperlichen Aspekt, den charakteristischen Röntgenveränderungen (tiefstehendes Zwerchfell, weite Rippenzwischenräume, weiter Retrosternalraum und Faßthorax) und den charakteristischen Befunden der Lungenfunktion (erhöhtes TGV) erkannt wird.

4.1.4.8. Unspezifischer und spezifischer bronchialer Provokationstest

Die unspezifische bronchiale Provokation mit physikalischen oder chemischen Reizen dient dem Nachweis der bronchialen Hyperreaktivität, die regelhaft mit dem Asthma bronchiale vergesellschaftet ist. In der Praxis wird die Provokation mit der Inhalation von cholinergen Substanzen (Acetylcholin, Methacholin) oder mit Mediatoren (z.B. Histamin) durchgeführt. Die Patienten inhalieren zunehmende kumulative Dosen oder steigende Konzentrationen der Stimulanzien, und im positiven Fall findet sich ein Anstieg der Resistance auf mindestens das Doppelte des Ausgangswertes oder ein Abfall der Einsekundenkapazität um mindestens 20 %. Das Ausmaß der Hyperreagibilität wird mittels der Provokationskonzentration beschrieben, die einen 20%igen Abfall der Einsekundenkapazität herbeiführt (PC20). Ein Beispiel einer inhalativen Provokation findet sich in Abb. 4.4.

Die im unspezifischen Provokationstest eingesetzten Substanzen lösen nur eine Sofortreaktion aus und können daher problemlos diagnostisch eingesetzt werden. Bei einer Provokation mit Allergenen kommt es nicht nur zu einer Sofortreaktion, sondern unter Umständen auch zu einer schweren Spätreaktion. Der Einsatz dieser an sich sehr sinnvollen Provokationstestung ist daher auf gutachtliche Fragestellungen im arbeitsmedizinischen Bereich beschränkt. Falls ein klinisch relevantes Allergen nicht benutzt werden kann und eine spezifische Testung benötigt wird, so ist es sinnvoll, eine nasale Provokationstestung durchzuführen (☞ Kap. 16.2.7.). Diese Methode ist jedoch schwierig zu standardisieren und erfordert eine große Erfahrung des Untersuchers.

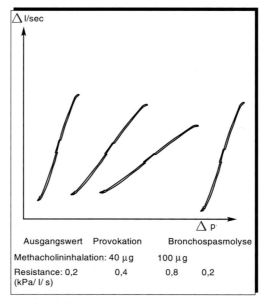

Abb. 4.4: Asthma bronchiale. Das Beispiel einer inhalativen Provokation zeigt einen positiven Befund mit bodyplethysmographisch gemessener, erhöhter Resistance, die sich durch Inhalation eines β_2-Sympathomimetikums wieder normalisiert.

4.1.4.9. Allergologische Untersuchungen

Hat die Anamnese Hinweise auf Auslöser geliefert, so können Karenz- und Reexpositionsmaßnahmen mit Wechsel der asthmatischen Beschwerden den Verdacht erhärten. Hier ist es hilfreich, wenn der Patient einen Symptomenkalender führt.

Mittels Hauttest kann schnell und kostengünstig danach gefahndet werden, gegen welche Umweltantigene der Patient IgE-Antikörper produziert. Die Sensitivität des Hauttestes ist hierbei groß, seine Spezifität ist jedoch nur mäßig. Die Interpretation des Hauttestes ist stets von einer relevanten Anamnese abhängig. Er ist häufig ohne klinisches Korrelat positiv und weist dann lediglich auf eine Sensibilisierung hin. Für die Diagnostik des Asthma bronchiale eignen sich Prick-, Intrakutan- sowie Reibtests (zur Durchführung ☞ Kap. 16.2.1. - 16.2.4.).

Mit immunologischen In-vitro-Tests kann der Gesamt-IgE-Spiegel gemessen werden und eine allergospezifische IgE-Bindung erfaßt werden. Ein hohes Gesamt-IgE wird häufig gefunden, normale IgE-Werte schließen eine Allergie jedoch keineswegs aus. Die Bestimmung Allergen-spezifischer IgE-Antikörper ist kein Routine- oder Screeningverfahren in der Diagnostik des Asthma bronchiale. Sie ist dann indiziert, wenn Hauttests nicht durchgeführt werden können (z.B. Dermatitis, Urticaria factitia, Kinder unter 4 Jahren), wenn ein hoher Sensibilisierungsgrad (z.B. Insektenallergene, berufliche Sensibilisierungen) vorliegt, wenn Anamnese und Hauttests nicht übereinstimmen und wenn Provokationstests oder Reexpositionen sich verbieten oder nicht durchführbar sind. Die allergologische Diagnostik des Asthma bronchiale ist in Tab. *Asthma* zusammengefaßt.

diagnostische Maßnahme	Aussage
Anamnese	Hinweise auf allergische Auslösung
Karenz- und Reexpositionsversuche	Anhalt für allergische Auslösung
Hauttests (Prick-Test, Intrakutantest, Reibtest)	Nachweis spezifischer sensibilisierender Antikörper
immunologische in-vitro-Tests	Nachweis des Gesamt-IgE und Allergen-spezifischer Antikörper im Serum
bronchialer Provokationstest	Nachweis der klinischen Relevanz (Produktivität) am Manifestationsorgan

Tab. 4.4: Allergologische Diagnostik des Asthma bronchiale.

Aus pathogenetischer Sicht ist eine Unterteilung in allergisches, gemischtförmiges und intrinsisches Asthma bronchiale wenig sinnvoll, denn die immunologischen Unterschiede sind nur diskret und ihre pathogenetische Bedeutung ungeklärt. Unter klinischen Gesichtspunkten wird diese Einteilung jedoch weiterhin vorgenommen, da das intrinsische Asthma bronchiale oft stärker ausgeprägt ist und häufig eine Indikation zur systemischen Behandlung mit Corticosteroiden darstellt.

> Von einem intrinsischen Asthma bronchiale spricht man, wenn weder ein Allergen noch ein anderer auslösender Stimulus gefunden werden kann.

Die differentialdiagnostischen Möglichkeiten der Atemnot müssen beim Asthma bronchiale abgeklärt werden. Bei Kindern ist es wichtig, an angeborene Mißbildungen (z.B. Bronchialzyste), an eine Aspiration oder das Syndrom der immotilen Zilien (Kartagener-Syndrom) zu denken. Eine Polyposis nasi kann Zeichen einer zystischen Fibrose sein. Zum Ausschluß sollte ein Schweißtest durchgeführt werden. Die folgende Tab. 4.5 faßt die differentialdiagnostisch notwendigen Erwägungen zusammen.

Erkrankungen der Atemwege	• Glottisödem • Pseudokrupp • Kehlkopftumor • Trachealstenose (endo- oder exobronchialer Tumor, Lymphknoten, retrosternale Struma) • akute und chronische Bronchitis • Bronchiektasen • Asthma bronchiale • Vaskulitis Churg-Strauß • Tumoren der Atemwege und der Lunge
Erkrankungen des Lungenparenchyms	• Lobärpneumonie • fibrosierende Lungenerkrankungen • Pneumokoniosen • Lungenemphysem
Erkrankungen der Lungengefäße	• Lungenembolie
Erkrankungen der Pleura	• Spontanpneumothorax • Pleuraerguß
Erkrankungen des Herzens	• Linksherzinsuffizienz • (Herzinfarkt, Klappenvitien, Hypertonus, Kardiomyopathie)

Tab. 4.5: Differentialdiagnose der Atemnot.

4.1.4.10. Therapie

Exogen-allergische Atemwegserkrankungen werden definitionsgemäß durch ein Allergen bewirkt. Ziel der Therapien ist Symptomfreiheit oder zumindest eine Minimierung der Symptomatik. Durch Vermeidung der Allergenexposition erfahren sehr viele Patienten eine Besserung des Krankheitsbildes. Das Meiden von Allergenen sollte bei jeder exogen-allergischen Atemwegserkrankung angestrebt werden. Allergenkarenz setzt jedoch eine komplette allergologische Abklärung voraus, damit die relevanten Allergene erkannt und entsprechende Schritte unternommen werden können. Aber auch bei Sensibilisierung gegen Allergene, die kaum gemieden werden können, ist die Information des Patienten über seine spezifische Allergie sehr hilfreich, damit durch einfache Verhaltensmaßregeln bei Pollen- oder Schimmelpilzallergien zumindest eine verminderte Allergenexposition erreicht werden kann.

Bei über 50 % der Patienten mit perennialem allergischen Asthma ist eine Hausstaubmilbenallergie für die Symptomatik verantwortlich. Daher gewinnt die Hausstaubmilbensanierung zunehmend an Bedeutung. Die wesentlichen Maßnahmen sind in der folgenden Tabelle aufgeführt. Luftbefeuchter führen durch die Erhöhung der Luftfeuchte zu einer Förderung des Milbenwachstums und sind außerdem häufig Herde von Schimmelpilzen.

In diesem Zusammenhang soll auch auf prophylaktische Maßnahmen zur Allergenvermeidung hingewiesen werden: Familien, in denen bekanntermaßen Allergien auftreten, sollten Zurückhaltung üben in der Anschaffung von gefiederten oder bepelzten Haustieren und sollten bei der Einrichtung darauf achten, daß keine Milbenbiotope entstehen. Auch sollten junge Allergiker in der Berufswahl beraten werden:

4.1. Atopische Erkrankungen

Bäcker, Florist, Tierpfleger, Friseur, Laborant, Chemiker etc. sind Berufe mit hoher Sensibilisierungsmöglichkeit oder Exposition gegenüber bronchialen Irritanzien und deshalb relativ ungünstig für einen Atopiker.

Futter/Nistplätze reduzieren	• Staubfänger entfernen (Teppiche, schwere Vorhänge, Stofftiere)
	• Topfpflanzen entfernen (Schimmelpilzreservoir)
	• keine Haustiere
	• waschbare Kissen und Bettdecken benutzen
	• Bettwäsche häufig wechseln
	• milbendichte Matratzenüberzüge benutzen
	• regelmäßiges, intensiven Reinigen des Haushalts
Lebensmilieu stören	• Luftfeuchtigkeit unter 50 % halten
	• Temperatur niedrig halten (wenn möglich < 18 °C)
	• vor allem im Schlafzimmer starke Temperatur- und Feuchtigkeitsschwankungen herbeiführen
	• Bettwäsche, Matratzen und Decken regelmäßig ins Freie hängen (Milben sind sehr lichtempfindlich)
chemische Maßnahmen	• eine chemische Beseitigung der Milbe ist möglich, jedoch nur von kurzer Dauer
medikamentöse Therapie	• Die symptomatische bronchospasmolytische und anti-allergische Therapie ist durch neuere Medikamente und Applikationsformen in den letzten Jahren stark verbessert worden und erlaubt in den meisten Fällen eine wesentliche Symptomreduktion

Tab. 4.6: Milbenreduktion.

Die medikamentöse Therapie kann weitgehend mit Taschendosieraerosolen durchgeführt werden. Die Patienten müssen in den Gebrauch dieser Applikationsform eingeführt werden und man muß sich davon überzeugen, daß korrekt inhaliert wird. Falls die Patienten den Aerosolstoß nicht koordiniert in der frühen Inspiration auslösen können, müssen Vorschaltkammern oder soggetriggerte Inhalatoren benutzt werden. In Anlehnung an die Empfehlungen der Fachgesellschaften ist die Therapie des Asthma bronchiale in einem nach Schweregraden ausgerichteten Stufenplan in der nachstehenden Tabelle zusammengefaßt. Die einzelnen Medikamente sind im folgenden dargestellt. Bei klinisch relevanten Mono- oder Oligosensibilisierungen kann, insbesondere bei Insektengiftallergie, eine Hyposensibilisierungsbehandlung erwogen werden.

Z. Zt. erfolgt die Anwendung der Dosieraerosole mit Ozon-schädlichen Treibgasen auf der Basis einer Ausnahmeregelung durch das Bundesgesundheitsamt. Diese Medikamente müssen zum Schutz der Ozonschicht vom Markt genommen werden. Alternative Treibgase und Düsenvernebler sind in der Erprobung und sollen die Fortführung dieser Applikationsform ermöglichen. Alternativ befinden sich bereits eine Reihe von Pulverinhalatoren auf dem Markt.

Stufe 1 (gering)	Stufe 2 (leicht)	Stufe 3 (mittelschwer)	Stufe 4 (schwer)
Merkmale: Symptome seltener als 3 x pro Woche	Merkmale: **Symptome häufiger als 3 x pro Woche** bis täglich, Peak-Flow 60-80 % des Sollwertes	Merkmale: **Symptome mehrfach täglich** und häufiger auch nachts, Peak-Flow morgens unter 60 % des Sollwertes	Merkmale: **Ständig Symptome** von erheblicher Intensität, körperliche Aktivität deutlich eingeschränkt, Peak-Flow morgens unter 50 % des Sollwertes, ausgeprägte tageszeitliche Schwankungen
Behandlung: kurz wirksames β_2-**Mimetikum** p.inh. bei Bedarf, vor körperlicher Anstrengung oder Allergenexposition	Behandlung: **inhalative Steroide** (250 - 1000 µg/die) und kurz wirksames β_2-**Mimetikum** p.inh. bei Bedarf (ca. 4 x / die), bei nächtlicher Symptomatik retardiert β_2-Mimetikum zur Nacht	Behandlung: **inhalative Steroide** (800 - 2000 µg/die) und retardiertes **Theophyllin** p.o. oder β_2-**Mimetikum** p.o. oder lang wirksames β_2-**Mimetikum** p.inh., evtl. in Kombination mit einem **Anticholinergikum** p. inh. und kurz wirksames β_2-**Mimetikum** p.inh. bei Bedarf (ca. 4 x / die), bei nächtlicher Symptomatik retardiertes β_2-**Mimetikum** p.o. zur Nacht	Behandlung: **inhalative Steroide** (800 - 2000 µg/die) und retardiertes **Theophyllin** p.o. und/oder β_2-**Mimetikum** p.o. und/oder lang wirksames β_2-**Mimetikum** p.inh., evtl. in Kombination mit einem **Anticholinergikum** p. inh. und **Steroide** p.o. und kurz wirksames β_2-**Mimetikum** p.inh. bei Bedarf (ca. 4 x / die)

Tab. 4.7: Stufentherapie des Asthma bronchiale.

β_2-Sympathomimetika

β_2-Sympathomimetika sind die am stärksten wirkenden bronchospasmolytischen Pharmaka und damit Mittel der ersten Wahl zur symptomatischen Therapie der Atemnot. β_2-Rezeptoren finden sich auf glatter Muskulatur und Gefäßmuskulatur sowie auf Skelettmuskeln. Über diese Rezeptoren wird intrazellulär ein Anstieg des zyklischen AMP (cAMP) bewirkt. Durch β_2-Sympathomimetika erschlafft die Muskulatur, die Gefäßmuskeln entspannen sich (mit geringem Abfall des diastolischen Blutdrucks und reflektorischer Tachykardie) und gelegentlich kommt es infolge der Stimulation der Skelettmuskeln zu einem Tremor. Die Wirkung dieser Medikamentenklasse tritt innerhalb 2 Minuten ein und dauert ca. 4 bis 6 Stunden an. Daher müssen sie drei- bis viermal pro Tag appliziert werden. Neben dem Haupteffekt der Relaxation der glatten Bronchialmuskulatur besitzen sie in geringem Umfang weitere günstige Eigenschaften, die ihren Einsatz bei Patienten mit allergischen Atemwegserkrankungen rechtfertigen: Verbesserung der mukoziliären Clearance durch Aktivierung der Zilienfunktion des bronchialen Flimmerepithels, Inhibition der Freisetzung von Mediatoren aus Mastzellen und basophilen Granulozyten, Inhibition der Freisetzung von lysosomalen Enzymen aus neutrophilen Granulozyten und Verbesserung der Mukusqualität durch einen verstärkten Einstrom von Wasser und Chlorionen in das Bronchiallumen. Kurz wirksame β_2-Sympathomimetika sind in Form einer Monotherapie nur zur Behandlung eines wenig ausgeprägten Asthma bronchiale (Symptome weniger als 3 x pro Woche) geeignet. Sie werden in diesem Falle bedarfsorientiert, inhalativ mittels Dosieraerosole oder Pulverinhalatoren appliziert.

Die den Patienten subjektiv am meisten beeindruckende Nebenwirkung der β_2-Mimetika ist der Tremor der quergestreiften Muskulatur, der - im Gegensatz zur Bronchodilatation - im Verlauf einer Langzeittherapie jedoch einer Tachyphylaxie unterliegt. Klinisch bedeutsam ist die Förderung der Tachykardie und tachykarder Rhythmusstörungen sowie die Förderung des gastroösophagealen Refluxes durch die Minderung der Ösophagusperistaltik. Die β_2-Selektivität ist im Vergleich zu Orci- und Isoprenalin bei den neuen Medikamenten sehr hoch, geht jedoch mit steigender Dosierung verloren, was die tachykarden Nebenwirkungen erklärt. Absolute Kontraindikation gegen eine Behandlung mit β_2-Sympathomimetika existieren nicht. Relative Kontraindikationen sind Thyreotoxikose, tachykarde Herzrhythmusstörungen und frischer Herzinfarkt.

In jüngster Zeit wurden β_2-Mimetika mit letalen Verläufen das Asthma bronchiale in Verbindung gebracht. Da die Patienten den raschen Wirkungseintritt der inhalativen β_2-Mimetika kennen, wird bei einem nicht ausreichend therapierten Asthma bronchiale von den Patienten dieses Medikament häufig überdosiert, was dann einen Status asthmaticus durch tachykarde Herzrhythmusstörungen kompliziert und die Prognose verschlechtert. Die Patienten müssen darüber aufgeklärt werden, daß bei erhöhtem Bedarf, die Höchstdosen nicht überschritten werden dürfen, sondern die nächste Therapiestufe eingeleitet werden muß. Als Reaktion auf diese Studien aus Neuseeland und Kanada, die β_2-Mimetika mit einer erhöhten Asthmamortalität in Verbindung brachten, empfehlen die Fachgesellschaften im Vergleich zur Vergangenheit einen etwas zurückhaltenden Einsatz der β_2-Mimetika. Durch die Verfügbarkeit der inhalativen Corticosteroide ist dies für die Patienten nicht mit einer vermehrten Symptomatik verbunden. Diese Empfehlungen (☞ Tab. 4.7) blieben jedoch nicht unwidersprochen. Andere Autoren befürworten weiterhin einen frühzeitigeren regelmäßigen Einsatz der β_2-Mimetika. Mit der Einführung der lang wirksamen β_2-Mimetika wird diese Diskussion weiter aufleben.

Die verschiedenen modernen β_2-Sympathomimetika sind in ihrer Wirksamkeit ähnlich und im allgemeinen als Taschendosieraerosole oder Pulverinhalatoren im Handel. Wegen der relativ kurzen Wirkzeit müssen sie mehrmals am Tage angewandt werden. Retardiertes Salbutamol, Terbutalin und Clenbuterol sind p.o. länger wirksam und eignen sich zur Therapie nächtlicher Atemnot. Heute werden die inhalierbaren Sympathomimetika vielfach mit Cromoglykat (Fenoterol = Ditec®, Reproterol = Allergospasmin® und Aarane®) oder Parasympathomimetika (Fenoterol und Ipratropiumbromid = Berodural®) kombiniert. Die Hauptwirkung dieser Kombinationen ist jedoch sympathomimetisch. Neuentwickelte, lang wirksame inhalative β_2-Sympathomimetika (Formoterol und Salmeterol) befinden sich derzeit in der Zulassung.

Ein pharmakologisch korrekter Vergleich der Wirkstärke der einzelnen β_2-Sympathomimetika ist wegen der Unterschiede in der Steigung der Dosis-Wirkungs-Kurven nur schwer möglich. Für die einzelnen auf dem Markt befindlichen Medikamente ist jedoch unter dem Gesichtspunkt der klinischen Wirksamkeit eine Reihung möglich. Folgende Dosierungen sind etwa äquipotent 1 Hub Fenoterol (μg 200) = 2 Hübe Salbutamol (100 μg pro Hub) = 2 Hübe Terbutalin (250 μg pro Hub). Die Dosis für die Dauerbehandlung liegt bei den Dosieraerosolen im allgemeinen bei drei- bis viermal 2 Hub und bei den Pulverinhalatoren bei drei- bis viermal 1 Hub. Bei einer Exazerbation sollte keinesfalls über 12 Hub eines Dosieraerosols bzw. 6 Hub eines Pulverinhalats verabreicht werden. Höhere Dosen haben keinen weiteren bronchospasmolytischen Effekt und verstärken lediglich die Nebenwirkungen.

Corticosteroide

Unter den derzeit verfügbaren antiinflammatorischen Medikamenten haben Corticosteroide die stärkste Wirkung. Sie binden an zytoplasmatische und nukleäre Steroidrezeptoren, verhindern so die Transkription von Genen proinflammatorischer Zytokine und hemmen die Phospholipase A_2, was zu einer Reduktion der Phospholipidmediator-Synthese führt. Sie greifen somit an Schlüsselpunkten der Immunpathogenese des Asthma bronchiale an. Daher werden sie heute in Form inhalativer Corticosteroide frühzeitig bei der Langzeittherapie des Asthma bronchiale eingesetzt. Inhalierte Corticosteroide üben in der Bronchialschleimhaut von Patienten mit Asthma bronchiale starke antiinflammatorische Effekte aus. Unter der Therapie kommt es sowohl im bronchialen Epithel als auch in der Submukosa zu einer auffallenden Reduktion der Zahl von Mastzellen, Makrophagen, T-Lymphozyten und Eosinophilen. Weiterhin wird die Hyperplasie der Goblet-Zellen zurückgeführt. Durch die Reduktion der Entzündung kommt zu einer deutlichen Rückbildung der bronchialen Hyperreagibilität.

Der Einsatz von Corticosteroiden p.o. ist durch deren Nebenwirkungen, wie Osteoporose, Hautatrophie, Cushing-Syndrom u.s.w., limitiert. Eine kurzfristige Verabreichung von Dosen in der Größenordnung von 50 mg/die Prednisolon mit einer Dosisreduktion um 5 bis 10 mg alle 4 bis 7 Tage ist nur mit geringen Nebenwirkungen verbunden, so daß hierauf bei ausgeprägten asthmatischen Beschwerden nicht verzichtet werden sollte.

Heute werden inhalative Corticosteroide eingesetzt, wenn es häufiger als 3 x pro Woche zu einer Symptomatik kommt, die mit einer β_2-mimetischen Bedarfsmedikation behandelt werden muß. Hoch dosierte inhalative Corticosteroide verringern den Bedarf an β_2-Mimetika und oraler Corticoidtherapie. Sie haben keine Sofortwirkung und müssen, um wirksam zu sein, regelmäßig prophylaktisch angewandt werden. Bei einigen Asthmapatienten entwickelt sich eine irreversible Atemwegsobstruktion. Sie wird auf die chronische Entzündung der Atemwege zurückgeführt. Bei der Anwendung von inhalativen Corticosteroiden wird die irreversible Obstruktion deutlich seltener beobachtet, was auf die Unterbrechung des pathophysiologischen Mechanismen zurückgeführt wird.

Pharmakokinetisch sind folgende Eigenschaften erwünscht: Hohe topische Potenz, geringe systemische Bioverfügbarkeit der verschluckten Dosis und eine schnelle Metabolisierung in der Blutbahn. Nach Inhalation schlagen sich 80-90 % der Dosis im Oropharynx nieder und werden verschluckt. Sie wird dann in der Leber metabolisiert. Die systemischen Nebenwirkungen sind zahlenmäßig gering und treten nur bei maximaler Dosierung auf. Wenn die Inhalation über eine Vorschaltkammer (spacer) durchgeführt wird, kann die orale Deposition mit ihren Nebenwirkungen wie Dysphonie und Mundgeruch vermieden werden. In der Regel werden inhalative Corticoide zweimal zwei Hub Dosieraerosol oder zweimal ein Hub Pulverinhalat dosiert. Wird diese Applikation morgens und abends vor dem Zähneputzen mit einer Vorschaltkammer durchgeführt, so finden sich lokale Nebenwirkungen nur noch äußerst selten.

Etwa 10-20 % der Dosis gelangt in den Respirationstrakt, wo sie von der Schleimhaut aufgenommen wird und anschließend in die Zirkulation gelangt. Der pharmakologische Effekt wird durch die Rezeptoraffinität, die Lipophilie und die topische Potenz bestimmt. Die systemischen Nebenwirkungen werden bei Flunisolid und Budesonid durch einen ausgeprägten First-pass-Metabolismus in der Leber reduziert. Die geringe orale Bioverfügbarkeit des Fluticason reduziert die unerwünschten Wirkungen weiter. Nebenwirkungen auf die Hypothalamus-Nebennierenachsen werden nur bei maximaler Dosierung beobachtet und sind bei Budesonid und Fluticason am geringsten. Ein geringes Risiko an Nebenwirkungen bei maximaler Dosierung wird durch die Tatsache, daß auch ein schweres Asthma bronchiale mit diesen Medikamenten kontrolliert werden kann, aufgehoben.

Klinisch kommt es bei der Langzeittherapie mit inhalativen Corticosteroiden zu folgenden positiven Effekten:

- Verminderung der bronchialen Hyperreagibilität
- Verminderung der Mukushypersekretion
- Steigerung der Wirkung von β_2-Mimetika (permissiver Effekt), Prophylaxe der Sofort- und Spätreaktion und
- diskrete Bronchodilatation durch antiödematöse, vasokonstriktorische Wirkung

Durch die inhalative Applikationsform können durch 2mg Corticoid/die p.inh. etwa 10 bis 15 mg (Beclomethason, Budesonid, Flunisolid) oder 15 bis 20 mg (Fluticason) Prednisolonäquivalent p.o.

eingespart werden, was dazu führt, daß bei vielen Patienten auf eine systemische Steroidgabe verzichtet werden kann. Bei der Langzeittherapie eines stabilen Asthma bronchiale reicht meist 1mg/die p.inh. aufgeteilt in zwei Einzeldosen zur Suppression der Symptomatik aus.

Anticholinergika

Der Einsatz von Anticholinergika ist in der Therapie allergischer Atemwegserkrankungen pathophysiologisch mit der vagovagalen Reflexbronchokonstriktion begründet. Es stehen ausschließlich inhalativ anwendbare Medikamente zur Verfügung - Ipratropiumbromid und Oxitropiumbromid sowie eine fixe Kombination von Ipratropiumbromid mit Fenoterol. Zur Behandlung des akutes Asthmaanfalles sind Anticholinergika nicht geeignet. Generell profitieren ältere Patienten und Patienten mit einer gleichförmigen Obstruktion besser von einer Dauertherapie mit den nebenwirkungsarmen Anticholinergika.

Methylxanthine

Theophyllin und Aminophyllin führen über einen Anstieg des intrazellulären cAMP zur Erschlaffung der glatten Bronchialmuskulatur. Sie stellen im akuten Anfall wirksame Bronchodilatatoren dar, die auch nach Versagen der β-mimetischen Therapie wirksam sind. In der Langzeittherapie des Asthma bronchiale werden Methylxanthine bei ausgeprägterer Symptomatik eingesetzt. Nachteilig ist die geringe therapeutische Breite.

Mastzellstabilisatoren

Die Freisetzung von Mediatoren der Mastzellen wird über eine Membranstabilisierung durch Cromoglykate erreicht. Eine im Gang befindliche Entzündung wird nicht beeinflußt, daher ist nur eine permanente und prophylaktische Gabe sinnvoll. Ähnlich ist das Nedocromil einzuordnen. Ihm wird auch eine antiinflammatorische Aktivität zugeschrieben.

Antihistaminika

Die Antihistaminika vom Typ der H_1-Rezeptoren-Inhibitoren haben in der Therapie des Asthma bronchiale keinen Wert. Die anticholinergen und sedierenden Nebenwirkungen verhindern ihren Einsatz. Die Entwicklung von Antihistaminika der dritten Generation haben die Diskussion um den Stellenwert dieser Substanzgruppe beim Asthma bronchiale neu belebt.

Therapie des Asthmaanfalls und des Status asthmaticus

Der Patient muß instruiert werden, daß ein beginnender Asthmaanfall frühzeitig mit inhalativen $β_2$-Sympathomimetika selbst zu behandeln ist. Ein hinzugerufener Arzt wird zunächst Xanthine i.v. applizieren; falls hierunter keine Besserung eintritt oder wenn sich ein Status asthmaticus einstellt, werden hochdosiert Corticosteroide (250 mg Prednisolonäquivalent) i.v. gegeben und, wenn nötig, die Applikation mehrmals nach jeweils 4 Stunden wiederholt, bis der Status durchbrochen ist. Zusätzlich wird Sauerstoff per Nasensonde und Volumen verabreicht (z.B. physiologische Kochsalzlösung i.v.). Als ultima ratio können die Intubation und die maschinelle Beatmung sowie die Bronchuslavage erwogen werden.

4.1.5. Atopisches Ekzem

Das atopische Ekzem (auch bekannt als endogenes Ekzem, atopische Dermatitis, Neurodermitis constitutionalis, im Volksmund häufig nur Neurodermitis genannt) ist eine häufige chronische Hautkrankheit, die spezifisch für eine Untergruppe von Patienten mit den familiären und immunologischen Eigenschaften der Atopie ist. Die wesentliche Eigenschaft ist eine juckende Entzündungsreaktion der Haut, die charakteristische, symmetrisch verteilte Hautläsionen mit Bevorzugung für bestimmte Hautregionen herbeiführt. Häufig bilden B-Lymphozyten vermehrt IgE, was wahrscheinlich durch eine abnorme Regulation durch T-Zellen bedingt ist. Die Patienten weisen häufig viele IgE-Antikörper gegen Umwelt- und Nahrungsmittelallergene auf. Die Rolle dieser Allergene für das Ekzem ist aber ungewiß.

4.1.5.1. Allgemeine Betrachtungen

Das atopische Ekzem wird als kutane Form der Atopie betrachtet, da es familiär oder oftmals beim gleichen Patienten mit allergischer Rhinitis und Asthma und häufig mit erhöhtem IgE einhergeht. Es ist eine Krankheit, die einem in die Wiege gelegt wird. Jedoch sollte man sich bei eindeutigen Symptomen und Krankheitszeichen nicht scheuen, die Diagnose auch bei fehlender Familienanamnese zu stellen. Der Schweregrad des Ekzems korreliert nicht immer mit der Exposition von Allergenen, auf die der Patient im Hauttest positiv reagiert. Eine Allergen-Hyposensibilisierung ist in bezug auf das Ekzem unwirksam. Es gibt Hinweise für metabolische oder biochemische Defekte des Zielorgans Haut, die genetisch an den erhöhten Serum-IgE-Spiegel gekoppelt sind. Einige Studien lassen auch einen Teildefekt der T-Zell-vermittelten Immunität vermuten. Das atopische Ekzem kann in jedem Alter auftreten, tritt jedoch am häufigsten im 3. - 6. Lebensmonat auf, kann jedoch auch zuerst auch während Kindheit oder Adoleszenz oder im Erwachsenenalter auftreten.

Es gibt Anhaltspunkte, daß die Empfänglichkeit für ein atopisches Ekzem von Immunzellen des Knochenmarks übertragen wird. Einerseits berichtete Saarinen 1984 über den Transfer einer latenten Atopie durch Knochenmarkstransplantation auf eine weibliche Patientin von ihrem atopischen Bruder. Andererseits zeigte Saurat 1985, daß ein von atopischer Dermatitis nicht unterscheidbares Ekzem bei einem Patienten mit Wiskott-Aldrich-Syndrom nach Knochenmarkstransplantation von einem nicht-atopischen Spender abheilte.

Bemerkenswert ist ferner, daß man Kinder mit atopischem Ekzem kaum jemals aufgrund eines niedrigen Intelligenz-Quotienten in einer Sonderschule antreffen wird. Bei den vielen Nachteilen, die das atopische Ekzem mit sich bringt, kann es von den oftmals introvertierten Betroffenen als Trost aufgefaßt werden, daß sie gewöhnlich einen Intelligenzvorsprung aufweisen.

4.1.5.2. Klinik des atopischen Ekzems

Die Erkrankung beginnt nahezu immer während dem Säuglings- oder Kleinkindesalter. In vielen Fällen ist das Ekzem mit Ablauf des 2. Lebensjahres geschwunden. Fortbestehen in die spätere Kindheit und das Erwachsenenleben wird von oft wiederkehrenden Zyklen von Remission und Exazerbation bestimmt. Juckreiz ist das Kardinalsymptom. Er verschlimmert sich bei Nacht und wird durch Temperaturänderungen, Schwitzen, Anstrengung, emotionalen Streß und Verlegenheit provoziert. Es besteht eine deutlich positive Familienanamnese für Atopie. Kratzen und Reiben verursachen das Aufblühen der typischen ekzematösen Hautreaktion. Juckreiz wird auch von Irritanzien wie Wolle, synthetischen Fasern und austrocknenden Agentien wie Seifen und entfettenden Lösungsmitteln verschlimmert. Die Ingestion von allergenen Nahrungsmitteln kann akute Exazerbationen auslösen. Die Erkrankung kann sich während des Sommers spontan bessern.

Objektiv ist die Haut typischerweise trocken und schuppig. Die Hautläsionen sind durch stark juckende entzündliche Papeln zumeist mit aufgekratzter Oberfläche (Prurigo-Papeln), Erythem und Schuppung gekennzeichnet. Kratzen verursacht Nässen und Exkoriationen. Chronische Herde sind verdickt und lichenifiziert, d. h. die feine Hautfältelung ist verstrichen. Die Verteilung der Läsionen hängt vom Alter ab. Der Verlauf des atopischen Ekzems wurde auch mit einem Lied verglichen, das in verschiedenen Strophen gesungen wird. Im Säuglingsalter ist gewöhnlich zuerst die Parietalregion in Form des Milchschorf (Crusta lactea) betroffen, der jedoch nicht auf einer Milchallergie beruht, sondern so von seinem Erstbeschreiber Johann Ernst Wichmann (1794) als "einen Schorf, von der Farbe einer über Feuer eingetrockneten Milch" bezeichnet wurde (Abb. 4.5). Im Säuglingsalter sitzt das Ekzem ferner an der Stirn, den Wangen, d. h. lateral im Gesicht (Abb. 4.6), im Gegensatz zum seborrhoischen Ekzem, das medial auftritt, ferner an den Streckseiten der Extremitäten. Später tritt das Beugenekzem auf, das die Ellenbeugen, Kniekehlen und den Nacken bevorzugt. Das Gesicht, besonders periokulär und periaurikulär ist oft bei ausgedehnterem Befall beteiligt. Den Abgesang des "Ekzem-Liedes" schließlich bildet die Prurigo-Form (Abb. 4.7-4.11). Staphylokokken-bedingte Pusteln kommen oft vor (Abb. 4.12). In ekze-

4.1. Atopische Erkrankungen

matöser Haut besteht ein weißer Dermographismus, der aber nicht spezifisch ist, da z. B. auch die Mycosis fungoides einen solchen aufweist.

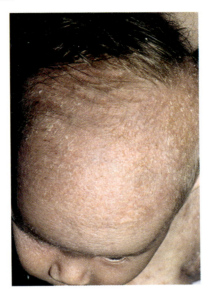

Abb. 4.5: Milchschorf.

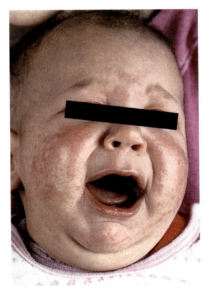

Abb. 4.6: Säugling mit atopischem Ekzem im Wangenbereich.

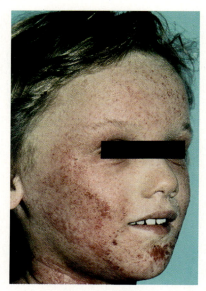

Abb. 4.7: Schulkind mit impetiginisiertem atopischen Ekzem. Zu erkennen sind die schütteren, ausgefallenen Augenbrauen (Hertoghe'sches Zeichen) und die doppelte Unterlidfalte (Dennie-Morgan-Zeichen).

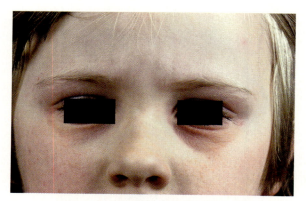

Abb. 4.8: Ödematöse Unterlider mit doppelter Hautfalte beim atopischen Ekzem (Dennie-Morgan-Zeichen).

4.1. Atopische Erkrankungen

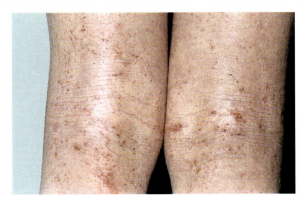

Abb. 4.9: Lichenifiziertes Beugenekzem.

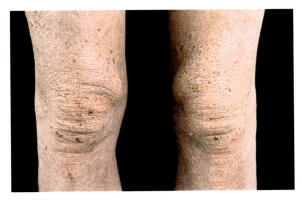

Abb. 4.10: Atopisches Ekzem.

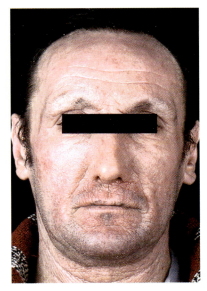

Abb. 4.11: Chronisches atopisches Ekzem.

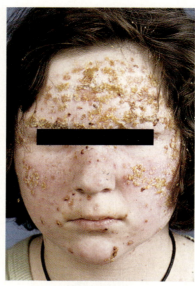

Abb. 4.12: Durch Staphylococcus aureus impetiginisiertes atopisches Ekzem.

An abnormen Laborbefunden tritt ein manchmal extrem erhöhtes Gesamt-Serum-IgE bei 60-80 % der Patienten auf. Ein normaler Serum-Spiegel des IgE schließt aber die Diagnose nicht aus.

Komplikationen im Augenbereich bestehen in atopischer Keratokonjunktivitis oder Conjunctivitis vernalis, Keratokonus sowie einer atopischen Katarakt (Cataracta syndermatotica bzw. dermatogenes), die sich linsenmorphologisch als schildförmiger axialer Kapselepithelstar darbietet (Abb. 4.13).

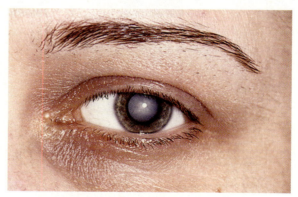

Abb. 4.13: Cataracta syndermatotica beim atopischen Ekzem.

4.1.5.3. Epidemiologie

Ungefähr 0,7 % der Bevölkerung zählen zu den atopischen Ekzematikern. Die Prävalenz bei Kindern ist aber höher. Insgesamt wird ein Zunehmen verzeichnet. Während 1980 noch ca. 2 % der Kinder ein atopisches Ekzem aufwiesen, werden in jüngsten Erhebungen z. B. in Baden-Württemberg bei 8,6 - 13,2 % der Kinder, bei beiden Geschlechtern gleichmäßig, Zeichen der Neurodermitis gefunden. Damit bestätigt sich das bekannte Wissen, daß das atopische Ekzem eine Krankheit der junge Leute ist (maladie des jeunes gens). Nach dem 30. Lebensjahr weisen nur noch ca. 3 % der atopischen Ekzematiker manifeste Hauterscheinungen auf. Rassische Prädilektionen oder geographische Verteilung wurden nicht untersucht. Das Erkrankungsrisiko liegt bei ca. 1/3, wenn ein Elternteil, bei 2/3, wenn beide Eltern ein atopisches Ekzem aufweisen. Der Erbfaktor wird verdeutlicht in Fällen, wo nach Knochenmarktransplantation ein atopisches Ekzem auftritt.

4.1.5.4. Pathomorphologie

In **pathomorphologischer Hinsicht** beginnen die Läsionen mit einer schuppenden ödematösen, erythematösen Papel oder Plaque. Juckreiz führt zu Nässen und Krusten, dann zur Lichenifikation. Mikroskopisch ist die akute Läsion durch ein interzelluläres Ödem gekennzeichnet, das Korium ist von Mononukleären und CD4+ Lymphozyten infiltriert. Neutrophile, Eosinophile, Plasmazellen und Basophile sind rar. Eine Vaskulitis ist nicht nachweisbar, aber degranulierte Mastzellen sind erkennbar. Chronische Ekzemherde zeigen epidermale Hyperplasie, Hyperkeratose und Parakeratose. Mononukleäre, Langerhans-Zellen und Mastzellen infiltrieren das Korium. Fokal können Fibrosebezirke auftreten, die das Perineurium der kleinen Nerven einschließen können.

4.1.5.5. Diagnose

Anamnese und körperliche Untersuchung reichen fast immer, um die Diagnose zu stellen. Merkmalsträger sind bereits auf den ersten Blick durch gewissen Stigmen, wie etwa ihren pelzmützenartigen Haaransatz, ihr fahles Hautkolorit oder eine Lichtung der seitlichen Augenbrauen (Hertoghe-Zeichen) deutlich ausgewiesen. Eine doppelte Unterlidfalte (Dennie-Morgan-Falte) kann hinzukommen. Bei abortiven Formen kann die Wollunverträglichkeit verräterisch sein, ebenso werden oftmals Fragen nach Juckreiz beim Schwitzen und nach dem Essen von Zitrusfrüchten oder Orangensaft bejaht. Eine deutliche Erhöhung des Serum-IgE bestätigt die Diagnose, ein normaler IgE-Spiegel im Serum schließt jedoch ein atopisches Ekzem keinesfalls aus. Auf eine Probeexzision kann verzichtet werden.

Pricktest und RAST werden gewöhnlich positive Ergebnisse hervorbringen. Diese spiegeln jedoch gleichzeitige respiratorische Allergien oder asymptomatische Sensibilisierungen wider, nicht jedoch die Ursache der Hauterkrankung. Bei einigen Kindern mit atopischem Ekzem können im Hauttest positive Reaktionen auf Nahrungsmittel gefunden werden. Der Nachweis, daß solche Nahrungsmittel eine akute Exazerbation des Ekzems auslösen kann nur erbracht werden, wenn diese Nahrungsmittel in doppelblinder, Plazebo-kontrollierter Weise oral in Kapseln verabreicht werden. Das Bestimmen von Untergruppen von T-Lymphozyten im Blut hilft nicht in der Diagnostik.

4.1.5.6. Differentialdiagnose

Differentialdiagnostisch ist der atopische Ekzematiker kaum zu verkennen. Im Säuglingsalter ist das seborrhoische Ekzem von der die lateralen Gesichtsanteile bevorzugenden Crusta lactea des Neurodermitikerkindes zu unterscheiden. Der Lichen simplex chronicus Vidal (Neuroderm(at)itis circumscripta) und das allergische oder irritativ-toxische Kontaktekzem erzeugen ähnliche ekzematöse Hautveränderungen. Ein seborrhoisches Ekzem beim Erwachsenen und Dermatophytosen werden gelegentlich mit dem atopischen Ekzem verwechselt. Ein dyshidrosiformes Ekzem der Hände kann ein atopisches Ekzem in diesem Bereich nachahmen.

4.1.5.7. Immunpathogenese

Beim atopischen Ekzem gibt es eine intrinsische Hautabnormität, wohl ähnlich den hyperirritablen Atemwegen beim Asthma. Einiges deutet auf eine Überreaktion durch cholinerge Stimuli, was mit der erniedrigten Schwelle für Juckreiz zusammenhängen kann. Eine erhöhte Anzahl von Mastzellen und ein erhöhter Histamingehalt in der Haut wurden gefunden, aber andere Sekretionsprodukte von Mastzellen wurden in bezug auf ihre mögliche pathogenetische Aufgabe nicht vollständig untersucht. Die Anzahl der Basophilen im Blut ist normal während Eosinophile meist erhöht sind. Auch findet man erhöhte ECP-Serum-Spiegel (eosinophil cationic protein), ein Produkt der Eosinophilen. Eine direkte Korrelation von ECP-Spiegel im Serum und Krankheitsaktivität wurde gezeigt (A. Kapp et al.). Die i.c.-Injektion von Methacholin erzeugt zuerst eine normale Quaddel mit Erythem, danach folgt nach 2-5 min aufgrund eines Ödems ein Abblassen. Die verzögerte Abblaß-Reaktion ist für das atopische Ekzem typisch, jedoch nicht diagnostisch.

Das Konzept einer immunologischen Grundlage für das atopische Ekzem wurde im Zuge des Befundes entwickelt, daß etwa 3/4 aller Patienten eine positive Eigen- oder Familienanamnese für andere atopische Krankheiten aufweisen. Patienten mit atopischem Ekzem weisen oft positive IgE-vermittelte Quaddelreaktion in Hauttests mit häufigen Nahrungsmittel- und Inhalationsantigenen der Umwelt auf. Im Durchschnitt zeigen ca. 80 % der Patienten positive Hautreaktionen auf mindestens ein oder mehr Antigene. Es bestehen aber beträchtliche Zweifel über den Wert eines solchen positiven Hauttests für den Verlauf des atopischen Ekzems.

Etwa 43 - 80 % der Patienten mit atopischem Ekzem weisen erhöhte IgE-Serum-Spiegel auf. Die höchsten IgE-Spiegel kommen bei Patienten mit gleichzeitigem Asthma oder allergischer Rhinitis vor. Oftmals entspricht der Grad der IgE-Erhöhung dem Schweregrad des Ekzems. In Remission über 1 Jahr kann sich das erhöhte IgE vermindern. Mittels des Radioallergosorbent-Test (RAST) kann nachgewiesen werden, daß das erhöhte IgE gegen verschiedene Antigene, einschließlich Pollen, Schimmelpilze, Nahrungsmittel oder Insekten gerichtet ist. Bei Patienten mit atopischem Ekzem korrelieren Ergebnisse in Typ-I-Hauttests und RAST schlechter miteinander als bei Patienten ohne Ekzem. Die meisten RAST-Ergebnisse korrelieren *nicht* mit den klinischen Symptomen.

Verschiedene Beobachtungen deuten darauf hin, daß erhöhte IgE-Spiegel beim atopischen Ekzem nicht als kausal gelten können:

- Mindestens 20 % der Patienten mit atopischem Ekzem weisen normale IgE-Spiegel auf
- Manche Patienten mit atopischem Ekzem weisen bei X-chromosomal gebundener kongenitaler Agammaglobulinämie keine Reaktivität in Typ-I-Hauttests auf
- Erhöhte IgE-Spiegel kommen nicht nur beim atopischen Ekzem, sondern, wenn auch meist niedriger als beim atopischen Ekzem, auch beim Kontaktekzem, dyshidrosiformen Ekzem und bei Psoriasis vor
- Das histologische Bild des atopischen Ekzems entspricht keinesfalls einer allergischen Sofortreaktion

Nahrungsmittel wurden vielfach in bezug auf Pathogenese des atopischen Ekzems untersucht. Einer der am meisten zitierten Fälle ist der eines Kindes mit nachgewiesener Sensibilisierung auf Weizen (Engman et al. 1936). Nach dem Abheilen des Ekzems wurde die eine Körperhälfte des Kindes mit einem Verband abgedeckt. Danach wurde oral mit Weizen provoziert. Innerhalb von 2 h trat erheblicher Juckreiz auf, der zum Kratzen in der nichtbedeckten Körperhälfte führte. Ein Ekzem trat nur in der nichtbedeckten, durch Kratzen traumatisierten Körperhälfte auf. Im allgemeinen vermag eine Nahrungsmittelallergie bei den meisten Patienten ein atopisches Ekzem nicht auszulösen. Mehrere Untersuchungen zeigten, daß bei Patienten mit einer im Hauttest nachgewiesenen Typ-I-Sensibilisierung gegenüber Ei und/oder Milch keine Exazerbation des Ekzems nach oraler Provokation auftrat. Jedoch fanden nahezu alle Untersucher, daß bei einem oder mehreren Patienten das Ekzem eindeutig durch Nahrungsmittel provozierbar war. Manchmal war dem Auftreten des Ekzems eine Nahrungsmittel-Urtikaria vorausgegangen. Es wird angenommen, daß bei Urtikaria Juckreiz auftrat, der zum Kratzen führte, wonach das Ekzem entstand. Falls dies tatsächlich der Fall ist, kann eine intrinsische Abnormität der Haut beim atopischen Ekzem angenommen werden, da Patienten mit akuter oder chronischer Urtikaria normalerweise nicht mit einem Ekzem reagieren.

Bei mehreren wohlkontrollierten Studien konnte im überkreuzten Doppelblindversuch in weniger als 10 % der Fälle mit positiver Anamnese einer Nahrungsmittelprovokation tatsächlich das Ekzem durch eine Ei- und Kuhmilchdiät provoziert werden, jedoch war es auch möglich, beim Fehlen einer entsprechenden Anamnese, das Ekzem dadurch hervorzurufen. In einer anderen Doppelblindstudie wurden Kinder mit atopischem Ekzem bei fehlender Nahrungsmittelprovokation in der Anamnese mittels einer Diät mit bzw. ohne Ei und Kuhmilch über 12 Wochen ernährt. Bei etwa 70 % der Kinder besserte sich das Ekzem bei Ei-/Kuhmilch-freier Diät, bei 5 % der Kinder besserte sich das Ekzem bei Ingestion von Ei/Kuhmilch. Es bestand keine Korrelation zwischen Typ-I-Hauttest- bzw. RAST-Ergebnis und Ansprechen auf Diät. Im Falle einer echten Nahrungsmittelallergie, die zur Exazerbation des Ekzems führt, kann im Serum ein Anstieg des Histaminspiegels gemessen werden.

Verschiedene Allergene von Tierhaaren/-schuppen, Pollen oder Milben wurden als Auslöser von Ekzemschüben angeschuldigt. In einigen Fällen gelingt es, bei Patienten mit Sofortreaktion auf Milben im Epikutantest mit Milbenallergenen auf oberflächlich abradierter Haut nach 48 h eine ekzematöse Testreaktion auszulösen. Jüngst wurde gezeigt, daß milben- oder pollenspezifische T-Zellklone in höherer Frequenz als im Blut aus ekzematöser Haut gezüchtet werden können. Diese Befunde erlauben den Schluß, daß Umweltallergene möglicherweise das Ekzem zur Exazerbation bringen können.

Der Nachweis von Fc-Rezeptoren für IgE auf Langerhanszellen durch Bruijnzeel-Koomen, C et al. (1986) führte zu weiterem Erkenntnisgewinn beim atopischen Ekzem. Inzwischen wurden alle 3 bekannten IgE-Rezeptoren auf Langerhanszellen identifiziert:

- der low-affinity Rezeptor für IgE (FcεRII/CD23)
- das sogenannte IgE-binding protein (EBP) und
- der high-affinity Rezeptor für IgE (FcεRI), der vormals nur auf Mastzellen und Basophilen gefunden werden konnte (T. Bieber)

Allerneueste Ergebnisse weisen den FcεRI auch auf Monozyten im peripheren Blut von Patienten mit atopischen Ekzem nach (G. Stingl et al.). In früheren Untersuchungen wurde auch an Makrophagen und T-Zellen die Bindung von IgE gefunden. Diese Strukturen dienen offenbar dem Binden von IgE bzw. dem Fokussieren von Allergenen sowie der Immunregulation durch Freisetzen von Zytokinen.

Bekannt ist ferner, daß die Haut von Patienten mit atopischem Ekzem in hohem Ausmaß bakteriell mit Staphyloccocus aureus kolonisiert ist. Bei nahezu allen Patienten läßt sich der Erreger von unbefallener und vor allem ekzematös befallener Haut nachweisen. Bei Gesunden gelingt dies in nur in < 5 % der Probanden. Beim atopischen Ekzem findet man auch gegen Staphylokokken gerichtete IgE-Antikörper, deren Aufgabe noch zu definieren bleibt. Offen ist auch, ob die Stimulation der Vβ-Kette des T-Zellrezeptors durch Staphylokokken-Superantigene pathogenetisch wirksam ist.

Die Aufgabe der IgE-Antikörper beim atopischen Ekzem ist nicht bekannt. Wahrscheinlich dienen sie dem Auffinden von Fremdantigen. Nach Allergenexposition kann man bei Atopikern IgE-Immunkomplexe nachweisen. Es ist denkbar, daß zellulär fixiertes IgE mit den entsprechenden Allergenen durch Freisetzen von Mediatoren und Zytokinen zum Ekzem führt.

4.1.5.8. Abnorme Lymphozytenfunktion beim atopischen Ekzem

Eine Fülle von Befunden zeigt Defekte der zellvermittelten Immunität beim atopischen Ekzem. Hautreaktionen vom verzögerten Typ (Typ-IV) auf Recall-Antigene, in-vitro-Lymphozytenreaktionen auf Mitogene und Allergene und die "Autologous Mixed Lymphocyte Reaction (AMLR)" werden beim atopischen Ekzem in abgeschwächter Form gefunden. Das verminderte Auftreten von natürlich akquirierter oder experimentell (DNCB) ausgelöster allergischer Kontaktdermatitis, die gesteigerte Empfänglichkeit für Infektionen durch Herpes-simplex-, Pocken-, Warzen- (Papilloma-) und Paravacciniaviren, Molluscum contagiosum sowie für Dermatophyten-Infektionen sind Ausdruck eines Defekts in T-Zell-Effektormechanismen. Klinisch zu Recht gefürchtet ist das Eczema herpeticatum, einer Infektion mit Herpes-simplex-Virus beim atopischen Ekzematiker mit rasch generalisierendem Verlauf, das in der Vor-Aciclovir-Ära in einzelnen Fällen unvorhersehbar letal endete. Der Aufbau einer ausreichenden Immunität gegen das Herpes-simplex-Virus ist bei Patienten mit atopischem Ekzem offenbar nicht gewährleistet. Die Immunabwehr von Viren und Pilzen erfolgt bekanntlich in erster Linie durch die zellvermittelte Immunität. Weiterhin haben verschiedene Untersuchungen gezeigt, daß die übermäßige IgE-Produktion auf einen Defekt der CD8-Zellen zurückgeführt werden kann. In-vitro-Ergebnisse deuten ferner darauf, daß der Defekt der CD8-Zellen durch abnorme CD4-Zellen bedingt ist. Durch den Wegfall einer ausreichenden Suppression auf B-Zellen kann es zur exzessiven IgE-Bildung kommen.

Verschiedene Untersucher fanden bei den meisten Patienten mit atopischem Ekzem einen verminderten Anteil von zirkulierenden CD3+ und CD8+ T-Zellen und deshalb ein erhöhtes Verhältnis von CD4+/CD8+ Zellen.

Jüngste Ergebnisse in bezug auf das Zytokin-Muster von T-Helfer-Zellen zeigen beim atopischen Ekzem ein Überwiegen von Th2-Zellen aus T-Zellklonen vom peripheren Blut und von läsionaler Haut, d. h. die Zytokine IL-4, IL-5, IL-6 und IL-10 werden vermehrt gebildet. Dem gegenüber finden sich nur vermindert Zellen vom Th1-Typ, die IL-2, TNF-α und IFN-γ bilden. Th0-Zellen, die Zytokine sowohl vom Th1- und Th-2-Typ bilden, kommen allenfalls vereinzelt oder sehr selten vor.

Das Muster der Zytokin-Sekretion, v. a. IL-4, begünstigt die vermehrte IgE-Produktion, während IFN-γ in vitro die IL-4-vermittelte IgE-Synthese hemmt. Die Bildung von IFN–γ wird durch IL-4 gehemmt. Dem entsprechen Befunde an peripheren Lymphozyten, wo eine verminderte Synthese von IFN-γ mit einer erhöhten IgE-Konzentration einhergeht. Die verminderte Synthese von IFN-γ beim atopischen Ekzem kann auch einer der Gründe für die verminderte zelluläre Immunität sein, die zu den erwähnten Virusinfektionen prädisponiert. Die Therapie mit IFN-γ hat beim atopischen Ekzem enttäuscht.

Die gesteigerte IL-5 (eosinophil growth-stimulating factor) Produktion fördert Wachstum und Reifung von Eosinophilen, die im Blut von Atopikern meistens vermehrt sind (> 600/µl). Ein Produkt der Eosinophilen, das eosinophil cationic protein (ECP) im Serum wurde als Indikator für die Entzündungsaktivität beim atopischen Ekzem gefunden (Kapp et al.).

4.1.5.9. Entzündungsmediatoren

Die lokale Synthese von allergenspezifischem IgE in der Haut bewirkt, daß sich IgE an Fc-Rezeptoren von Mastzellen bindet. Nach 'brigding' durch Allergen werden Mastzellen aktiviert, und sie sezernieren dann u. a. Histamin, Leukotriene und Zytokine einschließlich IL-3, IL-4 und IL-5. Die klinischen Symptome des atopischen Ekzems wie Juckreiz und Ekzemreaktion werden durch diese Stoffe geprägt. Bei schwerem atopischem Ekzem kann die Konzentration von Histamin in Gewebe und Plasma erhöht sein. Basophile Granulozyten von Patienten mit atopischem Ekzem sezernieren besonders nach Stimulation durch IgE-abhängige Stimuli vermehrt Histamin. Darüber hinaus werden in Gewebeflüssigkeit der Haut und in Zellkulturüberständen von mononukleären Leukozyten vermehrt Arachidonsäure-Metaboliten wie LTB_4 gefunden.

Durch Kratzen können Keratinozyten zur Expression von HLA-DR-Antigen und ICAM-1 aktiviert werden. Aktivierte Keratinozyten sezernieren IL-1, das Lymphozyten aktiviert. Außer Keratinozyten binden auch Langerhanszellen IgE, wodurch Antigene (Allergene) fokussiert und Lymphozyten präsentiert werden.

Juckreiz ist das Kennzeichen des atopischen Ekzems. Kratzen kann die Hautläsionen verschlimmern. Experimentell kann Juckreiz durch i.c.-Injektion von Histamin, Leukotrienen oder Proteasen verstärkt werden. Beim atopischen Ekzem ist im allgemeinen die Juckreizschwelle erniedrigt.

4.1.5.10. Blutgefäßreaktionen

Der weiße Dermographismus verdeutlicht die abnorme Gefäßreaktion. Anstelle von einem roten Streifen entsteht beim Bestreichen der Haut ein weißer. Die i. c. Injektion von cholinergischen Stoffen wie Methacholin verursacht ein Abblassen um die entstehende Quaddel, während normalerweise ein roter

Hof entsteht. Während der weiße Dermographismus lange Zeit als spezifisch für das atopische Ekzem galt, kann diesem Phänomen jetzt keine so große Bedeutung beigemessen werden, da auch andere Formen der Dermatitis einschließlich dem allergischen Kontaktekzem dazu führen. Dennoch kann der weiße Dermographismus beim atopischen Ekzem sehr eindrucksvoll ausfallen und so die Diagnostik vervollständigen. Es soll aber bedacht werden, daß unbefallene Haut diese Form der vaskulären Reaktion nicht zeigt.

4.1.5.11. Theorie der ß-adrenergen Blockade bei Atopie

Szentivanyi schlug 1968 vor, daß viele physiologische und pharmakologische Abnormitäten bei Atopie mit einer ß-adrenergen Blockade wie beim allergischen Asthma erklärbar sind. Dazu zählen ferner die gesteigerte Empfindlichkeit der glatten Gefäßmuskulatur auf α-adrenerge Stimuli und die von Schweißdrüsen und Basophilen auf cholinerge Stimuli. Im peripheren Blut weisen Patienten mit atopischem Ekzem nach Stimulation mit ß-Agonisten eine verminderte Produktion von cAMP auf. Eine verminderte cAMP-Bildung nach Stimulation mit PGE_2 und Histamin wurde auch nachgewiesen. Auf der anderen Seite konnte nicht festgestellt werden, daß Patienten mit atopischem Ekzem vermindert ß-adrenerge Rezeptoren auf Leukozyten tragen, wohl aber liegt eine verminderte Affinität der Rezeptoren für ß-Agonisten vor. Bei einigen Patienten mit allergischer Rhinitis und Asthma sind Serum- Autoantikörper gegen ß-adrenerge Rezeptoren nachweisbar. Phosphodiesterase als abbauendes Enzym des cAMP findet sich bereits im Nabelschnurblut von atopischen Eltern in erhöhter Aktivität. Insgesamt bleibt festzustellen, daß Atopiker sich wie "ß-Rezeptoren-Schwächlinge" verhalten.

4.1.5.12. Die Rolle der Allergie

Atopische Erkrankungen der Atemwege mit Überempfindlichkeit gegenüber Umweltallergenen, das Vorliegen von Eosinophilie, erhöhten Serum-IgE-Spiegeln und eine positive Familienanamnese sind häufig mit atopischem Ekzem assoziiert. Trotzdem ist es oft schwierig, das Ekzem einer Allergie zuzuschreiben. Das Ekzem blüht kaum jemals während der Pollensaison auf, im Gegenteil, während des Sommers bessert es sich eher. Die jahreszeitlichen Erkrankungsmaxima liegen im Frühjahr und Spätherbst. Bei einigen Patienten besteht jedoch eine Beziehung zur Exposition gegenüber Hausstaub, Tierepithelien und anderen Umweltallergenen. Bei Kindern ist häufiger eine Nahrungsmittelallergie beteiligt. Milch, Mais, Sojabohnen, Fisch, Nüsse und andere Getreidekörner können oft das Ekzem zum Exazerbieren bringen, andere Nahrungsmittel können andere wichtige Nahrungsallergene darstellen. Kontrollierte Nahrungsprovokationen zeigen, wie erwähnt, in ausgewählten Fällen klare Exazerbationen, obwohl das verantwortliche Nahrungsmittel nicht immer durch Hauttests ermittelt werden kann.

4.1.5.13. Assoziation mit Systemkrankheiten

Ein kaum unterscheidbares Ekzem kommt bei Kindern mit Phenylketonurie vor. Der Hautbefund beim Morbus Abt-Letterer-Siwe ähnelt ebenfalls dem atopischen Ekzem. Das Bild des atopischen Ekzems (oder endogenen Ekzems) ohne Allergie tritt bei verschiedenen Immundefizienzkrankheiten auf, besonders Wiskott-Aldrich-Syndrom (Immundefizienz mit Thrombozytopenie, Ekzem und rezidivierenden eitrigen Infektionen), Ataxia teleangiectatica und der X-chromosomal gebundenen Hypogammaglobulinämie.

4.1.5.14. Psychosomatische Zusammenhänge

Die meisten Dermatologen stimmen überein, daß das atopische Ekzem von psychosomatischen Faktoren beeinflußt wird. Psychoanalytische Vorstellungen heben die Rolle des frühkindlichen mütterlichen oder väterlichen Einflusses im Sinne einer "allergischen Objekt-Beziehung" hervor. Lerntheoretische Konzepte legen einen bedingten Reflex zugrunde. Bei einigen Kindern kann in der Tat eine gestörte Eltern-Kind-Beziehung vorliegen. Bei Patienten im Jugendalter, die mit einem Elternteil in die Sprechstunde kommen, stellt man in der Regel fest, daß auf gezielte Fragen des Arztes an den Patienten sofort die Mutter oder

der Vater antwortet, während der Patient stumm in sich gekehrt dabeisitzt. Es bleibt zu klären, ob psychosomatische Zusammenhänge Ursache oder Wirkung des Ekzems darstellen. Ein Kapitel dieses Buches geht darauf in besonderer Weise ein.

4.1.5.15. Therapie

Das atopische Ekzem ist eine chronische Erkrankung, die ständige geeignete Hautpflege, Kontrolle von Umwelteinflüssen, Medikamente und, wenn angebracht, das Vermeiden von Allergenen erfordert. Da trockene Haut leicht zum Juckreiz führt, stellt blande Hautfettung die wichtigste Maßnahme zur Verhütung von Exazerbationen dar. Im Sommer wird man eher zu Cremes greifen, während im Winter, mit der trockenen Heizungsluft, mehr fettenden Salben der Vorzug gegeben wird. Zu fettige Salben können eine Okklusions-Follikulitis verursachen. Der Zusatz von 2-12 % Harnstoff zu den blanden Externa hydratisiert die Haut. Viele Patienten empfinden das Baden mit Zusatz von Badeöl als angenehm und und gut wirksam, die Haut einzufetten (Ölbad der Kleopatra: 1 Glas Milch mit 1 Eßlöffel Olivenöl auf 1 Wanne Wasser).

Bei stärkerem Befall wird man nicht umhin kommen, Corticoidexterna einzusetzen, solche mit geringer oder fehlender atrophogener Potenz in der Haut sowie ohne bedeutsame systemische Wirkungen (z. B. Dermatop®) sollten bevorzugt werden. Der Corticosteroid-Phobie mancher Patienten oder ihrer Angehörigen wird am besten durch Aufklärung begegnet ("Geschenk der Götter").

Eine Pyodermisierung kann die Gabe von systemischen Antibiotika wie Erythromycin oder Tetracyclinen erfordern. Bei kleineren Pyodermiebezirken sind antiseptische Farbstoffe wie Gentianaviolett hilfreich, die zudem noch antiphlogistisch wirken. Im Gesichtsbereich z. B. helfen auch feuchte Kompressen mit Zusatz von Gerbstoffen oder schwarzem Tee.

Früher wurde nach Therapie der akuten Phase mit Corticosteroid-Externa eine äußerliche Teer-Behandlung angeschlossen, etwa mit Liquor carbonis detergens oder Steinkohlenteer; als nützlich hat sich auch Schieferölextrakt (Ichthyol, Tumenol) erwiesen. Von vielen Patienten wird heute Teer aufgrund seines Geruchs, der Verfärbung der Haut oder der potentiellen Kanzerogenität nicht mehr akzeptiert, dennoch kann er gute Dienste leisten und helfen, Corticosteroide einzusparen.

Systemische Corticosteroide sollten wegen der Nebenwirkungen wie Wachstumsverzögerung, Katarakt, Glaukom, Nebennierenrinden-Hypophysen-Suppression, psychiatrischen Störungen (Manie), Osteoporose, erhöhte Infektionsanfälligkeit u. a. vermieden werden. Neuerdings wird auch Cyclosporin A (Sandimmun Optoral®) beim therapierefraktären atopischen Ekzem mit gutem Erfolg eingesetzt. Die Tagesdosis beträgt 2,5 - 5,0 mg/kg p.o.. Zu berücksichtigen ist v.a. der nephrotoxische Effekt (vgl. Kap. 17.6.).

Orale Histaminika helfen, den oft quälenden Juckreiz zu mildern. Am Tage sollten nur solche ohne sedativen Effekt eingesetzt werden, während für die Nacht sedierende Präparate ein Durchschlafen ohne die Haut aufzukratzen ermöglichen. Zu bedenken ist, daß Terfenadin in Verbindung mit Makrolid-Antibiotika oder Azol-Antimykotika aufgrund ihres gemeinsamen Abbaus über das Cytochrom P-450-System zu schwersten Herzrhythmusstörungen (torsades de pointes) führen kann.

Das häufige Händewaschen und das Anwenden von Detergenzien sollte vermieden werden. Die Kleidung sollte locker sitzen und aus Baumwolle bestehen. Schafwolle und Kunstfasern verstärken den Juckreiz. Die Fingernägel sollten kurz geschnitten werden.

4.1.6. Psychosomatik des atopischen Ekzems (Neurodermitis)

4.1.6.1. Einleitung

Allergien können das Krankheitsbild des atopischen Ekzems komplizieren, sind jedoch häufig nicht direkte Auslöser für das Ekzem. Auffallend ist, daß bei ca. 20 % der "Atopiker" das IgE im Normbereich ist und sich weder klinisch noch in Allergietests Sensibilisierungen nachweisen lassen. Zahlreiche Umweltreize, darunter nicht zuletzt psychischer Streß, können zu einer temporär gestörten Interaktion vegetativer, immunologischer und psychischer Funktionen und in der Folge zu Hautsymptomen führen. Werden diese Reize reduziert, so kommt es oft zu einer raschen Besserung der Hautveränderungen, so z.B. im Urlaub oder bei einem Krankenhaus- bzw. Kuraufenthalt.

4.1.6.2. Neurophysiologie der Juckempfindung

"Juckreize" werden über marklose Capsaicin-sensitive Nervenfasern zentralwärts geleitet und lösen im post-zentralen Gyrus des Kortex die Empfindung Jucken aus. Die marklosen Nervenfasern der Haut haben neben einer afferenten auch eine efferente Funktion. Sie können Neuropeptide sezernieren und eine neurogene Entzündungsreaktion und Jucken auslösen. Darüber hinaus bestehen komplexe Wechselwirkungen zwischen Neurotransmittern und der Freisetzung von Entzündungsmediatoren aus Mastzellen, die eine zentrale Rolle im Krankheitsgeschehen spielen. Der direkte Kontakt zwischen Nervenfasern der Haut und Mast- bzw. Langerhanszellen ist ebenfalls pathophysiologisch sehr bedeutsam.

4.1.6.3. Psychophysiologische Befunde

Untersuchungen zur psychophysiologischen Reaktivität bei Patienten mit atopischem Ekzem konnten zahlreiche assoziierte physiologische Variablen charakterisieren. Unter einer standardisierten Belastung zeigten Ekzempatienten erhöhte Reaktionswerte für die Herzrate, die Pulsvolumenamplitude, die Spontanfluktuationen des Hautwiderstands und für die erlebte Anspannung. In einer weiteren Untersuchung wurden unter Streß bei 10 Neurodermitis-Patienten höhere EMG-Veränderungen, höhere Angstwerte und eine höhere Herzfrequenz im Vergleich zur Kontrollgruppe gemessen.

Die psychophysiologischen Wechselwirkungen sind beim atopischen Ekzem bisher nur wenig untersucht und berücksichtigt worden. Einzelne Studien haben jedoch einen bedeutenden Einfluß einer emotionalen und vegetativen Aktivierung des Organismus auf das Jucken und die Ekzematisierung belegen können.

4.1.6.4. Psychologische Befunde

Psychische Einflüsse haben eine wesentliche Bedeutung für die atopische Dermatitis. In einer Untersuchung an 252 dermatologischen Patienten, davon 143 Patienten mit atopischem Ekzem, wurde eine signifikante Korrelation zwischen dem Schweregrad der Depression der Patienten und dem Ausmaß des Juckens festgestellt. Eine erhöhte Ängstlichkeit und Probleme im Umgang mit Wut und Feindseligkeit wurden in einer anderen Untersuchung von langjährigen Ekzempatienten gefunden. Ginsburg et al. (1993) konnten bei 43 erwachsenen Patienten mit atopischem Ekzem im Vergleich zu Patienten in zahnärztlicher Behandlung ohne Hauterkrankungen eine erhöhte Ängstlichkeit und eine geringere Durchsetzungskraft feststellen. Die Ekzempatienten fühlten sich darüber hinaus leichter verärgert, waren jedoch weniger geneigt, ihren Ärger auszudrücken und empfanden ihren Ärgerausdruck als weniger wirksam.

4.1.6.5. Streß und Verhalten

Streß und Anspannung führen zu einer vegetativen Aktivierung des Organismus und können bei einer entsprechenden Disposition Jucken und Kratzen auslösen bzw. verstärken. Jucken und Kratzen sind in diesem Sinne Ausdruck einer Überaktivierung. Kratzen hat dabei die Funktion, den Organismus kurzfristig vor Übererregung zu schützen und Anspannung abzubauen. Mit zunehmender Ausprägung des Ekzems nimmt die Belastbarkeit ab. Proportional dazu sinkt die Juckreizschwelle. Bei einem ausgeprägten Ekzemzustand kann bereits eine geringgradige diffuse Anspannung zu Jucken und Kratzen führen. Bei längerfristigem Bestand der Symptomatik gewinnt konditioniertes Kratz-Verhalten zunehmend an Bedeutung. Die auslösende Ursache hingegen tritt in den Hintergrund. Inadaptive Versuche zur Bewältigung des Juckens (Ablenkung, rigorose Diäten, willentliche Kontrolle) können die Symptome weiter verstärken und zu einer Chronifizierung der Erkrankung beitragen. Dies führt zu einer weiteren Überbelastung des Organismus und in schweren Fällen zu einem psychophysischen Erschöpfungszustand und einer die Juckreiztoleranz zusätzlich heruntersetzenden depressiven Verstimmung.

4.1.6.6. Begleitende Psychotherapie

Die geschilderten psychosomatischen Zusammenhänge und die eigene klinische Erfahrung haben zahlreiche Autoren veranlaßt, integrative Therapiemodelle zu entwickeln. Neben autogenem Training und Progressiver Muskelrelaxation nach Jacobson wurden insbesondere verhaltenstherapeutische Behandlungsansätze erfolgreich erprobt.

Um den Zusammenhang zwischen Streß und den Symptomen einer trockenen entzündeten Haut sowie der Juckempfindung besser zu verstehen, ist die eingenommene Haltung in der Konfliktsituation von zentraler Bedeutung. Verkrampft sich der Patient und wird passiv oder hilflos? oder hält er die Atmung an und setzt sich unter Druck?

Mit Hilfe von somatisch-emotionalen Wahrnehmungsübungen nach Keleman (1987) kann ein Patient lernen, wie er sich in Konflikt- und Spannungssituationen verhält, welche körperliche und emotionale Haltung er einnimmt. Der Patient wird angeleitet, die Haltung bewußt langsam einzunehmen und dann wieder zurückzunehmen. Damit lassen sich individuelle Streßmuster willentlich rekonstruieren.

Dieses Vorgehen erlaubt es, typische Spannungsmuster, die mit Jucken einhergehen, wahrnehmbar zu machen. Die Spannungsmuster sind durch eine bis zur Verkrampfung reichende hohe Anspannung gekennzeichnet und gehen mit einer passiven Haltung einher. Es wird eine für den Beobachter sichtbare physische Spannung, insbesondere im Bereich des Thorax, der Rückenmuskulatur und des Kopfes aufgebaut, die im Extremfall dem subjektiven Gefühl des Patienten, "erstarrt" oder "wie gelähmt" zu sein, entspricht. Die Passivität in diesen Situationen führt dazu, daß der Patient sich zu lange bewußt oder unbewußt der Belastung aussetzt und sich damit überlastet.

Das konkrete Verhalten des Patienten kann jedoch von der subjektiven Wahrnehmung abweichen. Ein Patient glaubt z.B., sich zu "wehren", reagiert aber mit Rückzug und Passivität. Dies wird dem Patienten bewußt gemacht, und es werden aktivere Bewältigungsstrategien eingeübt. Die Patienten lernen, ihren inneren Zustand besser wahrzunehmen und einen gewissen regulierenden Einfluß darauf auszuüben. Es entsteht ein Gefühl der Kontrolle, und Angst und Hilflosigkeit nehmen ab.

Neben dem individuellen Streßmuster, d.h. wie jemand mit Belastungen umgeht, ist das derzeitige Lebensumfeld von Bedeutung. Eine angespannte Lebensphase führt zu einer unter- bzw. überschwelligen psychovegetativen Aktivierung des Organismus. Oftmals befinden sich die Patienten in einer Umbruchphase, z.B. in einem Loslösungsprozeß aus dem Elternhaus, in einer Prüfungssituation, in einer Ausbildung, in einer neuen beruflichen Stellung oder einer Trennungsphase. Diese Lebensphasen sind nicht selten sehr belastend und können zu vermehrten Symptomen an der Haut führen. Im Rahmen einer Beratung müssen mit dem Patienten Strategien zur aktiven Bewältigung der Konflikte und der Lebenssituation entwickelt werden.

4.1.6.7. Fallbeispiel einer begleitenden Kurzzeitpsychotherapie

Bei einer 26jährigen Frau kam es nach einer ca. zwei Jahre andauernden Belastungsphase, verursacht durch zahlreiche Überstunden, fehlenden Urlaub und den Bau eines Hauses zum Ausbruch des atopischen

Ekzems. Vorwiegend betroffen waren die oberen Extremitäten, der Hals und das Gesicht. Behandlungsversuche mit Salben, Diäten und homöopathischen Mitteln führten nur zu einer kurzfristigen Besserung. Es stellte sich heraus, daß die Patientin auf belastende Situationen während der Arbeit mit Anspannung der Schulter- und Rückenmuskulatur, einer flachen Atmung, einer erhöhten Herzfrequenz, Angst und Nervosität reagierte. Sie hatte zwei Telefone zu bedienen und mußte zwischenzeitlich Computerarbeiten erledigen. Übliche Arbeitspausen wurden oft nicht eingehalten. Darüber hinaus fiel es ihr schwer, sich gegen eine Überhäufung mit Arbeitsaufträgen zu wehren. Sich stapelnde unerledigte Aufträge verstärkten Angst und Anspannung.

Die psychotherapeutische Behandlung konzentrierte sich auf die Art und Weise, wie die Patientin versuchte, durch vermehrte Anspannung die hohe Arbeitsbelastung zu bewältigen, und auf die Haltung, die sie gegenüber ihrem Vorgesetzten einnahm. Nachdem die Patientin ihre Reaktionsweise mit Hilfe der beschriebenen somatisch-emotionalen Wahrnehmungsübungen besser kennengelernt hatte, konnte sie eher erkennen, wann ihre Belastungsgrenze überschritten wurde. Sie lernte, ihre Anspannung in diesen Situationen angemessener zu regulieren und gegenüber ihrem Vorgesetzten mehr Widerstandskraft zu entwickeln und unangemessene Anforderungen zunehmend abzulehnen.

Nach vier Monaten und acht Therapiesitzungen von je 40 Min. waren die Hautveränderungen weitgehend abgeheilt. Die Patientin fuhr daraufhin für drei Wochen in Urlaub und kehrte vollkommen erscheinungsfrei zurück. Die Behandlung wurde danach in vierwöchigen Abständen für weitere sechs Monate fortgesetzt. In dieser Zeit kam es zu mehreren kleineren Rezidiven, die die Patientin durch aktives Handeln und eine stadiengerechte Lokalbehandlung rasch wieder in den Griff bekommen konnte. Danach wurde die Therapie erfolgreich abgeschlossen. In dem folgenden Jahr war eine dermatologische Behandlung nicht mehr erforderlich.

4.1.6.8. Beratung von Eltern mit kleinen Kindern

Die Beratung der Eltern hat das Ziel, wichtige Informationen über die Erkrankung und die Behandlungsmöglichkeiten zu vermitteln, Angst, Hilflosigkeit und Konflikte in der Familie abzubauen und auf den möglichen Einfluß der Reizflut unserer modernen Informations- und Leistungsgesellschaft auf das Krankheitsgeschehen aufmerksam zu machen. Aus familiären Konflikten resultierende Anspannung kann sich auf das Kind übertragen und zu vermehrten Krankheitssymptomen führen.

4.1.6.9. Fallbeispiel: Beratung einer Mutter und ihres 4jährigen Sohnes

Seit dem 2. Lebensjahr ist bei dem Jungen ein atopisches Ekzem bekannt. Darüber hinaus traten erstmals in dieser Zeit Symptome einer saisonalen Pollinose auf. Die allergologische Untersuchung ergab Typ-I-Sensibilisierungen gegen Gräser. Zur weiteren Vorgeschichte wurde Milchschorf in der Säuglingszeit angegeben. Seit ca. einem 3/4 Jahr habe das Ekzem sich zunehmend verschlechtert. Zum Zeitpunkt der Erstuntersuchung bestand ein generalisiertes atopisches Ekzem. Die Eltern hatten alles versucht, die Hauterkankung in den Griff zu bekommen. Neben unterschiedlichen Salben wurde dem Kind auch eine strenge "reizstoffarme" Diät verordnet. Mutter und Vater hatten eine unterschiedliche Meinung bezüglich der Zweckmäßigkeit der bisherigen Behandlungsmaßnahmen. Die Erkrankung des Sohnes war zu einem zentralen Problem geworden und führte zu Spannungen zwischen den Eltern aber auch zu aggressivem Verhalten gegenüber dem Kind. Die Diät wurde von allen als große Belastung empfunden.

Neben dem Beenden der Diät wurde eine konsequente Lokaltherapie verordnet. Die Eltern wurden ausführlich beraten und angehalten, für einen regelmäßigen Tagesablauf des Kindes und für ausreichende Ruhephasen zu sorgen. Im Laufe der Beratung stellte sich heraus, daß auch erhebliche Spannungen zwischen dem Vater des Patienten und seinen Schwiegereltern bestanden. Sowohl die Angst und Unsicherheit der Eltern als auch die Konflikte mit den Großeltern konnten in wenigen Monaten abgebaut werden. Die Eltern hatten gelernt, vermehrte Unruhe und Anspannung des Kindes im Zusammenhang mit konkreten Umgebungseinflüssen zu sehen und diese Einflüsse teilweise zu reduzieren sowie beruhigend auf das Kind einzuwirken. In dem darauf folgenden Jahr war im wesentlichen lediglich eine blande Lokalbehandlung erforderlich.

4.1.6.10. Gruppenpsychotherapie des atopischen Ekzems

Im Rahmen eines zwölfwöchigen Gruppenprogramms ist das beschriebene Behandlungskonzept bei acht Neurodermitis-Patienten erfolgreich erprobt worden. Insbesondere konnten die sozialen Ängste, die Hilflosigkeit, die depressive Verstimmung und das Juck-Kratz-Verhalten signifikant verringert werden. Die Lebensqualität verbesserte sich entsprechend. Sowohl das Ausmaß der befallenen Körperoberfläche als auch die Schwere der Hautveränderungen (*Symptom-Score TBSA, Total Body Severity Assessment*) haben am Ende des Gruppenprogramms auf ein Drittel abgenommen (vgl. Abb. 4.14 und 4.15).

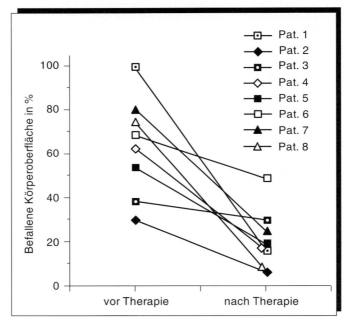

Abb. 4.14: Ausmaß der befallenen Körperoberfläche vor und nach Psychotherapie des atopischen Ekzems in %.

4.1. Atopische Erkrankungen

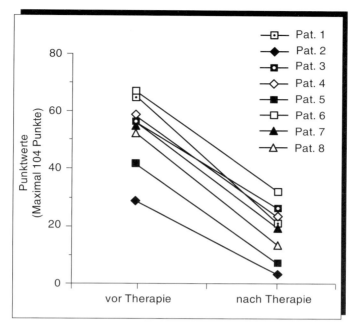

Abb. 4.15: "Total Body Severity Assessment" (TBSA-Score) des atopischen Ekzems vor und nach Psychotherapie.

4.1.6.11. Zusammenfassung

Sowohl das atopische Ekzem als auch Allergien können durch Streß verstärkt oder provoziert werden (vgl. auch Allergie und Psyche). Beide Erkrankungen sind jedoch grundsätzlich getrennt zu betrachten.

Die Symptome Jucken und Kratzen sind beim atopischen Ekzem zu einem bedeutenden Anteil auf eine Überbelastung und Streß zurückzuführen. Kratzen führt dabei zum Abbau von Anspannung und Nervosität.

Die Reorganisation der individuellen Streßmuster und der Abbau von Überbelastung führt zu einer Reduktion der autonomen Erregung und zur Abheilung der Erkrankung. Der Patient lernt dabei, Symptome im Lebenskontext zu sehen und durch konkretes Handeln günstig zu beeinflussen. Nervosität, Angst und Hilflosigkeit werden durch aktives Handeln und durch Lösen von Konflikten abgebaut.

Die Behandlung des atopischen Ekzems mit Salben, Antihistaminika und anderen Medikamenten ist eine rein symptomatische. Die zusätzliche Berücksichtigung der somatischen und emotionalen Verhaltensmuster, sowie der Lebenssituation des Patienten führt zu einem umfassenderen Verständnis der Erkrankung und unterstützt grundlegend den Heilungsverlauf.

4.1.7. Nahrungsmittelunverträglichkeiten (allergische Gastroenteropathie)

4.1.7.1. Definition und Ätiopathogenese

Nahrungsmittel- und Arzneimittelunverträglichkeiten können durch eine große Anzahl verschiedener Mechanismen ausgelöst werden: Toxische Wirkungen, metabolische Störungen und pseudoallergische Reaktionen spielen hier eine große Rolle. Nahrungsmittelallergien oder Arzneimittelallergien sind jedoch nur solche Reaktionen, denen ein immunologischer Mechanismus zugrundeliegt. Eine schematische Gliederung der unterschiedlichen Mechanismen findet sich in der folgenden Abbildung.

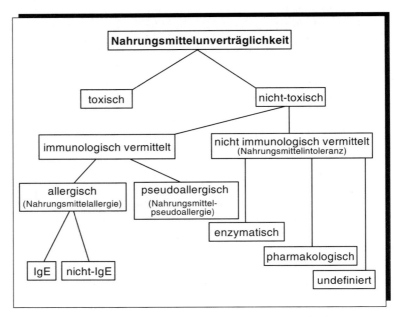

Abb. 4.16:   Gliederung der Pathomechanismen der Nahrungsmittelunverträglichkeiten.

Toxische Reaktionen auf Nahrungsmittel oder Medikamente beruhen auf einer allgemeinen Toxizität dieser Substanzen oder kontaminierender Produkte. Eine individuelle Empfänglichkeit existiert nicht. Derartige toxische Reaktionen sind wichtige Differentialdiagnosen der Nahrungs- und Arzneimittelallergien. Eine große Anzahl toxischer Substanzen können in Lebensmitteln vorkommen. Ihre Konzentration ist im allgemeinen sehr niedrig, so daß toxische Reaktionen nur selten auftreten. Unterschiedliche Ernährungsgewohnheiten können jedoch zu Konzentrationen von Toxinen führen, die eine klinische Symptomatik hervorrufen.

Die folgenden toxischen Produkte werden in Nahrungsmitteln vorgefunden:

- natürliche Toxine (Pilz- oder Staphylokokkentoxine)
- Kontaminationen durch den Herstellungsprozeß (Chemikalien, Öle) und
- Additiva (Konservierungsstoffe, Lebensmittelfarben)

Nicht-toxische Reaktionen hängen von der individuellen Empfänglichkeit gegenüber bestimmten Nahrungs- oder Arzneimitteln ab. Diese Reaktionen lassen sich in immunvermittelte und nicht-immunvermittelte Reaktionen unterteilen. Die Begriffe "Nahrungsmittelallergie" und "Arzneimittelallergie" werden im allgemeinen für immunologisch-vermittelte Reaktionen und die Begriffe "Nahrungsmittelintoleranz" und "Arzneimittelintoleranz" für die nicht-immunologisch vermittelten Reaktionen verwendet. Die allergischen Reaktionen können in die IgE-vermittelten und nicht-IgE-vermittelten unterteilt werden. Von diesen muß die Pseudoallergie abgegrenzt werden, die ohne eine Sensibilisierung immunologische Mechanismen nutzt.

Die IgE-vermittelten Reaktionen betreffen atopische Patienten mit IgE-Spiegeln gegen bestimmte Substanzen, deren Aufnahme dann eine Symptomatik induziert. Placebokontrollierte Provokationstests, bei denen die verdächtigte Substanz in Kapseln zugeführt werden, sind zur Diagnostik notwendig. Der

Nachweis des spezifischen IgEs in Verbindung mit einem positiven Provokationstest beweist den kausalen Zusammenhang.

Die nicht-IgE-vermittelten Reaktionen beruhen auf IgG- oder T-Zell-Immunantworten gegen Nahrungs- oder Arzneimittel. Die Symptome sind häufig auf den Gastrointestinaltrakt beschränkt und schwierig zu erkennen, da sie sich oft schleichend entwickeln. Bei Patienten mit Nahrungsmittelunverträglichkeiten wird häufig IgG4 gegen Nahrungsbestandteile gefunden. Eine pathogenetische Relevanz konnte jedoch noch nicht demonstriert werden, da auch bei vielen Gesunden derartige Antikörper auftreten. Ihre Anwesenheit mag die Folge einer längeren Exposition gegenüber ubiquitären Antigenen sein. Zirkulierende Immunkomplexe, die Nahrungsmittelantigene enthalten, werden gehäuft bei Asthma- oder Ekzempatienten gefunden, die Nahrungsmittelunverträglichkeiten aufweisen.

Das häufigste dieser Krankheitsbilder ist die Kuhmilchallergie. Es handelt sich wahrscheinlich um eine multifaktorielle Erkrankung, bei der außer immunologischen Mechanismen auch andere Faktoren von Bedeutung sind. Am Anfang steht häufig eine Gastroenteritis mit Erbrechen und Durchfall, deren Ätiologie meist unklar bleibt. Es wird vermutet, daß die hierdurch induzierte Epithelschädigung eine Minderung der Laktaseproduktion bewirkt. Dieses Enzym wird von Epithelzellen auf voll entwickelten Villi produziert. In Folge des Laktasemangels kann sich eine Laktoseintoleranz dem Krankheitsbild aufpfropfen. Außerdem kann ein IgA-Mangel, verbunden mit einer genetischen Disposition, über eine verstärkte Immunantwort zu diesem komplexen Krankheitsbild beitragen. Histologisch findet man eine T-Zell-Infiltration intraepithelial und auch submukös. In einigen Fällen wird auch eine Infiltration der Mukosa mit Eosinophilen beobachtet. Wie bei der Zöliakie läßt sich bioptisch eine Epithelatrophie beobachten, die jedoch lediglich regional und nicht diffus verteilt auftritt.

Soja oder Gluten (transitorische glutensensitive Enteropathie) können diese Störung ebenfalls hervorrufen, die nicht selten im Anschluß an eine Kuhmilchintoleranz auftritt. Die Zöliakie wird durch eine submuköse Entzündungsreaktion ausgelöst, die durch eine T-Zell- und IgG-Reaktion gegen Gluten zu einer Epithelatrophie führt. Die klinischen Symptome sind Diarrhö, Malabsorption und Wachstumsretardierung. Die klinischen und die histologischen Veränderungen der Zöliakie werden vom infantilen Malabsorptionssyndrom imitiert. Es tritt beim Abstillen auf und wird von einer Kuhmilchunverträglichkeit hervorgerufen. Überempfindlichkeiten gegenüber Soja, Eiweiß und Weizen werden bei diesem Syndrom ebenfalls beobachtet.

Die nicht-immunologischen Unverträglichkeitsreaktionen werden auch als Intoleranz bezeichnet. Hier nimmt die Pseudoallergie eine gewisse Sonderstellung ein. Ihr klinisches Bild gleicht dem einer Allergie. Es fehlen jedoch die spezifischen immunologischen Auslösemechanismen. Bei empfänglichen Personen werden durch Arzneimittel (z.B. Acetylsalicylsäure, Kontrastmittel u.a.), Zusatzstoffe in Arzneimitteln (z.B. Depotvermittler, Sulfite) und Farb- und Konservierungsstoffe in Nahrungsmitteln Mastzellen und Basophile zur Degranulation gebracht. Die hierdurch freigesetzten Mediatoren induzieren das klinische Bild einer Allergie. Nahrungsmitteladditiva können einerseits pseudoallergische Reaktionen auslösen oder andererseits über unbekannte Mechanismen zur gleichen Symptomatik führen. Die **In-vitro**-Histaminfreisetzung ist der einzige diagnostische **In-vitro**-Test, der jedoch zur Routinediagnostik noch nicht zur Verfügung steht. Die Diagnostik basiert daher auf der Anamnese und dem oralen Provokationstest.

Enzymatische Intoleranzen basieren auf Enzymdefekten, die durch die Zufuhr bestimmter Substanzen manifest werden. (Disaccharidasedefizienz, Galaktosämie, Phenylketonurie, Favismus). Mit Ausnahme der Disaccharidasedefizienz (Laktoseintoleranz) sind diese angeborenen Stoffwechselstörungen sehr selten. Es wird jedoch vermutet, daß häufige Nahrungsmittelintoleranzen auf solchen Enzymdefekten beruhen. Ein Defekt der Diamin-Oxidase ist mit der Unverträglichkeit von histaminhaltigen Speisen in Verbindung gebracht worden.

Für pharmakologische Intoleranzen sind meistens
- vasoaktive Amine (Monoamine, Histamin) und
- Nahrungs- und Arzneimitteladditiva

verantwortlich.

Der direkte vasoaktive Effekt von Aminen, die natürlicherweise in Nahrungsmitteln vorkommen, löst die Symptomatik aus. Hohe Konzentrationen an Histamin und Tyramin werden in fermentierten Nahrungsmitteln wie Käse, alkoholischen Getränken, Sauerkraut und Fischkonserven gefunden. Eine Reihe von Studien bringen Tyramin mit der chronischen Urtikaria in Zusammenhang. Darüber hinaus gibt es Hinweise dafür, daß eine Reihe von Nahrungsmitteln Histamin-freisetzende Eigenschaften aufweisen. Hierzu gehören: Eiweiß, Schalentiere, Erdbeere, Tomate, Schokolade, Zitrusfrüchte, Fisch und Schweinefleisch. Es wird vermutet, daß Lektine in diesen Nahrungsmitteln vorhanden sind, die die Fc_e-Rezeptoren unspezifisch vernetzen und so zur Degranulation von Mastzellen und Basophilen führen. Falls sich dies beweisen läßt, müßten diese Reaktionen unter der Pseudoallergie subsumiert werden.

Die histopathologischen Veränderungen variieren je nach Auslösemechanismus. Primäre oder sekundäre Infiltrationen mit Eosinophilen, Mastzellen und T-Lymphozyten werden neben Epithelatrophien bei vielen Unverträglichkeitsreaktionen gefunden.

Unverträglichkeitsreaktionen können in jedem Lebensalter manifest werden. Eine Häufung wird in den ersten Lebensmonaten und zwischen dem 15. und 35. Lebensjahr beobachtet. Dies ist auf zwei wichtige Ko-Faktoren zurückzuführen, die Unreife des Gastrointestinaltraktes und des darmassoziierten lymphatischen Systems (gut-associated lymphoid tissue, GALT) bei Säuglingen sowie die Kreuzreaktion von Inhalationsallergenen mit Nahrungsallergenen beim erwachsenen Allergiker. Bis zu 8 % der unter 3jährigen Kinder und bis zu 2 % der erwachsenen Bevölkerung sind betroffen. Im Säuglingsalter sind Milchallergene die wichtigsten Auslöser. Je nach Ernährung können auch andere Allergene relevant sein (Hühnerei, Soja, Fisch, Erdnuß, Getreide etc.). Bei ca. 40-50 % der betroffenen Kinder bildet sich die Allergie in den folgenden Jahren zurück. Die Toleranzentwicklung ist Allergen-abhängig und wird häufig bei Milch-, Eier-, Soja- und Weizenallergie beobachtet und bleibt im allgemeinen bei Fisch- und Erdnußallergie aus.

Bei Jugendlichen und Erwachsenen, die eine Nahrungsmittelallergie entwickeln, besteht bereits häufig eine Respirationsallergie oder zumindest eine subklinische Sensibilisierung. Falls nur geringe Symptome (z.B. orale Beschwerden beim Genuß von Kernobst durch Birkenpollenallergiker) berücksichtigt werden, weisen ca. 2-3 % der Bevölkerung allergische Symptome beim Genuß gewisser Nahrungsmittel auf. Generalisierte Symptome einer Nahrungsmittelallergie sind nur in 0,5-1 % der Bevölkerung feststellbar. Über den natürlichen Verlauf einer Nahrungsmittelallergie beim Erwachsenen liegen keine Daten vor.

Wegen der unterschiedlichen Auslösemechanismen, dem komplexen klinischen Bild und der schwierigen Diagnostik muß man davon ausgehen, daß die unterschiedlichen Diagnosen aus der Gruppe der Nahrungs- und Arzneimittelunverträglichkeiten zu selten gestellt werden. Bei einer Studie von 102 Patienten mit der Diagnose einer idiopathischen Anaphylaxie konnte mit einer Testung auf 79 verschiedene Nahrungsmittelallergene eine große Zahl von Sensibilisierungen gefunden werden. Die Autoren schließen, daß bei 7 % ihrer Patienten die Anaphylaxie auf eine Nahrungs- oder Genußmittelallergie zurückgeführt werden muß.

Die Prävalenz der Nahrungsmittelunverträglichkeitsreaktionen hängt von der Ernährung und anderen Gewohnheiten der jeweiligen Population ab. So findet man in Skandinavien häufiger Nahrungsmittelunverträglichkeiten gegen Fisch und in Japan häufiger gegen Sojabohnen. Patienten mit Allergien gegen bestimmte Pollen reagieren häufig mit dem sogenannten oralen Allergiesyndrom gegen frisches Gemüse und Früchte (OAS). Das OAS ist IgE-vermittelt und führt etwa 15 Minuten nach Nahrungsaufnahme zu einer Symptomatik, die im allgemeinen auf die Mundhöhle und den Pharynx beschränkt ist. Gelegentlich kommt es jedoch auch zu gefährlichen Reaktionen wie einem Angioödem der Mundhöhle oder des Pharynx oder gar zu Manifestationen an anderen Organen wie Urtikaria, Konjunktivitis, Angioödem der Orbita, Asthma bronchiale oder gastrointestinalen Symptomen.

4.1.7.2. Klinik

Kontrollierte Studien haben die Vielfältigkeit der Symptomatik dokumentiert, die mit einer IgE-vermittelten Immunreaktion einhergeht.

Eine Reihe klassischer allergischer Symptome treten auf:

- Anaphylaxie (in manchen Fällen erst nach zusätzlichen Reizen wie Anstrengung oder Acetylsalicylsäure)
- Hautreaktionen (urtikarielles Angioödem, atopische Dermatitis, Kontaktdermatitis)
- Symptome des oberen und unteren Respirationstraktes (Asthma bronchiale, Larynxödem und gelegentlich Rhinitis)
- gastrointestinale Symptome (Koliken, Erbrechen, Übelkeit, Diarrhoe, abdominale Schmerzen)
- neurologische Symptome

Ein kausaler Zusammenhang zwischen Unverträglichkeiten und Depressionen oder Migräne ist nicht bekannt.

Die klinische Symptomatik wird wesentlich von der Art der Allergenzufuhr bestimmt. Sie kann perkutan, per inhalationem oder per ingestionem (permukös oder hämatogen) erfolgen. Pathogenetisch können die immunologischen Reaktionstypen I, III, IV allein oder in Kombination beteiligt sein.

Durch perkutanen Kontakt mit Gemüse, Gewürzen oder Fleisch kann eine Kontakturtikaria und durch Kontakt mit Fisch eine Protein-Kontaktdermatitis ausgelöst werden. Bei der Protein-Kontaktdermatitis kommt es in der ersten Phase zu einer Kontakturtikaria (Typ-I-Allergie), die innerhalb von 24 Stunden in eine Ekzemreaktion (Typ-IV-Allergie) übergehen kann.

Per inhalationem können Reaktionen an den Schleimhäuten des Respirationstraktes ausgelöst werden:

Rhinokonjunktivitis und Asthma bronchiale durch das Einatmen von Allergen-haltigem Staub, Allergen-beladenen Aerosolen oder Dämpfen.

Am häufigsten wird die Nahrungsmittelallergie per ingestionem ausgelöst. Sie tritt dabei in Form von Kontaktreaktionen (Typ-I-Allergie) im oberen und unteren Gastrointestinaltrakt auf. Reaktionen im oberen Verdauungstrakt mit Juckreiz und Schwellungen der Mund- und Rachenschleimhaut und das OAS werden nach dem Verzehr von frischem Obst und Gemüse beobachtet. Bei der gastrointestinalen Nahrungsmittelallergie im engeren Sinne sind die Symptome meist unspezifisch und uncharakteristisch: Übelkeit, Erbrechen, retrosternales Brennen, Koliken, intermittierende Durchfälle und Blähungen.

Die hämatogen ausgelösten Nahrungsmittelallergien können durch verschiedene Reaktionstypen bedingt sein und führen zu Fernreaktionen an Haut, Schleimhäuten und Gefäßsystem. Bei der Typ-I-Allergie kommt es zu Urtikaria und Asthma bronchiale und gelegentlich kommt es sogar zum anaphylaktischen Schock. Ein atopisches Ekzem kann ausgelöst werden oder exazerbieren. Die häufigsten Auslöser sind Ei, Erdnuß, Milch, Soja und Weizen. Manifestationen einer Typ-III-Allergie sind das Immunkomplexsyndrom (Urtikaria, Arthritis, Fieber) und die Vaskulitis allergica. Im Rahmen einer Typ-IV-Allergie kann ein Ekzem oder auch ein photoallergisches Exanthem per ingestionem ausgelöst werden. Die Klinik der Nahrungsmittelallergien nach Pathogenese und Reaktionstyp gegliedert findet sich in der folgenden Tabelle.

4.1.7.3. Klinik der Nahrungsmittelallergie nach Pathogenese und allergischem Reaktionstyp

Pathogenese	allergischer Reaktionstyp
durch perkutanen Kontakt	Kontakturtikaria (Typ I)
	Protein-Kontaktdermatitis (Typ I, Typ IV)
Allergenaufnahme per inhalationem	Konjunktivitis, Rhinitis, Asthma bronchiale (Typ-I)
Allergenaufnahme per ingestionem	vom Kontakt-Typ (Typ I) • im oberen Verdauungstrakt (Lippen- und Zungenschwellung, Glossitis, Pharyngitis, Aphthen) • im Gastrointestinaltrakt (Übelkeit, Erbrechen, Ösophagusspasmen, Koliken, akute Gastritis, Durchfall, Blähungen = Symptomatik der gastrointestinalen Nahrungsmittelallergie) hämatogen ausgelöst • Typ-I-Allergie Urtikaria, Quinckeödem, Rhinitis, Asthma bronchiale
orales Allergie-Syndrom	(OAS), anaphylaktischer Schock, atopisches Ekzem
Typ-III-Allergie	Immunkomplexsyndrom (Urtikaria, Arthritis, Fieber), Vasculitis allergica
Typ-IV-Allergie	Ekzem, photoallergisches Exanthem

Tab. 4.8: Klinik der Nahrungsmittelallergie.

Betrachtet man nur die Sofortreaktionen (Typ-I-Allergie), so findet man als häufigstes Manifestationsorgan die Haut, danach den Respirations- und Gastrointestinaltrakt. Kreislaufreaktionen sind deutlich seltener. Die gastrointestinale Symptomatik und die Fernreaktionen treten innerhalb von Minuten bis in mehreren Stunden auf. Die Symptomatik des OAS stellt sich unmittelbar nach Nahrungsaufnahme ein. Die Typ-III-Allergie erreicht ihr Maximum nach 6-8 Stunden, die Typ-IV-Allergie entwickelt sich im Laufe von 1-2 Tagen.

4.1. Atopische Erkrankungen

Organmanifestationen	Symptome	Häufigkeit
Haut	• Urtikaria • Angioödem • Pruritus	43 %
Respirationstrakt	• Larynxödem • Asthma bronchiale	23 %
Gastrointestinaltrakt	• Erbrechen • Diarrhö • Koliken, Blähungen	22 %
Kreislauf	• Schockfragmente (geringe oder nur Einzelorgane erfassende Symptome des anaphylaktischen Schocks) • Kollaps • anaphylaktischer Schock	12 %

Tab. 4.9: Organmanifestationen und Symptome der IgE-vermittelten Nahrungsmittelallergie beim Erwachsenen.

Die toxischen Unverträglichkeitsreaktionen betreffen gemeinhin das zentrale Nervensystem, die Leber und den Kreislauf. Es kommt zu Halluzinationen (Atropin), Kopfschmerzen und Bluthochdruck (pressorische Amine), Verwirrtheitszuständen (Zyanide), Reye-Syndrom, gastrointestinalen und hepatischen Störungen (Aflatoxine) und Symptomen des Respirations- und Gastrointestinaltraktes sowie des Kreislaufs (Schalentiere).

Die Analgetika-Intoleranz wird den pseudoallergischen Reaktionen zugerechnet. Klinisch imponiert sie zwar wie eine allergische Sofortreaktion, pathogenetisch spielen sich derartige Reaktionen auf der Ebene der Mediatoren ohne Vorschaltung eines immunologischen Grundvorganges ab. Sie beruht offenbar auf einer Störung des Arachidonsäurestoffwechsels. Die Inhibition des Cyclooxygenaseweges durch nichtsteroidale Antiphlogistika kann zur Akkumulation von Lipoxygenaseprodukten führen, von denen Leukotriene (LTC4, LTD4, LTE4) eine starke bronchokonstriktorische und inflammatorische Wirkung haben und das Analgetika-Asthma vermitteln können. Nach einem Analgetika-induzierten Asthmaanfall werden diese Arachidonsäureprodukte vermehrt im Urin gefunden. Hinweise auf eine genetische Disposition für solche Intoleranzreaktionen ergeben sich aus der Beobachtung von familiären Häufungen dieser Reaktivität z.B. gegenüber Acetylsalicylsäure. Im Gegensatz zur Allergie ist bei der Analgetika-Intoleranz keine Sensibilisierungsphase erforderlich, die Reaktion kann bereits bei der ersten Einnahme des Medikaments auftreten.

Das klinische Spektrum der Analgetika-Intoleranz imitiert die IgE-vermittelten allergischen Soforttypreaktionen wie Urtikaria, Quincke-Ödem, Rhinitis, Asthma bronchiale, Blutdruckabfall und Schock. Das Acetylsalicylsäure-Asthma kommt bevorzugt bei Patienten jenseits des 30. Lebensjahres vor, es können jedoch auch Kinder und Jugendliche davon betroffen sein. Die Symptomatik entwickelt sich rasch, bei etwa der Hälfte der Patienten kommt es zwischen 1 und 15 Minuten nach Einnahme des Analgetikums zu einer ausgeprägten Symptomatik, in weiteren 40 % tritt sie zwischen 15 und 45 Minuten auf und bei den verbliebenen 10 % stellt sie sich später ein. Unbehandelt klingen die Reaktionen meist innerhalb von 6 Stunden wieder ab.

Bei den eosinophilen Gastroenteropathien kommt es über einen massiven gastrointestinalen Proteinverlust zur Hypalbuminämie und Hypogammaglobulinämie. Das häufigste Primärsymptom sind durch Albuminmangel bedingte Ödeme. Eventuell bestehen andere allergische Symptome (Asthma bronchiale, Ekzeme, Angioödeme oder Urtikaria). Serologisch lassen sich hochtitrige, milchspezifische IgE- und IgG-Antikörper nachweisen. Im Blutbild findet sich eine periphere Eosinophilie. Histologisch zeigt die Mukosa des Magens und des Dünndarms ein Eosinophileninfiltrat. Im Gegensatz zur Kuhmilch-Intoleranz führt die Karenz nicht zum Erfolg. Eine Corticosteroidtherapie ist notwendig.

Die zahlenmäßig bedeutendste nicht-IgE-vermittelte Nahrungsmittelallergie stellt die glutensensitive Enteropathie (Zöliakie) dar. Durch spezifisch mit Glutenantigen reagierende T-Zellen und Antikörper wird eine muköse und submuköse Entzündungsreaktion ausgelöst, die zu einer Epithelatrophie führt. Die klinische Symptomatik besteht aus Diarrhö, Malabsorption und Wachstumsretardierung. Histologisch lassen sich subepidermal Eosinophile und in der Immunhistologie charakteristische granuläre IgA-Ablagerungen in der dermalen und epidermalen Region sowie entlang dem Jejunum und Ileum nachweisen. Es besteht eine hochsignifikante HLA-Assoziation mit B8 und DR3.

4.1.7.4. Diagnostik und Differentialdiagnostik

Die Anamnese ist das wichtigste Instrument zur Diagnostik von Nahrungsmittel- und Arzneimittelunverträglichkeiten. Sie wird ergänzt durch Hauttests, Provokationstests, Serologie und Selektionsdiäten.

In der Anamnese muß zunächst der Zusammenhang zwischen Kontakt bzw. Aufnahme des Nahrungs- oder Arzneimittels und der klinischen Symptomatik erfaßt werden. Als häufiger Auslöser der Nahrungsmittelallergie kommen Sellerie, Milchprodukte, Karotte, Hühnerei und Fisch in Betracht. Bei der Anamnese sollte auf folgende Punkte geachtet werden:

- Identifizierung des auslösenden Nahrungs- oder Arzneimittels
- Menge, die zur Auslösung einer Symptomatik erforderlich ist
- Beschreibung der Symptome
- Latenzzeit zwischen Aufnahme und Auftreten der Symptome
- Reproduzierbarkeit
- notwendige Begleitfaktoren

Eine Schwierigkeit in der Diagnostik der Nahrungsmittelallergien bereitet die Tatsache, daß bei manchen Patienten die Nahrungsmittel erst in Kombination mit den folgenden Faktoren in Erscheinung treten:

- Pollenallergie
- Alkohol
- Acetylsalicylsäure
- Kaltbad
- Warmbad oder
- Anstrengung

Auf die Auslösefaktoren des OAS ist bei der Anamnese besonders zu achten (Tab. 4.10). Als Ursache werden Kreuzreaktionen zwischen Pollenallergenen und Nahrungsmittelbestandteilen angesehen.

4.1. Atopische Erkrankungen

Inhalationsallergen	Nahrungsmittelallergie auf
Beifuß-, Korbblütlerpollen (Astern, Chrysanthemen, Margerite, Gerbera, Löwenzahn)	Sellerie, Petersilie, Kamille, Karotte, Anis, Dill, Lauch, Koriander, Fenchel, Kümmel, Sonnenblumenkerne
Birken-, Hasel-, Erlenpollen	Apfel, Pfirsich, Kirschen, Haselnuß, Mandeln, Walnuß oder lediglich Nüsse
Birkenpollen	Kiwi
Vogelfedern, Vogelstaub, Proteine aus Vogelexkrementen	Eigelb-Antigene
Traubenkraut ("ragweed")	Melonen

Tab. 4.10: Orales Allergiesyndrom aufgrund von Kreuzreaktionen.

Weiterhin sollten bei der Anamnese auf die Auslöser pseudoallergischer Reaktionen geachtet werden. So ist den Patienten häufig bei gezieltem Nachfragen ein Zusammenhang zwischen der Symptomatik und dem Verzehr Histamin-reicher Nahrung (reifer Käse), Serotonin-reicher Nahrung (Nüsse, Erdbeeren), Tyramin-reicher Nahrung (alter Käse, harter Käse, Rotwein, Bier) und Sulfit-kontaminierter Nahrung (Dörrobst) auffällig. Auch nach gefärbten Lebensmitteln und nach Chinagewürz (Glutamat) sollte gezielt gefragt werden. Tab. 4.11 faßt häufige Auslöser pseudoallergischer Reaktionen zusammen.

Stoffgruppe	Substanz	E-Nummer	häufige Symptome
Farbstoffe	Amaranth	E 123	Asthma bronchiale
	Cochenillerot	E 124	Urtikaria
	Erythrosin	E 127	Asthma bronchiale
	Patentblau	E 131	
	Indigotin	E 132	
	Tartrazin*	E 102	
Konservierungsstoffe	Benzoesäure und ihre Salze	E 210-219	Urtikaria
	Sorbinsäure und ihre Salze	E 200-203	Asthma bronchiale, Urtikaria
	Disulfitsalze	E 223-224	
	P-hydroxybenzoesäure-Ester	E 214-219	
Antioxidantien	Butylhydroxyanisol	E 320	
	Butylhydroxytoluol	E 321	
Trägerstoffe	Gummi arabicum	E 414	
geschmacksbeeinflussende Stoffe	L-Glutaminsäure und ihre Salze		Kopfschmerzen, Übelkeit

Tab. 4.11: Auslöser pseudoallergischer Reaktionen.
*In Deutschland verboten, Einfuhr von Tartrazin-haltigen Lebensmitteln aus Mitgliedstaaten der EG möglich.

Ist die spezifische Anamnese unergiebig, so muß ein Hauttest mit einem breiten Routinetestprogramm durchgeführt werden, das tierische und pflanzliche Eiweiße, versteckte Nahrungsmittel, Schimmelpilze und deren Enzyme sowie Pollen abdeckt. Es kommen Prick-, Scratch-, Intrakutan- und Reib-Tests zur

Anwendung. Sie werden im allgemeinen mit kommerziell erhältlichen Nahrungsmittelextrakten durchgeführt. Die beste diagnostische Ausbeute erzielt man im allgemeinen mit dem Prick- oder dem Scratch-Test und nativen Nahrungsmitteln. Zur Diagnostik der Typ-IV-Allergie (Ekzem-Reaktion) muß ein Epikutantest durchgeführt werden. Die Zusammensetzung eines Routinetestprogramms für einen Prick-Test findet sich in Tab. 4.12.

Substanzgruppe	Testsubstanzen
tierische Eiweiße	Kuhmilch und Milcheiweiße, Ei, Fisch, Fleisch, Schalentiere
pflanzliche Eiweiße	Obst, Gemüse, Gewürze, Getreide, Nüsse, Samen
versteckte Nahrungsmittel	Guarglutamat, Gelatine, Soja
Schimmelpilze u. Enzyme	Aspergillus oryzae und niger, α-Amylase, Pektinase
Pollen	Birke, Gräser, Roggen, Beifuß

Tab. 4.12: Routinetestprogramm zur Diagnostik von Nahrungsmittelallergien mit dem Prick- oder Scratch-Test.

Ergänzend zu den Hauttests können serologische Untersuchungen durchgeführt werden. Dabei kommt es auf den Nachweis spezifischer IgE-Antikörper gegen Nahrungsmittel oder andere verdächtigte Stoffe bei der Typ-I-Allergie an. Die Bestimmung von IgG-Antikörpern besitzt keinen diagnostischen Wert, da die Bildung dieser Antikörper eine normale immunologische Reaktion auf die Nahrungsmittelaufnahme ist. Der IgE-Nachweis wie auch der positive Hauttest sind insbesondere bei Patienten mit einem atopischen Ekzem nicht beweisend für eine Nahrungsmittelallergie. Der IgE-Nachweis dokumentiert eine Sensibilisierung, eine individuelle pathogenetische Relevanz muß klinisch abgeschätzt werden.

Der Nachweis eines spezifischen IgEs sollte erfolgen:

- wenn kein Hauttest möglich ist (akute Hauterscheinungen im Testfeld, Alter unter 4 Jahren, antiallergische Dauermedikation) oder
- bei anamnestisch hochgradiger Sensibilisierung

Zur Diagnostik einer Pseudoallergie bietet sich die **In vitro**-Histaminfreisetzung an. Bei diesem Test werden Basophile des Patienten mit dem angeschuldigten Nahrungsmittel oder Medikament inkubiert und die Histaminfreisetzung wird gemessen. Da wegen der geringen Anzahl an Basophilen sehr niedrige Konzentrationen erfaßt werden müssen, wird dieser Test nur von einigen speziell ausgerüsteten Laboratorien bei besonderen Fragestellungen angewandt.

Bei der ambulanten Diagnostik kann eine von dem Patienten selbst durchgeführte Eliminationsdiät eingesetzt werden. In wöchentlichen Schritten werden verdächtigte Nahrungsmittel weggelassen (Genußmittel (Alkohol, Nikotin, Kaffee), Konservierungsmittel-haltige Nahrungsmittel, Gewürze, Nüsse, Obst, Hülsenfrüchte, Fisch, Kuhmilchprodukte, Hühnereiprodukte, Fleisch), bis eine deutliche Besserung des Beschwerdebildes eintritt. In der klinischen Diagnostik kommt die Suchdiät zur Anwendung. Hier werden von einem Ausgangspunkt einer Allergen-freien Diät (Kartoffel-Reis-Diät oder Kartoffel-Reis-Diät mit Apfel- oder Birnenkompott und Lammfleisch), unter sorgfältiger klinischer Beobachtung und Dokumentation der Symptomatik, verdächtigte Nahrungsmittel zugeführt (Kohlenhydrate und Gemüse, Milch und Milchprodukte, Fleisch, Geflügel und Ei, Fisch, Farb- und Konservierungsstoffe). Wenn durch eine Diät ein Nahrungsmittel oder eine Stoffgruppe verdächtig ist, die Symptomatik auszulösen, wird ein Provokationstest durchgeführt. Die oralen Provokationstests sollten unter stationären Bedingungen erfolgen. Sie eignen sich gut zur Auslösung von Fernreaktionen an der Haut, den Schleimhäuten und dem Respirationstrakt. Die verdächtigten Substanzen oder Nahrungsmittel sollten blind (z.B. in Kapseln oder per Sonde), in steigender Dosierung verabreicht werden. Treten Fernreaktionen auf, ist die Beurteilung eindeutig. Schwierigkeiten bereitet die Beurteilung der reinen gastrointestinalen Reaktion, bei der häufig nur subjektive Symptome wie Übelkeit, Magendruck und Völlegefühl und Blähungen auftreten. Wird ein wichtiges Nahrungsmittel (z.B. Milch) als Allergieauslöser identifiziert, so empfiehlt es sich Ausweichnahrungsmittel (z.B. Soja) ebenfalls zu testen.

Ergeben die angegebenen Maßnahmen keine Diagnose, so kann zur Objektivierung einer allergischen Reaktion am Gastrointestinaltrakt eine lokale, endoskopische Allergenprovokation an der Schleimhaut von Magen oder Jejunum erfolgen. Bei der Allergenapplikation auf die Schleimhaut kommt es im positiven Falle zur Rötung, Schwellung oder gar Blutung. Diese Diagnostik muß jedoch auf wenige verdächtige Allergene begrenzt bleiben. Wie bei anderen fraglich allergischen Prozessen kann unter Umständen das Ansprechen auf Cromoglykat als indirekter Hinweis auf eine pathogenetische Rolle einer Mastzelldegranulation gewertet werden.

Bei Verdacht auf eine Analgetika-Intoleranz wird unter stationären Bedingungen ein oraler Provokationstest durchgeführt, wobei eine sofortige Notfallintervention sichergestellt sein muß. Leitsubstanz der Analgetika-Intoleranz ist die Acetylsalicylsäure, oft treten zusätzlich positive Reaktionen auch bei anderen chemisch nicht verwandten Analgetika wie z.B. Indometacin auf. Dies ist geradezu ein Charakteristikum der Analgetika-Intoleranz. Kreuzreaktionen von Acetylsalicylsäure mit Paracetamol kommen jedoch nur in etwa 5-10 % der Fälle vor. Bei einer Reihe von Patienten besteht jedoch lediglich eine Intoleranz gegenüber einer einzigen Substanz und andere chemisch nicht verwandte Analgetika werden vertragen. Andere klassische Verfahren zum Nachweis von Typ-I-Reaktionen versagen bei der Analgetika-Intoleranz. Enzymfreisetzungen von neutrophilen Granulozyten, Zytokinfreisetzungen von Monozyten und Lymphozyten und Histaminfreisetzung von basophilen Granulozyten nach **In vitro**-Kontakt mit dem angeschuldigten Allergen werden als diagnostische Instrumente von speziell ausgerüsteten Laboratorien eingesetzt. Insbesondere bei Acetylsalicylsäure, Diclofenac und Indometacin sind die Befunde gut reproduzierbar. Da Schmerzmittel und Antiphlogistika nur schlecht vollständig gemieden werden können oder gar bei anderen Erkrankungen, z.B. aus dem rheumatischen Formenkreis, dauerhaft indiziert sein können, müssen Ausweichpräparate getestet werden, damit dem Patienten für den Bedarfsfall ein sicheres Medikament empfohlen werden kann.

Zur Diagnostik der Typ-III-Allergie, z.B. der Vasculitis allergica, sind besondere Untersuchungsmethoden erforderlich. Serologisch wird der Nachweis von Immunkomplexen und Komplementaktivierung gefordert, histologisch muß eine leukozytoklastische Vaskulitis und immunhistologisch eine IgE- und Komplementablagerung in den Gefäßwänden gefunden werden. Wenn dann im Intrakutantest nach Applikation der verdächtigten Substanz eine verzögerte Reaktion auftritt, kann bei Vorliegen einer charakteristischen Symptomatik von einer Typ-III-Allergie auf Nahrungsmittel gesprochen werden.

4.1.7.5. Therapie

Ziel der therapeutischen Bemühungen muß es sein, die Nahrungsmittelallergene zu eliminieren bzw. die allergenen Arzneimittel zu meiden oder nur unter medikamentösem Schutz (Kontrastmittel) zu applizieren.

Die Allergenkarenz ist die beste und sicherste Therapie. Nach einer Allergenkarenz von 1-3 Jahren verliert sich die Nahrungsmittelallergie im Kindes- und auch im Erwachsenenalter. Eine komplette Allergenkarenz läßt sich bei leicht erkennbaren Nahrungsmitteln problemlos einhalten. Schwierigkeit bereitet die Allergenkarenz jedoch bei versteckten Nahrungsmittelallergenen. Hier ist insbesondere Soja zu erwähnen, das in Binde- und Eindickmitteln, in Fertiggerichten, Backwaren, Süßigkeiten, Fleischprodukten und Getränken zu finden ist. Einem Sojaallergiker müssen exakte und umfassende Ratschläge für eine weitgehend allergenarme Kost erteilt werden. Andernfalls können ausgeprägte anaphylaktische Reaktionen mit eventueller Todesfolge nicht ausgeschlossen werden. Es existieren jedoch auch Hinweise dafür, daß eine lediglich Allergen-arme Diät zur Induktion einer Toleranz ausreicht. Als weitere Möglichkeit der Allergenkarenz bietet sich der Austausch bestimmter Nahrungsmittel an (Verwendung von Soja oder

Hydrolysaten bei Milchallergie). Die Allergenität von vielen Nahrungsmitteln, insbesondere Obst, läßt sich durch Denaturierung beim Kochen oder Braten herabsetzen.

Eine orale Hyposensibilisierung mit kommerziellen Lösungen oder Nativmaterial kann bei Patienten mit hämatogen ausgelösten Schockfragmenten oder bei reiner gastrointestinaler Allergie erfolgreich sein. Die Hyposensibilisierung soll dabei immer nur mit einem Allergen erfolgen.

Bei der OAS läßt sich durch eine subkutane Hyposensibilisierung mit Pollen eine Besserung der Nahrungsmittelallergie erzielen. Nur bei multiplen und nichtkarenzfähigen Nahrungsmittelallergien, wie der Gewürzallergie, ist eine medikamentöse Therapie angezeigt. Bei rein gastrointestinaler Symptomatik bietet sich die lokal wirksame prophylaktische Behandlung mit Cromoglycinsäure an. Bei einer hämatogen ausgelösten Symptomatik können orale Antihistaminika eingesetzt werden. Für Corticosteroide besteht keine Indikation.

Meistens reicht zur Behandlung einer akuten Analgetika-Intoleranz bei Hautreaktionen wie Urtikaria oder Quincke-Ödem die intravenöse Injektion von 4 ml Dimetindenmaleat (Fenistil®) aus. Die Therapie, der bei der Analgetika-Intoleranz akut auftretenden Asthmaanfälle, wird in der üblichen Weise durchgeführt. Eine kausale therapeutische Möglichkeit ist die orale Hyposensibilisierung bei Acetylsalicylsäure-Intoleranz. Es wird einschleichend mit zunächst 2-50 mg/d dosiert und eine Steigerung auf 1000 mg/d angestrebt. Eine erreichte Toleranz muß durch eine permanente Acetylsalicylsäure-Applikation erhalten werden. Bei Intoleranz gegenüber Antituberkulotika kann diese unter Intensivüberwachung durch eine einschleichende Medikation überwunden werden. Nach Therapieende stellt sich die Intoleranz jedoch wieder ein.

Kommt es bei einer Nahrungsmittelallergie zu einem anaphylaktischen Schock, so wird diese in üblicher Weise unter Hinzuziehung von Corticosteroiden und Antihistaminika behandelt. Ist bekannt, daß die aufgenommene Allergenmenge groß ist, so kann eine Magenspülung die Symptomatik verkürzen.

4.2. Allergien auf transgene Nahrungsmittel

Allergene von allergieauslösenden Nahrungsmitteln können auf andere Nahrungsmittel durch genetisches engineering übertragen werden. Kürzlich wurde versucht, den Nährwert von Sojabohnen (Glycine max), die einen Mangel an Methionin aufweisen, durch Einführen von Genen der schwefelreichen brasilianischen Nuß (Bertholletia excelsa) zu verbessern. Allergien auf Nüsse zählen zu den häufigsten Nahrungsmittelallergenen, und Typ-I-Allergien auf die brasilianische Nuß sind gut dokumentiert. Es stellte sich heraus, daß IgE von Individuen mit bekannter Allergie auf brasilianische Nüsse mit dem entsprechenden 2S-Albumin in genetisch manipulierten Sojabohnen reagierte. Im Pricktest konnte gezeigt werden, daß die allergischen Individuen in gleicher Weise mit Extrakt der genetisch veränderten Sojabohnen und der brasilianischen Nuß positiv reagierten, während nicht-transgene Sojabohnen keine Reaktionen auslösten.

Es ist daher erforderlich, die Allergenität von Proteinen in transgenen Lebensmitteln zu prüfen, falls diese Proteine von Quellen stammen, die häufig Allergien auslösen. Dabei genügt es nicht, sich nur auf den Ausgang von Tierversuchen zu beschränken, da diese nicht die Situation im Menschen widerspiegeln können. Verfahren wie RAST, Elektrophorese mit Immunoblotting und Pricktest an der Haut können IgE-bindende Proteine nachweisen, die wahrscheinliche Allergene in transgenen Nahrungsmitteln darstellen.

Anaphylaxie und Urtikaria

5. Anaphylaxie und Urtikaria

Zu den Vermittlern der Anaphylaxie und Urtikaria zählen IgE-Antikörper. Im Gegensatz zu den atopischen Erkrankungen fehlen dabei jedoch die erbliche Veranlagung und das verstärkt reagierende Zielorgan der Atopie. Atopiker haben außerdem keine verstärkte Neigung, eine Anaphylaxie und Urtikaria zu erleiden. Zwar ist die Pathogenese der IgE-vermittelten Erkrankung die gleiche wie bei Atopie, jedoch ist aus klinischer Sicht eine getrennte Betrachtungsweise für atopische und nichtatopische Erkrankungen geboten. Des weiteren bestehen Unterschiede in den Allergenen (soweit zu ermitteln), genetischen Faktoren, die die Ätiologie beeinflussen, der Diagnostik, der Prognose und Therapie. Darüber hinaus lassen sich bei der Urtikaria in einem erheblichen Teil der Fälle, wenn nicht sogar bei der Mehrzahl, keine IgE-Antikörper nachweisen.

5.1. Anaphylaxie

Unter "Anaphylaxie" verstand Ch. Richet (1902) eine Schutzlosigkeit, die bei zuvor sensibilisierten Tieren nach erneuter s.c.-Injektion von Quallenextrakt auftritt. Hunde, die mit subtoxischen Dosen von Toxin behandelt worden waren, reagierten in hohem Maße empfindlich und starben innerhalb von Minuten nach dem erneuten Verabreichen niedriger Dosen von Quallenextrakt. Dabei wurden die Tiere innerhalb von Sekunden schwer krank, der Atem ging nur noch qualvoll und keuchend, die Tiere konnten sich kaum noch dahinschleppen, lagen auf der Seite, hatten Durchfall, erbrachen Blut und starben etwa 25 min später.

Das klinische Syndrom der systemischen Anaphylaxie ist somit das am schnellsten auftretende, gefährlichste Zeichen einer allergischen Erkrankung. Der Ausdruck "Anaphylaxie" bedeutet somit eine überstarke, fehlgeleitete Schutzfunktion, da ja grundsätzlich ein Schutz gegen das Allergen vorliegt, jedoch durch die überschießende Reaktion der Organismus geschädigt wird und zu Tode kommen kann. Unter "Anaphylaxie" versteht man heute eine Überempfindlichkeit vom Sofort-Typ, die in nahezu allen Vertebraten auslösbar ist, und die durch Fixierung zytotroper Antikörper vom IgE-Typ an gewebeständigen Mastzellen nach Allergenexposition (z.B. Insektengift, Nahrungsmittel, Pollen oder Medikamente) ausgelöst wird.

Der Ausdruck **"Anaphylaxie"** im engeren Sinne beschreibt Reaktionen des Organismus, die durch IgE vermittelt werden. Darüber hinaus können auch andere Pathomechanismen zu den gleichen oder ähnlichen Symptomen und Krankheitszeichen führen. Dazu zählen Komplement-Aktivierung, direkte, IgE-unabhängige Degranulation von Mastzellen, physikalische und idiopathische Einflüsse. Mit **"anaphylaktoider Reaktion"** bezeichnet man der Anaphylaxie klinisch ähnliche bzw. gleiche Reaktionen, die aber nicht durch IgE vermittelt werden. Die folgende Tabelle gibt dafür Beispiele.

Komplement-Aktivierung	Antigen-Antikörperreaktionen im Rahmen von Transfusionen bei IgA-Mangel; durch Cuprophan-Dialysemembranen; durch Infusion von Dextran; wahrscheinlich durch Acetylsalicylsäure (Aspirin), das auch Komplement zu aktivieren vermag
direkte Mastzell-Degranulation	Röntgenkontrastmittel, Opiate, Tubocurarin, Polymyxin, Desferrioxamin, Pentamidin, Stilbamidin, Hydralazin, Doxorubicin, Daunorubicin, Rubidazon, Teniposid
physikalische Ursachen	körperliche Anstrengung, Kälte-Urtikaria (Schwimmbadtod)
idiopathisch	

Tab. 5.1: Ursachen anaphylaktoider Reaktionen.

5.1.1. Pathophysiologie und Klinik der Anaphylaxie

Es handelt sich um eine gleichzeitig in mehreren Organen auftretende IgE-vermittelte Sofortreaktion. Das auslösende Allergen ist meistens ein Arzneimittel, Insektengift oder Nahrungsmittel. Die Reaktion kann durch kleinste Mengen des Allergens ausgelöst werden und ist potentiell fatal.

Zu den am häufigsten betroffenen Organen gehören Herz-Kreislaufsystem, Respirationstrakt, Haut und Gastrointestinaltrakt. Die Reaktion ist immunologisch bedingt und tritt nach Allergenkontakt bei zuvor sensibilisierten Individuen auf. Als anaphylaktischen Schock bezeichnet man eine Anaphylaxie mit einhergehendem Blutdruckabfall, wobei eine Bewußtlosigkeit auftreten kann. Bei der anaphylaktoiden Reaktion treten die Zeichen der Anaphylaxie ohne einen Allergen-Antikörper-Mechanismus auf. In diesem Fall werden die endogenen Mediatoren der Anaphylaxie durch einen nichtimmunologischen Mechanismus ausgelöst. Dieser Vorgang wird auch als Pseudo-Allergie bezeichnet.

Epidemiologisch besteht bei der Anaphylaxie keine geographische, rassische oder geschlechtliche Prädilektion. Sie kommt in der allgemeinen Bevölkerung in 0,4 Fällen/Million vor. Im Klinikbereich tritt sie mit 0,6/1000 Patienten deutlich häufiger auf, was darauf hindeutet, daß Medikamente und biologische Produkte eine Hauptursache darstellen.

Klinisch bestehen Urtikaria und Angioödem. Die Lungen sind diffus gebläht, eine muköse Verstopfung der Luftwege und fokale Atelektasen treten auf. Das mikroskopische Bild des Lungengewebes ähnelt dem des akuten Asthmas, bei dem eine Hypersekretion der bronchialen submukösen Drüsen, ein Ödem im Bereich der Mukosa und Submukosa, peribronchiale vaskuläre Stauung und Eosinophilie der Bronchialwände auftreten. Ein Lungenödem mit Hämorrhagie kann vorliegen. Mikroskopisch kann ein Spasmus der Bronchialmuskulatur, Hyperinflation und sogar eine Ruptur der Alveoli gesehen werden. Bedeutsam sind ferner das Ödem, die vaskuläre Stauung und die Eosinophilie in der Lamina propria von Larynx, Trachea, Epiglottis und Hypopharynx. Eine Herzmuskel-Ischämie tritt oft, wahrscheinlich als Hypoxämiefolge, auf. Gelegentlich kommt es auch zum Herzinfarkt. Ein direkter Einfluß der Anaphylaxie auf das Myokard und die Koronararterien konnte nicht nachgewiesen werden. Gestaut sind ferner die Leber, Milz und andere viszerale Organe; mikroskopisch erkennt man eine Hyperämie mit Ödem. Eosinophile finden sich in den Sinusoiden der Milz, der Leber, der Lamina propria des oberen Respirationstrakts und den pulmonalen Blutgefäßen.

Der Tod tritt gewöhnlich als Folge von Erstickung durch Ödem der oberen Luftwege, Stauung und irreversiblem Schock oder einer Kombination dieser Faktoren auf. Durch Folgen der späten Phase der IgE-vermittelten allergischen Reaktion oder durch Organversagen kann der Tod auch erst nach ca. 12 Stunden auftreten.

Manchmal kann die Art und Menge der Allergenexposition bedeutsam sein.

Neben dem Allergenkontakt mit gewebeständig fixierten IgE-Antikörpern regulieren Zusatzfaktoren das Entstehen einer Anaphylaxie. IgE-Antikörper mit "**Histamine Releasing Activity**" werden als IgE$^+$ bezeichnet, solche, die kein Histamin freisetzen, als IgE$^-$. Nervale und psychische Einflüsse können hier ebenfalls modulierend eingreifen. Eine Vagotonie z.B. fördert das Auftreten einer Anaphylaxie.

Die Folge der Anaphylaxie besteht jeweils in einem plötzlichen, lebensbedrohenden Zustand. Akute Atemwegsobstruktion, Dilatation der Hautgefäße, einhergehend mit perivakulären Ödem, Spasmus der glatten Muskulatur des Gastrointestinaltrakts, der Harn- und Geschlechtsorgane treten nahezu gleichzeitig, wenn auch nicht in gleichem Ausmaß, auf.

Beim anaphylaktischen Schock spiegeln Blutdruckabfall und Schock im Rahmen der Anaphylaxie die generalisierte Vasodilatation der Arteriolen und die gesteigerte Gefäßpermeabilität mit rascher Transsudation von Plasma durch die postkapillären Venolen wider. Das Verlagern von Flüssigkeit von intra- nach extravaskulär führt zum hypovolämischen Schock mit Ödem (Angioödem) der Haut und verschiedenen inneren Organen. Venöses Blut wird im Splanchnikusbereich gepoolt. Es kommt zur Hämokonzentration und zu gesteigerter Blutviskosität. Der niedrige Blutauswurf des Herzens verursacht eine unzureichende Perfusion der Koronararterien. Der niedrige periphere Gefäßwiderstand kann zu Hypoxie des Myokards, Rhythmusstörungen und sekundärem kardiogenen Schock führen. Die Stimulation der Histamin-H_1-Rezeptoren in den Koronararterien kann einen koronaren Spasmus auslösen. Einige Patienten durchlaufen eine Angina pectoris und damit verbunden auch gelegentlich einen Herzinfarkt. Nach einer prolongierten Schockperiode kann Organversagen, namentlich in Nieren und im Zentralnervensystem auftreten. In manchen Fällen tritt der Schock ein, bevor die zu erwartenden Flüssigkeitsverschiebungen einsetzen, was einen neurogenen Reflexmechanismus vermuten läßt.

Histamin, Tryptase, Chymase und andere Mediatoren stimulieren Rezeptoren in oberflächlichen Blutgefäßen. Dadurch schwillt die Haut an, wird rot und juckt als Ausdruck der Urtikaria, dem Hautkennzeichen der systemischen Anaphylaxie. Die vermehrte Permeabilität der subkutanen Blutgefäße verursacht das mehr diffuse Anschwellen der Haut beim Angioödem, wodurch ein erheblicher Flüssigkeitsverlust aus dem intravaskulären Kompartiment entsteht.

Ein Spasmus der Bronchialmuskulatur, Ödem und eosinophile Entzündung der Bronchialschleimhaut sowie übermäßige Schleimabsonderung in das Lumen der Luftwege treten bei einigen Patienten mit Anaphylaxie auf und sind nicht zu unterscheiden vom akuten Asthmaanfall. Sowohl Histamin als auch Leukotriene üben eine bronchokonstriktorische Aktivität aus. Histamin entfaltet seine Wirkung eher an größeren proximalen Luftwegen als die Leukotriene, die mehr die peripheren betreffen. Die Atemobstruktion führt zum behinderten Gasaustausch mit Hypoxie und verstärkt die vaskulären Effekte der Anaphylaxie. Falls unbehandelt, kann ein akutes Cor pulmonale und Atemversagen auftreten.

Histamin wirkt auch auf die gastrointestinale und uterine glatte Muskulatur ein und verursacht schmerzhafte Spasmen. Hageman-Faktor-abhängige Stoffwechselwege können bei der Anaphylaxie durch Enzyme aus Basophilen und Mastzellen aktiviert werden. Eines dieser Enzyme hat Kallikrein-Aktivität und wird als "basophiles Kallikrein der Anaphylaxie" bezeichnet. Es spaltet Bradykinin vom hochmolekularen Kininogen. Bradykinin erhöht die Gefäßpermeabilität, wirkt stark gefäßerweiternd, kontrahiert die glatte Muskulatur, erregt Schmerz und findet sich gelegentlich in anaphylaktischen Zuständen. Die Blutgerinnungs-Abnormitäten bei der systemischen Anaphylaxie, z.B. die Aktivierung von Faktor XII der Gerinnungskaskade, gehen auf das Konto der Aktivierung des Hageman-Faktors.

Klinisch tritt eine Anaphylaxie innerhalb von Sekunden oder Minuten nach Allergenkontakt auf. Ein anfängliches Gefühl der Furcht oder des drohenden Unheils kann den rasch einsetzenden Symptomen eines oder mehrerer Zielorgane vorausgehen: Herz-Kreislauf, Atemwege, Haut und Gastrointestinaltrakt. Prämonitorische Symptome schließen ein Wärmegefühl der Haut sowie ein Kribbeln ein. Zu den Symptomen des oberen Respirationstrakts zählen Obstruktion der Atemwege, Dysphonie, Rauhigkeit im Rachen, Tieferwerden der Stimme, Erstickungsgefühl. Ein Bronchospasmus mit Husten, Dyspnoe, keuchender Atmung und Angina pectoris kann vorkommen. Nur selten tritt ein Atemstillstand auf. Niesen, verstopfte Nase, Tränen der Augen, periorbitales Ödem, Juckreiz in der Nase und am Gaumen wie beim akuten Heuschnupfen können hinzutreten. Die Symptome der Rhinitis und Konjunktivitis sind häufig und können die Vorboten schlimmerer Krankheitszeichen sein.

Die kardiovaskuläre Antwort kann peripher oder zentral ausfallen. Hypotension und Schock sind Symptome der allgemeinen arteriolären Gefäßerweiterung und gesteigerten -permeabilität, die zum verminderten peripheren Widerstand führen und vermehrt Plasma aus den Gefäßen in periphere Gewebe austreten lassen, wodurch das Blutvolumen kleiner wird. Bei Patienten ohne frühere Herzerkrankungen können Arrhythmien auftreten. Ohne sofortige Therapie durch intravaskulären Flüssigkeitsersatz kann der prolongierte Schock zu den Folgeschäden der Hypoxie in allen lebenswichtigen Organen führen. Der Tod kann durch Blutvolumen-Depletion und irreversiblen Schock oder durch kardiale Arrhythmie eintreten.

Die Haut ist ein häufiges Zielorgan der Anaphylaxie. Es treten generalisierter Pruritus, Erytheme, Urtikaria und Angioödem auf. Das letztere bezieht sich bevorzugt auf Lider, Lippen, Zunge, Pharynx, Larynx sowie den Genitalbereich. Die Konjunktiven und die Mund-Rachenschleimhäute sind erythematös und ödematös. Gelegentlich kann auch eine Urtikaria über Wochen rezidivieren, nachdem alle übrigen Symptome abgeklungen sind.

Eine gastrointestinale Beteiligung tritt wegen der Kontraktion der glatten Muskulatur und des mukosalen Ödems auf. Sie äußert sich in krampfartigen abdominalen Schmerzen und kann mit Übelkeit oder Durchfall einhergehen. Gleichermaßen können Kontraktionen des Uterus Unterleibsschmerzen auslösen. Bei Schwangerschaft kann es zum Abort kommen. Harndrang, Harn- und Stuhlabgang können auftreten.

Akute Schmerzen und Schwellungen der Gelenke sind ebenfalls beschrieben.

Hämostatische Veränderungen können vorkommen, sie sind jedoch wenig untersucht worden. Der intrinsic pathway der Gerinnung ist aktiviert, wodurch eine disseminierte intravaskuläre Gerinnung mit Verbrauchskoagulopathie auftreten kann. Durch PAF (platelet activating factor) können Plättchen aggregieren und vom Blutkreislauf sequestriert werden.

Mit oder ohne Schock einhergehende Krampfanfälle werden nur selten beobachtet. Bei fataler Anaphylaxie tritt der Tod gewöhnlich innerhalb einer Stunde ein.

Die Diagnose einer Anaphylaxie sollte unverzüglich gestellt oder vermutet werden, sofern Blutdruckabfall, Urtikaria, Angioödem, laryngeale oder bronchiale Obstruktion oder eine Kombination dieser Befunde vorliegen.

In der Praxis hat sich die folgende Einteilung der anaphylaktischen Reaktionen bewährt.

- I. lokalisierte Reaktion
- II. generalisierte Hautreaktionen
- III. Schleimhautreaktionen
  (Rhinokonjunktivitis, Asthma bronchiale, gastrointestinale und Gelenkbeschwerden)
- IV. Kreislaufreaktionen (anaphylaktischer Schock)

Tab. 5.2:   Stadieneinteilung der Anaphylaxie.

5.1.2. Laborbefunde

Eine Labordiagnostik ist anfänglich kaum notwendig und auch nicht hilfreich, obwohl Blutproben für Verlaufskontrollen und wissenschaftliche Fragestellungen wichtig sein können. Die Notfalltherapie sollte sofort einsetzen und nicht vom Vorliegen von Laborbefunden abhängig gemacht werden. Blutzellkonzentrationen können durch Hämokonzentration erhöht sein. Eosinophile können ebenfalls erhöht sein, sind jedoch durch kompensatorische Effekte von endogenen oder exogenen Katecholaminen und Glucocorticoiden gewöhnlich normal oder erniedrigt. Das Plasma-Histamin und die Serum-Tryptase können erhöht sein, was offenbar auf Mastzell-Degranulation beruht. Gelegentlich können auch Komplement-Bestandteile in Gegenwart von zirkulierenden Immunkomplexen erniedrigt sein.

5.1.2.1. Weitere Befunde

Röntgenaufnahmen des Thorax zeigen gewöhnlich eine Hyperinflation; Atelektasen durch Schleimpfröpfe können auftreten. Das EKG kann in Form von Überleitungsstörungen, atrialen bzw. ventrikulären Dysrhythmien oder ST-T-Alterationen auffällig sein. Diese werden durch myokardiale Ischämie oder Verletzung sowie durch ein akutes Cor pulmonale bedingt. Ein Herzinfarkt fällt durch entsprechende EKG- und Serumenzymbefunde auf.

5.1.3. Immunologische Diagnostik

Nach erfolgreicher Therapie der Anaphylaxie sollte das Allergen ermittelt werden. Dazu ist die Anamnese essentiell. Haut- oder in-vitro-Testungen dienen dem Nachweis einer IgE-Antwort auf ein Allergen; diese Befunde sind für sich allein kein Beweis einer Allergie, sondern müssen in Einklang mit der Anamnese stehen, um die Ursache der Anaphylaxie zu sichern. Nahrungsmittelauf- oder Arzneimitteleinnahme, parenterale Gabe eines Medikaments, eine Impfung, Hyposensibilisierung, Injektion eines Blut- oder anderen biologischen Produkts oder ein Insektenstich binnen einer Stunde vor dem Auftreten einer Anaphylaxie stehen als Auslöser im Verdacht. Falls eine wiederholte Anaphylaxie vorliegt, sollte nach einem gemeinsamen Allergen gefahndet werden.

Das Auffinden eines spezifischen Allergens kann die akribische Arbeit eines diagnostischen Detektivs erfordern. Eine Reaktion auf Trinkmilch kann durch Penicillin-Kontamination ausgelöst worden sein. Eine Reaktion auf einen viralen Impfstoff kann durch Eiweiß vom Hühnerembryo herrühren, in dem das Virus gezüchtet wurde. Gelegentlich kann eine anaphylaktische Reaktion nach Injektion von zwei Substanzen mit anaphylaktischem Potential auftreten (z. B. Penicillin und Pferdeserum) oder nach dem Essen eines Gerichts aus verschiedenen allergenträchtigen Nahrungsmitteln wie Fisch, Hülsenfrüchten, Nüssen oder Beeren.

Die Diagnose wird durch den Nachweis von spezifischen IgE-Antikörpern gegen das vermutete Allergen bestätigt. In den meisten Fällen dient die Sofort-Reaktion im Hauttest als verläßlichstes Verfahren, besonders, wenn das Allergen ein Protein ist. Da Allgemeinreaktionen bei hochempfindlichen Patienten vorkommen, sollte die Testung anfangs durch den Pricktest erfolgen. Falls dieser Test negativ ausfällt, kann die intrakutane Testung mit verdünnten sterilen Extrakten bekannter Stärke erfolgen.

Um das Risiko einer anaphylaktischen Reaktion durch den Hauttest selbst so klein wie möglich zu halten, verdünnt man zweckmäßigerweise das Protein-Allergen in 10er Schritten. Die folgende Tabelle zeigt verschiedene empfohlene Ausgangskonzentrationen.

Allergen	Ausgangskonzentration
Hymenoptera-Gifte	0,001 µg/ml
Insulin	0,001 U/ml
Pferdeserum	1:1000 verdünnt

Tab. 5.3: Ausgangskonzentrationen für intrakutane Hauttests.

Hauttestungen bei Verdacht auf Bienen-/Wespengiftallergie zeigen gewöhnlich verläßliche Ergebnisse, falls frisch aufgelöster lyophilisierter Giftextrakt verwendet wird. Die Testung mit Standard-Nahrungsmittelextrakten kann zu falsch-negativen Ergebnissen führen, wenn das Allergen labil ist. Die Pricktestung nach direktem Auftragen des Nahrungsmittels auf die Haut kann zu falsch-positiven Ergebnissen Anlaß geben, da einige Nahrungsmittel vasoaktive Bestandteile enthalten können.

Die Hauttestung mit Arzneimitteln, die als Hapten fungieren, ist gewöhnlich nicht verläßlich. Einige Medikamente sind unspezifische Histamin-Liberatoren (Mastzell-degranulierend, s.o.) und können bei normalen Probanden zur Quaddelbildung führen (Codein, Curare, Histamin, Hydralazin, Meperidin, Morphin, Polymyxin B, Stilbamidin). Die immunologische Aktivierung von Mastzellen erfordert ein polyvalentes Allergen, so daß ein negativer Hauttest auf ein univalentes Hapten-Medikament eine anaphylaktische Sensibilisierung nicht ausschließt.

IgE-Antikörper gegen Major- und Minor-Penicillin-Allergie-Determinanten, d.h. ß-Laktamring oder Seitenketten, können durch die Quaddelreaktion im Hauttest erkannt werden. Penicilloyl-Polylysin (in 6 x 10^{-5} M Lösung) löst eine positive Hautreaktion bei den meisten sensiblen Patienten gegen Majordeterminanten, d. h. bei einer Anamnese mit Urtikaria vom Spättyp oder Exanthem, jedoch ohne Anaphylaxie, aus. Sensitivität gegen Minordeterminanten entspricht der Anaphylaxie auf Penicillin. Ein Hauttest mit Penicillin G (1000 U/ml) wird gewöhnlich positiv bei Patienten mit anaphylaktischer Reaktion auf Penicillin. Bei eindeutiger Anamnese einer Penicillin-Anaphylaxie kann dieser Test wegen des Risikos einer erneuten Anaphylaxie durch den Test nicht empfohlen werden.

In-vitro-Nachweise von zirkulierenden IgE-Antikörpern können hilfreich sein, wenn der Hauttest positiv reagiert. Ein negatives in-vitro-Ergebnis schließt jedoch eine anaphylaktische Sensibilisierung nicht aus, da hochaffine IgE-Antikörper auf Mastzell-Rezeptoren zu einem zu niedrigen, unter der Nachweisgrenze liegendem zirkulierendem, spezifischen IgE-Spiegel im Serum führen können. Der Radioallergosorbent-Test (RAST) dient dem In-vitro-Nachweis von IgE-Antikörpern, er kann nur für Protein-Allergene verwendet werden. Technische Faktoren sind für falsch-positive und falsch-negative Ergebnisse verantwortlich.

Der Nachweis von IgE-Antikörpern sowohl im Hauttest als auch in vitro beweist jedoch nicht die Ursache einer Anaphylaxie, wenn er nicht eindeutig im Einklang mit der Anamnese steht.

5.1.4. Allergene

Die für eine anaphylaktische Reaktion verantwortlichen Allergene unterscheiden sich von denen, die sonst bei Atopie häufig bedeutsam sind. Sie finden sich gewöhnlich in Nahrungsmitteln, Medikamenten oder in Insektengift. Nahrungsmittel und Insektengifte stellen komplexe Gemische von vielen potentiellen Allergenen dar. In nur wenigen Fällen konnten bislang die Allergene chemisch identifiziert werden. Dasselbe Allergen oder Allergen-Epitop kann in mehr als einem Nahrungs-, Arzneimittel oder Insektengift vorkommen und kreuzreagieren.

Nahrungsmittel können zur Anaphylaxie führende Allergene enthalten. Die folgende Tabelle listet einige der häufigeren Nahrungsmittelallergene auf; Erdnüsse, Nüsse, Fisch und Eiweiß (Eiklar) sind die häufigsten.

• Krebstiere (Krustazeen)	• Samen
• Hummer	• Sesam
• Krabben	• Kümmel
• Krebse	• Sonnenblume
• Weichtiere (Mollusken)	• Senf
• Fisch	• Flachs
• Hülsenfrüchte	• Nüsse
• Erdnüsse	• Beeren
• Erbsen	• Eiweiß (Eiklar)
• Bohnen	• Buchweizen
• Süßholz	• Milch

Tab. 5.4: Anaphylaxie verursachende Nahrungsmittel.

Jedes Medikament vermag eine anaphylaktische Reaktion auszulösen, glücklicherweise ist das Risiko bei den meisten Menschen gering. Die folgende Tabelle führt Medikamente und in der Diagnostik eingesetzte Stoffe auf, die zur Anaphylaxie durch spezifische IgE-Antikörper führen können.

heterologe Proteine und Polypeptide	Hapten-Medikamente

• Hormone
  • Insulin
  • Parathormon
  • Relaxin
  • Vasopressin
  • adrenocorticotropes Hormon (ACTH)
• Enzyme
  • Trypsin
  • Chymotrypsin
  • Chymopapain
  • Penicillinase
  • Asparaginase
• Impfstoffe
• Toxoide
• Allergen-Extrakte
• Polysaccharide
  • Dextran
  • Fe-Dextran
	• Antibiotika
	  • Penicillin
	  • Cephalosporine
	  • Streptomycin
	  • Tetracycline
	  • Amphotericin B
	  • Nitrofurantoin
	• Diagnostika
	  • Sulfobromophthalein
	  • Dehydrocholsäure-Na
	• Vitamine
	  • Thiamin
	  • Folsäure
	• andere
	  • Barbiturate
	  • Diazepam
	  • Phenytoin
	  • Protamin
	  • Aminpyrin
	  • Acetylcystein

Tab. 5.5: Medikamente und Diagnostika, die zur Anaphylaxie führen können.

Heterologe Proteine und Polypeptide lösen am ehesten diese Art der Sensitivität aus. Die meisten Medikamente bestehen aus organischen Chemikalien, die immunologisch als Haptene fungieren. Eine anaphylaktische Reaktion kann durch parenterale, orale oder topische Anwendung hervorgerufen werden. In einigen Fällen genügen minimale Medikamentenmengen, um eine anaphylaktische Reaktion auszulösen. So können Penicillinkontaminationen in der Milch von Kühen, die Penicillin erhielten, eine systemische anaphylaktische Reaktion bei Penicillin-allergischen Patienten auslösen.

Eine Anaphylaxie auf Blut oder Blutkomponenten kann durch Nahrungsmittel-Allergene im Spenderblut oder selten auch durch passiven Transfer von IgE-Antikörpern gegen Nahrungsmittel oder Medikamente ausgelöst werden, wenn der Empfänger das Allergen kurz vor oder nach der Transfusion inkorporiert hat (☞ Kap. 5.5).

5.1.4.1. Allergische Reaktionen auf Insektenstiche

Allergische Reaktionen auf Insektenstiche sind ein häufiges und oftmals ernstes medizinisches Problem. Schätzungsweise gibt es bei der Allgemeinbevölkerung bei 0,3 bis 3 % hierdurch bedingt eine Anaphylaxie. Manche Episoden sind fatal. Während der letzten 15 Jahre hat unser Wissen über Insektenstichallergien beträchtlich zugenommen; ungelöste Aufgaben betreffen das Identifizieren von Risikopatienten, die feine Abstimmung bei der Auswahl der Patienten zur Therapie sowie das Ausmaß und die Dauer der Immuntherapie mit Insektengift. Der Stich eines einzigen Insekts kann bei sensiblen Patienten ausreichen, eine schwere, selbst fatale anaphylaktische Reaktion auszulösen. Die Sensibilisierung tritt durch vorangegangene Stiche ein. Falls Patienten allergisch auf ein gemeinsames oder kreuzreagierendes Allergen

5.1. Anaphylaxie

sind, können sie nach dem Stich jedes Hymenoptera-Insekts (Hautflügler) eine anaphylaktische Reaktion entwickeln.

Gifte von Hymenoptera-Spezies, d. h. Biene (*Apis melifera*), Wespe (*Vespula-* und *Polistes-Spezies*), Hornisse (*Dolichovespula*-Spezies) und Feuerameise (*Solenopsis*-Spezies) können anaphylaktische Reaktionen auslösen. Gelegentlich können auch beißende Insekten wie Bremsen, Wanzen und selten auch Schlangengifte dazu führen. Das Gift der Hymenoptera-Insekten besteht aus einem komplexen biologischen Gemisch von verschiedenen Enzymen und anderen aktiven Bestandteilen, wie die folgende Tabelle zeigt. Es gibt für anaphylaktische Reaktionen des Menschen verschiedene Allergene, von denen einige nur für eine bestimmte Art zutreffen und andere über Gattungen kreuzreagieren.

Honigbiene (Apis melifera)	Wespen	Feuerameise (Solenopsis richteri u. invicta)
• Phospholipase-A_2	• Phospholipase	• Phospholipase
• Hyaluronidase	• Hyaluronidase	• Hyaluronidase
• Phosphatase	• Antigen 5 (Protein)	• N-acetyl-ß-Glucosaminidase
• Melittin		

Tab. 5.6: Allergene in Insektengiften. Es besteht keine Kreuzreaktion zwischen der Phospholipase bei Biene und Wespen.

Der Stechapparat sitzt im Abdomen der weiblichen Insekten. Er besteht aus einem gifthaltigem Sack, der an den behaarten Stachel angeheftet ist. Beim Stich kontrahiert sich der Sack, und das Gift wird in das Gewebe eingebracht. Der Stachel der Biene hat multiple Härchen, die gewöhnlich bewirken, daß sich der Stachel vom Bienenkörper löst und zum Tod des Insekts beim Stich führt. Im Gegensatz dazu hat der Stachel der Wespen nur einzelne Härchen, so daß diese Insekten mehrmals zustechen können.

Die Feuerameise, *Solenopsis invicta*, kann sich in der Haut des Menschen festbeißen, dreht sich dann um ihren Kopf und kann dabei mit dem Stachel im Abdomen mehrfach kreisförmig zustechen. Nach 24 Stunden entsteht eine charakteristische sterile Pustel. Schätzungsweise bei ca. 1 % der Gestochenen tritt eine allergische Reaktion auf.

Gegenüber Insektenstichen verursachen Insektenbisse kaum anaphylaktische Reaktionen, obwohl bei Lokalreaktionen IgE-Antikörper auf Stechmücken (Moskitos) nachweisbar sein können.

Ausgedehnte Lokalreaktionen nach Bienen-/Wespenstichen sind häufig. Diese können neben nichtimmunologischen Mechanismen durch IgE-Antikörper ausgelöst sein. Nach einer größeren Lokalreaktion (> 15 cm Durchmesser) weisen die meisten Menschen einen positiven Hauttest auf Giftextrakt auf. Menschen mit ausgeprägten Lokalreaktionen in der Vorgeschichte neigen dazu, bei nachfolgenden Stichen ebenfalls mit einer starken Lokalreaktion zu antworten. Das Risiko einer Anaphylaxie wird jedoch < 5 % eingeschätzt. Eine Immuntherapie mit Giftextrakt vermag keine Lokalreaktionen zu verhindern. Bei starken Lokalreaktionen besteht keine Indikation zur Hyposensibilisierungstherapie.

Toxische Reaktionen, die in ihrer Ausprägung einer Anaphylaxie entsprechen, können nach 50 - 100 gleichzeitigen Stichen auftreten.

Gelegentlich wird auch über das Vorkommen von Vaskulitis, Nephrose, Neuritis, Enzephalitis oder Serumkrankheit nach Insektenstichen berichtet. Bei letzterer lassen sich spezifische IgE- und auch IgG-Antikörper nachweisen. Bei solchen Patienten besteht die Indikation zur Hyposensibilisierung.

Bei Anaphylaxie existieren außer einer entsprechenden positiven Anamnese keine klinischen Kriterien, um Risikopatienten zu erkennen. Anaphylaktische Reaktionen entstehen am häufigsten in der Altersgruppe unter 20 Jahren und 2x häufiger beim männlichen Geschlecht, was jedoch an den entsprechenden

Verhaltensweisen der Gestochenen liegt (z.B. vermehrter Aufenthalt im Freien). Ca. 1/3 der Patienten mit allergischen Reaktionen auf Hymenopteragift weisen eine atopische Diathese auf. Schwere Anaphylaxien können in jedem Alter auftreten, Todesfälle kommen meistens im Erwachsenenalter vor.

Beim Hauttest wendet man zunächst den Pricktest, bei dessen negativer Reaktion den Intrakutantest an (Schwellentestung). Eine positive Sofortreaktion im Hauttest mit einer Dosis von weniger als 0,1 bis 1,0 µg/ml weist auf das Vorliegen von giftspezifischen IgE-Antikörpern hin. Höhere Giftdosen verursachen unspezifische Reizungen. Systemische allergische Reaktionen auf diagnostische Tests mit Giftextrakt sind ungewöhnlich, jedoch nicht ausgeschlossen.

Labortests wie der RAST messen giftspezifisches IgE. Im allgemeinen sind diese Tests weniger empfindlich und viel teurer als der einfache Hauttest. Bei manchen Patienten, z. B. solchen mit ausgedehnten Dermatosen, sowie in Fällen, in denen Hauttests nicht verfügbar sind, können diese nützlich sein.

Es gibt keine zuverlässige Korrelation zwischen dem klinischen Schweregrad und der Anwesenheit von spezifischen IgE-Antikörpern. Nur 50 bis 60 Prozent der Patienten mit anamnestisch bekannten anaphylaktischen Stichreaktionen und positiven spezifischen Hauttests reagieren beim erneuten Stich mit Anaphylaxie. Es besteht auch keine Beziehung zwischen dem Auftreten oder dem Schweregrad der Reaktion auf den Stich und dem spezifischen IgE-Titer im Serum oder der Konzentration des Giftextrakts im Hauttest, der zur positiven Reaktion führt. Offenbar liegen bislang unbekannte Faktoren außer den IgE-Antikörpern vor, die die allergische Reaktion vermitteln.

Das Alter des Patienten und spezifische Symptome beeinflussen den natürlichen Verlauf der Anaphylaxie. Im allgemeinen ist bei Kindern das Risiko wiederholter anaphylaktischer Reaktionen niedriger als bei Erwachsenen. Falls solch eine Reaktion auftritt, so sind die Symptome gewöhnlich ähnlich wie bei der ursprünglichen Reaktion. Bei Kindern mit ausschließlich kutaner anaphylaktischer Reaktion nach dem ersten Stich ist die Rate wiederholter Reaktionen bei folgenden Stichen sehr niedrig; falls Reaktionen auftreten, so sind diese dann gewöhnlich schwach ausgeprägt. Patienten aller Altersgruppen mit schweren anaphylaktischen Symptomen neigen zu ähnlich schweren Reaktionen nach folgenden Stichen.

Bei Risikopatienten ist die spezifische Hyposensibilisierung hocheffektiv, um wiederholte anaphylaktische Reaktionen zu verhindern. Anaphylaktische Folgeepisoden nach Stichen treten nur bei 2 % der Hyposensibilisierten auf. Die erfolgreiche Therapie geht mit sinkenden spezifischen IgE-Titern und steigenden spezifischen IgG-Titern einher. Im allgemeinen ist es nicht erforderlich, IgG-Titer zu bestimmen. Die folgende Tabelle faßt die Indikationen für eine Immuntherapie zusammen.

Reaktion auf Insektenstiche	Indikation zur Bienen-/Wespengift-Immuntherapie (Hyposensibilisierung)
Anaphylaxie	
• schwer	ja
• mäßig	ja*
• mild, nur an der Haut	
• Kinder	nein
• Erwachsene	ja*
Serumkrankheit	wahrscheinlich
toxische Reaktion	wahrscheinlich
ausgedehnte örtliche Schwellung	nein
normale Reaktion (vorübergehender Schmerz, Schwellung)	nein

Tab. 5.7:   Indikationen für die Hyposensibilisierung mit Bienen-/Wespengiftallergie.
Bei Patienten mit negativem Hauttest besteht keine Indikation zur Hyposensibilisierung.
*Indikation abhängig von Expositionsrisiko, Gesundheitszustand, Medikamenteneinnahme

Die Hyposensibilisierungstherapie sollte klinisch über mehrere Tage hin eingeleitet werden; die initiale Dosis beträgt je nach dem Grad der Hauttestreaktion 0,01 bis 0,1 µg. 50 bis 100 µg werden als Erhaltungsdosis gegeben; während des ersten Jahres beträgt das Erhaltungsintervall 4 Wochen, im zweiten Jahr 6 Wochen, im dritten Jahr 8 Wochen. Die Therapie soll 3 bis 5 Jahre bis zum Erreichen eines negativen Hauttests durchgeführt werden. Die Hyposensibilisierung während der Schwangerschaft ist offenbar unbedenklich.

Die Hyposensibilisierungstherapie bei Patienten mit hohem Risiko für eine anaphylaktische Reaktion auf Insektenstiche vermag die Wahrscheinlichkeit für eine wiederholte anaphylaktische Reaktion von 50 bis 60 % nach 2 Jahren Therapie auf ca. 10 %, nach 3 - 5 Jahren auf ca. 2 % zu vermindern. Bei der Mehrzahl der Patienten reichen 3 Jahre Therapie aus; Ausnahmen bestehen bei schweren allergischen Reaktionen und bei Patienten mit weiter bestehenden positiven Hauttests. Solche Patienten sollen so lange weiterbehandelt werden, bis der Hauttest negativ wird oder ein anderer zuverlässiger Hinweis für das Fehlen einer Allergie vorliegt. Ein Notfallrezept muß für die Patienten ausgestellt werden (☞ Kap. 5.1.7.).

5.1.4.2. Andere Allergene

Eine ganze Anzahl weiterer Allergene kann ebenfalls eine Anaphylaxie auslösen. Es gibt verschiedene Berichte über Anaphylaxie bei Frauen nach dem Geschlechtsverkehr; als Ursache konnte ein Glykoprotein in der männlichen Samenflüssigkeit (Seminalplasma) nachgewiesen werden. Eine weitere Kasuistik beschreibt eine auf exogenes Progesteron sensibilisierte Frau; sie reagierte anschließend mit einer Anaphylaxie auf endogenes Progesteron und konnte durch Oophorektomie geheilt werden.

Das Auftreten einer zur Anaphylaxie führenden **Latex-Allergie** ist neuerdings öfters bei Personal in Heilberufen und Kindern mit Spina bifida oder urogenitalen Geburtsfehlern bekannt geworden. Das Allergen stammt vom Gummibaum, *Hevea brasiliensis*. IgE-Antikörper bei erkrankten Patienten können am besten im Hauttest nachgewiesen werden. Diese Patienten müssen sorgsam alle Quellen von Latex-Produkten meiden.

5.1.5. Anaphylaktoide Reaktionen

Eine klinisch und pathologisch mit der Anaphylaxie identische Reaktion ohne Beteiligung von IgE-Antikörpern und dem entsprechendem Antigen wird "anaphylaktoide Reaktion" genannt. Der Ausdruck wird auch gelegentlich fälschlich verwendet, um eine gering ausgeprägte IgE-vermittelte Reaktion zu bezeichnen.

Eine anaphylaktoide Reaktion nach körperlicher Anstrengung wurde mehrfach beschrieben (**exercise-induced 'anaphylaxis', EIA**). Bei manchen Patienten tritt die Reaktion nur in Verbindung mit dem Essen, gelegentlich nach bestimmten Speisen, auf. Auch kann bei körperlicher Anstrengung der Plasma-Histamin-Spiegel ansteigen, was darauf schließen läßt, daß Mastzellen unspezifisch durch einen endogenen Mediator, möglicherweise Endorphin, getriggert werden. Ultrastrukturell konnten dabei Zeichen der Histamin-Degranulation in Mastzellen der Haut nachgewiesen werden. Der Grund für die individuelle Empfindlichkeit ist unbekannt, obwohl eine familiäre Tendenz beschrieben ist, was einen genetischen Defekt möglich erscheinen läßt. Viele Fälle treten nur vorübergehend auf, was erworbene Ursachen nahelegt.

Cholinerge anaphylaktoide Reaktionen können in seltenen Fällen nach anstrengenden Leibesübungen, nach Emotionen oder Überwärmung beobachtet werden. Es handelt sich letztlich dabei um eine gesteigerte Form der cholinergischen Urtikaria. Der Plasma-Histamin-Spiegel steigt nach einem Anstieg der Kerntemperatur des Körpers an. Bei einigen Patienten liegt ein positiver Methacholin-Quaddel-Test der Haut vor. Ein möglicher Mechanismus beruht auf einer abnormen Reaktivität von Mastzellen durch eine kompensatorische cholinerge Antwort der Thermoregulation bei erhöhter Kerntemperatur.

Als **"Aggregat-Anaphylaxie"** bezeichnet man das Auftreten einer anaphylaktoiden Reaktion nach der prophylaktischen Infusion von Gammaglobulin bei Immunmangelzuständen wie der common variable immunodeficiency (CVID). Das hochmolekulare aggregierte Gammaglobulin ist wahrscheinlich verantwortlich, da aggregiertes Immunglobulin Komplement über den klassischen Weg aktivieren kann. Die Ultrazentrifugation des Gammaglobulins verhindert anaphylaktoide Reaktionen. Aggregierte Immunglobuline führen zur Bildung der Anaphylatoxine C3a, C4a und C5a auf ähnliche Weise wie durch IgG- oder IgM-haltige Immunkomplexe. Anaphylatoxine vermögen Mediatoren aus Mastzellen freizusetzen, wodurch die anaphylaktoide Reaktion entsteht.

Die **Non-IgE-Anaphylaxie** kann bei Patienten mit selektivem IgA-Mangel entstehen. Nach der Transfusion von IgA-haltigem Plasma in Vollblut oder Blutprodukten entstehen Anti-IgA-Antikörper vom IgG-Typ. Bei erneuter Transfusion von IgA können durch die Antigen-Antikörperkomplexe aus IgA und Anti-IgA-Antikörpern offenbar durch Komplementaktivierung Anaphylatoxine erzeugt werden. Eine alternative Erklärung wäre, daß Antikörper der IgG4-Subklasse wirksam werden. Mehrere Arbeitsgruppen konnten zeigen, daß IgG4-Antikörper in Gegenwart von Antigen Mastzellen zur Degranulation veranlassen können. Bislang gibt es keinen direkten Beweis, daß IgG4-Antikörper zur systemischen Anaphylaxie führen.

Interessanterweise wurde jüngst bei genetisch veränderten homozygoten Mäusen mit fehlendem Vermögen, IgE zu bilden (IgE-"knock-out"-Mäuse), gefunden, daß diese Tiere nach Sensibilisierung auf Antigen-Provokation anaphylaktisch in Form von Tachykardie, eingeschränkter Lungenfunktion, gesteigerter Gefäßpermeabilität und rasch ansteigendem Histamin-Plasmaspiegel reagierten und rasch verstarben, d. h. es trat eine IgE-unabhängige Anaphylaxie ein. Komplementspaltprodukte wie C3a oder C5a spielten dabei keine Rolle. Dieser Befund deutet darauf hin, daß, zumindest bei der Maus, anaphylaktische Reaktionen möglicherweise komplexer sind als bisher angenommen.

Anaphylaktoide Reaktionen durch Ionen-Verbindungen entstehen in Form der sogenannten Röntgen-Kontrastmittel-Allergie durch jodierte Kontrastmittel. Gelegentlich können sie auch ernsterer Natur sein und einen Schock verursachen, der bei 1 auf 100.000 Fälle fatal enden kann. Die Reaktion kann während der ersten Exposition auftreten, ohne daß erneute Expositionen wiederum dazu führen müssen.

Versuche, spezifische Antikörper nachzuweisen, verliefen fruchtlos. Die Reaktion kann mit der Ionennatur der Röntgenkontrastmittel zusammenhängen, da neuere nichtionische Kontrastmittel offenbar seltener zu solchen Reaktionen führen.

Das Antibiotikum Polymyxin-B ist eine ebenfalls hochgradig ionische Verbindung, die anaphylaktoide Reaktionen auslösen kann.

Zu **anderen Ursachen** anaphylaktoider Reaktionen unbekannter Mechanismen zählen Polysaccharide wie Dextran, Mannit, ferner Gummibestandteile und Harze. Wahrscheinlich werden Mastzellen davon direkt degranuliert. Arzneimittel wie Opiate, Curare und d-Tubocurarin verhalten sich ähnlich.

Eine idiopathische Anaphylaxie findet man bei einigen Patienten mit rezidivierenden Anfällen ohne offenkundigen vorangehenden Allergenkontakt. Eine vollständige Anamnese und ein umsichtiges Beobachten nachfolgender Anfälle können gelegentlich ein unvermutetes Allergen ermitteln, aber die meisten solcher Fälle bleiben idiopathisch. Die rezidivierende idiopathische Anaphylaxie ähnelt der chronisch rezidivierenden Urtikaria bzw. dem Angioödem und tritt am häufigsten bei Frauen im Alter von 20 bis 60 Jahren auf.

Anaphylaktoide Schockreaktionen nach parenteraler Gabe von Diclofenac treten gelegentlich auf. Der Arzneimittelkommission der deutschen Ärzteschaft liegen für den Zeitraum von 1992-1994 insgesamt 39 Berichte über Schockreaktionen nach Diclofenac vor: In 28 Fällen erfolgte die Schockreaktion nach parenteraler Gabe, in 10 Fällen nach oraler Einnahme; ein Fall war ohne Angaben. In 2 Fällen wurde der tödliche Ausgang mit der Diclofenac-Gabe in Zusammenhang gebracht. In einem weiteren Fall wird ein Zusammenhang mit Diclofenac diskutiert. In all diesen Fällen war Diclofenac intramuskulär injiziert worden.

> **Merke**: Mindestens 1 Stunde Beobachtungszeit des Patienten nach Injektion in der Praxis und Bereithalten eines funktionierenden Notfallbestecks wegen des Risikos von anaphylaktoiden Reaktionen bis hin zur Todesfolge. Der Patienten ist über den Sinn dieser Maßnahme aufzuklären.

5.1.6. Differentialdiagnose

Anaphylaktische und anaphylaktoide Reaktionen stellen sich in gleicher Weise dar. Im ersten Fall liegt eine Antigen-Antikörper-Reaktion vor, während im zweiten Mastzellmediatoren durch nichtimmunologische Vorgänge freigesetzt werden. Der Unterschied zwischen beiden Reaktionen beruht somit auf dem ursächlichen Allergennachweis.

Der anaphylaktische Schock muß von anderen Fällen des Kreislaufversagens abgegrenzt werden wie primärem Herzversagen, Endotoxin-Schock und Reflexmechanismen. Die vasovagale Synkope ist die häufigste Schockform, die dem anaphylaktischen Schock ähnelt. Sie kann nach der Injektion von Lokalanästhetika auftreten, besonders im Rahmen einer Zahnbehandlung, aber auch beim Insektenstich. In diesem Fall tritt Blässe ohne Zyanose, Übelkeit oder Bradykardie und ohne Obstruktion der Atemwege und Hautsymptome auf. Bei der vasovagalen Synkope besteht eine Bradykardie im Gegensatz zu Tachykardie beim anaphylaktischen Schock.

Die Jarisch-Herxheimer-Reaktion tritt mehrere Stunden nach Beginn der antimikrobiellen Therapie bei Lues, aber auch der Onchozerkiasis auf. Sie ist gekennzeichnet durch Fieber, Schüttelfrost, Myalgien, Kopfschmerzen und Blutdruckabfall. Im Gegensatz zur Anaphylaxie kann sie durch Vorbehandlung mit Kortikosteroiden verhindert werden.

Aspirin und nichtsteroidale Antiphlogistika können bei einem Teil von Asthmatikern akute Asthmaanfälle mit Kongestion im Nasenbereich, Erythem, Gesichtsödem und Schock auslösen. Sulfitzusätze in Wein, Nahrungs- und Arzneimitteln können bei einem Teil der Asthmatiker ebenfalls Anaphylaxie-ähnliche Symptome auslösen.

5.1.7. Therapie der Anaphylaxie und der anaphylaktoiden Reaktion

Die Therapie der Anaphylaxie und der anaphylaktoiden Reaktion ist einheitlich. Sie muß sofort einsetzen. Die Diagnose muß schnell gestellt werden. Die Antigenzufuhr muß gestoppt werden. Bei Verdacht auf lebensbedrohende Anaphylaxie wird bei Erwachsenen Adrenalin in wäßriger Lösung, 1:1000 verdünnt i.m. in der Dosis von 0,2- 0,5 ml injiziert, bei Kindern 0,01 ml/kg Körpergewicht. Die gleiche Dosis kann nach 15 - 30 min erneut verabreicht werden, falls nötig. Falls die Reaktion durch einen Insektenstich oder ein injiziertes Medikament entstanden ist, kann 0,1 - 0,2 ml Adrenalin einer 1:1000 Lösung lokal infiltriert werden, um die Absorption des verbleibenden Allergens zu verzögern. Anaphylaktische Reaktionen bei Patienten unter Therapie mit ß-Blockern erfordern zumeist eine höhere Adrenalindosis, da die Therapie mit ß-Blockern eine Resistenz gegen Adrenalin bewirkt. Falls die Injektion oder der Stich an einer Extremität liegt, sollte proximal davon eine Staubinde angelegt werden. Der Patient sollte daraufhin sofort und eingehend untersucht werden, um die beteiligten Zielorgane einzuschätzen, damit die nachfolgende Therapie den pathophysiologischen Abnormitäten gerecht wird.

Beim **Schock** sollte der Patient in Trendelenburg'scher Lage flach gelagert werden. Ein intravenöser Zugang, vorzugsweise durch Flexülen (Braunüle®), erleichtert die Medikation. Falls der systolische Blutdruck unter 60 mmHg abfällt, kann Adrenalin, 1:10.000 verdünnt, in der Dosis von 1 - 5 ml i.v. bei Erwachsenen gegeben werden, bei Kindern 0,01 - 0,05 ml/kg. Andere vasopressorische Substanzen wie Dopamin müssen unter Kontrolle von Blutdruck und Pulsrate verabreicht werden. Eine wichtige Behandlung des Schocks besteht jedoch in der raschen Infusion von Flüssigkeit. Physiologische Kochsalzlösung kann ausreichen, obwohl eine Menge von 6 Litern und mehr über 12 Stunden verteilt notwendig sein kann; initial sollte alle 15 - 30 min 1 l unter Überwachung der vitalen Zeichen und der Urinausscheidung infundiert werden. Plasma oder Kolloide können erforderlich sein. Es kann nötig sein, den Flüssigkeitsersatz durch Bestimmen des zentralen Venendrucks zu überprüfen.

Die Atemwege sollten in einem frühen Stadium auf das Vorliegen einer laryngealen Obstruktion, d. h. eines **Larynxödems**, untersucht werden. Das Gewährleisten eines freien Luftweges ist lebensrettend. Die Schwellung kann das Einführen eines endotrachealen Tubus erschweren. Das Punktieren der Membrana cricothyreoidea mit einer kurzen 14- oder 16-kalibrigen Kanüle kann einen Luftweg sicherstellen, bei einem Kind ist dieser Versuch jedoch zu gefährlich. Die Krikothyreotomie ist die Methode der Wahl außerhalb eines Krankenhauses, im Krankenhaus wird der chirurgischen Tracheostomie der Vorzug gegeben.

Die Therapie der bronchialen Obstruktion ist die gleiche wie beim akuten Asthmaanfall. Theophyllin (Ethylendiamin-frei) in der Dosis von 6 mg/kg in 20 ml Dextrose-Lösung über 10-15 min verabreicht dient als Anfangsdosis, danach wird es in der Dosis von 0,9 mg/kg pro Stunde verabreicht. Falls der Patient Asthmatiker ist und unter Theophyllin-Therapie steht, ist eine niedrigere Dosis erforderlich, und die Theophyllin-Blutspiegel sollten überwacht werden. Bei Bronchospasmus können ß-adrenerge Bronchodilatatoren durch intermittierende positive Druck-Atmung vernebelt werden. In der Regel erfolgt jedoch die Verabreichung i.v. (z.B. Reproterol, Bronchospasmin®) oder als Dosieraerosol. Kortikosteroide werden i. m. injiziert, wenn der Patient wegen Asthma oder aus anderem Grund und Corticosteroid-Medikation steht. Ein p_aCO_2 von < 50 mmHg erfordert die Gabe von 4 - 6 l/min Sauerstoff über Nasenkatheter. Im Falle von Atemversagen bei einem p_aCO_2 von > 65 mmHg sind Intubation und mechanisch assistierte Beatmung oder besser O_2-Maske notwendig.

Urtikaria, Angioödem und gastrointestinale Reaktionen als nichtlebensbedrohende Manifestationen der Anaphylaxie reagieren in therapeutischer Hinsicht gut auf Antihistaminika. Bei geringem Schweregrad reicht ein orales Antihistaminikum aus; bei stärker ausgeprägten Fällen können Antihistaminika auf i. v. oder i. m. gegeben werden.

5.1. Anaphylaxie

Die Therapieüberwachung bei schweren Fällen der Anaphylaxie ist vital notwendig. Das Messen der vitalen Zeichen, das Untersuchen der oberen und unteren Atemwege, das Messen der arteriellen Blutgase und das Ableiten des EKG erfolgen am besten auf der Intensivstation. Alle Patienten sollten nach erfolgter Therapie 24 h überwacht werden, außer bei sehr milden Verläufen, da vereinzelt Fälle des Spät-Schocks auftreten, die der zweiten anaphylaktischen Reaktion entsprechen.

Histamin H_2-Rezeptor-Blocker wie Cimetidin oder Ranitidin sind als Ergänzung zu H_1-Rezeptor-Antagonisten herangezogen worden, der Nachweis der Wirksamkeit steht jedoch aus. Corticosteroide haben keine anti-anaphylaktischen Eigenschaften, jedoch wirken sie in sehr hohen, suprapharmakologischen Dosen von 250 bis 1000 mg "abdichtend", d. h. membranstabilisierend. Es kann daher nicht angenommen werden, daß sie sofort lebensbedrohende Manifestationen mildern. Dennoch wird man in der Praxis auf i. v. Corticosteroid-Injektionen in der Dosis von 50-250 mg oder mehr bei mittelschweren bis schweren Fällen nicht verzichten. Komplikationen wie Herzarrhythmien, hypoxisch-bedingte Krampfanfälle und metabolische Azidose werden in der üblichen Weise behandelt.

Die Therapie der Anaphylaxie durch Hymenoptera-Insekten ist die gleiche wie für sonstige anaphylaktische Reaktionen. Bei Bienenstichen verbleiben Giftsack mit Stachel gewöhnlich in der Haut und sollten möglichst gleich durch Kratzen mit einem Messer oder dem Fingernagel entfernt werden. Örtliche Reaktionen erfordern nur kalte Umschläge, um abzuschwellen und den Schmerz zu lindern, eine stärkere örtliche Entzündung kann jedoch die kurzfristige Gabe von Corticosteroiden erfordern.

Patienten, bei denen anaphylaktische oder anaphylaktoide Reaktionen zu befürchten sind, sollten folgende Notfallmedikation griffbereit haben:

• **Glukokortikosteroid**, flüssig, z.B.:	• **Celestamine N 0,5 liquidum** 1 OP = 30 ml (Betamethason, 35 Tr. = 1 ml = 0,5 mg) Dosierung: 1/2 Flasche trinken
• **Antihistaminikum**, (H_1-Blocker), z.B.:	• **Teldane Tbl.** (Terfenadin 60 mg) Dosierung: 2 Tbl. einnehmen • alternativ: **Fenistil Tr.** 1 OP = 20 ml (Dimetindenmaleat 20 Tr. ca. 1 mg Dosierung: 1/2 Flasche trinken
• **Adrenalin-Präparat**:	• **Medihaler Epi Dosier-Aerosol** (über internationale Apotheke aus England erhältlich Dosierung: 2 Sprühstöße einatmen • alternativ: **Fastjekt-Autoinjektor** bei anamnestisch bekannten schwersten anaphylaktischen Reaktionen (Epinephrin, 2,05 mg) Dosierung: intramuskuläre Einzelgabe von 0,2 bis 0,4 mg Epinephrin

5.1.8. Vorbeugung

Nach feststehender Diagnose einer Anaphylaxie und Ermitteln der Ursache steht das Verhindern zukünftiger Anfälle weit im Vordergrund. Im Fall von Nahrungsmittelallergien müssen Allergen und mögliche kreuzreagierende Allergene vermieden werden. Patienten mit Insektengift-Allergie sollten folgende Orte und Situationen meiden:

- Essen unter freiem Himmel (Wespen!)
- Nähe zu biologischem Abfall (z.B. Fallobst, Komposthaufen u.a.) und Blütenpflanzen

- Rasenmähen
- geruchsintensive Parfums
- barfuß laufen im Freien

Bei anamnestisch bekannten anaphylaktoiden Reaktionen auf Röntgenkontrastmittel sollte vor weiteren erforderlichen Untersuchungen ein Antihistaminikum und ein Corticosteroid gegeben werden, um das Risiko einer erneuten Reaktion gering zu halten. Patienten mit IgA-Mangel, die Blutprodukte benötigen, sollten möglichst von Spendern Blutprodukte mit IgA-Mangel transfundiert bekommen.

Jeder Arzt, der Medikamente injiziert, sollte darauf vorbereitet sein, mögliche anaphylaktische Reaktionen zu behandeln, indem er die erforderlichen Gegenmedikamente greifbar hat:
- Adrenalin
- Glucocorticoide (Prednisolon, Dexamethason u.a.)
- Antihistaminika

Nach jeder Injektion sollten Patienten 15-20 min nachbeobachtet werden.

Die Hyposensibilisierung gegen Hymenoptera-Gift ist sehr wirksam, wie die Reaktion auf nachfolgende natürliche Stiche zeigt. Die Behandlung wird bei Patienten mit systemischer Anaphylaxie nach einem Stich oder bei positiver Reaktion im Hauttest auf eines oder mehrere Gifte empfohlen. Die Dosis zum Aufrechterhalten der erfolgten Hyposensibilisierung (s.u.) beträgt 100 µg Bienen-/Wespengift. Nach Erreichen dieser Dosis muß im Grundsatz "lebenslänglich" alle 4-6 Wochen diese Erhaltungsdosis s.c. injiziert werden. In der Praxis kann man sich jedoch mit Injektionen alle 4-6 Wochen zur Hyposensibilisierung über 3 Jahre begnügen. Es gibt bislang aber keine verlässlichen Kriterien, um die optimale Dauer der Hyposensibilisierung im Einzelfall zu ermitteln.

Patienten mit Insulin-Allergie können ebenfalls eine Desensibilisierung benötigen. Bei Penicillin-Allergie verzichtet man gewöhnlich auf eine solche.

5.1.9. Komplikationen der Anaphylaxie

Als Komplikationen gelten Tod durch Larynxödem, respiratorische Insuffizienz, Schock oder Arrhythmie, die gewöhnlich innerhalb von Minuten nach Einsetzen der Reaktion auftreten. Gelegentlich persistiert ein irreversibler Schock über Stunden. Ein bleibender Hirnschaden kann durch Hypoxie wegen respiratorischen oder kardiovaskulären Versagens auftreten. Nach Penicillin-Anaphylaxie können Urtikaria oder Angioödem über Monate hin rezidivieren. Herzinfarkt, Abort und Nierenversagen sind andere potentielle Komplikationen.

5.1.10. Prognose

Bei Anaphylaxie wird gewöhnlich angenommen, daß jede erneute Exposition mit dem Allergen bzw. der Noxe zur noch stärkeren Reaktion führt. Die Erfahrung bei Anaphylaxie auf Penicillin, Hymenoptera-Gifte und Nahrungsmittel zeigt jedoch, daß dies nicht unbedingt der Fall zu sein braucht. Nach genügend langem Zeitintervall ohne Allergen-Exposition kann die Sensibilisierung bei einigen Patienten nachlassen oder verlorengehen. Es gibt kein Verfahren, eine veränderte Sensibilisierung vorherzusagen, sie kann aber gelegentlich durch periodisches Testen erfaßt werden. Die Immuntherapie gegen eine Bienen-/Wespengift-Anaphylaxie ist wegen ihres günstigen Einflusses auf die Prognose eindrucksvoll wirksam. Die Hyposensibilisierung kann gelegentlich eine Penicillin-Anaphylaxie vorübergehend aufheben und erlauben, das Präparat unbedenklich zu nutzen. Im Hinblick auf das lebenslange immunologische Gedächtnis ist die Prognose jedoch immer mit Vorsicht aufzustellen. Anaphylaktoide Reaktionen auf Medikamente folgen unterschiedlichen Verläufen. Patienten mit Röntgen-Kontrastmittel-Anaphylaxie tolerieren gewöhnlich eine nachfolgende Exposition mit demselben Kontrastmittel. Statistisch tritt eine Reaktion aber häufiger bei einem Patienten auf, der schon zuvor eine Reaktion hatte.

5.2. Urtikaria und Angioödem (angioneurotisches Ödem, Quincke-Ödem)

Der Ausdruck Urtikaria leitet sich von dem Begriff für die Brennessel (lat. *Urtica dioica*) ab. Wohl jedermann erinnert sich an das Auftreten von Juckreiz, Brennen und das Anschwellen der Haut im Bereich des Kontakts mit Brennesseln. Urtikaria und Angioödem treten als klinische Manifestationen verschiedener immunologischer und entzündlicher Mechanismen auf, oder sie können idiopathisch sein. Die akute Urtikaria und das Angioödem sind kutane Formen der Anaphylaxie. IgE-vermittelte Allergien auf Nahrungsmittel oder Medikamente sind häufige Ursachen. Urtikaria und Angioödem können auch durch direkte Mastzell-Degranulation ausgelöst werden, oder sie treten zusammen mit Abnormitäten des Komplement-Systems und möglicherweise auch des Arachidonsäure-Stoffwechsels auf. Die chronisch-rezidivierende Urtikaria ist gewöhnlich nicht-immunologischer Natur oder idiopathisch. Atemwege und Magen-Darmkanal sowie das Herz-Kreislaufsystem können auch - in jeder Kombination - betroffen sein.

Urtikaria und Angioödem können als eine einzige Krankheit betrachtet werden, die durch Vasodilatation und gesteigerte Gefäßpermeabilität der Haut (Urtikaria) oder des subkutanen Gewebes (angioneurotisches Ödem) gekennzeichnet ist. Es handelt sich um eine örtlich begrenzte Form der Anaphylaxie der Haut und stellt eine der Manifestationen der systemischen Anaphylaxie dar. Für die allergische Form der Urtikaria bzw. des Angioödems ist derselbe IgE-Antikörper-Mechanismus verantwortlich wie bei der systemischen Anaphylaxie. Die Listen der gewöhnlich dabei vorkommenden Allergene ähneln sich. Die nicht-allergische und idiopathische Urtikaria bzw. das Angioödem sind der anaphylaktoiden Reaktion analog. Im Gegensatz zur Anaphylaxie ist die Urtikaria eine gutartige Erkrankung und kommt viel häufiger vor.

5.2.1. Epidemiologie

Urtikaria und Angioödem treten gewöhnlich einmalig oder rezidivierend als akuter Anfall bei ungefähr 20 % der Bevölkerung auf. Obwohl alle Altersgruppen an Urtikaria/Angioödem leiden können, treten sie am häufigsten bei jungen Erwachsenen auf. Alter, Geschlecht, Rasse, Beruf, Wohnsitz und Jahreszeit spielen nur insofern eine Rolle, als sie zum Kontakt durch das auslösende Agens beitragen. Rezidivierende Formen der Urtikaria über einen Zeitraum von > 12 Wochen sind häufiger bei Frauen. Bei etwa der Hälfte der Patienten tritt sowohl eine Urtikaria als auch ein Angioödem auf, bei 10 % nur ein Angioödem allein und bei den restlichen 40 % nur eine Urtikaria. Ungefähr die Hälfte der Patienten mit Urtikaria sind innerhalb eines Jahres symptomfrei, 20 % der Patienten jedoch können über 20 Jahre hinaus an rezidivierender Urtikaria leiden. 75 % der Patienten sowohl mit Urtikaria und Angioödem durchlaufen Krankheitsschübe über ein Jahr hinaus, 20 % dieser Patienten über mehr als 20 Jahre.

5.2.2. Pathohistologie

Es bestehen verschiedene pathohistologische Abnormitäten. Diese korrelieren jedoch schlecht mit dem klinischen Bild. Kennzeichnend für Urtikaria ist ein Ödem des oberen Coriums, beim Angioödem liegt das Ödem im unteren Corium und im subkutanen Gewebe. In beiden Fällen liegen erweiterte Venolen vor. Das dermale Infiltrat kann schütter oder dicht sein und eine unterschiedliche Anzahl von CD4+ und CD8+ T-Lymphozyten, Neutrophilen und Eosinophilen aufweisen. B-Lymphozyten oder Natural Killer-Zellen kommen nicht vor. In der direkten Immunfluoreszenz fehlen Immunglobuline oder Komplement-Proteine. Bei der chronischen Urtikaria, Druckurtikaria und durch UV-Licht provozierten Urtikaria findet man das aus Granula von Eosinophilen stammende Major Basic Protein als zytotoxisches Molekül perivaskulär und im Corium verteilt. Zeichen der Mastzelldegranulation finden sich bei den meisten

Formen der physikalischen Urtikaria. Sowohl nicht-nekrotisierende als auch nekrotisierende Vaskulitiden kommen vor; eine nekrotisierende Vaskulitis der Venolen wurde bei Dermographismus, Kälte-, Druckurtikaria und durch UV-Licht provozierter Urtikaria beschrieben.

5.2.3. Pathogenese

Urtikaria und Angioödem sind die sichtbaren Zeichen des lokalisierten kutanen bzw. subkutanen Ödems, das durch die gesteigerte Durchlässigkeit der Blutgefäße, d. h. der postkapillären Venolen, entsteht. Da die Injektion von Histamin in die Haut spontan zu Quaddelbildung, Erythem und Pruritus, den typischen Symptomen der Urtikaria führt, wird allgemein angenommen, daß die endogene Histamin-Liberation das Krankheitsbild auslöst. Die Tatsache, daß die Subkutis lockerer aufgebaut ist und weniger Nervenendigungen enthält, kann die mehr diffuse Schwellung und den weniger starken Juckreiz beim Angioödem erklären. Gesteigerte Histamin-Spiegel im venösen Blut aus dem Abflußgebiet von Hautbezirken mit induzierter Urtikaria wurden wiederholt nachgewiesen. Andere Mediatoren aus Mastzellen, besonders Leukotriene, werden ebenfalls in der Pathogenese der Urtikaria vermutet.

In immunologischer Hinsicht kann gezeigt werden, daß viele akute Fälle von Urtikaria/Angioödem eine allergische Ursache aufweisen. In diesen Fällen bewirken IgE-Antikörper, die mittels ihrer Fc-Stücke an den $Fc_\varepsilon I$-Rezeptoren von kutanen oder subkutanen Mastzellen sitzen, das Freisetzen von Mediatoren oder das Aktivieren der Zelle, wenn es zum Allergenkontakt (wie bei der Anaphylaxie oder Atopie) kommt. Andere potentielle immunologische Wege zur Degranulation oder Aktivierung von Mastzellen wie die Komplement-Aktivierung bei anaphylaktoiden Reaktionen, konnten bei Urtikaria/Angioödem nicht nachgewiesen werden. Bei idiopathischer Urtikaria/Angioödem und den verschiedenen physikalischen Urtikariaformen fehlt die Allergen-Antikörper-Ätiologie. Die genauen Mechanismen, wodurch Mastzellen der Haut unter diesen Umständen stimuliert werden, sind unbekannt.

Die Variationen der Höhe des IgE-Spiegels im Serum sind genetisch bedingt. Atopiker neigen zu höheren IgE-Spiegeln. Bei sensibilisierten Individuen kann etwa die Hälfte des gesamten IgE gegen ein bestimmtes Allergen gerichtet sein. Dieser Befund mag erklären, warum bei einigen Allergikern das Gesamt-IgE nicht erhöht ist, sondern im Normbereich liegt. Obwohl die IgE-Konzentration im Serum gemessen werden kann, wird angenommen, daß nur das auf Mastzellen und Basophilen gebundene IgE für Überempfindlichkeitsreaktionen vom Sofort-Typ bedeutsam ist.

Mastzellen kommen in bindegewebsreichen Organen, besonders der Haut und Submukosa, und im respiratorischen Parenchym und der gastrointestinalen Mukosa vor. In menschlichen Geweben gibt es heterogene Mastzell-Populationen. Haut-Mastzellen gehören zum TC-Typ, der Tryptase, Chymase und Carboxypeptidase enthält, wogegen Mastzellen des Lungenparenchyms zum T-Typ zählen, die nur Tryptase besitzen. Die Heterogenität der menschlichen Mastzellen kann auch dadurch demonstriert werden, daß nur Mastzellen der Haut, nicht aber solche von anderen Lokalisationen durch die Substanz 48/80, Morphin und Codein Mediatoren freisetzen. Nicht alle potentiellen biologischen Produkte werden freigesetzt, wenn Mastzellen stimuliert werden. Substanz-P, aus marklosen sensorischen Nervenendigungen stammend, setzt beispielsweise nur Histamin, nicht jedoch Prostaglandin D_2 (PGD_2) frei.

Mastzell-Granula enthalten:

- Histamin
- chemotaktische Faktoren für Eosinophile und Neutrophile
- saure Hydrolasen und neutrale Proteasen

Mastzellen bilden folgende **Mediatoren**:
- PGD_2
- Leukotrien C_4 (LTC_4) und
- PAF (platelet activating factor)

Die Metachromasie der Mastzellgranula beruht in erster Linie auf dem Gehalt an Heparin, das immunmodulierende Funktionen auszuüben vermag. Die Mediatoren besitzen folgende biologische Wirkungen:
- die Permeabilität der Venolen zu verändern
- glatte Muskulatur in verschiedenen Organen zu kontrahieren
- die Motilität von Leukozyten zu beeinflussen und
- die Freisetzung von biologisch aktiven Substanzen von anderen Zellen zu modulieren

Die Injektion von spezifischem Allergen bei sensibilisierten Individuen oder von anti-IgE-Antikörpern oder der passive Transfer von IgE-Antikörpern auf normale Empfänger, gefolgt von lokalen Immunreaktionen bei Allergen-Kontakt (Prausnitz-Küstner-Reaktion) dienen als experimentelle Modelle, um die Rolle von IgE und der Interaktion mit Mastzellen zu untersuchen. Klinisch zeigen diese Hautbezirke eine biphasische Antwort, zuerst mit einer vorübergehenden, juckenden, erythematösen, sich nach außen erweiternden Quaddel, die in der zweiten Phase von einem schmerzhaften, erythematösen, unscharf begrenzten ödematösen Bezirk abgelöst wird, der bis zu 24 h persistiert. Histologische Untersuchungen der späten Phase solcher Reaktionen zeigen ein koriales Ödem mit infiltrierenden Lymphozyten, Monozyten, Neutrophilen, Eosinophilen, Basophilen sowie eine Endothelzell-Schädigung.

Gesteigerte Histamin-Spiegel im Blut können bei Patienten mit physikalischer Urtikaria experimentell durch Setzen des physikalischen Reizes sowie durch Gabe von Mastzelldegranulatoren ausgelöst werden. Histamin-Freisetzung konnte in zuvor gekühlten Hautbezirken von Patienten mit Kälteurtikaria in Biopsiematerial nachgewiesen werden. Im Bereich von Quaddeln konnten in experimentell erzeugter Saugblasen-Flüssigkeit Eicosanoide nachgewiesen werden. Chemotaktische Faktoren für Neutrophile und Eosinophile konnten im Serum nach experimenteller Auslösung einer physikalischen Urtikaria nachgewiesen werden.

Ein hitzestabiler, niedermolekularer, quaddelauslösender Faktor im Serum von Patienten mit chronisch-rezidivierender Urtikaria wurde beschrieben. Es bleibt zu klären, ob es sich um ein Komplementspaltprodukt wie C5a handelt, oder ob auch noch weitere Faktoren, etwa (Auto-)Antikörper gegen den Fc_ε-Rezeptor auf Mastzellen bei Patienten mit Urtikaria vorliegen können.

Es gibt Hinweise, daß Zytokine bei chronisch-rezidivierender Urtikaria/Angioödem pathogenetisch bedeutsam sind. Verschiedene Histamin-freisetzende Faktoren aus Mononukleären, Neutrophilen, Thrombozyten und verschiedenen Geweben wurden beschrieben. Zu diesen zählen GM-CSF, IL-3 und TNFα, die offenbar Basophile und Mastzellen zu degranulieren imstande sind.

5.2.4. Klinische Zeichen der Urtikaria

Umschriebene, erhabene, erythematöse, meist juckende, flüchtige Bezirke mit Ödem des oberen Corium bezeichnet man als Urtikaria (Abb. 5.1-7). Wenn das Ödem das tiefere Corium und/oder die Subkutis oder die submukösen Schichten erfaßt, wird es als Angioödem, angioneurotisches Ödem oder Quincke-Ödem bezeichnet. Urtikaria und Quincke-Ödem können in jedem Hautbezirk zusammen oder einzeln auftreten. Das Quincke-Ödem befällt bevorzugt das Gesicht, besonders die periorbitalen und perioralen Bereiche, aber auch Mund und Pharynx, einen Teil einer Extremität oder den Genitalbereich. Die einzelnen Quaddeln (Urticae) erheben sich plötzlich, persistieren selten länger als 1-2 Tage und neigen dazu, zentral abzublassen und sich nach peripher hin auszubreiten, d. h. zu wandern. Unter Druckstellen treten bevorzugt Quaddeln auf. Die Urticae können für unbestimmte Zeit rezidivieren. Episoden von < 6-8 Wochen bezeichnet man als akut, solche, die länger bestehen, als chronisch-rezidivierend. Kopfschmerzen, Schwindelgefühl, Engegefühl im Hals, Rauhigkeit der Stimme, Dyspnoe, Übelkeit, Erbrechen, Bauchschmerzen, Durchfall und Arthralgien können als gleichzeitige systemische Manifestationen des Angioödems mit oder ohne Urtikaria auftreten. Der akuten Urtikaria liegt am ehesten eine auffindbare Ursache wie Allergie, unspezifischer Medikamenten-Effekt, Infektion oder physikalische Ursachen zugrunde.

Es bestehen keine abnormen Befunde im Routinelabor. Die klinische Diagnose ist bei der Inspektion der Haut sogleich offenkundig und leicht zu stellen. Während das Quincke-Ödem umschrieben, besonders im Gesicht, an den Augenlidern und der Haut der Fingergelenke auftritt, findet man bei der Urtikaria disseminierte Quaddeln, die am gesamten Integument auftreten können.

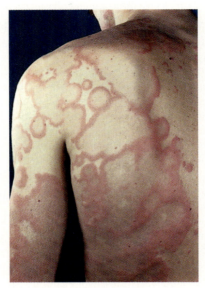

Abb. 5.1: Akute Urtikaria.

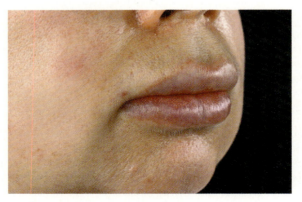

Abb. 5.2: Quincke-Ödem.

5.2. Urtikaria und Angioödem (angioneurotisches Ödem, Quincke-Ödem)

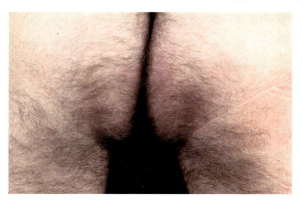

Abb. 5.3: Quincke-Ödem.

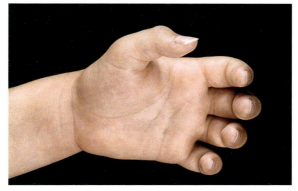

Abb. 5.4: Quincke-Ödem.

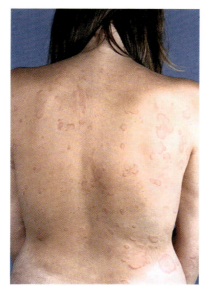

Abb. 5.5: Akute Urtikaria.

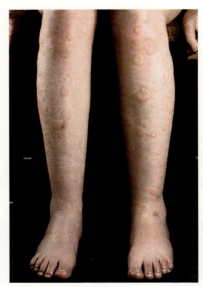

Abb. 5.6: Akute Urtikaria.

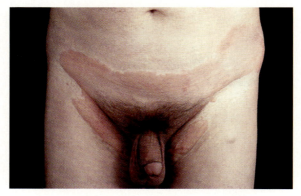

Abb. 5.7: Urtikaria.

5.2.5. Diagnostisches Vorgehen bei Urtikaria

Die Urtikaria-Diagnostik wird häufig als zeitlich sehr aufwendiges und zudem auch unbefriedigendes Unterfangen dargestellt, da letztlich in nicht wenigen Fälen keine eindeutige Ursache eruierbar ist. Eine vollständige Anamnese und körperliche Untersuchung sind obligat, um die Ursache zu ermitteln. Eine allergische Urtikaria entsteht am häufigsten durch Allergenkontakt über den Gastrointestinaltrakt, d. h. durch Nahrungsmittel, oder durch Injektionen von Medikamenten. Der direkte Hautkontakt führt weniger häufig zu Urtikaria, noch seltener das Einatmen von Allergenen. Die Besprechung der häufigeren Allergene bei Anaphylaxie trifft auch für die akute allergische Urtikaria zu. Die folgende Tabelle gibt einen Überblick über das diagnostische Vorgehen bei Urtikaria/Quincke-Ödem.

5.2. Urtikaria und Angioödem (angioneurotisches Ödem, Quincke-Ödem)

Urtikaria-Typ	Diagnostik
Nahrungsmittel-Allergie	Nahrungsmittel-Anamnese, Eliminations-Diät, Provokation mit entsprechenden Nahrungsmitteln
Arzneimittel-Allergie	Arzneimittel-Anamnese, Absetzen verdächtiger Medikamente, gelegentlich wohlüberlegte Provokation, Hauttest kann nützlich sein, z. B. bei Penicillin
Kälte-Urtikaria	Aufbringen eines Eiswürfels am Unterarm über 5 min, Beobachten einer lokalisierten Urtikaria nach Erwärmen, Kryoglobuline, Kryofibrinogen, Kälte-Agglutinine, Kälte-Hämolysine (bes. beim Pfeifferschen Drüsenfieber), Familienanamnese (Abb. 5.8)
Hitze-Urtikaria	Erwärmen der Haut unter Wärmekasten
UV-Licht	Bestrahlen der Haut mit natürlichem Sonnenlicht, künstlichem UV-A- und UV-B-Licht (Abb. 5.9)
Vibrations-Urtikaria	Anamnese, berufliche Exposition, erbliche Form
Druck-Urtikaria	Dermographismus, Ausüben von Druck (5 kg) auf die Haut über 10 min
aquagene Urtikaria	Eintauchen des Unterarms in Wasser, Polycythaemia vera
cholinergische Urtikaria (generalisierte Hitze-Urtikaria)	Provokation durch körperliche Anstrengung, evtl. Methacholin-Test (nur in ca. 1/3 der Patienten positiv) (Abb. 5.10)
adrenerge Urtikaria	Provokation durch i. c. Injektion von Adrenalin (10 ng in 0,02 ml physiol. Kochsalzlsg.) oder Noradrenalin, Blockade durch ß-Blocker wie Propranolol
Kontakt-Urtikaria	Test auf Haut-Sofortreaktion mit verschiedenen Fleischsorten, Latex, Nesseln, Arthropodenhaare, Chemikalien, Tierhaaren
Parasiten-bedingte Urtikaria	Stuhl auf Wurmeier, andere Parasiten
bakterielle Infektionen	Fokus-Suche (Hals-Nase-Ohren, Zähne, Gallenblase, Urogenitaltrakt)
Pilzinfektionen	intestinale Candidosis als Ausschlußdiagnostik
virale Infektionen	Hepatitis-B u. a.
Lymphome und andere Neoplasien	Durchuntersuchung
Kollagenosen	Durchuntersuchung

Tab. 5.8: Diagnostik bei unterschiedlichen Formen der Urtikaria.

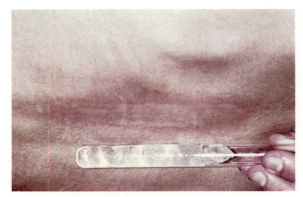

Abb. 5.8: Kälteurtikaria.

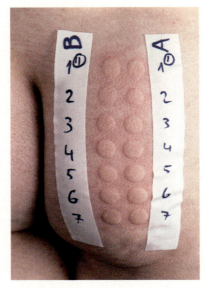

Abb. 5.9: Lichturtikaria, auslösbar durch UVA- und UVB-Licht.

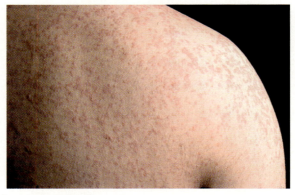

Abb. 5.10: Cholinergische Urtikaria.

5.2.6. Ursachen der Urtikaria

5.2.6.1. Allergien durch Nahrungsmittel und Getränke sowie Medikamente

Allergien durch Nahrungsmittel und Getränke sowie Medikamente (Abb. 5.11-5.13) kommen häufiger als Ursache einer Urtikaria in Frage als durch Inhalations-Allergene. Jedes Nahrungs- oder Arzneimittel kann Quaddeln verursachen. Verdeckte Quellen von Arzneimitteln wie Penicillin in der Milch oder die Einnahme von Abführmitteln, Grippemitteln, Kopfschmerztabletten, Vitaminpräparaten u. a. müssen aufgespürt werden. Zusatzstoffe zu Nahrungs- oder Arzneimitteln können gelegentlich verantwortlich sein. Eine Insektenstichallergie kann eine Urtikaria auch ohne andere Zeichen einer systemischen Anaphylaxie auslösen.

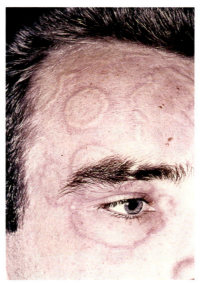

Abb. 5.11: Penicillin-Urtikaria.

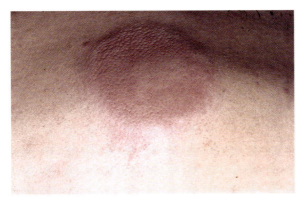

Abb. 5.12: Penicillin-Urtikaria.

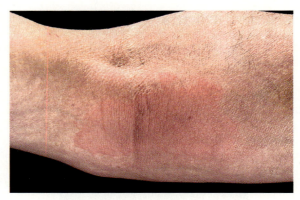

Abb. 5.13: Urtikaria an Injektionsstelle.

5.2.6.2. Physikalische Ursachen

Physikalische Ursachen können durch Prüfen des Dermographismus, d. h. die nach mechanischer Reizung auftretende sichtbare Hautreaktion, ermittelt werden. Man prüft den Dermographismus durch Bestreichen der Haut mit einem stumpfen Gegenstand, z. B. mit der Kante eines Mundspatels. Die folgende Tabelle gibt die Formen des Dermographismus wieder:

weißer Dermographismus	weißer Streifen, bedingt durch Gefäßkonstriktion; häufig (jedoch nicht spezifisch) beim atopischen Ekzem
roter Dermographismus	hellroter Streifen durch Vasomotorenlähmung = physiologische Reaktion
symptomatischer Dermographismus	Dermographismus mit erheblichem Juckreiz
elevierter Dermographismus	entspricht der **Urticaria factitia**, gekennzeichnet durch Wulstbildung (lokales Ödem), kann Stunden bestehen bleiben. Die gesteigerte Hautreaktion tritt bei Überempfindlichkeit des vegetativen Nervensystems auf (Abb. 5.14-5.16)

Tab. 5.9: Formen des Dermographismus.

Erwähnenswert erscheint, daß die **Urticaria factitia** im Mittelalter als Hexenschrift gedeutet wurde. Damit behaftete Frauen sollen auf dem Scheiterhaufen verbrannt worden sein. Heute ordnet man der Urticaria factitia keinen Krankheitswert zu; es genügt, den Patienten entsprechend zu beraten und über die Harmlosigkeit aufzuklären. Die Prävalenz der Urticaria factitia kann in der Gesamtbevölkerung 2-4 % betragen, wobei meist Menschen der 2. und 3. Lebensdekaden betroffen sind. Die Prävalenz der Urticaria factitia bei Patienten mit idiopathischer, chronisch-rezidivierender Urtikaria ist gleich der in der Allgemeinbevölkerung. Patienten mit atopischer Diathese neigen nicht häufiger als die übrige Bevölkerung zum übermäßigen Dermographismus. Erhöhte Histamin-Spiegel im Blut konnten bei einigen Patienten nach experimentellem Kratzen gemessen werden. Eine gesteigerte dermographische Antwort konnte passiv auf die Haut von normalen Individuen durch Serum und IgE betroffener Patienten übertragen werden.

5.2. Urtikaria und Angioödem (angioneurotisches Ödem, Quincke-Ödem) 169

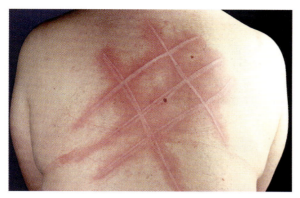

Abb. 5.14:   Urticaria factitia.

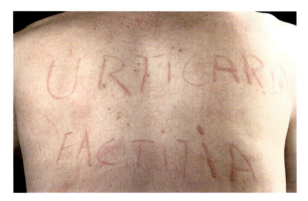

Abb. 5.15:   Urticaria factitia.

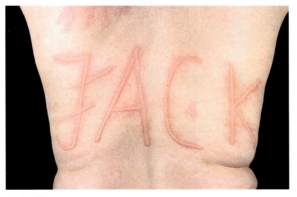

Abb. 5.16:   Urticaria factitia.

Ein anderes häufiges Phänomen, das jedoch keinen Bezug zum Dermographismus zeigt, ist das Auftreten von Quaddeln nach dem Duschen.

Kälte-Urtikaria kann örtlich durch Abkühlen der Haut durch Kältekontakt (Eiswürfel) erzeugt werden. Quaddeln treten oftmals nur bei Wiedererwärmung auf. Gelegentlich werden generalisierte Quaddeln durch Abkühlen von einem Teil des Körpers ausgelöst. Bei diesen Patienten besteht beim Schwimmen im kalten Wasser die Gefahr des Schwimmbadtodes. Gelegentlich kann die Kälte-Urtikaria durch Serum oder IgE betroffener Patienten auf nichtbefallene Individuen übertragen werden. Es ist unbewiesen, daß Borrelien-Infektionen zur Kälte-Urtikaria prädisponieren.

Die **familiäre Kälte-Urtikaria** ist eine seltene autosomal-dominante Erkrankung, bei der Kälte zum Auftreten von Fieber, Schüttelfrost, Arthralgien und Quaddeln führt.

Urtikaria und Quincke-Ödem durch Hitze, Sonnenstrahlen, Wasser oder Vibration stellen verschiedene Symptome dar und kommen sehr selten vor. Druckurtikaria (unter BH, Hosenbund, an Handtellern und Fußsohlen) ist eine gemeinsame Eigenschaft aller Urtikariaformen. Davon abzugrenzen ist jedoch die verzögerte Form der Druckurtikaria, die auftritt nach ca. 4-6 Stunden eines konstanten Druckes auf die Haut. Sie kann ebenfalls mit Fieber, Schüttelfrost und Arthralgien sowie einer gesteigerten Blutsenkungsgeschwindigkeit und Leukozytose einhergehen. Spontane Episoden können unter Schultergurten, Hosengürteln und an den Füßen nach längerem Laufen sowie an den Händen nach manueller Arbeit ausgelöst werden. Hierbei konnte kein IgE-vermittelter Mechanismus gefunden werden, jedoch konnten Histamin, LTB_4 und andere Arachidonsäure-Stoffwechsel-Produkte in läsionalen Saugblasen nachgewiesen werden.

Die **Sonnen-Urtikaria** (solare Urtikaria) ist eine seltene physikalische Urtikaria. Klinische, biophysikalische, biochemische und immunologische Untersuchungen zeigen, daß diese Entität in verschiedene Typen eingeteilt werden kann: allergische, protoporphyrin-bedingte und unbekannte Mechanismen werden gefunden. Sonnen-Urtikaria mit individuell unterschiedlicher Symptomatik kann nach Exposition gegenüber sichtbarem und UV-Licht auftreten. Es kann auch in Einzelfällen gelingen, durch s.c. Injektion von zuvor UV-bestrahltem Serum Quaddeln zu induzieren.

Durch Auftreffen von nicht-ionisierenden elektromagnetischen Strahlen einer Wellenlänge von 290 bis 700 nm können Mastzellen der Haut degranulieren. Gesteigerte Mengen von Histamin, eines chemotaktischen Faktors für Eosinophile und Neutrophile, können im drainierenden venösen Blut von Bezirken mit Sonnen-Urtikaria gemessen werden. Die Ursachen für diese Vorgänge sind wenig erforscht, bei einem Teil der Fälle spielen offenbar Antikörper eine Rolle, wie die Übertragung durch Serum auf normale Individuen gezeigt hat. Sonst gibt es wenig Hinweise für eine immunologische Genese.

Die **cholinergische Urtikaria** ist eine Krankheit unbekannter Ursache, bei der kleine (1-3 mm im Durchmesser) sich nach außen betont vergrößernde Quaddeln nach körperlicher Anstrengung, Hitze oder seelischer Erregung auftreten (Abb. 5.10). Diese Urtikariaform erfordert eine gesteigerte Körpertemperatur. Man nimmt an, daß die Reaktion durch einen cholinergischen Weg, der zur Mastzell-Degranulation führt, ausgelöst wird. Zu den weiteren Symptomen zählen dabei arterielle Hypotonie sowie gastrointestinale Spasmen. Oftmals klagen die Patienten über Sodbrennen. Es empfiehlt sich daher, bei cholinergischer Urtikaria auch eine Gastroskopie durchzuführen, um nicht ein Ulcus ventriculi/duodeni zu übersehen. In diesem Zusammenhang überrascht es nicht, daß neuere, noch zu bestätigende Befunde das vermehrte Vorliegen von Bakterien der Spezies Helicobacter pylori bei dieser Form der Urtikaria zeigen. Die Neigung zur Hyperazidität des Magens bei Urtikaria hat auch dazu geführt, daß man die Patienten oral mit bestimmten Säuren, namentlich den Dicarbonsäuren wie Oxalsäure, Apfelsäure, Weinsäure, weniger den Tricarbonsäuren wie Zitronensäure, provoziert hat. Diese Tests haben sich jedoch nicht allgemein durchgesetzt.

Die **adrenerge Urtikaria** als neu erkannte Form einer Streß-induzierten Urtikaria bietet sich in Form von Quaddeln dar, die von einem charakteristischen weißen Halo umgeben sind. Die Läsionen können durch die i. c. Injektion von Adrenalin ausgelöst werden. Bei dieser Form der Urtikaria kann eine Therapie mit einem ß-Rezeptorenblocker, z. B. Propranolol (Dociton®) oder Atenolol (Tenormin®), versucht werden, was auch die Diagnose ex juvantibus bestätigt.

Bei einer Vaskulitis kann ebenfalls eine Urtikaria auftreten. Man spricht in diesem Fall von **Urtikaria-Vaskulitis**. Dieses Krankheitsbild kann als Ausdruck eines viszeralen (systemischen) Lupus erythematodes (SLE) auftreten. Klinisch besteht dabei, im Gegensatz zu den übrigen Urtikariaformen mit "wandernden" Quaddeln, eine über mehr als 3 Tage (1-5 Tage) persistierende Urtikaria. Histopathologisch besteht eine nekrotisierende Venulitis. Des weiteren finden sich bei den meist weiblichen Patienten Symptome und Krankheitszeichen eines SLE einschließlich Hypokomplementämie. Das therapeutische Ansprechen dieses Krankheitsbildes auf Dapson unterscheidet die Urtikaria-Vaskulitis von den übrigen Formen der Urtikaria.

Neoplasien sollen gelegentlich Anlaß zu einer Urtikaria geben. Besonders M. Hodgkin und andere Lymphome können mit Urtikaria einhergehen. Ein Kausalzusammenhang ist jedoch schwer nachzuweisen.

Selten kann ein angioneurotisches Ödem durch C1-Esterase-Mangel bei einem Lymphom auftreten, dieses Krankheitsbild wird getrennt besprochen.

Cyclooxygenase-Inhibitoren wie Acetylsalicylsäure (ASS, Aspirin) und andere nichtsteroidale Antiphlogistika lösen häufig eine akute oder chronisch-rezidivierende Urtikaria aus. Da sich bei dieser Form der Urtikaria keine spezifischen IgE-Antikörper oder sensibilisierte T-Lymphozyten nachweisen lassen, spricht man hier von "Pseudo-Allergie". Versuche, den Mechanismus auf einen gestörten Arachidonsäure-Metabolismus zurückzuführen waren fruchtlos. Erst in jüngster Zeit wurde man auf frühere Untersuchungen aufmerksam, die zeigten, daß Aspirin zu rascher Komplement-Aktivierung mit Entstehung der Anaphylatoxine C3a und C5a führen kann. Bei Acetylsalicylsäure-sensiblen Patienten reagieren Basophile in Spätreaktion (nach 1-2 Stunden) mit dem Freisetzen von LTC_4 und Histamin.

Emotionen oder seelischer Streß und andere psychologische Faktoren lösen - wie die klinische Erfahrung zeigt - häufig Quaddeln aus. Eine befriedigende Erklärung für dieses wohlbekannte Phänomen steht aus, obwohl aus psychosmomatischer Sicht Urtikaria als *"unterdrücktes Weinen in die Haut"* angesehen wird. Offenbar führen hierbei Neuropeptide wie Substanz P zum Degranulieren von Mastzellen.

Urtikaria/angioneurotisches Ödem ungeklärter Ursache faßt als Gruppe die meisten Fälle von chronisch-rezidivierender Urtikaria/angioneurotischem Ödem zusammen. Bei Patienten mit einer länger als 6 Wochen rezidivierenden Urtikaria ist in mindestens 70 % der Fälle die Ursache unauffindbar. Da das klinische Bild häufig ist, einen kapriziösen Verlauf zeigt und leicht erkennbar ist, wird es häufig mit gleichzeitig ablaufenden Ereignissen in Zusammenhang gebracht. Obwohl immer wieder Pilzinfektionen, bakterielle Infektionen, Nahrungs- und Arzneimittel, metabolische und hormonelle Abnormitäten, Malignome und emotionelle Faktoren als Ursache angesehen werden, fehlt gewöhnlich der ätiologische Beweis. Obwohl die idiopathische Form von Urtikaria/angioneurotischem Ödem am häufigsten vorliegt, ist die Diagnose nur per exclusionem zu stellen.

5.2.7. Differentialdiagnose

Das charakteristische Bild der Urtikaria und des Angioödems, verbunden mit der Anamnese einer kurzen Bestandsdauer der einzelnen Läsionen, lassen der Fehldiagnose wenig Chancen. Multiple Insektenstiche können Quaddeln hervorrufen, die genaue Inspektion der Herde wird Einstichstellen im Zentrum offenbaren. Gelegentlich kann ein Erythema exsudativum multiforme (Eem) mit starker urtikarieller Note Anlaß zu Fehlinterpretation geben, die eher symmetrisch angeordneten Kokarden-Läsionen besonders im Bereich der Unterarme und Handrücken lassen jedoch rasch ein Eem erkennen. Das Angioödem kann vom gewöhnlichen Ödem oder Myxödem durch den fehlenden Befall zu Prädilektionsstellen und durch seine flüchtige Natur unterschieden werden. Das hereditäre angioneurotische Ödem wird gesondert besprochen.

Als **Urticaria pigmentosa** bezeichnet man eine Infiltration der Haut durch multiple Mastzelltumoren, die als ca. linsengroße braune Flecken imponieren, die durch Reiben anschwellen (Abb. 5.17-5.19). Sie kann von viszeralen Mastzelltumoren und einer Infiltration des Knochenmarks bis hin zur **Mastzellenretikulose** begleitet sein.

Davon abzugrenzen sind **solitäre Mastozytome**, die als ca. 0,5 x 1,0 cm große ovaläre, kuppelförmig erhabene braune Tumoren der Haut mit Follikelmarkierung und gelegentlich bullös imponieren können.

5.2.8. Therapie

Urtikaria durch Nahrungs- oder Arzneimittel wird durch Meiden des angeschuldigten Agens behandelt. Die Hyposensibilisierung mit einem Arzneimittel wie Penicillin wird kaum jemals durchgeführt werden müssen, da genügend Alternativen zur Verfügung stehen. Mit Infektionen einhergehende Fälle von Urtikaria sind zeitlich begrenzt bei entsprechendem Verlauf wie im Falle von Hepatitis B. Bei physikalischer Urtikaria müssen die Patienten über schützende Maßnahmen gegen Hitze, Sonne oder Kälte beraten werden.

Die medikamentöse Therapie ist bei allen Patienten ein nützlicher Zusatz, ungeachtet davon, ob die Ursache ermittelt worden ist oder nicht. Ein gutes Ansprechen auf die symptomatische Therapie sollte den Arzt jedoch nicht von dem Bemühen ablenken, die zugrundeliegende Ursache zu finden. Antihistaminika sind die grundsätzlich Methode der Therapie, sie müssen aber ausreichend dosiert werden. H_1-Rezeptor-Antagonisten haben eine nachgewiesene, aber unbeständige Wirksamkeit in der Therapie der Urtikaria. Die kombinierte Gabe von H_1- und H_2- Rezeptor-Antagonisten wird öfters empfohlen, ist jedoch von nicht nachgewiesenem Wert bei Urtikaria. Auch die Gabe des trizyklischen Antidepressivums Doxepin, das beide Histamin-Rezeptoren besetzt, kann erwogen werden. Die Gabe von oralem Dinatrium-Cromoglykat ist unwirksam bei chronisch-rezidivierender Urtikaria, obwohl es bei Nahrungsmittel-Allergie von Nutzen sein kann. Nifedipin wurde mit gewissem Erfolg als Zusatztherapie zu H_1-Rezeptorenblockern eingesetzt. Es wird allgemein akzeptiert, daß die Gabe von systemischen Corticosteroiden keinen festen Platz in der Therapie der chronisch-rezidivierenden Urtikaria hat. Die Nebenwirkungen sind nicht akzeptabel und stehen nicht im Verhältnis zum Nutzen einer solchen Therapie.

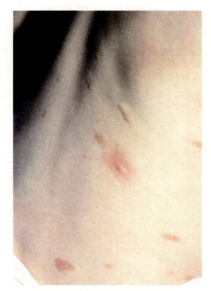

Abb. 5.17: Urticaria pigmentosa. Durch Reiben an den Mastozytomen entstehen Quaddeln (Darier'sches Zeichen).

5.2. Urtikaria und Angioödem (angioneurotisches Ödem, Quincke-Ödem)

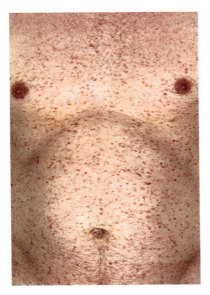

Abb. 5.18: Urticaria pigmentosa. Disseminierte Form.

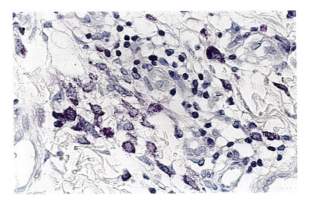

Abb. 5.19: Histologischer Befund bei Urticaria pigmentosa. Im oberen Corium liegt ein aus Mastzellen bestehendes Infiltrat. Die Mastzellen sind an den bei dieser Tigierung sich metachrom darstellenden Granula leicht zu erkennen.

Die Therapie der chronisch-rezidivierenden Urtikaria konzentriert sich oftmals nur auf symptomatische Erleichterung. Da viele Patienten mit Urtikaria auch bei Gabe von Placebo mit Besserung reagieren, und da häufig Spontanheilung eintritt, ist der Wert einer Therapie schwer abzuschätzen. Der Arzt sollte nicht nur Medikamente verordnen, sondern den Patienten auch emotional unterstützen und beraten. Obwohl Urtikaria/angioneurotisches Ödem eine Quelle der Frustration für Arzt und Patient darstellen, können die meisten Patienten eine annehmbare Kontrolle ihrer Symptome erreichen, auch bei unbekannter Ursache. Dennoch schmunzeln Dermatologen seit alters über den Gedanken, daß die erste Patientin in der eigenen Praxis an chronisch-rezidivierender Urtikaria leidet und womöglich noch die Tochter des Bürgermeisters ist. In solchen Fällen, heißt es, bleibt nur: Praxis schließen und weiterziehen.

Neben der Beseitigung der bekannten Ursache ist es wichtig, Acetylsalicylsäure und andere nichtsteroidale Antiphlogistika zu vermeiden. Paracetamol kann als Ausweichpräparat dienen. Auch sollten zur

Vasodilatation führende Faktoren wie Alkohol, übermäßige Hitze und körperliche Anstrengung unterbleiben.

Bei adrenerger Urtikaria hat sich die Gabe des ß-Rezeptoren-Blockers Propranolol als prophylaktisch nützlich erwiesen. Einige Patienten mit verschiedenen Arten von physikalischer Urtikaria sprachen auf die Therapie mit UV-B-Strahlen an. Bei Kälteurtikaria wird außerdem eine Behandlung mit Penicillin i.m. empfohlen (1 Mio. E über 10 bis 12 Tage).

Die Rolle einer Diät bei Urtikaria/angioneurotischem Ödem ist schwer abzuschätzen. Informationen aus einer Eliminations-Diät mit anschließender "Aufbaukost", bei der z. B. schrittweise Milchprodukte, Eier, Fleisch, Fisch oder bestimmte Gemüse und Früchte gegeben werden, können aufgrund des Placebo-Effekts oder des wechselhaften Verlaufs der Urtikaria einschließlich Spontanheilung verwirrend sein. Falls ein Nahrungsmittel tatsächlich als Auslöser in Frage kommt, sollte es routinemäßig innerhalb von 2 Stunden zum Ausbruch von Quaddeln führen. Außer Nahrungsmitteln können Konservierungsmittel wie Benzoesäure und Sorbinsäure, Lebensmittelfarbstoffe wie Tartrazingelb und Zusätze wie Sulfit sowie Antioxidantien als Zusatz zu Nahrungsmitteln eine Urtikaria auslösen. Die Mechanismen dabei sind unklar. Patienten mit Verdacht auf nahrungsmittelbedingte Urtikaria sollten daher alle industriell verarbeiteten Nahrungsmittel meiden. Bei Urtikaria aufgrund einer "Pseudo-Allergie" nach Einnahme von Aspirin ist bei einem Teil der Patienten ein spontanes Schwinden nach ca. 2 Jahren bekannt, ohne daß es dafür eine Erklärung gäbe. Von natürlichen Salicylaten, in vielen Früchten, Beeren, Lakritze, Senf, Hefe u. a. wird angenommen, daß sie ebenfalls eine Urtikaria auslösen können. Das Meiden dieser Stoffe bei der Diät ist sehr schwierig, kann jedoch bei einigen Patienten die Urtikaria bessern.

5.2.9. Komplikationen und Prognose

Die Urtikaria ist eine benigne Krankheit. Da sie die kutane Form der Anaphylaxie darstellt, können u. U. exzessive Dosen eines Allergens oder physikalischen Stimulus potentiell zur lebensbedrohlichen systemischen Anaphylaxie führen. Das Angioödem im Larynxbereich kann die Atemwege versperren.

5.3. Hereditäres Angioödem (HAE, genetischer C1-Esterase-Inhibitor-Mangel)

Das HAE ist eine erbliche Form der Angioödeme mit lebensbedrohenden Folgen. 1882 beschrieb Heinrich Irenaeus Quincke ein akutes umschriebenes Hautödem bei Mitgliedern der gleichen Familie in zwei aufeinanderfolgenden Generationen. Die Name "hereditäres angioneurotisches Ödem" stammt von Sir William Osler (1888). In den 60iger Jahren dieses Jahrhunderts wurde beschrieben, daß Individuen mit HAE ungewöhnlich sensibel auf die i.c.-Injektion von Kallikrein reagieren. Gleichzeitig (1963) entdeckten V. H. Donaldson und R. R. Evans beim HAE das Fehlen des Serum-Inhibitors der C1-Esterase des Komplementsystems. Danach wurde gezeigt, daß dieser Inhibitor auch Kallikrein hemmt. Obwohl das HANE nur einen kleinen Teil der Fälle mit Angioödem ausmacht, ist es die häufigste Krankheit, die durch einen Komplementdefekt verursacht wird.

Klinisch besteht das HAE in einem rezidivierenden, umschriebenen, nichteindrückbaren subepithelialen Ödem (Abb. 5.20). Erythem, Juckreiz oder Schmerzen, die über die Spannung der Haut und der Subkutis hinausgehen, fehlen. Das kutane Angioödem kann über mehrere Stunden hin an jeder Stelle entstehen. Ein diskretes fleckiges oder serpiginöses Erythem kann vorausgehen. Die Patienten bemerken oftmals ein Kribbeln und Zucken in der befallenen Stelle. Die Haut schwillt fortschreitend binnen Stunden an und normalisiert sich dann nach 24 - 72 Stunden wieder. Patienten mit HAE können gewöhnlich von Kranken mit einem allergischen Angioödem unterschieden werden, weil das HAE keine Form der Urtikaria darstellt und die Patienten nicht an Urtikaria zusammen mit Angioödem leiden. Die Haut neigt beim HAE zum umschriebenen Befall. Die Läsionen reichen von nur einigen Zentimetern im Durchmesser bis hin

5.3. Hereditäres Angioödem (HAE, genetischer C1-Esterase-Inhibitor-Mangel)

zur Beteiligung einer gesamten Extremität. Das Anschwellen des Gesichts und der Lippen kann fortschreiten und die oberen Luftwege einbeziehen.

Alle Patienten mit HAE berichten über unterschiedliche Grade von intestinalen Symptomen. Rezidivierende abdominale Schmerzen bei mehreren Familienmitgliedern können die einzige Manifestation des HAE darstellen. HAE des Dünndarms geht mit kolikartigen, im allgemeinen schweren Leibschmerzen ohne Fieber oder Leukozytose einher. Bei Dickdarmbefall kann reichlicher, wäßriger Durchfall auftreten, der rasch zur Hämokonzentration mit einem Hämatokrit von bis zu 75 % führen kann. Unnötige exploratorische Laparotomien werden oftmals bei nicht gestellter Diagnose durchgeführt. Zu den weiteren Symptomen zählen Harnverhalt und ZNS-Befall mit schweren Kopfschmerzen, transienter Aphasie und Hemiplegie.

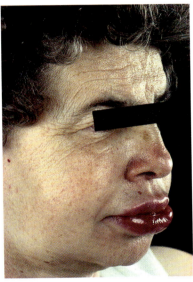

Abb. 5.20: Hereditäres Angioödem (HAE).

Der Röntgenbefund zeigt bei abdominellen Anfällen aufgrund des Ödems eine auffällige Trennung der Darmschlingen. Gelegentlich tritt ein vorübergehender Darmverschluß auf, der verschwindet, wenn die klinischen Symptome nachlassen.

Der Beginn des HAE wechselt stark. Bei den meisten Patienten tritt der erste Anfall in der frühen Kindheit auf. Alle Fälle verschlimmern sich in der Pubertät. Es ist jedoch nicht ungewöhnlich, daß die ersten Symptome erst nach der zweiten Dekade oder noch später auftreten. Meistens lassen die Anfälle in Frequenz und Schweregrad nach dem 50. Lebensjahr nach. Sie können danach auch ganz verschwinden. Die auslösenden Faktoren sind nicht klar. Patienten berichten, daß die Anfälle kleineren Traumata an jeder Körperstelle folgen. Einige erkennen einen Zusammenhang mit extremer Hitze oder Kälte, stärkerer körperlicher Belastung oder Infekten. Einige weibliche Patienten stellen ein häufigeres Auftreten während der Menses oder unter der Einnahme von Ovulationshemmern fest. Im Gegensatz dazu berichten die meisten Frauen ein Nachlassen in der Frequenz der Anfälle während der letzten 2 Trimester der Schwangerschaft.

Der C1-Esterase-Inhibitor (C1INH) kontrolliert die Komplement-Aktivierung. Eine ungehemmte permanente Aktivierung des Komplements würde die körpereigenen Gewebe zerstören. C1INH erkennt aktiviertes C1r und C1s und zerstört ihre Aktivität. Dieses Glykoprotein (MG 105.000) hemmt nicht nur

C1r und C1s, sondern hemmt auch den aktivierten Hageman-Faktor und alle Enzymsyteme, die durch Hagemann-Faktor-Fragmente aktiviert werden. Dadurch reguliert C1INH während der Aktivierung des Kinin-bildenden Systems entstandene Enzyme. Dazu zählen Gerinnung, Fibrinolyse und die Komplement-Kaskade. Bei jedem dieser Systeme bindet sich C1INH physikalisch an die aktive Stelle und zerstört die Aktivität. Dabei wird C1INH verbraucht. Offenbar durch den hohen Bedarf wird die C1INH-Synthese über 2 Gene reguliert. Eine Mutation in einem dieser Gene führt zum HAE. Die Ursache ist unklar.

Die Diagnosestellung ist wichtig, da Patienten schlecht auf die Medikamente reagieren, die gewöhnlich zur Therapie des episodischen Angioödems verwendet werden: Adrenalin, Antihistaminika und Glucocorticoide. Die Diagnose wird gesichert durch den Nachweis geringer antigenischer oder funktioneller Spiegel von C1-Esterase-Inhibitor. Diese Patienten haben gewöhnlich normale C1-Spiegel, erniedrigte C4- und C2-Spiegel und normale C3-Konzentrationen. Der genaue Mechanismus der Angioödem-Bildung ist unbekannt; es wird angenommen, daß sowohl das Komplement- als auch das Kinin-bildende System beteiligt sind.

Wirksam sind zwei Arten von Medikamenten sowie die Substitution des fehlenden C1-Esterase-Inhibitors. Plasmin-Inhibitoren sind verhältnismäßig wirksam, obwohl sie nicht die biochemischen Abnormitäten korrigieren (niedrige C4- und C2-Spiegel). Dies zeigt, daß ihre Hauptwirkung offenbar nicht in der enzymatischen Hemmung von C1 liegt. Ihr Wirkmechanismus ist unbekannt. Die zweite Gruppe von Medikamenten besteht in anabolen Steroiden oder in nicht-virilisierenden Androgenen mit erhaltenen anabolen Eigenschaften. Diese Substanzen, besonders Danazol (50 bis 400 mg/d) oder Stanozolol (0,5 bis 2 mg/d), führen zum Ansteigen des C1-Inhibitor, offenbar durch verstärkte Synthese des Proteins in der Leber. Dies führt zum Anstieg von C4- und C2-Spiegeln auf Normwerte. Bei den meisten Patienten werden die Symptome gelindert oder zum Schwinden gebracht. Die optimale Dosis muß für jeden Patienten gesondert ermittelt werden. Die Latenzphase bis zum Einsetzen der Wirkung beträgt etwa 5 Tage. Aus diesem Grund helfen diese Substanzen nur wenig im akuten Anfall. Vor geplanten chirurgischen oder zahnärztlichen Eingriffen muß darauf Rücksicht genommen werden. Dennoch müssen virilisierende Nebenwirkungen der Androgene sowie Menstruationsstörungen bedacht werden. Der Substitution durch i.v.-Injektion von gereinigtem C1-Esterase-Inhibitor im akuten Anfall oder vor Zahnextraktionen und chirurgischen Eingriffen wird daher der Vorzug gegeben. Die i.v.-Injektion von gereinigtem oder rekombinantem C1-Esterase-Inhibitor wirkt innerhalb von Minuten. Wenn im Notfall kein C1-Esterase-Inhibitor verfügbar sein sollte, kann auch fresh-frozen Plasma infundiert werden.

Das HAE wird autosomal-dominant vererbt. Individuen mit HAE bilden vermindert C1INH durch eines der 2 Gene auf Chromosom 11. Etwa 85 % der Patienten haben ein nichtproduktives Gen und weisen auf ein Drittel oder die Hälfte verminderte C1INH-Spiegel auf. Die anderen 15 % der Patienten tragen eine Genmutation, die abnormen, funktionell inaktiven C1INH bildet. Das Produkt eines normalen Gens reicht nicht aus, die Aktivierung der verschiedenen Mediatoren zu regeln.

Es gibt nur wenige Patienten mit einem **akquirierten C1-Esterase-Inhibitor-Mangel**. Klinisch weisen sie das gleiche Bild wie Patienten mit HAE auf. Bei einem Teil der Patienten liegt ein monoklonaler Autoantikörper gegen das C1INH-Protein vor, der die Funktion blockiert. Die zweite Möglichkeit besteht in einer überschießenden Aktivierung von C1 mit einem Verbrauch an C1INH, der nicht ausgeglichen wird. Dieser Fall kann vorliegen bei Autoimmunkrankheiten wie systemischem Lupus erythematodes (SLE) oder bei lymphoproliferativen Erkrankungen mit Synthese von C1-aktivierenden Molekülen, die C1INH verbrauchen. Interessanterweise sprechen mit Verbrauch von C1INH einhergehende Krankheiten oft auf die Therapie mit anabolen Steroiden an. Im Gegensatz zu Patienten mit HAE, die normale Plasma-Spiegel von C1 und C3 und deutlich erniedrigtes C4 und C2 aufweisen, zeigen Patienten mit der akquirierten Form massiv verminderte C1-Titer, die die Aktivierung und den Verbrauch von C1 widerspiegeln, die dann wiederum den C1INH erniedrigen.

5.4. Kontakturtikaria

Kontakturtikaria tritt häufig auf. Bei Hautkontakt mit bestimmten Stoffen kann eine Quaddelreaktion auftreten (Abb. 5.21). Der Mechanismus kann allergischer (immunologischer) oder nicht-allergischer (nicht-immunologischer) Natur sein und auf primär urtikariogenen Agentien beruhen. Manche Kontaktstoffe befallen die unveränderte, intakte Haut, während andere in ekzematösen oder rhagadiformen veränderten Bezirken auftreten. Bei der nicht-allergischen Form tritt die Reaktion bei den meisten oder allen Individuen ohne vorherige Sensibilisierung auf. Die allergische Variante tritt nur auf zuvor sensibilisierter Haut auf. Eine dritte Form der Kontakturtikaria beruht auf nicht näher bekannten Vorgängen. Sowohl allergische als auch nichtallergische Mechanismen werden gefunden. In der Regel wird die nicht-allergische Kontakturtikaria auf normaler intakter Haut getestet; die allergische Form kann eine skarifizierte oder ekzematöse Hautoberfläche erfordern.

Einige Kontaktstoffe vermögen sowohl bei den meisten Individuen eine nicht-allergische als auch bei bestimmten sensibilisierten Patienten eine allergische Kontakturtikaria auszulösen, die sogar zur verzögerten ekzematösen Reaktion führen kann.

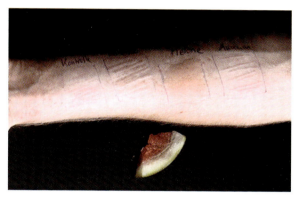

Abb. 5.21: Kontakturtikaria durch Melonensaft.

Der Kontakt auf unveränderter Haut mit bestimmten Raupenhaaren, Motten oder Pflanzennesseln (*Urtica dioica*) kann durch proteolytische Enzyme, Acetylcholin, Histamin oder Serotonin eine nicht-immunologische Kontakturtikaria auslösen. Milchsäfte oder Latices bzw. sekundäre Pflanzeninhaltsstoffe mit histaminliberierender und acetylcholinfreisetzender Wirkung finden sich bevorzugt in der Familie der Wolfsmilchgewächse. Pflanzeninhaltsstoffe oder kaum wahrnehmbare Härchen (Trichome) geben ihren hautreizenden Inhalt frei. Viele der hautreizenden Körper wie z. B. im Hopfen sind unbekannt (Hopfenpflückerdermatitis). Einige Individuen jedoch können sensibilisiert werden, so daß eine folgende Exposition z. B. mit Arthropoden zur allergischen Urtikaria führt.

Die **nicht-allergische Kontakturtikaria** ist die häufigste und am wenigsten gefährliche Form der Urtikaria, da keine systemischen Reaktionen hervorgerufen werden. Als Auslöser gelten:

- Essigsäure
- Buttersäure
- Alkohole
- Perubalsam
- Benzoesäure
- Raupenhaare

- Zimtsäure
- Zimtaldehyd
- Kobaltchlorid
- Dimethylsulfoxid (DMSO)
- Insektenstiche
- Motten
- Sorbinsäure und
- Nikotinsäure-Tetrahydrofurfurylester

Ein Teil der Stoffe kann auch eine allergische Kontakturtikaria oder ein allergisches Kontaktekzem auslösen können. Ein direkter Einfluß auf Gefäßwände oder die Liberation von Histamin, LTB4 und Bradykinin sind die wahrscheinlichen Ursachen. Viele dieser primär urtikariogenen Stoffe werden als Konservierungsmittel oder Aromastoffe in Nahrungsmitteln, Getränken, Speiseeis, Kaugummi, Seifen, Shampoos, Parfums, Zahnspülung oder Cremes und Salben verwendet. Sorbinsäure, Benzoesäure, Zimtsäure und Zimtaldehyd zählen zu den stärkeren Urtikariogenen bei den meisten sowohl atopischen als auch nicht-atopischen Individuen. Nach Hautkontakt mit relativ hoher Konzentration (5 %) tritt meistens nach etwa 45 min eine lokale Urtikaria auf. Skarifizieren oder Abradieren der Haut mittels Klebeband (tape stripping) verstärkt im allgemeinen nicht die kontakturtikarielle Reaktion. Ein Hauttest mit Perubalsam (enthält Benzoesäure und Zimtaldehyd) kann sowohl eine nicht-allergische urtikarielle als auch eine allergische Reaktion vom verzögerten Typ erfassen (Ekzemreaktion), die beide häufig auftreten.

Die **allergische (immunologische) Kontakturtikaria** hat 3 Kriterien zu erfüllen:
- frühere Exposition ohne Symptome
- zunehmende Sensibilisierung bei weiterer Exposition
- in der Regel reagiert nur ein Teil der exponierten Individuen

Spezifische IgE-Antikörper liegen der allergischen Kontakturtikaria am häufigsten zugrunde. Eine unspezifische IgE-Erhöhung wird dabei oft gefunden. In einigen Fällen gelingt der Nachweis von spezifischen IgE-Antikörpern gegen das auslösende Allergen. Während die nicht-allergische Kontakturtikaria gleichhäufig bei Atopikern und Nichtatopikern vorkommt, weisen Atopiker häufiger eine allergische Kontakturtikaria auf. Eine Urtikaria kann auch durch IgG- und IgM-Immunkomplexe über eine Komplementaktivierung auf dem klassischen Weg zustande kommen.

Der passive Transfer einer allergischen Kontakturtikaria im Prausnitz-Küstner-Versuch ist möglich. Allerdings wird man eine allergische Kontakturtikaria im Hauttest am Patienten nachweisen.

Verschiedene Nahrungsmittel können zur Kontakturtikaria (Proteinkontaktdermatitis) führen:
- Apfel
- Bier
- Ei
- Endivien
- Fisch
- Fleisch (Huhn, Lamm, Truthahn, Rind, Schwein, Leber)
- Gewürze
- Kartoffel
- Karotten

5.4. Kontakturtikaria

- Kopfsalat
- Kümmel
- Mehl
- Milch
- Pfirsich

Es sollte betont werden, daß der klassische, nach 48 Stunden abzulesende Epikutantest hier versagt, d. h. nicht reagiert. Scratch- und Reibtests mit den in Frage stehenden Nahrungsmitteln sind daher erforderlich. Bei Gutachten wegen Berufskrankheiten muß dieser Umstand unbedingt berücksichtigt werden, da sonst der Nachweis einer Allergieform trotz eindeutiger Anamnese nicht erfolgen kann. Außerdem empfiehlt es sich bei Scratch- und Reibtests, mindestens 3 Kontrollpersonen mitzutesten. Wenn nur der Patient reagiert, ist es wahrscheinlich, daß die Reaktion allergischer Natur ist. Im Gegensatz zur Allergie bei Hautkontakt können die Patienten das Nahrungsmittel offenbar essen, ohne daß eine intestinale oder kutane Intoleranzsymptomatik auftritt. Dies liegt wahrscheinlich daran, daß das Kochen oder Braten oder der Einfluß der Verdauungssäfte das Nahrungsmittel für die Patienten unschädlich macht. Es gibt jedoch auch Fälle, wo die Ingestion eines zur Kontakturtikaria führenden Nahrungsmittels auch zur generalisierten Urtikaria führt.

Eine Beschreibung einer Kontakturtikaria bei einem Säugling, ausgelöst durch Kuhmilch, sowie das Auftreten von Urtikaria wenige Minuten nach Trinken von Kuhmilch liegen vor. Nach Erhitzen der Milch bei 80° C über 30 s verschwand die Symptomatik. Weiterhin gibt es Berichte über eine Kontakturtikaria durch Ei. Der Gebrauch von Ei-Shampoo kann eine Kontakturtikaria, sowohl durch Eiklar als auch durch Eidotter, auslösen. Bei oraler Aufnahme des Eidotters kann dann eine generalisierte Urtikaria auftreten. Im Epikutantest kann gelegentlich dann auch eine positive Reaktion auftreten. Meistens lassen sich im RAST spezifische IgE-Antikörper nachweisen, während das Gesamt-IgE im Normbereich liegen kann.

Patienten mit allergischer Kontakturtikaria auf Kartoffeln können so empfindlich sein, daß das Reiben auf der Haut mit einer rohen Kartoffel zur Kontakturtikaria innerhalb von 20 min führt. Diese Form der Kartoffelallergie kann zum "Hausfrauenekzem" oder zur Berufskrankheit bei Köchen führen. Manchmal kann dabei beim Schaben mit dem Messer feiner Kartoffelsaft inhaliert werden, der einen Asthmaanfall auslösen kann. Gekochte Kartoffeln werden in solchen Fällen jedoch schadlos vertragen.

Eine Kontakturtikaria auf rohen Fisch bei dyshidrosiformem Handekzem kann auch der Exazerbation des Ekzems vorausgehen. Es sei hervorgehoben, daß atopische Individuen häufiger an Kontakturtikaria durch Fisch leiden als Nichtatopiker. Das gleiche trifft auch für Kontakturtikaria durch Fleisch oder Früchte (Äpfel und Pfirsiche) zu. Bei Patienten ohne Hinweis auf Atopie kann jedoch auch eine Sofort-Reaktion auf proteinähnliche Körper auftreten. Eine Kreuzreaktion zwischen verschiedenen Gemüsesorten und Früchten kann vorkommen. Histologisch findet man bei der Kontakturtikaria ein superfizielles und tiefes perivaskuläres, gering interstitielles gemischtzelliges Infiltrat aus Lymphozyten, Histiozyten, Eosinophilen und vereinzelten Neutrophilen. Die Nachweis im Hauttest erfordert zumeist eine Skarifizierung der Haut.

Eine **allergische Kontakturtikaria durch Lokaltherapeutika** kommt vor. Folgende Antibiotika sind in der Lage, eine Kontakturtikaria auszulösen:

- Bacitracin
- Cephalosporin
- Chloramphenicol
- Gentamycin
- Neomycin

- Penicillin
- Streptomycin

Das Aufbringen auf die Haut bei sensibilisierten Patienten kann sowohl zur Kontakturtikaria als auch zur generalisierten Urtikaria und sogar zum anaphylaktischen Schock führen. Spezifische IgE-Antikörper lassen sich dabei nachweisen.

Verschiedene andere Lokaltherapeutika können urtikarielle Hautreaktionen hervorrufen:

- Aminophenazon
- Benzocain
- Benzophenon
- Chlorpromazin
- Lindan
- Menthol
- Mechlorethamin

Promethazin, Chlorpromazin und Vitamin-E-Öl können in sensibilisierten Individuen ebenfalls urtikarielle Hautreaktionen hervorrufen Lösungs- und Konservierungsmittel in Lokaltherapeutika wie Polyethylenglykol, Polysorbat 60 und Monoamylamin können in Einzelfällen zur allergischen Kontakturtikaria führen.

Eine **allergische Kontakturtikaria durch Metallsalze** ist in einzelnen Fällen ebenfalls beschrieben worden. Besonders Nickel-, Rhodium- und Platinsalze können eine Kontakturtikaria hervorrufen.

Kobaltchlorid kann eine **nicht-allergische Kontakturtikaria** auslösen. Kobaltchlorid wird als Farbindikator in experimentellen Schwitztests verwendet. Kobaltchlorid verursacht darüber hinaus allergische Kontaktekzeme, tuberkulinartige Reaktionen sowie bei i.c.-Injektion auch eine Urtikaria. Es wurde nachgewiesen, daß bei nicht-allergischer Kontakturtikaria durch Kobaltchlorid Histamin und andere vasoaktive Stoffe für das Entstehen der Reaktion zumindest teilweise verantwortlich sind. Der genaue Mechanismus dieser offenbar nicht seltenen Reaktion ist nicht genau bekannt. Wahrscheinlich führt Kobaltchlorid in alkoholischer Lösung zum Freisetzen von vasoaktiven Aminen aus Mastzellen über einen nicht-immunologischen Mechanismus.

Verschiedene Chemikalien können eine allergische Kontakturtikaria auslösen. Die folgende Tabelle faßt diese zusammen:

Substanz	Krankheitsbild
Natriumsilikat	Hautirritation, allergische Kontakturtikaria, ulzeröse Kontaktdermatitis
Formaldehyd	Kontakturtikaria an Händen
Additive zu Kunststoffen: Butylhydroxytoluen, Ölsäureamid (Oleylamid)	Kontakturtikaria
Xylen	akute urtikarielle Reaktion
Phenylmercuropropionat: antibakterieller Textilweichmacher	Asthma, Urtikaria
Diethyltoluamid: Insektenrepellent	allergische Kontakturtikaria
Sprühstärke für Kleidung: Formaldehyd und Terpenylacetat	Kontakturtikaria
Holz	nicht-immunologisch und immunologisch ausgelöste Urtikaria
Ammoniak	Kontakturtikaria

Tab. 5.10: Auslöser von allergischer Kontakturtikaria.

5.4.1. Industrielle Kontakturtikaria

Meistens wird eine beruflich erworbene Urtikaria durch Inhalation von Allergenen verursacht. Gelegentlich können aber auch Chemikalien durch Hautkontakt und perkutane Absorption eine generalisierte Urtikaria auslösen. Die unten stehende Tabelle gibt häufige Ursachen einer Kontakturtikaria bei Industriearbeitern wieder:

Stoff	industrielle Exposition
aliphatische Polyamine	Epoxidharz
Aminothiazol	pharmazeutische Industrie
Ammoniak	Ammoniakherstellung
Rizinusöl	Extraktion, Düngemittelherstellung, Landwirte
Platinsalze	Platinindustrie, Autoabgaskatalysatoren
Formaldehyd	Polyvinylchlorid, Vernebler, Laborarbeiten
Hexachlorcyclohexan (Lindan)	Insektizide, Besprühen von Baumwolle
Penicillin	pharmazeutische Industrie, Krankenschwestern, Pfleger, Ärzte
Natriumsulfid	Fotografen, Farbstoffindustrie, Gerben von Fellen
Gewürze	Gewürzzubereitung, Bäcker, Metzger
Schwefeldioxid	Papierherstellung
Vinylpyrilidin	chemische Forschung
Xylen	chemische Forschung

Tab. 5.11: Kontakturtikaria auslösende industrielle Stoffe.

5.4.2. Allergische Kontakturtikaria durch Speichel

Hundespeichel kann Kontakturtikaria verursachen. Darüber hinaus ist auch bekannt, daß Wissenschaftler bei Tierversuchen mit Ratten gelegentlich Asthma, allergische Rhinitis und Urtikaria bekommen. Besonders scheinen die Forscher selbst betroffen zu sein, nicht so sehr die Tierpfleger. Es wird vermutet, daß Speichel, weniger Fellbestandteile, die allergischen Symptome auslöst.

5.4.3. Allergische Kontakturtikaria durch Tierhaare und Hautschuppen

Tierhaare können eine allergische Kontakturtikaria auslösen. Darüber hinaus wurden bei der Mehrzahl der Patienten mit atopischem Ekzem Hautreaktionen im Patch-Test auf menschliche Hautschuppen gefunden. Die Reaktion bestand aus einem papulösen Erythem, das histologische Zeichen eines Ekzems, d. h. Spongiose im Bereich der Epidermis, aufwies. Aus diesen Befunden wurde abgeleitet, daß bei bestimmten Patienten mit atopischem Ekzem eine Überempfindlichkeit auf menschliche Hautschuppen besteht. Offen bleibt, ob diesem Befund pathogenetische Bedeutung zukommt.

5.4.4. Weitere Ursachen einer Kontakturtikaria

Grundsätzlich können Fremdproteine jeder Art bei Hautkontakt zur Kontakturtikaria führen. Die folgende Tabelle stellt weitere Ursachen zusammen.

5.4. Kontakturtikaria

Auslöser	Nachweis im Hauttest	IgE-vermittelt
Rinderblut	+	+
Fruchtblasenflüssigkeit vom Rind	+	+
Plazenta der Kuh	+	+
menschliches Sperma	+	+
Quallen (Zölenteraten)	+	+/-
Küchenschaben	+	?
Rattenschwänze	+	?
Meerschweinchen	+	?
Textilien • Seide • Schafwolle	+ +	? ?
Latex (s.u.)	+	+

Tab. 5.12: Auslöser einer Kontakturtikaria (Proteinkontaktdermatitis).

Oftmals sind Berufsgruppen der biologisch-medizinischen Forschung betroffen, bei denen es im Rahmen von Tierversuchen (Meerschweinchen, Ratten u. a.) oder Insektizidtestung (Küchenschaben) zum Auftreten einer Kontakturtikaria kommen kann. Nachgewiesene Fälle erfüllen die Voraussetzungen für eine Berufskrankheit Nr. 5101 gemäß der Berufskrankheitenverordnung (BEKV), sofern der Nachweis der Schwere oder der wiederholten Rückfälligkeit erbracht ist, was in einem Gutachten, z.B. auf Anforderung der zuständigen Berufsgenossenschaft, zu klären ist.

5.4.5. Kontakturtikaria gegen Latex

Bei Beschäftigten der Gummiindustrie, besonders jedoch in medizinischen Berufen ist derzeit eine alarmierende Zunahme der Latexallergie zu verzeichnen. Zu den Risikogruppen zählen somit Personen, die häufig Kontakt zu Latexprodukten haben einschließlich Kinder mit Spina bifida durch wiederholt notwendige Operationen (30-70 %), Mitarbeiter/innen im Gesundheitsdienst (2-20 %), häufig operierte oder katheterisierte Personen, Arbeiter in der Gummiindustrie und auch Atopiker. Zu den Gründen für die häufiger vorkommende Latexallergie zählt auch, daß der weltweit steigende Bedarf an Latexhandschuhen offenbar zu beschleunigten Herstellungsverfahren geführt hat, wodurch das zeitaufwendige Abspülen von Latexstaub mit hohem Allergiepotential an Handschuhen unterlassen wird.

Obwohl eine Latexallergie seit den 20er Jahren dokumentiert ist, wurde erstmals 1989 ein Todesfall durch eine anaphylaktische Reaktionen nach Kontakt mit einem aufblasbaren Ballon aus Latex an einem Einlaufkatheter beobachtet. Es zeigte sich rasch, daß Individuen ohne Fähigkeit zur IgE-Antikörperbildung gegen Latexprotein trotz erheblicher Exposition darauf nicht allergisch reagieren können.

Zu den klinischen Zeichen und Symptomen nach direktem Kontakt mit Latexprodukten gehören (Abb. 5.22 und 5.23):

- typischerweise am Ort der Einwirkung relativ rasch auftretend Rötung und Juckreiz (z. B. beim Tragen von Latexhandschuhen, Verwenden von Kondomen oder Diaphragmen, Aufblasen von Luftballons, nach zahnärztlichen Untersuchungen)
- Entstehen von Quaddeln (oft sehr klein, perifollikulär manchmal erst nach Schwitzen)
- häufig auch Ekzembilder (verzögerte Reaktion)

- seltener systemische Reaktionen wie generalisierter Juckreiz und exanthemähnliche klinische Bilder an entfernten Körperstellen, Quincke-Ödem, asthmatische Beschwerden, Kreislaufreaktionen

Bei Vorkommen von Latexpartikeln in der Raumluft bzw. bei direkter Inhalation können folgende Reaktionen auftreten:

- Rhinokonjunktivitis und periorbitale Reizung
- asthmatische Beschwerden
- seltener Quincke-Ödem oder Kreislaufreaktionen.

Die Allergietestung auf Latex erfolgt durch den RAST auf Latex, wobei IgE-Antikörper im Serum mit Spezifität gegen Latex-Proteine nachgewiesen werden. Die Sensitivität beträgt dabei ca. 85 %. Natürlicher Latex-Gummi enthält außer Wasser Polyisoprene und ca. 1-2 % Proteine (bis zu 240 verschiedene). Das Hauptallergen ist "Rubber Elongation Factor", Her b I, ein Homotetramer von 58 kDa (Kilo-Dalton, Monomer 14,6 kDa). Die Milch des Kautschuk-Baumes ist der Ausgangsstoff für alle Latex-Erzeugnisse (*latex:* lat. Flüssigkeit).

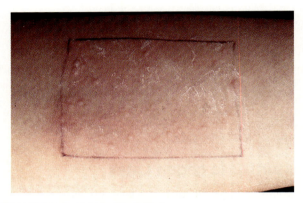

Abb. 5.22: Kontakturtikaria durch Latexhandschuhe.

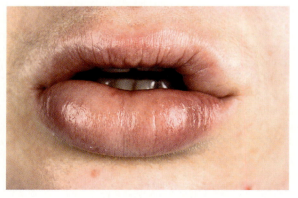

Abb. 5.23 Latex-Kontakturtikaria bei Atopikerin nach zahnärztlicher Behandlung.

Beim Scratch-Reibtests mit Latex ist Vorsicht geboten, da schwere allergische Reaktionen möglich sind. In der Regel wird der Test mit dem angefeuchtetem Handschuh durchgeführt. Die positive Reaktion offenbart sich als Rötung und Quaddelbildung, manchmal nur um die Scratch-Linien herum. Ggf. sollten auch verschiedene Handschuhpuder in gleicher Weise getestet werden, um eine Soforttyp-Allergie gegen

Stärkepulver zu erfassen. Der Prick-Test sollte mit akzeleratorfreier Latex-Milch erfolgen. Die Spezifität dieser Tests ist eingeschränkt, da die Exposition nicht auf Latexproteine beschränkt ist. Einfacher ist der Gebrauchstest durchzuführen, wobei der Patient jedoch keinem vermeidbaren Gesundheitsrisiko ausgesetzt werden sollte. Basophilen-Degranulationstests, Durchflußzytometrie oder Immunoblots bleiben wissenschaftlichen Fragen vorbehalten.

Die Therapie einer Soforttyp-Allergie gegen Latex besteht im Abfangen der Akutreaktionen und deren Folgezustände (sekundäre Ekzematisation und Superinfektion) durch eine antiphlogistisch-antiseptische Lokaltherapie, Hautpflege und ggf. durch systemische Gabe von Antihistaminika oder Corticosteroiden.

Die Prävention einer Soforttyp-Latexallergie erfolgt naturgemäß durch Allergenkarenz. Latexfreie Handschuhe (Biogel®, Neopren, Tactylon, PVC) z. B. für Latex-allergisches Op-Personal sind verfügbar. In größeren medizinischen Zentren wird Latex zunehmend durch latexfreies Material ersetzt. Solche Handschuhe sollten auch bei anamnestisch bekannter hochgradiger Latex-Allergie des Patienten, d. h. nach Auftreten einer systemischen Reaktionen auf Latex, vom nicht-Latex-allergischen Op-Personal getragen werden. Schleimhautkontakt bei Latexallergikern kann zum Asthmaanfall führen. Größte Vorsicht ist geboten, um eine versehentliche intravenöse Exposition zu vermeiden, da dann eine antiallergische Prämedikation (z.B. mit 4-8 mg Dimetinden und 100 mg Prednisolon i.v.) nicht ausreicht. Es sollten daher latexfreie Erzeugnisse in der gesamten Umgebung verwendet werden. Zumindest sollten ungepuderte Handschuhe eingesetzt werden, da Latex hauptsächlich durch die Bindung an Puderpartikel in der Luft gehalten wird. Zu bedenken sind potentielle Kreuzreaktionen von Latex mit Bananen und Avocados. Erwähnenswert ist, daß "Latexfarbe" in der Regel keine Latexproteine enthält, sondern synthetisch hergestellt wird.

Von einer genuinen Latexallergie durch Tragen von Latexhandschuhen sind exazerbierende dyshidrosiforme Handekzeme durch Okklusion sowie Hautirritationen durch Rückstände von chemischen Hilfsstoffen nach der Herstellung der Latexhandschuhe abzugrenzen.

5.4.6. Kombinierte urtikariell-ekzematöse Reaktionen

Verschiedene Kontaktstoffe können eine akut auftretende Kontakturtikaria auslösen, die ekzematöse Reaktionen nach sich ziehen kann. Zu den Auslösern zählen Ammoniumpersulfat, Benzocain, Zimtaldehyd (Peru-Balsam), Endivien, Epoxidharz, Limonenparfum, Metalle wie Nickel, Rhodium, Platin, ferner Gummi, Sorbinsäure, Teakholz und Vinylpyridin. Solche Stoffe können bei Hautkontakt zuerst nach 30 bis 45 min eine urtikarielle Reaktion auslösen, die nach 48 - 72 Stunden von einem Ekzembild abgelöst wird.

Einige primär urtikariogene Stoffe wie Sorbinsäure, Zimtaldehyd und Peru-Balsam können häufig eine nichtimmunologische Kontakturtikaria auslösen, eine nachfolgende Ekzemreaktion tritt jedoch seltener auf.

Bei Vinylpyridin ist das Auftreten sowohl einer allergischen Kontakturtikaria bei einem Pateinten und eines allergischen Kontaktekzems bei einem anderen Patienten beschrieben. Beide waren in der chemischen Industrie tätig.

Der Kontakt mit bestimmten Nahrungsmitteln kann darüber hinaus auf normaler Haut eine allergische Kontakturtikaria, d. h. Proteinkontaktdermatitis, und auf ekzematöser, nicht jedoch unveränderter Haut beim gleichen Patienten eine vesikulöse Reaktion auslösen.

Der Kontakt mit Nahrungsmittelprotein kann somit

- eine Proteinkontaktdermatitis (Kontakturtikaria) hervrufen
- eine allergisches oder irritatives Ekzem verstärken und
- ein vorbestehendes atopisches Ekzem verstärken

5.5. Anaphylaxie durch Blutkomponenten

Die Übertragung von Blutkomponenten (Blutzellen, Plasma, Immunglobulinen und Humanalbumin) kann gelegentlich zu verschiedenen allergischen Reaktionen bei den Empfängern führen. Die mildeste und häufigste Form ist die "einfache" Urtikaria (2-3 %), die schwerste und seltenste Form die Anaphylaxie. Die genaue Inzidenz dieser schwerwiegenden Komplikation ist nicht bekannt (vermutlich < 1:20.000).

5.5.1. Pathogenese

Die Reaktion wird bei bereits durch Schwangerschaft oder Gaben von Blutkomponenten vorsensibilisierter Empfänger durch Spenderplasma ausgelöst. Bei einem kleinen Teil der betroffenen Personen läßt sich ein IgA-Mangel oder Antikörper der Immunglobulinklasse-G oder M gegen IgA-Moleküle nachweisen. In den meisten anderen Fällen läßt sich die Ursache der Reaktion nicht feststellen. Der genaue Reaktionsablauf bei der Anaphylaxie ist bisher nicht bekannt (s.o.).

5.5.2. Klinische Manifestation und Diagnose

Während oder nach Gabe kleiner Plasmamengen reagieren die betroffenen Patienten innerhalb von Sekunden bis wenigen Minuten. Die Initialsymptome und Reaktionen sind unterschiedlich. Am häufigsten beginnt die Reaktion mit **Übelkeit, Bauchkrämpfen, Erbrechen und Durchfall**. Weitere Sofortreaktionen wie **Hypotonie, Arrhythmie, Bronchospasmus, Urtikaria, Pruritus, Kribbeln, Erythem, ödematöse Schwellungen der Haut und Schleimhäute** (vor allem im Kopfbereich) **und Larynxödem** kommen vor. Differentialdiagnostisch kommen Asthma bronchiale, das sogenannte TRALI-Syndrom (transfusion reaction associated with acute lung insufficiency) durch leukozytäre Antikörper im Spenderplasma, Lungenembolie, vasovagale Reaktionen, akutes Phäochromozytom, Aspiration, Herzinfarkt und akuter Herzstillstand in Frage.

Die Ursache einer anaphylaktischen Transfusionsreaktion läßt sich, wie oben erwähnt, nicht immer klären. Bei Patienten mit IgA-Mangel sollte das Serum der Patienten auf das Vorliegen von Anti-IgA-Antikörpern untersucht werden. Bei nachgewiesener Reaktion gegen IgA-Moleküle oder andere Plasmakomponenten gelten sämtliche plasmahaltige Blutpräparate für solche Patienten als grundsätzlich kontraindiziert.

5.5.3. Therapie und Prophylaxe

Bei einer anaphylaktischen Reaktion muß die Weitergabe des jeweiligen Präparates (bei i.v-Gaben unter Beibehaltung des intravenösen Zugangs) sofort unterbrochen werden. An erster Stelle aller Therapiemaßnahmen steht die Gabe von **Adrenalin**. Es werden zunächst 0,3-0,5 ml einer 0,1%igen Lösung (0,3-0,5 mg) subkutan oder intramuskulär injiziert. Anschließend können, je nach Bedarf, gleiche Mengen im Intervall von 5-10 Minuten erneut gegeben werden. Bei Schocksymptomatik und/oder schwerwiegenden Reaktionen, wie z.B. Stridor bei Larynxödem, sollte Adrenalin intravenös gegeben werden. Es werden je nach Schwere des Krankheitsbildes 1-3 ml einer 0,01%igen Lösung (5-10 µg/min) gegeben, gegebenenfalls in Intervallen von 5-10 min. Beim Herzstillstand werden 0,5-1 ml einer 0,1%igen Lösung i.v. injiziert. Adrenalininfusionen (10-100 ng/min) sind beim anaphylaktischen Schock selten notwendig. Bei respiratorischer Insuffizienz ist eine Beatmung, bei Larynxödem gegebenenfalls eine Notfalltracheotomie angezeigt. Bei Hypotonie ist bei kreislaufstabilen Patienten eine schnelle Volumengabe (2-3 l physiologischer Kochsalzlösung) notwendig.

Als begleitende Maßnahmen können Sauerstoff (3-4 l/min über Nasensonde), bei Asthma Theophyllin (Ethylendiamin-frei, 250-500 mg in ca. 20 min), Antihistaminika (z.B. 8 mg Dimetinden, 300 mg Cimetidin), Kortikoide (50-100 mg Prednisolon) und bei Nierenversagen Dopamin gegeben werden. Der therapeutische Nutzen hoher Kortikoiddosen (1-2 g) ist beim anaphylaktischen Schock in der akuten Phase nicht belegt.

Nach der akuten Phase wird auch bei Symptomfreiheit eine Überwachung der Patienten über 24 Stunden dringend empfohlen.

Die weitere Behandlung solcher Patienten mit Blutkomponenten ist extrem schwierig. Gegebenenfalls können die Patienten mit gewaschenen Erythrozytenkonzentraten versorgt werden. Die Herstellung von Blutkomponenten von Blutspendern mit IgA-Mangel ist problematisch und kann nur in bestimmten Fällen durchgeführt werden. In diesen Fällen muß der Blutspender einen kompletten IgA-Mangel haben, und bei dem Empfänger müssen Anti-IgA-Antikörper als Ursache für die Anaphylaxie nachgewiesen werden.

Bei elektiven Übertragungen von Blutkomponenten wird die Herstellung von Eigenblutkonserven (Erythrozytenkonzentrate und Frischplasma) dringend empfohlen. Auch die prophylaktische Kryokonservierung von Eigenblut in solchen Fällen ist sinnvoll.

5.6. Anaphylaktische Reaktion auf Spermainhaltsstoffe

Erstmals 1967 wurde über das ungewöhnliche Auftreten einer allergischen Reaktion durch Reagine (IgE-Antikörper) bei einer Frau auf Spermainhaltsstoffe berichtet. Seitdem tauchen immer wieder Berichte über ähnliche Reaktionen auf. Seminalplasma kann zu Kontakturtikaria und Anaphylaxie bei sensibilisierten Frauen führen. Entsprechend der Stadieneinteilung der anaphylaktischen Reaktion kommt es im Stadium I zur lokalisierten, im Stadium II zur generalisierten Reaktion, im Stadium III zu zusätzlichen Schleimhautreaktionen wie Rhinokonjunktivitis, Asthma bronchiale, gastrointestinalen und Gelenksbeschwerden, im Stadium IV schließlich zum Kreislaufversagen, d. h. zum anaphylaktischen Schock. Glücklicherweise tritt das Stadium IV dabei nur extrem selten auf. Hauttests mit dem Sperma des Gatten führten zum Auftreten von Quaddeln; IgE-Antikörper gegen Seminalplasma konnten nachgewiesen werden. Es wurde keine agglutinierenden Antikörper gegen Suspensionen von gewaschenen Spermatozoen des Gatten oder eines anderen Spenders gefunden.

Es wurde auch über eine Frau mit atopischem Ekzem berichtet, die in Folge von anaphylaktischen Reaktionen nach dem Geschlechtsverkehr mit ihrem Gatten in der nachfolgenden Zeit eine Exazerbation ihres atopischen Ekzems durchmachte. Durch Hauttests und in-vitro-Histaminfreisetzung aus Basophilen konnte die Sofortreaktion bestätigt werden. Eine Allergie vom verzögerten Typ war nicht nachweisbar. Das Antigen konnte auch im Seminalplasma von nicht-verwandten Männern gefunden werden. Im RAST konnten spezifische zirkulierende IgE-Antikörper auf ein Seminalplasma-Protein nachgewiesen werden. Serum vom Gatten der Patientin, aber auch Serum von mit diesem nicht-verwandten Männern enthielten ebenfalls ein Antigen, das in vitro das Freisetzen von Histamin aus Leukozyten der Patientin bewirkte. Das Antigen im Serum war mit der Globulinfraktion assoziiert und hatte einen zeitlichen Bezug zur Ejakulation; es erschien innerhalb von zwölf Stunden nach der Ejakulation und verschwand nach vier Tagen.

Therapeutisch kann in solchen Fällen eine Hyposensibilisierung ähnlich einer Bienen-/Wespengiftallergie erwogen werden.

Das Auftreten einer Allergie gegenüber Seminalplasma ist aus experimentell-immunologischer Sicht bemerkenswert, da Seminalplasma sehr stark immunsuppressiv wirkt. Sowohl die Proliferation von Lymphozyten als auch die Aktivitäten von mononukleären und polymorphkernigen Phagozyten werden durch Seminalplasma selbst bei 100facher und höherer Verdünnung dosisabhängig blockiert bzw. gehemmt.

Zu Anti-Sperma-Antikörpern vom IgG- oder IgA-Typ besteht offenbar kein Bezug bei anaphylaktischen Reaktionen durch Sperma. Solche Antikörper lassen sich bei 1 - 12 % von fertilen Frauen und bei 10 -

20 % von Frauen mit bislang unerklärbarer Infertilität nachweisen. Bei Männern können Autoantikörper gegenüber Sperma sowohl im Seminalplasma als auch im Serum nachgewiesen werden; bei ungefähr der Hälfte der Männer mit Vasektomie treten Anti-Sperma-Antikörper auf.

Das Auftreten einer anaphylaktischen Reaktion durch Sperma kommt insgesamt sehr selten vor. Pathogenetisch entspricht es einer Kontakturtikaria, d. h. einer Proteinkontaktdermatitis.

Der Ausdruck "consort contact dermatitis" (A. A. Fisher) wurde geprägt, um eine Dermatitis zu bezeichnen, die durch sexuellen Kontakt zwischen zwei Partnern desselben oder unterschiedlichen Geschlechts entsteht. Neben einer allergischen Reaktion vom Typ-I auf Seminalplasma wird darunter auch noch eine Typ-I- und möglicherweise auch Typ-IV-Latex-Allergie durch Kondomgebrauch verstanden. Ein solcher Fall wurde beschrieben. Klinische Symptome während und nach dem Koitus waren Ödem und Brennen an Vulva und Introitus vaginae. Später traten Bläschenbildung, Lichenifikation und ein generalisiertes Ekzem auf. Die Diagnose konnte durch RAST, Prick-Test und Histologie bestätigt werden. Prophylaktisch kommt in solchen Fällen der Gebrauch von latexfreien Kondomen in Frage.

Medikamentös induzierte Immunzytopenien

6. Medikamentös induzierte Immunzytopenien

6.1. Definition

Unter einer medikamentös induzierten (allergischen) **Immunzytopenie** wird eine Verminderung der Blutkörperchen einer Blutzellreihe (Erythrozyten, Leukozyten oder Thrombozyten) verstanden, die durch die Reaktion spezifischer Antikörper verursacht wird, welche nach Verabreichung exogener Substanzen (meist kleine chemische Moleküle wie Medikamente) gebildet werden.

6.2. Ätiologie und Pathogenese

Das Vorkommen der Arzneimittelunverträglichkeiten nimmt mit dem steigenden "Medikamentenkonsum" immer mehr zu. Die Reaktionen sind auch bei einem Medikament nicht immer gleich und können bei verschiedenen Personen, gelegentlich auch bei demselben Patienten, verschiedene Krankheitsbilder verursachen. Häufig handelt es sich bei diesen Erkrankungen um komplexe Immunreaktionen (Allergien), die eine weitere oder erneute Verabreichung des ursächlichen Medikamentes grundsätzlich für immer verbieten. Die bestuntersuchten und charakterisierten Formen dieser Art der Arzneimittelunverträglichkeiten sind die medikamentös induzierten Immunzytopenien. Die Diagnose kann auch hier in vielen Fällen nicht verifiziert werden, und die Inzidenz solcher Immunzytopenien ist nicht genau bekannt. Aus verschiedenen Gründen (Tab. 6.1) werden viele Fälle bisher häufig verkannt. Vermutlich werden ca. 20-30 % aller Immunzytopenien durch Medikamente verursacht. Die Geschehnisse sind in der Regel nicht voraussehbar, und können je nach gebildetem Antikörper abrupt oder allmählich während einer dauerhaften oder intermittierenden Medikamentenbehandlung sowie bei Reexpositionen auftreten (Tab. 6.2). Abrupte Reaktionen werden in der Regel durch Komplement-aktivierende Antikörper vom Typ IgG oder M verursacht. Die Reaktivität solcher Antikörper mit den betroffenen Zellen ist vom Medikament und/oder häufiger von dessen Metaboliten abhängig (sogenannte Medikamenten-abhängige Antikörper).

- es wird nicht daran gedacht
- Fehldiagnose
- unvollständige Anamnese
- unvollständige klinische Angaben
- insuffiziente Testmethoden
- Verwechslung mit "idiopathischen" Formen bei einer Feststellung von Autoantikörpern
- Zusammenhang zwischen dem Medikament und Erkrankung ist nicht bekannt, d.h. bisher nicht beschrieben
- Persistenz der Zytopenie trotz Antigenkarenz, insbesondere bei Autoantikörpern
- vorgetäuschter Therapieeffekt bei gleichzeitiger Antigenkarenz und Einleitung einer immunsuppressiven Medikation
- Verheimlichung oder Bagatellisierung bestimmter Medikamente

Tab. 6.1: Wichtigste Verkennungsursachen der medikamentös induzierten Immunzytopenien.

6.2. Ätiologie und Pathogenese

Allmählich auftretende Reaktionen werden meist durch IgG-Autoantikörper ohne Komplementaktivierung verursacht. Diese Antikörper reagieren mit den Zielzellen auch in Abwesenheit des Medikamentes und lassen sich weder klinisch noch serologisch von den sogenannten "idiopathischen Autoantikörpern" unterscheiden. Darüber hinaus stimulieren bestimmte Medikamente relativ häufig die Bildung von nicht Komplement-aktivierenden Antikörpern, die nur in Einzelfällen zu Immunzytopenien führen (Tab. 6.2). Medikamenten-induzierte Antikörper der Immunglobulinklasse A kommen relativ selten und zudem nur als Begleitantikörper vor.

Medikament	klinische Manifestation	Antikörper	Reaktion
sehr viele	nach 1-3 Wochen und zu jeder Zeit bei Wiedergabe	C-akt. IG+IgM(+IgA)	abrupt
vermutlich viele	meistens nach 3 Wochen	nicht-C-akt. Autoantikörper	allmählich
Alphamethyldopa*	dosisabhängig nach Wochen - Monaten	nicht-C-akt. IgG-Autoantikörper gegen Erythrozyten	allmählich
Penicillin*	dosisabhängig nach 1-2 Wochen	nicht-C-akt. IgG-Antikörper gegen Penicillin-Erythrozyten-Komplexe	allmählich
Cephalosporin*	nach 1-3 Wochen	nicht-C-akt. IgG-Antikörper gegen Cephalosporin-Erythrozyten-Komplexe	allmählich
Gold	nach Wochen-Monaten	IgG-Autoantikörper gegen Thrombozyten	allmählich
Heparin	nach 1 Woche	IgG-Antikörper gegen Thrombozyten-Heparin-Komplexe	relativ schnell

Tab. 6.2: Charakteristische Befunde der allergischen Immunzytopenien (C=Komplement).
*In sehr seltenen Fällen können Penicilline, Cephalosporine und Alphamethyldopa wie die meisten Medikamente zur Bildung von Komplement-aktivierenden Antikörpern führen, die abrupte Hämolyse, Thrombozytopenie oder Agranulozytose verursachen.

Da die minimale Zeitdauer für eine **primäre Immunantwort** meistens mehr als 3 Wochen und nicht weniger als 5-6 Tage beträgt, können Medikamente bei Erstgabe zu keiner klinisch relevanten Immunreaktion innerhalb dieser Zeit führen. Die Immunisierung kann, wie oben erwähnt, während der Verabreichung des Medikamentes oder unerklärlicherweise relativ häufig nach Absetzen des Medikamentes entstehen. Danach kann jede Reexposition eine sofortige Reaktion bewirken (**sekundäre Immunantwort**).

Die genauen Mechanismen der Immunisierung durch Medikamente gegen bestimmte Zellen konnten bisher nicht geklärt werden. Es werden in diesem Zusammenhang bislang unbewiesene und zum größten Teil widersprüchliche Hypothesen diskutiert:

- die Hapten-Hypothese
- die Immunkomplex-Hypothese
- die Autoimmun-Hypothese

Die **Hapten-Hypothese** beruht im wesentlichen auf früheren Tierexperimenten und besagt, daß niedermolekulare (< 10.000 Dalton) Chemikalien (**Haptene**) wie Medikamente nur durch eine feste Bindung (Konjugation) an Makromoleküle immunogen wirken können. Da jedoch die meisten Medikamente keine stabile Bindung mit den betroffenen Zellen zeigen, wurde das "Modell" des sogenannten **Immunkomplexmechanismus** als Alternativhypothese dargeboten. Demnach sollen die meisten Medikamente ihre Immunogenität durch eine Konjugation an undefinierte Plasmamakromoleküle im Blutkreislauf erwerben. Die als Folge einer Sensibilisierung entstehenden Antikörper reagieren dann mit dem Medikament-Plasmaprotein-Konjugat und bilden einen neuen Komplex, der sich an die betroffenen Zellen anlagert und durch Komplementaktivierung ihre Schädigung bewirkt.

Die Autoimmun-Hypothese wurde primär zur Erklärung des Phänomens der Autoantikörperbildung gegen Erythrozyten bei Behandlung mit dem Antihypertensivum Alphamethyldopa dargeboten. Allerdings führen diese Antikörper nur bei einem bestimmten Teil der behandelten Patienten zu einer autoimmunhämolytischen Anämie vom Wärmetyp (s.u.). Obwohl dieses Phänomen klinisch und serologisch nur für Alphamethyldopa typisch ist, und der Mechanismus der Antikörperbildung gegen Erythrozyten bisher unbekannt ist, werden die Mechanismen der Autoimmunisierung durch andere Medikamente häufig unkritisch mit dem Vorgang der α-Methyldopa-induzierten Autoimmunhämolyse gleichgesetzt.

Anhand zahlreicher neuer Befunde konnte allen 3 Hypothesen widersprochen werden. Es wurde inzwischen gezeigt, daß:

- Medikamenten-induzierte Antikörper sehr spezifisch sind und nur mit den betroffenen Zellen reagieren, auch wenn die ursächlichen Medikamente keine feste Bindung mit diesen Zellen zeigen
- die Antikörper nicht nur zellspezifisch sind, sondern auch antigenspezifisch und nur mit bestimmten Zellmembranstrukturen wie z.B. Rhesusantigene bei Erythrozyten oder Glykoprotein IIb/IIIa bei Thrombozyten reagieren
- die Bindung der Antikörper an Zelloberflächen durch das F(ab)-Stück und nicht unspezifisch durch das Fc-Stück vermittelt wird
- ein Medikament selbst bei einem Patienten gleichzeitig verschiedene, nicht kreuzreagierende Antikörper gegen eine oder mehrere Zellreihen induzieren kann
- die Interaktion (feste oder lose Bindung) zwischen dem Medikament und der betroffenen Zelle den Typ der resultierenden Antikörper bei einer Immunisierung nicht immer voraussetzt, z.B. Autoantikörper und/oder Medikamenten-abhängige Antikörper
- die Wirkung der Antikörper nicht hemmbar durch nicht-metabolisierte ungebundene Medikamente ist, wie dies bei den experimentell hergestellten Antikörpern durch Sensibilisierung mit Makromolekül-Hapten-Konjugaten beschrieben worden ist
- in den meisten Fällen die Reaktionen durch Metabolite (auch Spurenmetabolite) und nicht durch das native Medikament ausgelöst werden.

Alle diese Befunde deuten, wie in der Abbildung schematisch dargestellt (**Abb. 6.1**), darauf hin, daß die betroffenen Zellen bei den allergischen Immunzytopenien selbst als Trägermoleküle für die Medikamente (Haptene) fungieren müssen. Demnach können Haptene offensichtlich auch durch eine sehr labile Bindung an Zelloberflächen Antigenstrukturen kreieren (**Neoantigene**), die vom Immunsystem "versehentlich" als Fremdantigene angesehen werden, so daß in einem solchen Fall verschiedene Antikörper gegen verschiedene Epitope gebildet werden können:

- komplementaktivierende IgG- und/oder IgM-Antikörper, die nur in Anwesenheit des ursächlichen Medikaments (Metabolit) mit den betroffenen Zellen reagieren
- nicht komplementaktivierende IgG-Autoantikörper, deren Reaktivität mit den betroffenen Zellen vom ursächlichen Medikament unabhängig ist
- sowohl Autoantikörper als auch Medikamenten-abhängige Antikörper

In wenigen Ausnahmen können bestimmte Medikamente zusätzlich zu dem oben genannten Reaktionsmuster andere, für sie charakteristische Reaktionen auslösen. Hierzu zählen Alphamethyldopa, Penicillin, Cephalosporine und Gold (Tab. 6.2 und Abb. 6.1).

6.2. Ätiologie und Pathogenese

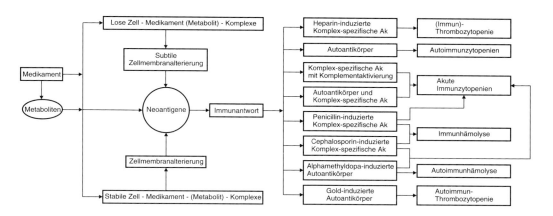

Abb. 6.1: Vorstellung zur Pathogenese der medikamentös induzierten Antikörper (Ak) und Immunzytopenien.

Die Frage, warum bestimmte Medikamente bevorzugt zur Bildung von Antikörpern gegen eine bestimmte Zellreihe führen (Tab. 6.3), ist bisher nicht geklärt. Möglicherweise spielt die Stärke der Assoziation zwischen dem jeweiligen Medikament bzw. seinem Metaboliten und der Zelloberfläche der betroffenen Zelle hierbei eine Rolle.

		Antikörper	
Immunzytopenie	Medikament	komplex-spezifisch	Autoantikörper
Hämolyse	Penicillin	+	-
	Cephalosporine	+	-
	Rifampicin	+	NB
	Chinidin	+	NB
	Methyldopa	selten	+
	Levodopa	NB	+
	Procainamid	NB	+
	Diclofenac *	+	+
	Nomifensin **	+	+
	Cianidanol **	+	+
Thrombozytopenie	Heparin	+	-
	Chinidin	+	NB
	Chinin	+	NB
	Co-Trimoxazol	+	NB
	Diclofenac	+	SW
	Gold	NB	+
Agranulozytose	Metamizol	+	+
	Propyphenazon	+	+
	Propylthiouracil	+	SW
	Carbimazol	+	SW

Tab. 6.3: Prototypische Konstellationen der bisher häufigsten medikamentös induzierten Immunzytopenien.
* verursacht offensichtlich bei allen Betroffenen gleichzeitig die Bildung von Medikamentenabhängigen Antikörpern und Autoantikörpern; ** nicht mehr im Handel; NB = nicht genau bekannt; SW = sehr wahrscheinlich.

6.3. Klinische Manifestation

6.3.1. Medikamentös induzierte Immunhämolysen

Klinisch und serologisch lassen sich mehrere Formen unterscheiden (Tab. 6.4):

- akute intravasale Immunhämolyse
- Autoimmunhämolyse
- gemischte Form
- Alphamethyldopa-assoziierte Autoimmunhämolyse
- Penicillin-assoziierte Immunhämolyse
- Cephalosporin-assoziierte Immunhämolyse

6.3. Klinische Manifestation

Antikörper	Anämie	Hämoglobin-ämie/-urie	Schock/Nie-renversagen	direkter Coombstest	
				IgG	C3d
Autoantikörper	mild-mäßig	nein	nein	+	-
med.-abhängig	stark	immer	häufig	-	+
Pen./Ceph. IgG nicht C-aktiv	mild-mäßig	nein	nein	+	-
C-aktiv	stark	immer	häufig	-	+

Tab. 6.4: Klassische Befunde der medikamentös induzierten Immunhämolysen. + = positiv; - = negativ; Pen. = Penicillin; Ceph. = Cephalosporin; C-aktiv = komplementaktivierend.

6.3.1.1. Akute intravasale Immunhämolyse

Die medikamentös induzierte akute Immunhämolyse wird durch komplementaktivierende Antikörper verursacht, die nur in Anwesenheit des ursächlichen Medikaments bzw. dessen Metaboliten mit Erythrozyten reagieren. Das Krankheitsbild bei dieser Form ist gekennzeichnet durch ein schweres hämolytisches Syndrom, das innerhalb kurzer Zeit (15-60 min, selten später) nach der Einnahme des ursächlichen Medikaments schlagartig eintritt. Zu den typischen Begleitsymptomen dieser Erkrankung gehören **Übelkeit, Fieber, Schüttelfrost, Tachykardie, Luftnot, Bauch- oder Flankenschmerzen und nicht selten das Vollbild des akuten Schocks mit Nierenversagen.**

❏ **Laborbefunde**

Es lassen sich in der akuten Phase bei dieser Form immer Zeichen der intravasalen Immunhämolyse nachweisen: **freies Hämoglobin im Urin und/oder Serum sowie ein massiver Anstieg der Laktat-Dehydrogenase (LDH)**. Die Hämoglobinkonzentration sinkt meist abrupt ab. Haptoglobin ist stark vermindert oder nicht meßbar, und es wird häufig eine reaktive Leukozytose gefunden. Die Retikulozyten und Bilirubin steigen meist verspätet an.

❏ **Immunhämatologische Befunde**

Der direkte Coombstest ist in der akuten Phase stets positiv mit **Anti-C3d**. Im Serum lassen sich IgG- und/oder IgM-Antikörper gegen Erythrozyten, die nur in Anwesenheit des Medikaments bzw. dessen Metaboliten reagieren, nachweisen. Da die Metaboliten in der Regel nicht verfügbar oder unbekannt sind, wird die Verwendung von Urin und/oder Serumproben (**ex vivo Antigene**) von anderen Personen nach Einnahme des verdächtigen Medikaments empfohlen.

6.3.1.2. Autoimmunhämolyse

Die Hämolyse wird bei dieser Form meist durch nicht komplementaktivierende IgG-Antikörper verursacht, die sich von den bei der sogenannten idiopathischen Autoimmunhämolyse vom Wärmetyp vorkommenden Antikörper weder klinisch noch serologisch unterscheiden lassen. Die Hämolyse beginnt meist allmählich, und die Patienten fallen durch eine zunehmende **Müdigkeit, Leistungsschwäche und Blässe** oder leichten Ikterus auf.

❏ **Laborbefunde**

Die Hämoglobinkonzentration ist bei dieser Form je nach Hämolysestärke mäßig oder deutlich unter dem Normbereich. **Haptoglobin** im Serum ist sehr stark vermindert. Die **Retikulozytenzahl, Bilirubin** und **LDH** steigen meist nur leicht oder mäßig an. Freies Hämoglobin im Serum läßt sich selten und nur bei starker Hämolyse in geringen Mengen nachweisen.

❑ **Immunhämatologische Befunde**

Der **direkte Coombstest** ist gewöhnlich positiv mit **Anti-IgG** ohne Komplementfixation. Im Serum lassen sich häufig auch freie Autoantikörper nachweisen (positiver indirekter Coombstest).

6.3.1.3. Gemischte Form

Die Hämolyse wird hier gleichzeitig durch **Autoantikörper und komplementaktivierende Medikamenten-abhängige Antikörper verursacht**. Die letztgenannten Antikörper verleihen der Hämolyse einen **intravasalen Charakter**, und dementsprechend ist das klinische Bild identisch mit dem Bild bei der akuten Form (s.o.).

❑ **Laborbefunde**

Die Laborbefunde sind vergleichbar mit denen bei der akuten intravasalen Immunhämolyseform (☞ Kap. 6.3.1.1.).

❑ **Immunhämatologische Befunde**

An den autologen Erythrozyten (direkter Coombstest) lassen sich außer **C3d-Komponenten häufig IgG-** und selten IgM- oder IgA-Autoantikörper nachweisen. Im Serum lassen sich IgG- und/oder IgM-Antikörper nachweisen, die nur in Anwesenheit des ursächlichen Medikaments und/oder seinen Metaboliten gebildet wurden. Auch freie Autoantikörper, deren Reaktivität mit den Erythrozyten vom Medikament unabhängig ist, sind häufig vorhanden. Der Nachweis solcher Antikörper darf nicht zur Verwechslung mit der "klassischen autoimmunhämolytischen Anämie vom Wärmetyp" (der sogenannten idiopathischen Form) führen.

6.3.1.4. α-Methyldopa-assoziierte autoimmunhämolytische Anämie vom Wärmetyp

Die Hämolyse wird zumeist, wenn nicht sogar ausschließlich, durch **nicht komplementaktivierende Antikörper vom Typ IgG** gegen Erythrozyten verursacht. Sie tritt allmählich nach mehrmonatiger Behandlung mit α-Methyldopa auf und bildet sich nach Absetzen des Medikamentes langsam zurück. Die Erkrankung läßt sich in der Regel anamnestisch von den anderen autoimmunhämolytischen Anämien abgrenzen.

Je nach Dosis und Dauer der Therapie mit Alphamethyldopa entwickeln relativ viele (11 - 36 %) der behandelten Patienten einen IgG-positiven direkten Coombstest. Allerdings läßt sich nur bei einem Teil der langfristig behandelten Patienten (0,3 - 0,8 %) klinisch eine manifeste Hämolyse nachweisen.

❑ **Laborbefunde**

Die **Anämie ist meist mild** und die Hämoglobinkonzentration sinkt nur in seltenen Fällen unter 10 g/dl ab. Die Haptoglobinkonzentration ist fast immer stark vermindert. LDH, Retikulozyten und Bilirubin können einen leichten bis mäßigen Anstieg zeigen.

❑ **Immunhämatologische Befunde**

Das serologische Bild läßt sich von dem einer idiopathischen Form nicht unterscheiden. Der direkte Coombstest ist meistens durch eine starke **IgG-Beladung ohne Komplementfixation positiv**. Bei ca. 50 % der Fälle lassen sich auch freie IgG-Autoantikörper, die häufig gegen bekannte Rhesusantigene gerichtet sind, nachweisen.

6.3.1.5. Penicillin-assoziierte Immunhämolyse

Die Hämolyse wird **durch IgG-Antikörper verursacht**, deren Bildung durch die Gabe hoher Dosen (meistens > 10.000.000 Einheiten pro Tag) über mindestens eine Woche stimuliert wird. Die Hämolyse ist eher mild, von extravasalem Charakter und bildet sich nach Absetzen des Medikamentes innerhalb von wenigen Tagen zurück. Durch die modernen Antibiotika wird Penicillin relativ selten im Vergleich zu früher eingesetzt, weshalb die Penicillin-induzierte Immunhämolyse in den letzten Jahren außerordentlich selten geworden ist.

❑ **Laborbefunde**

Die **Hämoglobinkonzentration** sinkt nur in seltenen Fällen unter 10 g/dl ab. Die **Haptoglobinkonzentration** ist meistens vermindert. **Retikulozyten, LDH und Bilirubin** steigen nur leicht oder mäßig an. Die Leukozyten- und Thrombozytenzahlen bleiben größtenteils im Normbereich.

❑ **Immunhämatologische Befunde**

Der direkte Coombstest ist stark positiv mit **Anti-IgG ohne Komplementfixation**. Die Antikörper reagieren nur mit Penicillin-behandelten Erythrozyten, und die Aktivität der Antikörper läßt sich durch freies Penicillin nicht blockieren.

6.3.1.6. Cephalosporin-assoziierte Immunhämolyse

Cephalosporine verursachen wie Penicillin nur selten eine akute intravasale Immunhämolyse durch komplementaktivierende Antikörper. In den meisten Fällen wird die Hämolyse durch nicht komplementaktivierende IgG-Antikörper ausgelöst. Sie tritt während der Behandlung mit normalen Cephalosporin-Dosen auf, sie ist meist mild und von extravasalem Charakter.

❑ **Laborbefunde**

Die Laborbefunde sind vergleichbar mit denen der extravasalen Immunhämolyse vom Penicillin-Typ.

❑ **Immunhämatologische Befunde**

Der direkte Coombstest ist nur mit **Anti-IgG** wie bei der Penicillin-induzierten Immunhämolyse deutlich bis stark positiv und die ursächlichen Antikörper reagieren nur mit Cephalosporin behandelten Erythrozyten.

6.3.1.7. Therapie

Die wichtigste Maßnahme bei der Behandlung aller medikamentös induzierten Immunhämolyseformen besteht im sofortigen Absetzen des verdächtigen Medikaments und der Gabe von Erythrozytenkonzentraten bei klinisch relevanter Anämie. Die Behandlung mit Corticosteroiden ist bei der akuten intravasalen Immunhämolyse sowie bei der extravasalen Immunhämolyse durch nicht komplementaktivierende, Medikamenten-abhängige Antikörper nicht indiziert. Dagegen kann eine solche Therapie die Remission einer medikamentös induzierten Autoimmunhämolyse beschleunigen. Schwerwiegende Komplikationen wie Schock, Gerinnungsstörung und Niereninsuffizienz werden symptomatisch behandelt. Bei persistierender Hämolyse durch verzögerte Ausscheidung der ursächlichen Medikamente und ihrer Metaboliten kann eine Hämofiltration zu einem Hämolysestop führen.

6.3.2. Medikamentös induzierte Immunagranulozytose

Es handelt sich zumeist um eine plötzlich einsetzende, schwere Erkrankung, die durch eine starke Verminderung der Granulozyten in der Zirkulation bedingt ist. Die Initialsymptome sind häufig **ödematöse Pharyngitis, Schleimhautulzerationen** und **Pilzinfektionen** mit **septischen Temperaturen**. Sofortreaktionen nach Einnahme der ursächlichen Medikamente wie **Fieber, Schüttelfrost, Arthralgie** mit und ohne Schocksymptomatik kommen relativ selten vor. Gelegentlich bleibt die Granulozytopenie bis zu einer Woche klinisch unauffällig, und die Patienten werden dann akut symptomatisch durch Pilz- und/oder bakterielle Infektionen.

❏ Laborbefunde

Der charakteristische Laborbefund für die Erkrankung ist die ausgeprägte **Granulozytopenie**. Die Granulozytenzahl beträgt in die Zirkulation meistens unter 100/µl. Das Knochenmark zeigt je nach Schwere und Stadium der Erkrankung Hypo- oder Hyperplasie. Die Erythro- und Megakaryozytopoese sind normal. Bei Sepsis ist die Blutgerinnung in der Regel gestört und zeigt gesteigerte Fibrinolyseaktivität mit Zeichen der Verbrauchskoagulopathie. Die Mortalität ist trotz modernster Antibiotika-Therapie weiterhin relativ hoch und liegt bei ca. 20 %. Differentialdiagnostisch kommen in der akuten Phase außer Sepsis aplastische Anämien und akute Leukämien in Frage.

Eine mildere Verlaufsform kommt als **medikamentös induzierte Autoimmungranulozytopenie** vor. Diese ist, wie bei den medikamentös induzierten Autoimmunhämolysen, durch nicht komplementaktivierende IgG-Antikörper bedingt, und die Granulozytenzahl liegt in der Regel zwischen 400-800/µl.

❏ Immunhämatologische Befunde

Im Serum der Patienten lassen sich bei der akuten Form **Antikörper der Immunglobulinklasse G und/oder M** nachweisen, die nur in Anwesenheit des Medikaments bzw. seiner Metaboliten mit Granulozyten reagieren. **Bei der Autoimmungranulozytopenie** lassen sich an den autologen Granulozyten meistens nur **IgG-Autoantikörper** nachweisen. Die Untersuchung der autologen Granulozyten ist jedoch häufig nicht möglich, da die Granulozytenzahl bei den betroffenen Patienten in der akuten Phase sehr stark vermindert ist.

❏ Therapie

Entscheidend bei der Behandlung ist die frühzeitige Erkennung des ursächlichen Medikaments, die Hygiene der sichtbaren Schleimhäute, die lokale Dekontamination aller Verletzungen, die sofortige Prophylaxe mit bakteriziden Antibiotika und, wenn möglich, die Isolierung der betroffenen Patienten. Die empfohlene Behandlung mit Antibiotika besteht initial aus einer Kombination von Piperacillin sowie einem Aminoglykosid und einem staphylokokkenwirksamen Präparat. Bei Pilzinfektionen, die fast immer vorhanden sind, wird eine zusätzliche Behandlung mit Antimykotika erforderlich. Die Indikation zur Corticosteroid-Therapie ist wegen der Infektionsgefahr umstritten.

Der Nutzen von Granulozytensubstitutionen in solchen Fällen ist bisher nicht gesichert. Eine schnellere Remission der Granulozytopenie kann häufig durch hochdosierte IgG-Gaben (0,4 g/kg Körpergewicht über 5 Tage) und möglicherweise durch spezifische Zytokin-Gaben (G-CSF 5 µg/kg KG) erzielt werden.

6.3.3. Medikamentös induzierte Thrombozytopenien

Grundsätzlich können Medikamente wie bei den Immunhämolysen verschiedene Immunthrombozytopenie-Formen verursachen:

- akute Form
- autoimmune Form
- Heparin-assoziierte Form
- sekundäre Form bei allergischen Reaktionen

6.3.3.1. Akute Form

Die akute, medikamentös induzierte Immunthrombozytopenie wird durch Medikamenten-(Metaboliten)-abhängige Antikörper verursacht, die zu einem abrupten Sturz der zirkulierenden Thrombozytenzahl führen. Die Patienten zeigen **häufig eine plötzlich auftretende spontane Blutungsneigung**. Die häufigsten Begleitsymptome sind Fieber, Schüttelfrost, Gesichtsrötung und Arthralgien. Die Reaktionen treten je nach Absorption und Metabolisierung der Medikamente innerhalb von Minuten bis Stunden nach Antigen-Gabe auf.

❏ **Laborbefunde**

Sämtliche Laborbefunde sind meist mit Ausnahme einer ausgeprägten **Thrombozytopenie** unauffällig. Bei starkem Blutverlust kommt es häufig zur Anämie und gelegentlich zu einer reaktiven Leukozytose.

❏ **Immunhämatologische Befunde**

Der Nachweis der Antikörper ist bei dieser Form außerordentlich schwierig. Die Diagnose kann serologisch häufig nur unter Berücksichtigung zahlreicher Umstände bei der Untersuchung gesichert werden. Es müssen nicht nur empfindliche Testverfahren verwendet, sondern auch die Immunglobulinklassen der Antikörper, die Metaboliten des Medikaments und deren Verhalten gegenüber den Thrombozyten (feste oder lose Bindung) berücksichtigt werden. Zur Erfassung der Metaboliten wird der Gebrauch von Plasma oder Urinproben, die nach Einnahme des ursächlichen Medikaments gewonnen werden können (**ex vivo-Antigene**), empfohlen.

6.3.3.2. Autoimmunthrombozytopenie-Form

Es ist bisher nur sehr wenig über die medikamentös induzierten Autoimmunthrombozytopenien bekannt. Möglicherweise wird diese Form häufig mit der sogenannten idiopathischen Form verwechselt, zumal der Nachweis von thrombozytären Antikörpern relativ schwierig ist und sich Medikamenten-induzierte Autoantikörper weder serologisch noch klinisch von anderen Autoantikörpern unterscheiden lassen (Tab. 6.1).

Die Erkrankung wird entweder durch spontane Blutungsneigung bei niedriger Thrombozytenzahl in der Zirkulation oder häufiger zufällig bei einer Laboruntersuchung mit niedrigen Thrombozytenzahlen ohne Begleitsymptome festgestellt. Eine abrupte Manifestation der Erkrankung ist in der Regel nicht typisch für das Vorliegen von Autoimmunthrombozytopenien allein. In solchen Fällen sollten komplexspezifische Antikörper (Abb. 6.1) in Betracht gezogen werden.

❏ **Laborbefunde**

Es liegt meist nur eine Thrombozytopenie ($< 30 \times 10^9$/l) vor.

❏ **Immunhämatologische Befunde**

An den autologen Thrombozyten lassen sich **IgG-Autoantikörper** nachweisen. Allerdings ist die Gewinnung von autologen Thrombozyten in ausreichender Menge wegen der niedrigen Thrombozytenzahl nicht immer möglich. Außerdem lassen sich im Serum häufig keine freien Autoantikörper feststellen. In solchen Fällen kann das Vorliegen einer Medikamenten-induzierten Autoimmunthrombozytopenie vermutet, aber nicht mit letzter Sicherheit bewiesen werden.

❏ **Therapie**

Die Antigenkarenz ist, wie bei allen Allergien, der wichtigste therapeutische Schritt. Da die Thrombozytopenie trotz Antigenkarenz häufig über längere Zeit (Wochen und Monate) anhalten kann, wird in solchen Fällen eine kurze (ca. 1 Woche) Stoßtherapie mit Corticosteroiden (0,5-1 mg/kg Körpergewicht) oder hochdosierter Immunglobulin-Gabe (0,4 g/kg Körpergewicht bzw. 1 g/kg Körpergewicht an 5 bzw. 2 Tagen) empfohlen. Im Gegensatz zum Verlauf bei der idiopathischen Form führen beide Behandlungsmöglichkeiten hier fast immer nach kurzer Zeit zur dauerhaften Remission der Erkrankung, vorausgesetzt, daß das ursächliche Medikament nicht weitergegeben wird.

6.3.3.3. Heparin-assoziierte Immunthrombozytopenie

Die Heparin-assoziierte Thrombozytopenie ist eine relativ häufige Arzneimittelunverträglichkeit. Klinisch und serologisch werden zwei Formen unterschieden. Die häufigere (10 % der behandelten Patienten) Form wird mit **Typ I** bezeichnet. Sie ist charakterisiert durch eine relativ milde Thrombozytopenie, die gewöhnlich nach Therapiebeginn auftritt und sich trotz Fortsetzung der Heparin-Gaben spontan zurückbildet. Daher handelt es sich bei dieser Form offensichtlich nicht um ein immunologisches Geschehen.

Die weniger häufige Form kommt **bei ca. 1-2 %** der behandelten Patienten vor und wird als **Typ II** bezeichnet. Die Thrombozytopenie tritt bei dieser Form typischerweise zwischen dem 5. und 14. Tag der Heparin-Gabe und innerhalb weniger Stunden nach Reexposition auf. Obwohl die Reaktionen (s.u.) bei dieser Komplikation durch Antikörper vermittelt werden, sind die Mechanismen bei dieser "Immunthrombozytopenie" nicht vergleichbar mit den Mechanismen der klassischen Immunthrombozytopenie. Bei der Heparin-assoziierten Immunthrombozytopenie (Typ II) wird die Thrombozytopenie weder durch die Fc-vermittelte Immunphagozytose noch durch Komplementeffekte verursacht, sondern durch Plättchenaktivierung und Verbrauch in der Zirkulation. Die genauen Aktivierungsschritte sind bisher nicht geklärt. Möglicherweise bewirken die Antikörper die Aktivierung der Thrombozyten durch eine Bindung gebildeter Heparin-Plättchenfaktor-Komplexe mit den Fc-Rezeptoren der Thrombozyten (Fc-II).

Das klinische Bild bei der Heparin-assoziierten Thrombozytopenie ist, im Unterschied zu allen klassischen Immunthrombozytopenien, trotz Antikoagulation nicht mit Blutungsneigung verbunden, sondern häufig mit arteriellen und venösen **Gefäßverschlüssen**. Von diesen Komplikationen sind am häufigsten die Extremitäten, die Koronar- und Zerebralarterien betroffen. Daneben können Verschlüsse anderer Organgefäße, wie der Niere, der Lunge und der Haut vorkommen. Auch Todesfälle wurden beschrieben.

❑ **Laborbefunde**

Die Thrombozytenzahlen liegen meistens zwischen **40-60 x 10^9 /l** und nur selten unter 20 x 10^9/l. Weitere Abnormalitäten hängen von der Grunderkrankung und von Komplikationen ab.

❑ **Immunhämatologische Befunde**

Im Serum der betroffenen Patienten lassen sich **IgG-, selten auch IgM-Antikörper**, die zur Thrombozytenaktivierung in Anwesenheit von Heparin führen, nachweisen. Die Antikörper können im sogenannten Aggregations-, Serotoninfreisetzungs- und Heparin-induzierten Plättchenaktivierungs(HIPA)-Test nachgewiesen werden. Häufig sind die Antikörper nur in den ersten 2-3 Wochen feststellbar. Sie verschwinden aus dem Serum in den meisten Fällen innerhalb von 2 Monaten nach Antigenkarenz.

❑ **Therapie**

Nach Absetzen des ursächlichen Heparins normalisiert sich die Thrombozytenzahl bei den betroffenen Patienten innerhalb von 1 Woche, in seltenen Fällen auch später (10-14 Tage). Die weitere Behandlung richtet sich nach der klinischen Situation. Unfraktionierte Heparine und die meisten niedermolekularen Heparine zeigen Kreuzreaktionen in vitro sowie in vivo und dürfen ungetestet nicht gegeben werden. Eine Ausnahme hiervon bildet das Heparinoid Org 10712, welches im Vergleich zu Heparin und anderen niedermolekularen Heparin-Präparaten wesentlich weniger Sulfatgruppen enthält und wahrscheinlich deshalb zu keiner Thrombozytenaktivierung in Anwesenheit von Serumproben der meisten betroffenen Patienten führt. Das bestkompatible Präparat ist gentechnisch hergestellt und befindet sich noch in der klinischen Erprobung (Hirudoid).

6.3.3.4. Sekundäre Thrombozytopenien bei allergischen Reaktionen

In seltenen Fällen können nach wiederholten Injektionen von Impfstoffen, anderen Eiweißmolekülen, Insektenstichen sowie nach Ingestion bestimmter Nahrungsmittel Thrombozytopenien auftreten, die nach Antigenkarenz schnell verschwinden. Möglicherweise wird die Thrombozytopenie in solchen Fällen durch IgE-Antikörper verursacht. Der serologische Nachweis solcher Formen ist bisher extrem schwierig. Therapeutisch sind Reexpositionen mit dem ursächlichen Antigen zu vermeiden.

Immunkomplexvermittelte allergische Krankheiten

7. Immunkomplexvermittelte allergische Krankheiten

Dieses Kapitel handelt allergische Krankheiten ab, die durch Antigen-Antikörperkomplexe (Immunkomplexe) von Allergenen mit IgG- oder IgM-Antikörpern entstehen. Die Aktivierung von Komplement durch Immunkomplexe erzeugt chemotaktische und vasoaktive Mediatoren. Diese führen durch das Zusammenspiel von Immunkomplex-Ablagerung, gesteigerter Gefäßpermeabilität, verlangsamtem Blutfluß, der Freisetzung von lysosomalen Enzymen sowie dem Entstehen von hochreaktiven Sauerstoffintermediaten wie Superoxidanion, Wasserstoffperoxid, Hydroxylradikal und Singulett-Sauerstoff durch stimulierte Phagozyten zur Entzündung und Gewebezerstörung.

Es gibt zwei Arten von klassischen Immunkomplex-Reaktionen:
- die lokalisierte Arthus-Reaktion
- die systemische Serumkrankheit

Beide beruhen auf ähnlichen Vorgängen und entstehen durch die Folge von Immunkomplex-Bildung, Komplexablagerung, Komplement-Aktivierung und zellulärer Infiltration.

Immunkomplex-Bildung: Wenn Antikörper-Moleküle einer geeigneten Klasse sich an ein Antigen räumlich so anlagern, daß sich die Komplement-Komponente C1 daran binden kann, dann wird das Komplement-System über den klassischen Weg aktiviert. Die chemischen Eigenschaften des Antigens sind dabei im allgemeinen weniger wichtig als die Anzahl und die Art der bindenden Antikörpermoleküle. IgM- oder IgG-Antikörper (außer der IgG4-Subklasse) können Komplement über den klassischen Weg aktivieren, während IgA, IgE und IgD dazu nicht in der Lage sind. Es genügen ein IgM-Molekül oder zwei an die Oberfläche eines partikulären Antigens wie Bakterium oder virusinfizierte Wirtszelle gebundene IgG-Moleküle, um Komplement zu fixieren.

Im Gegensatz dazu fixieren lösliche Antigene nur dann Komplement, wenn sie in größeren, multimeren Antigen-Antikörper-Komplexen zusammengelagert sind. Solche Immunkomplexe können entstehen, da jede Immunglobulin-G-4-Ketteneinheit über zwei unabhängige und identische Antigenbindungsstellen verfügt, die zwei Antigen-Moleküle gleichzeitig binden können (2 Fab). Wenn somit lösliche Antigene und Antikörper-Moleküle im geeigneten molaren Verhältnis zueinander stehen, bilden sie multimolekulare Netzwerke, d. h. jeweils zwei Antikörper binden ein Antigenmolekül. Da solche Immunkomplexe viele Antikörpermoleküle enthalten, sind sie hochwirksame Aktivatoren des Komplementsystems.

Die physikalischen Eigenschaften der Immunkomplexe hängen in hohem Ausmaß von den molaren Verhältnissen der Moleküle ab, die sie enthalten. Die Heidelberger-Kurve faßt diese Verhältnisse zusammen, wonach mit steigender Antigen-Konzentration ein Immunpräzipitat gebildet wird, dessen Konzentration eine glockenförmige Kurve beschreibt. Komplexe mit Überschuß an Antigen oder Antikörper sind klein und ziemlich gut löslich, während solche, die in nahezu stöchiometrischem Gleichgewicht zwischen Antigen- und Antikörperkonzentration entstehen, größer sind und zum Niederschlag in der Lösung führen (sog. Präzipitin-Reaktion). Große, unlösliche Komplexe können im Blutkreislauf entstehen, wenn große Mengen von Antigen in die Blutbahn von immunisierten Individuen gelangen. Die entstehenden Komplexe können sich dann in allen Geweben ablagern, besonders jedoch im Bereich der Elastica interna der Arterien sowie in den perivaskulären Bezirken. Des weiteren bleiben sie auch in den Nierenglomeruli hängen, wo sie sich in der Basalmembran der glomerulären Kapillaren ansammeln. Daher kann die massive systemische Antigen-Exposition zum weitverbreiteten Ablagern von Komplement-bindenden Immunkomplexen führen. Dies ist der pathogenetische Vorgang bei der **Serumkrankheit**.

Als andere Möglichkeit können hohe Konzentrationen von Antigen-Antikörper-Komplexen in situ entstehen, wenn das Antigen in einem festen Gewebe vorliegt. Dies ist der Fall, wenn Antigen in die

Dermis einer immunisierten Person injiziert wird. Die entstehenden Immunkomplexe präzipitieren als fokale Ablagerungen im Bereich von Blutgefäßen und fixieren Komplement, wodurch die lokale Entzündungsreaktion in Form der **Arthus-Reaktion** entsteht.

Der wichtigste Entzündungsmediator der Komplement-Kaskade ist offenbar C5a. Es dient als starkes Chemoattractans für Neutrophile. Wenn Immunkomplexe in und um Gefäße herum Komplement fixieren, entsteht C5a, wodurch ein Neutrophilenansturm, d. h. eine akute Entzündung einsetzt. Die daraus entstehende **Vaskulitis** weist verschiedene Merkmale auf. Neutrophile und Monozyten setzen im Rahmen der Phagozytose von Immunkomplexen lysosomale Enzyme und toxische Sauerstoffmetabolite frei, die die Gefäßwand in Form der leukzytoklastischen Vaskulitis zerstören, wodurch Mikrohämorrhagien im Gewebe entstehen. Endothelzellen schwellen und proliferieren, Thrombozyten aggregieren im Gefäßlumen, durch die aktivierte Gerinnungskaskade kommt es zur Ablagerung von Fibrin in und um die Gefäße herum. Im späteren Verlauf der Entzündung treten weitere Makrophagen und Lymphozyten hinzu, die näheren chemotaktischen Vorgänge dabei sind nicht weiter untersucht.

7.1. Arthus-Reaktion

Nachdem Maurice Arthus 1903 gezeigt hatte, daß die intrakutane Injektion eines Protein-Antigens in hyperimmunisierte Kaninchen zur schweren örtlichen Entzündung mit hämorrhagischer Nekrose und Ulzeration führt, zeigten spätere Untersuchungen, daß das Arthus-Phänomen durch die Ablagerung von Immunkomplexen in dermalen Blutgefäßen entsteht.

Arthus-Reaktionen treten beim Menschen selten auf. Hämorrhagische Nekrosen am Ort der Injektion eines Medikaments oder eines Insektenstichs könnten auf eine Arthus-Reaktion deuten, aber die Differenzierung zwischen unspezifischer Entzündungsreaktion und einer Sekundärinfektion erfordert den labormäßigen oder immunhistochemischen Nachweis des entsprechenden Immunkomplexes. Eine begrenzte Form der Arthus-Reaktion tritt gewöhnlich am Ort der Hyposensibilisierung auf, nachdem genügende Dosen des Allergens injiziert wurden, um blockierende Antikörper vom IgG-Typ zu erzeugen. Da jedoch die erreichte IgG-Konzentration im Rahmen der Allergie-Therapie verhältnismäßig niedrig ist, entsteht im Rahmen der Entzündung in Haut und subkutanem Gewebe im allgemeinen nur eine Induration im Erythemherd. Dieses tritt einige Stunden nach der Injektion auf, und klingt gewöhnlich innerhalb von 24 h ab.

Entsprechend der Heidelberger-Kurve hängt die Immunkomlexbildung bei der Arthus-Reaktion von dem Antigen-/Antikörperverhältnis ab. Mittelgroße Immunkomplexe aktivieren das Komplementsystem am leichtesten und schädigen das Gewebe daher am stärksten. Große unlösliche Komplexe werden rasch vom mononukleären Phagozyten-System bzw. retikuloendothelialen System (RES) aufgenommen. Kleine Immunkomplexe vermögen das Komplement-System nur schlecht zu aktivieren. Immunkomplexe aktivieren Komplement durch Fixieren von C1q am Fc-Teil des Antikörpers. C3a- und C5a-Anaphylatoxine werden dann freigesetzt. Diese Moleküle aktivieren Mastzellen, durch deren Degranulation werden Gefäße permeabel, wodurch sich Immunkomplexe an der Basalmembran der Endothelien ablagern. Chemotaktische Faktoren von verschiedenen Komplement-Spaltprodukten (C3a, C4a, C5a) ziehen Neutrophile an. Fc-Rezeptor-tragende Zellen einschließlich der Neutrophilen, Makrophagen und Lymphozyten werden aktiviert. Besonders aktivierte Neutrophile sind für das Entstehen der Arthus-Reaktion wichtig, da sie einerseits hochreaktive Sauerstoff-Intermediate und proteolytische Enzyme freisetzen, andererseits Immunkomplexe phagozytieren.

7.2. Serumkrankheit

Die Serumkrankheit ist eine komplementabhängige systemische Immunkomplex-Reaktion auf ein von außen zugeführtes Antigen. Der Schweregrad der Erkrankung hängt von der Antigendosis ab. Die typische

Reaktion wird von heterologem Serum ausgelöst, andere Therapeutika können leichtere Formen einer Serumkrankheit hervorrufen.

Im Zeitalter vor der Einführung der Antibiotika trat häufig eine Serumkrankheit auf, wenn heterologes Antiserum zur passiven Immunisierung im Rahmen der Therapie verschiedener Infektionskrankheiten oder Intoxikationen eingesetzt wurde. Heutzutage beschränkt sich die Serumtherapie mit heterologem Serum (meistens Pferdeserum) oder Gammaglobulin auf die passive Immunisierung gegen einzelne Krankheiten (z.B. auch Schlangenbisse) sowie die Gabe von Antilymphozyten- oder Antithymozytenglobulin zur Immunsuppression. Impfstoffe, andere Therapeutika aus Protein sowie Bienenstiche können eine Serumkrankheit hervorrufen. Eine leichtere Form der Serumkrankheit wird gelegentlich durch Therapeutika, die keinen Proteinanteil besitzen, wie Sulfonamide, Penicillin und Cephalosporine, ausgelöst.

Die Serumkrankheit ist eine akute, selbstlimitierende allergische Erkrankung, die durch Immunkomplexe verbunden mit Komplementaktivierung nach der Injektion eines proteinhaltigen Therapeutikums oder eines Medikaments, das als Hapten fungiert, entsteht. Die Kardinalsymptome bestehen in Fieber, Dermatitis, Lymphknotenschwellung und Gelenkschwellung.

In pathogenetischer Hinsicht läuft die Serumkrankheit in 4 Stadien ab:

- *Stadium 1*
  Nach i.v.-Injektion einer hohen Antigendosis stellt sich innerhalb eines Tages ein Gleichgewicht der Antigenkonzentration zwischen Blut und Gewebe ein

- *Stadium 2*
  Einsetzen der primären Immunantwort über mehrere Tage, während derer das Antigen langsam abgebaut wird. Gegen Ende dieser Phase verbinden sich Antigen und Antikörper bei mäßigem Antigenüberschuß zu Immunkomplexen. Mittelgroße Komplexe lagern sich in kleinen Blutgefäßen verschiedener Organe ab und führen zu krankhaften Vorgängen wie bei der Arthus-Reaktion

- *Stadium 3*
  Histopathologische und klinische Manifestation der Erkrankung. Freies Antigen wird mit Zunahme der Bildung von Immunkomplexen zunehmend rasch aus dem Blutkreislauf entfernt. Ein vorübergehender Komplementverbrauch setzt ein. Die zirkulierenden Immunkomplexe verschieben sich in Richtung Antikörperüberschuß, wodurch sie kleiner werden und aus der Zirkulation entfernt werden. Das verbleibende Antigen wird ebenfalls aus dem Kreislauf entfernt

- *Stadium 4*
  Remission, es zirkulieren nur noch freie Antikörper, Gewebeläsionen heilen ab

Die optimalen Bedingungen für die Entstehung einer Serumkrankheit bestehen während der primären Antikörperantwort. Bei wiederholter Applikation desselben Antigens führt das immunologische Gedächtnis zum raschen Anstieg der Antikörperbildung und somit zum Klären des Antigens aus der Zirkulation.

Die primäre Serumkrankheit beginnt gewöhnlich 4 - 21 Tage (meistens 7-10 Tage) nach anfänglichem Antigenkontakt. Zu den ersten klinischen Zeichen gehört ein juckendes Exanthem, das sich urtikariell, makulopapulös oder erythematös darbieten kann. Ein Angioödem kann auftreten. Der Injektionsort ist gewöhnlich entzündet. Fieber, Lymphknotenschwellung, Arthralgien und Myalgien vervollständigen das klinische Bild. Gelegentlich treten auch Gelenkschwellung sowie Kopfschmerzen, Übelkeit und Erbrechen hinzu. Die Erholungsphase erstreckt sich über 7 bis 30 Tage. Eine klinisch bedeutsame Herz- oder Nierenbeteiligung kann in seltenen Fällen vorkommen. Eine neurologische Beteiligung in Form einer Mononeuritis, zumeist des Plexus brachialis, kann auftreten. Nur selten kommen Polyneuritis, Guillain-Barré-Syndrom oder Meningoencephalitis vor.

Eine sekundäre Serumkrankheit kommt bei vorsensibilisierten Patienten vor. Die Latenzperiode ist dann kürzer, beträgt nur noch 2-4 Tage, und der klinische Verlauf ist zumeist kürzer, jedoch können die Manifestationen ernster sein.

Eine Serumkrankheit durch Medikamente verläuft wesentlich milder als eine durch Pferdeserum ausgelöste.

Im Labor findet man eine leichte Leukozytose. Plasmazellen im Knochenmark können vermehrt sein und im Blut auftreten. Eosinophilie kann vorkommen, ist aber nicht charakteristisch. Die BSG ist erhöht. Bei Auslösung durch heterologes Serum sind zirkulierende Immunkomplexe und Komplementverbrauch meist nachweisbar, gewöhnlich jedoch nicht bei Medikamenten-induzierter Serumkrankheit. Leichte Proteinurie, Hämaturie und Zylinder im Urin, EKG-Abnormitäten und Pleozytose sind nicht ungewöhnlich.

Es gibt keinen spezifischen immunologischen Test zum Nachweis. Entscheidend für die Diagnose ist die Anamnese in Verbindung mit dem klinischen Bild und den Laborbefunden. Die Erkrankung ist nahezu immer benigne und vorübergehend mit guter Prognose hinsichtlich einer restitutio ad integrum. Serum-IgG- und IgE-Antikörper können im zeitlichen Verlauf nachgewiesen werden, d. h. besonders beim Antikörperanstieg während der Remissionsphase.

Die Therapie ist symptomatisch. Acetylsalicylsäure und Antihistaminika sind wirksam, schwerere Verläufe erfordern orale Corticosteroide.

Komplikationen treten selten auf. Gelegentlich kann ein Larynxödem die Atmung behindern. Eine Neuritis ist selten permanent.

7.3. Nekrotisierende Vaskulitis

Nekrotisierende Vaskulitiden sind Erkrankungen, die durch segmentale Entzündung und Nekrose von Blutgefäßen und damit einhergehende Gefäßokklusionen und ischämische Veränderungen der abhängigen Gewebe gekennzeichnet sind. Der Gefäßschaden kann durch immunologische und/oder entzündliche Mechanismen ausgelöst werden. Die nosologische Einteilung beruht auf dem makro- und mikroskopischen Bild der Gefäßläsionen, dem Kaliber der betroffenen Blutgefäße, d. h. der Etage der Gefäße z.B. in der Haut, ferner auf der Häufigkeit des spezifischen Organbefalls und dem Vorliegen verschiedener laborchemisch erfaßbarer Abnormitäten. Die nekrotisierende Vaskulitis kann als Begleiterscheinung eines systemischen Leidens oder als primäre Krankheit auftreten, wobei neben unbekannten Ursachen auch Infektionen (*sog. Infektallergie*) oder Arzneimittel als Auslöser in Frage kommen. Eine beschleunigte BSG ist der häufigste Laborbefund. Zirkulierende Immunkomplexe können im Serum nachgewiesen werden, auf ihr Vorliegen wird bei Hypokomplementämie mit Aktivierung des klassischen Weges geschlossen.

Obwohl z.B. alle Blutgefäßkaliber der Haut betroffen sein können, ist die nekrotisierende Vaskulitis gewöhnlich Ausdruck einer Hypersensitivitäts-Vaskulitis im Venolenbereich. Aufgrund des histologischen Bildes bestehend aus fibrinoider Nekrose und einem Infiltrat von Neutrophilen mit fragmentierten Kernen, d. h. Karyorrhexis oder Leukozyklasie, wird diese Form der Gefäßentzündung auch als *leukozytoklastische Vaskulitis* bezeichnet. Der Austritt von Erythrozyten aus den Gefäßen der Haut führt zur pathognomonischen Purpura. Endothelschwellung mit vermehrter Expression von Adhäsionsmolekülen (ICAM-1, ELAM) gilt als Ausdruck der Endothelaktivierung. Die folgende Tabelle faßt Ursachen von leukozytoklastischen Vaskulitiden zusammen:

als Grunderkrankung oder als Paraneoplasie	• rheumatoide Arthritis • Sjögren-Syndrom • systemischer Lupus erythematodes (SLE; akuter, visceraler LE) • hypergammaglobulinämische Purpura • lymphoproliferative Erkrankungen • Myelofibrose • Kryoglobulinämie • Colitis ulcerosa • M. Crohn • Sarkoidose • zystische Fibrose • Karzinome (Ca)	 • IgA-Myelom • myeloische Leukämie • M. Hodgkin • andere Lymphome • Mycosis fungoides • Adult-T-cell leukemia • hairy cell leukemia • diffuse large cell leukemia • Stachelzell-Bronchial-Ca • Nieren-Ca • Prostata-Ca • Kolon-Ca
idiopathisch	• Purpura Schoenlein-Henoch • Urtikaria-Vaskulitis • Erythema elevatum diutinum • noduläre Vaskulitis • Livedo-Vaskulitis (Livedo racemosa) • genetischer C2-Mangel • akutes hämorrhagisches Ödem der Kindheit • Schnitzler-Syndrom • Kawasaki-Syndrom	

auslösende Ereignisse	• bakterielle Infektionen (ß-hämolysierende Streptokokken, Mycobacterium leprae, Mycobacterium tuberculosis, Yersinia enterocolitica) • Pilzinfektionen (Histoplasma capsulatum) • virale Infektionen (Hepatitis B, - C, HIV) • Arzneimittelallergien (Penicillin, Sulfonamide, Thiazide, nichtsteroidale Antiphlogistika, Ovulationshemmer) • Röntgenkontrastmittel	

Tab. 7.1: Auslöser von nekrotisierenden Vaskulitiden.

7.3.1. Ätiologie und Pathogenese

Tierexperimentelle Studien und Beobachtungen am Menschen zeigen, daß Immunkomplexe Hauptursache der nekrotisierenden Vaskulitis sind. In einigen Fällen konnte das Hepatitis-B-Virus als Antigen ermittelt werden. Offenbar kommt es unter bestimmen Umständen zum Niederschlag der Immunkomplexe in den Gefäßwänden mit nachfolgender Entzündung. Vasoaktive Amine, Permeabilitäts-Änderungen sowie Rezeptoren auf Endothelzellen und eine gestörte Klärung von Immunkomplexen durch das retikuloendotheliale System (RES) können dabei eine ätiopathogenetische Rolle spielen.

Die Ablagerung von Immunkomplexen bei Antigenüberschuß ist der am häufigsten postulierte Mechanismus. Durch die induzierte Komplementaktivierung mit dem Entstehen von C5a werden Neutrophile angelockt, die ihrseits lysosomale Enzyme sowie im Rahmen des 'respiratory burst' hochreaktive Sauerstoff-Intermediate wie Superoxidanion, Wasserstoffperoxid, Hydroxylradikal und Singulett-Sauerstoff bilden, welche zur Gewebezerstörung führen. Durch bioaktive Lipide wie Leukotrien B4 (LTB4) wird die Chemotaxis von Neutrophilen weiter verstärkt. Ein Infiltrat aus Neutrophilen im Bereich der Läsionen einer nekrotisierenden Vaskulitis ist gut vereinbar mit der durch Immunkomplexe und Komplementaktivierung ausgelösten Gewebeschädigung. Elektronenmikroskopisch gelingt es dabei, elektronendichte Ablagerungen im subendothelialen Bereich nachzuweisen. Mittels direkter Immunfluoreszenz lassen sich Immunglobuline und Komplementproteine nachweisen.

Die Anwesenheit von Lymphozyten mit hyperchromatischen Kernen im Bereich der Nekroseareale der Blutgefäße gilt als Anhalt für eine pathogenetische Rolle. Zweifelsohne verstärken proinflammatorische Lymphokine wie IL-1, IL-6 u. a. das Krankheitsbild. Es ist möglich, die Lymphokinproduktion bei nekrotisierender Vaskulitis aufgrund einer Arzneimittelallergie durch bestimmte Medikamente wie Sulfonamide nachzuweisen.

Hypogranulierte Mastzellen im Bereich der Gewebeläsionen geben weitere pathogenetische Hinweise. Histamin erleichtert das Ablagern der Immunkomplexe im Bereich der kleinen Blutgefäße der Haut. Das Auftreten von Eosinophilen, Basophilen, die Ablagerung von Fibrin und das Entstehen von Nekrosen im Bereich der Venolen sind Glieder der pathogenetischen Kette der nekrotisierenden Vaskulitis. Das Entstehen von PAF (platelet activating factor) aus aktivierten Mastzellen und Thrombozyten wirkt dabei weiter entzündungsfördernd.

7.3.2. Klinische Erscheinungsbilder der nekrotisierenden Vaskulitis

Es gibt dafür keine Alters- oder Geschlechtsbevorzugung. Bei Kindern wird die nekrotisierende Vaskulitis meistens als Purpura Schönlein-Henoch (anaphylaktoide Purpura) bezeichnet. Aber auch Erwachsene zeigen verhältnismäßig oft dieses klinische Bild in Form von Petechien und entzündlichen, geringgradig erhabenen Papeln v. a. in orthostatisch belasteten Bereichen, d. h. der Unterschenkel, aber auch der Oberschenkel, Glutäen, des Abdomens und der distalen Arme. Papeln im Rahmen der nekrotisierenden Vaskulitis werden auch als 'palpable Purpura' bezeichnet. Urtikarielle Papeln, Pusteln, Vesiculae, Ulzera, Nekrosen und eine Livedo racemosa können vorliegen. Allgemeinsymptome wie Fieber, Übelkeit, Arthralgien, Myalgien werden oftmals angetroffen. Auf das Vorkommen von Darmkrämpfen bedingt durch Vaskulitis in diesem Bereich hat erstmals Henoch hingewiesen. Eine Nierenbeteiligung in Form einer Glomerulonephritis kann sich als Hämaturie äußern. Bei der Purpura Schönlein-Henoch gelingt es zumeist, IgA und Komplement mittels Immunfluoreszenz in den nekrotischen Arealen nachzuweisen. Bei Auslösung durch Paraproteine kann das entsprechende Protein mittels Immunfluoreszenz ebenfalls in den Läsionen dargestellt werden. Kryoglobuline können bei Patienten mit nekrotisierender Vaskulitis vorkommen, neben Kollagenosen und lymphoproliferativen Erkrankungen können sie manchmal bei Infektion mit Hepatitis B- und C-Virus nachgewiesen werden.

Bei Befall der prätibialen Blutgefäße im Bereich des tiefen Coriums am Übergang zur Subcutis liegt das klinische Bild des *Erythema nodosum* vor (Abb. 7.1 und 7.2).

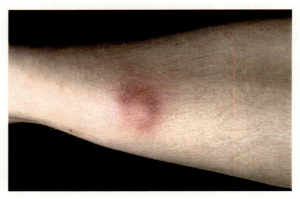

Abb. 7.1: Erythema nodosum.

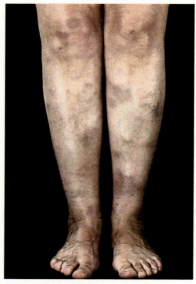

Abb. 7.2: Löfgren-Syndrom: Erythema nodosum im Unterschenkelbereich und bilaterale hiläre Adenopathie (Sarkoidose).

7.3.3. Spezielle Krankheitsbilder

7.3.3.1. Purpura Schoenlein-Henoch

Klinisch offenbart sich dieses Krankheitsbild in Form von leicht erhabenen entzündlichen Petechien v. a. othostasebedingt an den Unterschenkeln (Abb. 7.3-7.7). Darmkrämpfe als Ausdruck der Vaskulitis in diesem Bereich wurden erstmals von Henoch beschrieben. Eine Hämaturie kann Ausdruck der Nierenbeteiligung sein. Arthralgien liegen häufig vor. Das Krankheitsbild ist die häufigste Form der nekrotisierenden Vaskulitis bei Kindern, Erwachsene können jedoch nicht selten auch daran erkranken. Bei einem Drittel der Patienten geht anamnestisch ein Infekt der oberen Luftwege voraus.

Die Therapie besteht in erster Linie in Bettruhe. Bei schwerer Verlaufsform, z.B. mit Hämaturie, kann eine Kortikosteroidtherapie versucht werden (z.B. 0,5 - 1,0 mg Prednisolon p.o.). Erwähnenswert ist, daß kleine Mengen Alkohol, z.B. ein Glas Bier oder Sekt, oft zum Rezidiv führen.

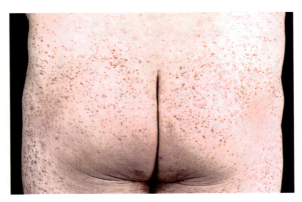

Abb. 7.3: Purpura Schoenlein-Henoch.

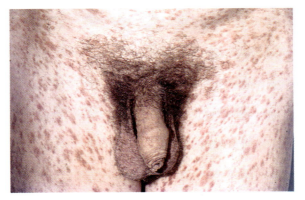

Abb. 7.4: Purpura Schoenlein-Henoch.

7. Immunkomplexvermittelte allergische Krankheiten

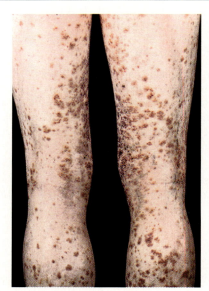

Abb. 7.5:   Purpura Schoenlein-Henoch.

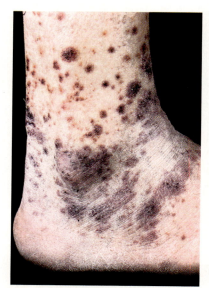

Abb. 7.6:   Purpura Schoenlein-Henoch.

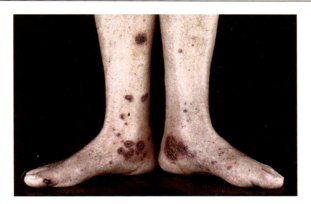

Abb. 7.7: Nekrotisierende Vaskulitis.

7.3.3.2. Urtikaria-Vaskulitis

Hier liegt eine besondere Form der Urtikaria vor. Während bei der akuten oder chronisch-rezidivierenden Urtikaria die Quaddeln flüchtig sind, d. h. ein Wandern der Quaddeln besteht, persistieren bei der Urtikaria-Vaskulitis großflächige urtikarielle Erytheme zumeist über 3-5 Tage und länger an einer Stelle wie im Gesicht oder am Schultergürtel. Das Krankheitsbild ist zumeist Ausdruck eines SLE oder anderer Kollagenosen, kann jedoch auch bei Serumkrankheit oder idiopathisch auftreten. Ca. 70 % der Patienten sind Frauen.

Weitere Symptome und Krankheitszeichen sind: Fieber, Übelkeit, Myalgien, Arthralgien, generalisierte Lymphknotenschwellung, Hepatosplenomegalie, Glomerulonephritis, gastrointestinale (Übelkeit, Erbrechen, Schmerzen, Diarrhoe), respiratorische (Larynxödem, Dyspnoe, chronisch-obstruktive Lungenerkrankung), ophthalmische (Konjunktivitis, Episkleritis, Uveitis) und zentralnervöse Beschwerden (Kopfschmerzen, Pseudotumor cerebri).

Laborchemisch kann ein Komplementverbrauch vorliegen. Ein erblicher Komplementmangel von C2 oder C4 kann bestehen. Als Ausdruck eines SLE können antinukleäre und DNA-Antikörper vorkommen. IgG-Autoantikörper gegen IgE wurden gefunden.

Therapeutisch ist Dapson das Mittel der Wahl.

7.3.3.3. Erythema elevatum diutinum

Das **Erythema elevatum diutinum** ist eine seltene, chronische Hauterkrankung, die gekennzeichnet ist durch rote, livide und gelbliche Papeln, Plaques und Nodi, die zumeist akral und symmetrisch über den Streckseiten der Extremitäten und den Glutäen verteilt sind. Histologisch liegt eine leukozytoklastische Vaskulitis vor; die fibrinoide Nekrose der Gefäße wird als 'toxisches Hyalin' bezeichnet. Arthralgien der entsprechenden Gelenke liegen oft vor. Allgemeinsymptome fehlen. Oftmals gehen Infekte der oberen Luftwege voraus.

Zur Therapie ist Dapson das Mittel der Wahl.

7.3.3.4. Nodöse Vaskulitis

Die **nodöse Vaskulitis** bietet sich in Form von schmerzhaften erythematösen Papeln der Beine dar. Charakteristisch ist ferner das Vorliegen von Purpura und Nekrosen. Am häufigsten erkranken Frauen im Alter zwischen 30 und 40 Jahren.

7.3.3.5. Livedo-Vaskulitis bzw. Livedo racemosa

Livedo-Vaskulitis bzw. Livedo racemosa, d.h. baumförmig verästelte, bläuliche Gefäßfiguren der Haut infolge Gefäßveränderungen, mit Sommer-/Winterulzerationen tritt rezidivierend in Form von schmerzhaften Geschwüren der Beine mit Livedo racemosa bei Frauen auf. Die Abheilung führt zu sklerotischen, von Teleangiektasien umgebenen Plaques, die als 'atrophie blanche' bezeichnet werden. Livedo-Vaskulitis kann bei Frauen mit SLE, die zentralnervöse Störungen entwickeln, auftreten. Atrophie blanche bezeichnet das Endstadium verschiedener Gefäßschäden der Haut, wobei Fibrinthrombi im Lumen der oberflächlichen Blutgefäße vorkommen.

7.3.3.6. Akutes hämorrhagisches Ödem der Kindheit

Es handelt sich um eine kutane Vaskulitis bei Kindern, die mit Petechien und Ekchymosen in schmerzhaften ödematösen Hautbezirken einhergeht. Die Hautläsionen können kokardenähnlich aussehen. Der Kopf und die distalen Extremitäten sind am häufigsten betroffen. Allgemeinsymptome fehlen. Differentialdiagnostisch ist an das Vorliegen einer Purpura Schoenlein-Henoch zu denken.

7.3.3.7. Schnitzler-Syndrom

Beim **Schnitzler-Syndrom** handelt es sich um Episoden von chronischer Urtikaria als Ausdruck einer Vaskulitis von Venolen bei Vorliegen einer Makroglobulinämie, d. h. monoklonaler IgM-Gammopathie mit M-Gradient in der Serumelektrophorese. Hinzutreten können Fieber, Lymphadenitis, Hepatosplenomegalie und Knochenschmerzen.

7.3.3.8. Kawasaki-Syndrom

Das **Kawasaki-Syndrom** beschreibt das Auftreten von Fieber, allgemeiner Lymphknotenschwellung, besonders im Halsbereich, eines Exanthems, Entzündungen im Lippen-, Wangen-, und Rachenbereich sowie einer Konjunktivitis (mukokutanes Syndrom). Hinzutreten können Gelenkschwellungen, Karditis, Thrombozytose und Leukozytose. Pathogenetisch liegt offenbar eine Vaskulitis mit verstärktem Auftreten von Adhäsionsmolekülen (ICAM-1) an Endothelzellen in der papillären und retikulären Dermis vor. Zur Therapie ist die i.v.-Infusion von Gammaglobulin in hoher Dosis wirksam.

7.3.4. Therapie

Das therapeutische Vorgehen kann in 3 Schritte eingeteilt werden: 1. Entfernen des Antigens, 2. Therapie der Grunderkrankung, 3. Therapie der nekrotisierenden Vaskulitis. H_1-Antihistaminika mildern bei einigen Patienten die Beschwerden und verhindern möglicherweise das Ablagern der Immunkomplexe. Nichtsteroidale Antiphlogistika, Colchicin, Dapson, systemische Corticosteroide, Immunsuppressiva und Plasmaaustausch können wirksam sein, kontrollierte Studien stehen aber aus. Hautulzera werden durch lokale Maßnahmen behandelt.

7.4. Allergische bronchopulmonale Aspergillose

7.4.1. Ätiopathogenese

Aspergillus fumigatus wird, insbesondere bei Asthma bronchiale, saprophytär im Respirationstrakt gefunden. Die allergische bronchopulmonale Aspergillose (ABPA) ist eine Erkrankung, die durch allergische Reaktionen des Typs I (Asthma bronchiale), des Typs III (Alveolitis) und des Typs IV (Lungenfibrose) hervorgerufen wird. Bis zu 5 % der Patienten mit Asthma bronchiale und bis zu 2 % der Patienten mit anderen Lungenerkrankungen haben Aspergillus fumigatus im Sputum. Eine ABPA findet sich jedoch nur bei Patienten mit vorbestehendem Asthma bronchiale. Die Erkrankung ist selten, findet sich jedoch gehäuft bei der zystischen Fibrose und bei präexistierenden Bronchiektasen.

Aspergillus fumigatus ist der häufigste Auslöser der ABPA, aber auch andere Aspergillusspezies sind bei diesen Patienten isoliert worden. Andere Pilze führen nur sehr selten zu einer allergischen bronchopulmonalen Mykose. Die Aspergillen besiedeln durch Vorerkrankungen (Asthma bronchiale, Bronchiektasen) geschädigte Epithelien des Respirationstraktes. Ein guter Boden für die Besiedelung mit Aspergillus ist die Bildung eines abnorm zähen Schleimes, wie es typischerweise bei der zystischen Fibrose und beim schweren chronischen Asthma bronchiale der Fall ist. Durch das saprophytäre Wachstum und die Bildung von Hyphen kommt es zu einer starken Antigen-Belastung, die zu einer überschießenden Immunreaktion mit IgG- und IgE-Antikörpern führt. Typischerweise finden sich IgE-Spiegel von über 1000 IU/ml im Serum, wobei Aspergillus-spezifisches IgE nur selten erhöht gefunden wird.

7.4.2. Klinik

Es handelt sich um Patienten mit Asthma bronchiale, häufig mit Polyposis nasi, die rezidivierend eine Grippe-ähnliche Symptomatik mit Fieber, purulentem, zähem, mycelhaltigem Auswurf, verstärkter bronchialer Obstruktion, pleuralem und nichtpleuralem Thoraxschmerz und progredienter Dyspnoe entwickeln. Häufig werden bei einer Exazerbation eines Asthma bronchiale die wegweisenden radiologischen Befunde von flauen Infiltraten und Atelektasen durch Sekretpfropfen gefunden. Selten kommt es auch zu Hämoptoe. Bronchoskopisch finden sich Segment- oder gar Lappenostien durch zähe Mukuspfropfen verschlossen, die sich nur schwer absaugen lassen und Mycelien und Eosinophile enthalten.

Obwohl sich das Krankheitsbild gelegentlich selbst limitiert, kommt es ohne Therapie meist zu Bronchiektasen, Lungenfibrose, Cor pulmonale und einer respiratorischen Insuffizienz.

7.4.3. Diagnose und Differentialdiagnose

An das Vorliegen einer ABPA sollte gedacht werden, wenn eine Reihe der folgenden Befunde zusammentreffen:

- Asthma bronchiale, meist steroidbedürftig
- Bluteosinophilie
- Hauttest-Sofortreaktion auf Aspergillus fumigatus positiv
- stark erhöhtes Gesamt-IgE (1000 IU/ml)
- Nachweis präzipitierender IgG-Antikörper gegen Aspergillus fumigatus
- wechselnde pulmonale Infiltrate
- Bronchiektasen
- erhöhte spezifische IgE- und IgG-Bindung von Aspergillus fumigatus invitro
- Nachweis von Aspergillus fumigatus im Sputum und
- Gasaustauschstörungen

Typischerweise husten die Patienten mit ABPA ein bräunliches, hyphenreiches Sputum ab. Da pathognomonische Zeichen fehlen, basiert die Diagnose der ABPA letztlich auf einer Kombination klinischer, radiologischer und immunologischer Befunde. Positive Hauttests auf Aspergillus sind nicht selten, und auch aus dem Sputum wird Aspergillus häufig angezüchtet. Daher kann die Abgrenzung zu einem Asthma bronchiale mit einem Infekt gelegentlich sehr schwierig sein. Hohe Serum-IgE-Werte können auch im Rahmen einer begleitenden atopischen Dermatitis gefunden werden. Typischerweise fühlt sich der ABPA-Patient im Schub trotz febriler Temperaturen noch relativ wohl, was bei einem Patienten mit der Exazerbation eines Asthma bronchiale nicht der Fall ist. Differentialdiagnostisch ist an Tuberkulose, virale

Infekte, Pilzinfektionen und wegen der Eosinophilie auch an eine eosinophile Pneumonie und das Churg-Strauss-Syndrom zu denken.

7.4.4. Therapie

Die Therapie der Wahl besteht in der oralen Verabreichung von Corticosteroiden, beginnend mit 0,5 mg Prednisonäquivalent pro Kilogramm Körpergewicht für etwa 2 Wochen, gefolgt von einer alternierenden Gabe jeden zweiten Tag und langsamer Dosisreduktion über 1 bis 3 Monate. Der Therapieerfolg wird durch die Messung des Gesamt-IgE kontrolliert, welches nach 8 Wochen Prednison-Therapie deutlich abfällt. Gleichzeitig lösen sich die Lungeninfiltrate auf und die Schleimpfröpfe, die Atelektasen verursacht haben, werden abgehustet. Unter der Steroidtherapie geht die Penetration von Aspergillus ins Gewebe zurück. Die Gefahr einer Ausbreitung in das Gewebe in Form einer invasiven, disseminierten Aspergillose ist außerordentlich gering. Zur Verlaufskontrolle bieten sich regelmäßige Messungen des IgE-Spiegels an, da vor einer Exazerbation einer ABPA der IgE-Spiegel ansteigt. Finden sich gleichzeitig radiologische Veränderungen, so ist eine erneute Prednison-Therapie indiziert. Eine antimykotische Therapie ist in der Regel nicht erforderlich. Das gleichzeitig bestehende Asthma bronchiale wird in typischer Weise behandelt. Die Exazerbationen der ABPA korrelieren mit einer erhöhten Sporenkonzentration, insofern sind Maßnahmen zur Allergenmeidung empfehlenswert. Ergänzend sollte eine mukolytische (Ambroxol, Acetylcystein, Bromhexin) und physikalische Therapie durchgeführt werden.

7.5. Exogen-allergische Alveolitis

7.5.1. Ätiopathogenese

Die exogen-allergische Alveolitis ist eine pulmonale Entzündungsreaktion der Typen III und IV auf inhalierte organische Stäube. Es existieren eine Vielzahl von auslösenden Agentien, z.B. Faenia rectivirgula (Farmerlunge, Befeuchterlunge), Thermoactinomyces vulgaris (Farmerlunge, Bagassose), Aspergillus clavatus (Malzarbeiterlunge), Tauben- und Wellensittichproteine (Vogelzüchterlunge), Isocyanate und Medikamente. Daher vermutet man, daß jede organische Verbindung in alveolengängiger Größe bei ausreichender Konzentration und Exposition in der Lage ist, eine exogen-allergische Alveolitis hervorzurufen.

Organische Stäube, die eine exogen-allergische Alveolitis auslösen können, besitzen eine Reihe biologischer Eigenschaften - insbesondere sind sie potente Adjuvantien, stimulieren Alveolarmakrophagen, aktivieren Komplement über den alternativen Weg und lösen eine chemotaktische Migration der Neutrophilen aus, was zu spezifischen und unspezifischen Aktivierungen des Immunsystems führt. Es können in diesen Stäuben auch toxische Substanzen enthalten sein, die enzymatische Aktivitäten aufweisen, Mediatoren freisetzen oder Lymphozyten stimulieren. Die pathologische Anatomie legt nahe, daß Immunkomplex-vermittelte und zellulär vermittelte Reaktionen involviert sind. Im akuten Stadium besteht eine interstitielle Pneumonie mit lymphoplasmazellulären und histiozytären Infiltraten und Ödem. Die Gefäße zeigen Endothelschwellungen und entzündliche Wandinfiltrationen. Oft findet man bronchiolitische Komponenten mit Wandödem, entzündlicher Wandinfiltration und Exsudation. Ab der dritten Woche finden sich lockere, sarkodoseähnliche, epitheloidzellige Granulome peribronchial in den Lobuluszentren. Die Granulome lösen sich innerhalb einiger Monate auf und hinterlassen keine Narben.

Im chronischen Stadium entwickelt sich eine feinnetzige diffuse Fibrose mit Fibrosebändern zwischen den peribronchiolären Herden. Die entzündlichen Infiltrate bilden sich zurück, und es kommt zu einem Umbau des Lungenparenchyms mit verbleibenden Entzündungsreaktionen um die Bronchiolen und Gefäße. Das Endstadium ist eine Lungenfibrose mit klein- bis grob-zystischem, wabigem Umbau.

In der bronchoalveolären Lavage findet man aktivierte Lymphozyten, Alveolarmakrophagen und Neutrophile. Sowohl in der Lavage als auch im Serum finden sich IgG-Antikörper gegen das auslösende

7.5. Exogen-allergische Alveolitis

Agens. Interessanterweise finden sich gleichartige Befunde in geringerer Ausprägung bei Personen, die exponiert, aber nicht erkrankt sind. Eine Assoziation der exogen-allergischen Alveolitis mit verschiedenen HLA-Phänotypen, die eine Empfänglichkeit determinieren könnten, ist jedoch bisher nicht gefunden worden.

Exponiert man einen Patienten im symptomfreien Intervall, so kommt es innerhalb von 4 bis 8 Stunden zu Schüttelfrost, Unbehagen, Husten und hohem Fieber. Zum gleichen Zeitpunkt kommt es lungenfunktionell zu einer Reduktion der Vitalkapazität, der Einsekunden-Kapazität und des Transferfaktors für CO (=Diffusionskapazität). Zum gleichen Zeitpunkt findet man eine Leukozytose im peripheren Blut und einen deutlichen Anstieg der Neutrophilen in der bronchoalveolären Lavage von normalerweise < 5 % auf 20 % und mehr. Diese Befunde werden durch proinflammatorische Zytokine (u.a. IL-1, IL-6, TNFα) ausgelöst, deren Freisetzung durch Staubbestandteile getriggert werden, und normalisieren sich spontan nach etwa 24 Stunden (Abb. 7.7). In den Alveolarwänden werden lymphozytäre Infiltrate mit Plasmazellen und Langerhans-Zellen beobachtet. Alle Zellinien, die sich in der Alveole finden, zeigen Aktivierungszeichen und sezernieren proinflammatorische Zytokine. CD8-positive Lymphozyten treten vorwiegend bei subakuten und chronischen Verläufen auf. Eine Vaskulitis, wie man sie bei einer Typ III-Reaktion erwartet, wird jedoch nicht beobachtet.

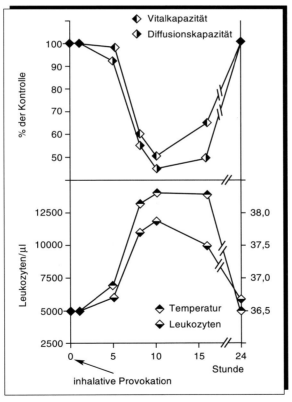

Abb. 7.8: Provokationstest bei exogen-allergischer Alveolitis zum Zeitpunkt 0. Etwa 4 bis 8 Stunden nach Exposition kommt es zu einem Temperaturanstieg, zu einer Leukozytose und einer Reduktion der Lungenfunktionsparameter Vitalkapazität und der Diffusionskapazität (= CO-Transfer). Diese Befunde bilden sich innerhalb 24 Stunden spontan zurück.

7.5.2. Klinik

Patienten mit akuten Formen der Erkrankung leiden unter häufigen Anfällen von Atemnot, Fieber, Husten und allgemeinem Krankheitsgefühl. Bei der körperlichen Untersuchung finden sich Dyspnoe und feinblasige Rasselgeräusche. Dieser Auskultationsbefund kann jedoch gelegentlich fehlen. Die Röntgenaufnahme des Thorax zeigt eine diffuse, retikulonoduläre Zeichnungsvermehrung oder auch lokalisierte interstitielle alveoläre Infiltrate. Lungenfunktionell findet sich typischerweise bei den akuten Fällen eine restriktive Ventilationsstörung, bei den chronischen Verläufen kann eine Obstruktion hinzutreten. Die chronischen Verläufe entstehen bei permanenter Exposition, z.B. bei Landwirten oder bei sensibilisierten Personen, die in klimatisierten Räumen arbeiten, deren Klimaanlagen mit Pilzen besiedelt sind (Befeuchterlunge). Die Patienten mit der chronischen Verlaufsform haben oft wenig richtungweisende Beschwerden und einen negativen Auskultationsbefund. Die Lungenfunktion zeigt eine fortgeschrittene Restriktion mit einem gestörten Gasaustausch (reduzierter Transferfaktor für CO).

7.5.3. Diagnose und Differentialdiagnose

Bei der akuten exogen-allergischen Alveolitis berichten die Patienten eindrucksvoll, daß es 4 bis 8 Stunden nach Arbeiten im Heuschober oder Taubenschlag zu einem Fieberschub mit Temperaturen um $39^{\circ}C$, Dyspnoe und Husten kommt. Diese Symptome klingen innerhalb der nächsten 12 bis 24 Stunden ab. Die Anamnese ist richtungweisend, serologisch finden sich IgG-Antikörper gegen das auslösende Agens (Präzipitine), in der Lungenfunktionsuntersuchung werden eine restriktive Ventilationsstörung und eine Gasaustauschstörung beobachtet. Bei einer unklaren Konstellation oder gutachtlichen Fragestellungen demonstriert eine Reexposition mit der typischen Symptomatik, einer Leukozytose und einer Neutrophilie in der bronchoalveolären Lavage den kausalen Zusammenhang.

Eine chronische exogen-allergische Alveolitis ist schwierig zu erkennen, da die kontinuierliche oder regelmäßige Exposition, z.B. bei Vogelhaltung im Wohnraum oder Befeuchterlunge, die typische Symptomatik nicht auslöst. Es kommt zu einem schleichenden Verlauf mit reduziertem Allgemeinbefinden und Gewichtsabnahme, ähnlich einem Tumorleiden.

Bei Verdacht auf exogen-allergische Alveolitis müssen andere pulmonale Erkrankungen, die ebenfalls durch Aspergillen ausgelöst werden können, ausgeschlossen werden. Der Nachweis der präzipitierenden Antikörper im Ouchterlony-Test ist hilfreich, kann aber gelegentlich fehlen (Abb. 7.8). Präzipitine finden sich auch bei gesunden exponierten Personen und sind daher nicht spezifisch. Typische Befundkonstellationen sind in Tab. 7.2 aufgeführt.

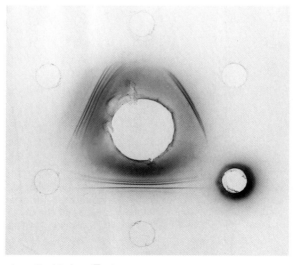

Abb. 7.9: Foto eines Ouchterlony-Tests.

7.6. Berylliose

Der Ouchterlony-Test weist IgG-Antikörper gegen diverse Schimmelpilze nach. In diesem Beispiel war die Frage zu klären, ob der erkrankte Landwirt an einer exogen-allergische Alveolitis durch Vogelproteine aus dem Hühnerstall oder durch Pilzsporen leidet. Das Patientenserum diffundiert aus der zentralen Vertiefung im Agar gegen sechs Antigene; bei 1 Uhr gegen Hühnerserum (keine Präzipitation), bei 3 Uhr gegen Micropolyspora faenii (4 Präzipitationsbanden), bei 5 Uhr gegen Penicillium notatum (keine Präzipitation), bei 7 Uhr gegen Thermoactinomyces polyspora (4 Präzipitationsbanden), bei 9 Uhr gegen Thermoactinomyces polyspora (keine Präzipitation) und bei 11 Uhr gegen Heu (2 Präzipitationsbanden). Der Test zeigt eine Polysensibilisierung gegen diverse Schimmelpilzantigene. Eine Vogelhalterlunge liegt nicht vor.

	Gesamt-IgE	allergospezifische IgE-Antikörper	präzipitierende IgG-Antikörper
allergische bronchopulmonale Aspergillose	+	+++	+
Aspergillom	-	-	+
Pneumonie	+	-	+
Asthma bronchiale	+	+	+
exogen-allergische Alveolitis	-	-	+

Tab. 7.2: Krankheiten mit Beteiligung von Aspergillen.

7.5.4. Therapie

Bei Patienten mit exogen-allergischer Alveolitis reicht sehr häufig die Karenz als Therapie aus. Falls eine absolute Karenz nicht möglich ist, können gelegentlich Schutzmaßnahmen nützlich sein. Landwirten, deren finanzielle Existenz von der Viehhaltung abhängt, wird dann bei einer Farmerlungen-Erkrankung ein Atemschutzhelm zur Verfügung gestellt. Die Abschaffung von Tauben oder Ziervögeln ist meist nicht problematisch.

Führen Karenzmaßnahmen nicht zum Erfolg, ist man gezwungen, Corticoide (50 mg Prednisolon/d) für 1 bis 2 Wochen zu applizieren.

7.6. Berylliose

Das Leichtmetall Beryllium findet im Apparatebau, Zahntechnik, Computerbau und der Luftfahrtindustrie zunehmende Verwendung. Beryllium-haltige Stäube werden auch bei nicht sachgerechtem Edelsteinschleifen frei. Expositionen mit hohen Konzentrationen von berylliumoxidhaltigem Staub führen zu einer toxischen Alveolitis, die jedoch heute in Europa durch Arbeitsschutzmaßnahmen in der Regel verhindert wird. Eine lang andauernde Exposition mit niedrigen Konzentrationen von Berylliumoxid kann jedoch zu einer chronischen Berylliose führen. Das Krankheitsbild gleicht der chronischen Sarkoidose.

Folgende diagnostische Kriterien werden angewandt:
- ein Thoraxröntgenbild wie bei Sarkoidose (retikulo-noduläre pulmonale Zeichnungsvermehrung, Lymphadenopathie)
- klinische Manifestationen wie bei chronischer Sarkoidose (unproduktiver Husten, Belastungsdyspnoe, subfebrile Temperaturen, Müdigkeit)
- Dokumentation einer Exposition
- Nachweis einer Sensibilisierung

Die Sensibilisierung kann in-vitro durch den Beryllium-Lymphozyten-Transformationstest oder klinisch durch einen Hauttest nachgewiesen werden. Beim Hauttest wird Beryllium subkutan appliziert und im positiven Falle werden 4 Wochen später an der Injektionsstelle epitheloidzellige Granulome im Biopsat gefunden. Die Berylliose ist eine Berufserkrankung und muß der Berufsgenossenschaft gemeldet werden. Wird eine Sensibilisierung dokumentiert und besteht keine Berylliose, so sollte die betreffende Person die Beryllium-Exposition meiden, da bei fortbestehender Exposition etwa die Hälfte der Sensibilisierten manifest erkranken.

Differentialtherapeutisch wird die Indikation zur Prednisontherapie wie bei der Sarkoidose gestellt. Zunächst wird mit ca. 0,8 mg Prednisonäquivalent/kg Körpergewicht/d über 4 Wochen therapiert, gefolgt von einer schrittweisen Dosisreduktion über - je nach Ansprechverhalten der Erkrankung - 6 bis 9 Monate. Unabhängig von einer Corticoidtherapie muß eine lebenslange Karenz gehalten werden.

Zellvermittelte allergische Krankheiten

8. Zellvermittelte allergische Krankheiten

8.1. Allergisches Kontaktekzem

Eine intaktes Immunsystem hängt wesentlich von der normalen Funktion von spezifisch sensibilisierten Effektor T-Lymphozyten ab. Dies offenbart sich dramatisch bei Defekten der zellvermittelten Immunität wie bei Patienten mit kongenitalen und erworbenen T-Zellmangelzuständen. Effektor T-Lymphozyten sind auch für bestimmte Formen der Allergie, d. h. der zellvermittelten Allergie vom verzögerten Typ verantwortlich.

Das allergische Kontaktekzem ist eine sehr häufige Form der Allergie. Es wird durch spezifisch sensibilisierte T-Zellen vermittelt, d. h. es ist eine Allergie vom verzögerten Typ. Am häufigsten wird es durch Kontakt mit Umweltallergenen, d. h. Haptenen ausgelöst. Zum Nachweis wird der Epikutantest eingesetzt. Sowohl die Sensibilisierungsphase als auch die Auslösungsphase der Reaktion erfordern den Kontakt des Allergens mit der Haut.

Allergene sind zahlreich und häufig, sowohl natürliche als auch synthetische Chemikalien kommen in Frage. Anorganische Metallverbindungen und organische Chemikalien lösen am häufigsten ein allergisches Kontaktekzem aus. Dies steht im Gegensatz zu den Proteinantigenen, die in anderen Formen der Allergien überwiegen. Der Grund dafür ist unbekannt, wahrscheinlich liegt dies am "processing" des Fremdmaterials in der Haut. **Haptene** sind niedermolekulare (< 500 D) elektrophile Moleküle, die an Trägerproteine kovalent gebunden sind. Die bedeutsame Ausnahme zu solchen kovalenten Bindungen tritt in Form der Metallsalze auf (z. B. Nickelsulfat, Kobaltchlorid), bei denen eine Komplexbildung mit Proteinen ähnlich der Komplexbildung von Kobalt mit Vitamin B12 angenommen wird. Obwohl es über 2800 bekannte Umweltallergene gibt, sind nicht alle elektrophilen, proteinbindenden Substanzen auch Haptene. Die Art der Antigendeterminanten, die Natur der Bindung von Hapten mit Trägerprotein und die dreidimensionale Konfiguration des Konjugats sowie unbekannte Faktoren tragen zur Antigenität einer Chemikalie bei. Neuere Ergebnisse zeigen, daß HLA-DR-Antigene auf der Oberfläche der Antigen-präsentierenden Zellen als Bindungsstellen für das Hapten fungieren. Die folgende "Hitliste" zeigt die Rangfolge der häufigsten Allergene.

8.1. Allergisches Kontaktekzem

	München	Heidelberg	Löwen	Nancy	Lille
	1977-1983 (1)	1984-1986 (2)	1978-1987 (3)	1987 (3)	1987 (3)
Nickelsulfat	1	1	1	1	1
Perubalsam	3	2	2	2	
Duftstoff-Mix	2	12	2	4	3
Kobaltchlorid	4	5	4	4	5
Kaliumdichromat	5	9	5	3	4
Lanolinalkohole	6	11	7	9	7
p-Phenylendiamin	7	6	6	12	14
Formaldehyd	8	3	13	9	9
Neomycinsulfat	9	4	7	6	6
Benzocain	10	8	9	11	12
Kolophonium	11	7	9	7	9
Eucerin12	14	-	-	-	-
Thiuram-Mix	13	11	8	9	-
Mafenid	14	17	-	-	-
Parabene	15	18	15	11	13
Gentamycin	16	10	-	-	-
Epoxidharze	17	-	16	15	14
Mercapto-Mix	18	-	17	14	16
Ethylendiamin	19	-	13	15	17
Kathon CG	-	19	-	-	-

Tab. 8.1: Die häufigsten Kontaktallergene im Epikutantest. Vergleich der Rangfolge in verschiedenen Zentren.
1 Enders F et al.: Epikutantest mit einer Standardreihe. Hautarzt 39, 779-786 (1988).
2. Frosch PJ: Aktuelle Kontaktallergene. Z Hautkrht 62; 1631-1638 (1987).
3. Martin P: Allergènes rarement positifs de la batterie standard. 9e cours d'actualisation en dermato-allergologie, Paris, 22-24 sept. 1988.

Erwähnenswert sind auch obligate Sensibilisatoren wie Dinitrofluorobenzol, das beim Morphinnachweis verwendet wird, wodurch beispielsweise Pharmaziestudenten einem besonderen Allergierisiko ausgesetzt sind (Abb. 8.1). Zu weiteren obligaten Sensibilisatoren gehören Diphenylcyclopropenon (DCP) und Quadratsäuredibutylester, die zur Therapie der Alopecia areata (kreisrunder Haarausfall), einer Autoimmunkrankheit, eingesetzt werden.

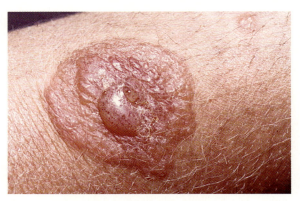

Abb. 8.1: Allergisches Kontaktekzem durch den obligaten Sensitizer Dinitrochlorbenzol (DNCB).

8.1.1. Afferente Phase des allergischen Kontaktekzems

Antigenpräsentierende Zellen in der Epidermis sind hauptsächlich die **dendritischen Langerhanszellen**. Diese stammen aus dem Knochenmark und wandern in die suprabasale Zellschicht der Epidermis ein. Langerhanszellen zeichnen sich u. a. durch das Vorliegen von **HLA-DR-Antigenen** auf der Zelloberfläche aus, wodurch sie T-Helferzellen Antigene präsentieren können. Es ist nicht möglich, daß Antigene von T-Zellen direkt erkannt werden.

Antigene müssen erst durch Langerhanszellen "**prozessiert**" werden, d. h. nach Ingestion der Allergene durch Pinocytose werden Allergene nichtlysosomal in kleinere Teile zerlegt. HLA-DR Moleküle, die wie andere Membranproteine durch Polyribosomen in Verbindung mit dem rauhen endoplasmatischen Retikulum (RER) gebildet werden, verbinden sich im RER zunächst mit einem anderen Protein, der invarianten Kette. Der Komplex von HLA-DR Protein und der gebundenen invarianten Kette wird dann über Membranvesikel in ein endosomales Kompartiment transportiert. Dort trifft es auf Peptide von endozytosierten, exogenen Proteinen, d. h. dem an ein Carrier-Protein gebundenem Antigen. Hier löst sich die invariante Kette ab und wird dann abgebaut. Das exogene Peptid kann jetzt an die unbesetzte peptidbindende Furche binden. Der entstandene Peptid-Protein-Komplex wird dann auf die Zelloberfläche transloziert. Es ist unbekannt, ob Keratinozyten durch Bilden von Hapten-Carrier-Konjugaten, die prozessiert und den T-Zellen durch Langerhanszellen präsentiert werden, mit Langerhanszellen kooperieren.

Jüngste Untersuchungen zeigen, daß Langerhanszellen nach Kontakt mit Allergen, nicht jedoch Tolerogen oder Irritans, nicht nur morphologisch erkennbar anschwellen und weniger Dendriten zeigen, sondern auch verstärkt HLA-DR-Antigene exprimieren.

In bezug auf das Zytokinmuster der Epidermis bei der **Sensibilisierungsphase** zeigen neuere Arbeiten, daß spezifisch die mRNA für IL-1α, IL-1β, MIP-2 (Makrophagen-inflammatorisches Protein 2), IP-10 (Interferon-induziertes Protein 10), MHC Klasse II und IL-10 hochreguliert wird. mRNA für TNFα und IFNγ wird unspezifisch auch nach Auftragen von Tolerogen oder Irritans verstärkt exprimiert gefunden. Vom zeitlichen Verlauf her zeigt sich, daß das erste verstärkt exprimierte Zytokin von Langerhanszellen IL-1β ist, es wird bereits 15 min nach Allergenkontakt hochreguliert; diesem Zytokin kommt die Rolle eines "Master"-Zytokins zu, da es die anderen Zytokine beim allergischen Kontaktekzem kaskadenartig nacheinander induziert (A. Enk, 1992).

Nach Antigenstimulation in der Epidermis wandern antigentragende Langerhanszellen in die **regionären Lymphknoten**. Das Wandern in die Lymphgefäße setzt ca. 2 bis 4 Stunden nach Antigenkontakt ein. Nach 4 bis 6 Stunden treten die antigentragenden Langerhanszellen in die T-abhängigen Bezirke der regionären Lymphknoten ein, nach 18 bis 24 h ist ihre Zahl groß genug, um die Sensibilisierung zu übertragen. Um die Sensibilisierung fortzusetzen, müssen die antigentragenden Langerhans mit CD4+ T-Helferzellen mit spezifischen Rezeptoren für Klasse-II-Antigene und das Kontaktallergen in Kontakt treten. Dieser Rezeptor auf T-Zellen besteht aus dem übertragenden Protein CD3, das auf allen T-Zellen vorkommt, an das der spezifische Antigenrezeptor, Ti, ein Heterodimer gekoppelt ist, dessen variable Regionen als Antigenbindungsstelle fungieren. Die Stimulation der CD4+ T-Helferzellen ist also "MHC-restringiert", d. h. das Antigen muß den T-Zellen in Verbindung mit Klasse-II-Molekülen der Antigen-präsentierenden Langerhanszellen dargeboten werden. CD4 stellt eine zusätzliche Erkennungsstelle der T-Zellen für Klasse-II-Antigene dar. Nach der ersten Aktivierung des Rezeptorkomplexes verbinden sich CD3- mit CD4-Molekülen, wodurch die Antwort der T-Zellen verstärkt wird.

Das Prozessieren und Präsentieren von Antigen wird als die **afferente Phase** der zellvermittelten Immunität bezeichnet. Es ist nicht sicher geklärt, ob die Antigenpräsentation nur in der thymusabhängigen parakortikalen Region der Lymphknoten stattfindet oder auch in der Haut ablaufen kann (periphere Präsentation).

Jüngste Untersuchungen zeigen, daß **IL-10** in der Lage ist, die Sensibilisierungsphase und Auslösephase des allergischen Kontaktekzems zu hemmen. IL-10, das außer von Th2-Zellen auch von Keratinozyten gebildet wird, wirkt als Antagonist zu IFNγ. IL-10 wird spezifisch nach Kontaktallergengabe induziert, was offenbar der "down-regulation" der Induktionsphase des allergischen Kontaktekzems dient. Darüber hinaus konnte nachgewiesen werden, daß IL-12 als Mediator und Adjuvans der Induktionsphase des allergischen Kontaktekzems wirkt.

8.1.2. Efferente Phase des allergischen Kontaktekzems

Langerhanszellen bilden im Zuge der Antigenpräsentation über HLA-DR-Antigene mit dem CD3-Ti-Komplex der CD4+ T-Helferzellen Interleukin-1. Keratinozyten stellen eine weitere Quelle von IL-1 dar. IL-1 aktiviert T-Helferzellen zur Synthese und zum Freisetzen von IL-2 und IFN-γ.

IL-2 induziert auf T-Zellen die eine (55 kD Tac-Antigen) von zwei Ketten seines eigenen Rezeptors. Die Expression des hochaffinen IL-2-Rezeptors (IL-2R, zwei Ketten, Tac und ein 75 kD-Peptid) ist erforderlich, damit T-Zellen optimal auf IL-2 reagieren. IL-2 ist ein Produkt von CD4+ T-Zellen, wirkt jedoch unspezifisch, um T-Zellen mit oder ohne spezifische Antigenrezeptoren zu stimulieren. Dadurch proliferieren T-Zellen, exprimieren HLA-DR-Antigene, die im ruhenden Zustand fehlen, und sezernieren IFN-γ. D. h. die letzte Antwort auf ein Kontaktallergen ist unspezifisch. Allerdings sind es die spezifisch sensibilisierten CD4+ T-Zellen, die durch IL-2 und IFN-γ die Reaktion zunächst auf den Ort des Antigenkontakts konzentrieren.

Zu weiteren **Lokalisierungsfaktoren** zählt das interzelluläre Adhäsionsmolekül-1 (ICAM-1) oder CD54. Lymphozyten die das "Lymphocyte function-associated Antigen" (LFA-1, CD11a) tragen, den Liganden für ICAM-1, binden an ICAM-1. Einige Allergene wie Urushiol u. a. können auf Keratinozyten ICAM-1 direkt durch Stimulation der Proteinkinase C induzieren. Dies mag erklären, warum manche Allergene wie Gifteseu (poison ivy) sehr rasch zum Ekzem führen. Für die meisten Allergene aber ist die Bildung von ICAM-1 auf Keratinozyten und Endothelzellen abhängig von IFN-γ. Im Verlauf eines allergischen Kontaktekzems wird von dermalen mikrovaskulären Endothelzellen sowie dermalen dendritischen Zellen 24 bis 48 Stunden nach Antigenkontakt, ferner von epidermalen Zellen, d. h. Keratinozyten, 48 bis 96 Stunden nach Antigenkontakt, zunehmend ICAM-1 gebildet. Außerdem besteht während der Immunantwort ein zeitlicher Zusammenhang zwischen der Expression von ICAM-1 und dem Einwandern von LFA-1+ T-Zellen in die Haut. Die Interaktion zwischen ICAM-1 und LFA-1 bringt Entzündungszellen an den Ort des Allergenkontakts. Hinzu treten weitere Adhäsionsmoleküle wie Endothel-Leukozyten-Adhäsionsmolekül-1 (ELAM-1), CD2 und LFA-3.

INF-γ aktiviert auch zytotoxische Zellen, NK-Zellen und Makrophagen und rekrutiert zusammen mit IL-2 Memory und Effektor T-Zellen am Ort des Antigenkontakts. Diese Entzündungszellen mit ihren Mediatoren sind zumindest z. T. für die epidermale **Spongiose** (das interzelluläre Ödem) und das dermale Infiltrat verantwortlich, die das allergische Kontaktekzem pathohistologisch kennzeichnen. INF-γ vermehrt auch die Expression von HLA-DR-Antigenen auf Langerhanszellen und Keratinozyten, wodurch die Antigenpräsentation verbessert wird. Außerdem steigert INF-γ die Bildung anderer Zytokine wie IL-1 und TNF.

TNF-α, das auch von Keratinozyten gebildet wird, löst wie IL-1 verschiedene Aktivitäten einschließlich dem Endotoxinschock aus, es aktiviert Granulozyten und steigert die Synthese und Expression von Klasse I- und Klasse II-Antigenen. Als proinflammatorisches Zytokin kann TNF-α beim allergischen Kontaktekzem weiter zum Gewebeschaden beitragen, zumal verschiedene Zellarten in der Haut Rezeptoren für TNF-α tragen, und TNF-α auf Endothelzellen ELAM-1 und mit IFN-γ zusammen ICAM-1 auf Keratinozyten induziert.

Darüber hinaus übernehmen IL-1, IL-2, IFN-γ, TNF-α und andere Zytokine wichtige Aufgaben in der efferenten Phase der Immunantwort. Sowohl IL-1 und TNF-α induzieren IL-6, das auch von Keratinozyten gebildet wird. IL-6 vermehrt HLA-DR-Antigene auf Langerhanszellen, fungiert als ein zweites Signal zur IL-2 Bildung von reifen T-Zellen und induziert zusammen mit IL-1 und IL-2 den hochaffinen IL-2R auf T-Zellen. Keratinozyten u. a. Zellen bilden ebenfalls die Zytokine IL-3 und Granulozyten-Monozyten-Kolonie-stimulierenden Faktor (GM-CSF). Diese wirken ebenfalls proinflammatorisch. GM-CSF ist chemotaktisch für Monozyten, IL-3 stimuliert Makrophagen. Außerdem ist IL-3 ein Wuchsstoff für Mastzellen, die das allergische Kontaktekzem weiter beeinflussen können.

Mastzellen werden offenbar durch einen antigenbindenden Faktor aus T-Zellen aktiviert, wodurch Mastzellen Serotonin sezernieren. Dadurch entsteht eine Antigen-spezifische Schwellung ungefähr 2 Stunden nach Antigenkontakt. Die pharmakologische Blockade von Serotonin verhindert diese frühe Antwort und die verzögerte Reaktion nach 24 bis 48 Stunden. Bei Mäusen wird Histamin ebenfalls nach Allergenkontakt in triphasischer Weise nach 1,5; 8 und 24 h freigesetzt. Falls vasoaktive Amine das Ausmaß des allergischen Kontaktekzems über Endothelspalten steuern, die das Ein- und Auswandern von Effektorzellen ermöglichen, sind die frühen Gipfel nach 1 bis 4 und 12 Stunden wahrscheinlich am wichtigsten, da sie besser mit dem Erscheinen des zellulären Infiltrats übereinstimmen, das bereits nach 2 bis 4 Stunden einsetzt und sein Maximum nach 12 Stunden erreicht.

8.1.3. Abheilung des allergischen Kontaktekzems

Das Vorkommen eines dritten Histamin-Peaks etwa 48 Stunden nach Antigenkontakt weist darauf hin, daß Histamin bei der Rückbildung der Reaktion eine Rolle spielt, zumal Histamin in der Lage ist, CD8+ Zellen zu stimulieren. Basophile können eine ähnliche Aufgabe bei der Auflösephase des allergischen Kontaktekzems übernehmen; etwa 5 bis 15 % der Infiltratzellen können in den späteren Phasen des allergischen Kontaktekzem aus Basophilen bestehen. Die Rolle der Basophilen beim allergischen Kontaktekzem bedarf aber noch der weiteren Klärung.

Makrophagen können auch in der Auflösephase des allergischen Kontaktekzems wichtige Aufgaben übernehmen. Nach Stimulation durch IFN-γ bilden sie Prostaglandin E1 und -E2. Beide hemmen die Bildung von IL-2 und die Expression des IL-2R. Somit können lösliche Mediatoren sowohl die Induktions- als auch die Auflösephase des allergischen Kontaktekzems regulieren. Außerdem tragen das Abschuppen der antigenbeladenen Haut, der zelluläre oder enzymatische Antigenabbau mit Zerstörung der Antigen-präsentierenden Zellen und andere unbekannte Faktoren zum Abklingen der allergischen Reaktion bei.

8.1.4. Immunregulation beim allergischen Kontaktekzem

Sobald die **Sensibilisierung** stattgefunden hat, besteht sie über Jahre hin, wenn nicht sogar lebenslänglich. Die Sensibilisierung ist generalisiert. Reaktionen können an jeder Hautstelle ausgelöst werden. In einigen Fällen wurden Allgemeinreaktionen durch Allergeningestion oder -injektion hervorgerufen.

Induktionsphase (d. h. die Sensibilisierung im afferenten Ast) und Effektorphase (d. h. die Auslösung durch den efferenten Ast) des allergischen Kontaktekzems werden durch genetische Faktoren, den Ort der primären Sensibilisierung, das Alter des Patienten, Begleiterkrankungen und durch physikochemische Eingriffe reguliert. Diese Faktoren werden in der folgenden Tabelle zusammengefaßt:

genetische Faktoren	• high und low Responder
Ort der primären Sensibilisierung	• Toleranz durch experimentelle intrakardiale Allergeninjektion • Toleranz nach primärer oraler Ingestion • Toleranzinduktion in Hautbezirken mit Mangel an HLA-DR+ Langerhanszellen • Toleranz durch Hapten-spezifische T-Suppressorzellen
Alter	• Sensibilisierung nimmt im höheren Alter ab • weniger Allergenkontakt bei Kindern

Begleiterkrankungen	• verminderte Reaktivität oder Anergie bei:
	  • angeborenen Immundefekten
	  • erworbenen Immundefekten
	  • Lymphomen
	  • Sarkoidose
	  • atopischem Ekzem
	  • Psoriasis
	  • lepromatöser Lepra

physikochemische Modulation	• verminderte Reaktionsstärke durch
	  • UVB-Strahlen
	  • PUVA (Psoralen + UVA-Strahlen)
	  • Glucocorticosteroide
	  • Cyclosporin A
	  • andere Immunsuppressiva

Tab. 8.2: Immunregulation des allergischen Kontaktekzems.

8.1.5. Klinisches Bild des allergischen Kontaktekzems

Die akuten Hauteffloreszenzen bieten sich als Erythem, Ödem und Bläschenbildung dar. In schlimmen Fällen können Blasenbildung und Nässen sowie auch Schuppenbildung auftreten. Bei milderen chronischen Verläufen treten Papeln und Schuppenbildung in den Vordergrund. Wie bei jedem Ekzem führt ein chronischer Verlauf zur Lichenifikation (flächenhafte Infiltration der Haut mit Vergröberung der feinen Hautfelderung). Die Läsionen jucken im allgemeinen sehr heftig oder können auch schmerzhaft sein. Die Schnelligkeit des Auftretens der Effloreszenzen nach Allergenkontakt ist direkt proportional zum Ausmaß der Sensibilisierung und kann 6 Stunden bis mehrere Tage betragen.

Der Ort, wo das allergische Kontaktekzem auftritt, hilft, die Ursache zu ermitteln. Manche Hautbezirke (Augenlider) reagieren leichter als andere (Handteller). Metallallergien, zumeist durch Nickelsulfat, zeigen sich auf der Haut unter Modeschmuck, metallenen Uhrarmbändern oder unter dem Jeansknopf. Kaliumdichromat kommt in Leder vor; Allergien dagegen können sich im Fußbereich oder am Gesäß unter dem Portemonnaie zeigen. Manche Allergene wie Paraphenylendiamin in Haarfärbemitteln führen im Bereich der Kopfhaut zum allergischen Kontaktekzem. Flüchtige Allergene affizieren die exponierten Areale, d. h. gewöhnlich Gesicht und Arme (Abb. 8.2-8.7).

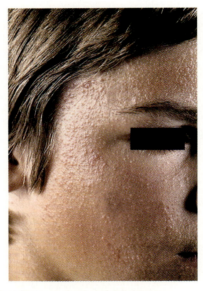

Abb. 8.2: Allergisches Kontaktekzem durch Apfelshampoo.

8.1. Allergisches Kontaktekzem

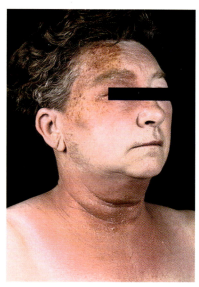

Abb. 8.3: Allergisches Kontaktekzem mit Streuphänomenen durch das Lokalanästhetikum Benzocain, das wegen Schmerzen bei Herpes zoster ophthalmicus gegeben wurde.

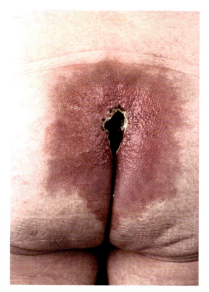

Abb. 8.4: Kontaktekzem durch anästhesierendes Externum.

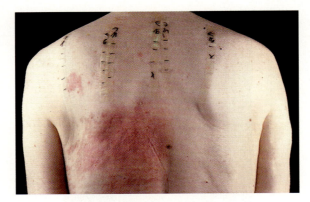

Abb. 8.5: Allergisches Kontaktekzem durch Neomycinsulfat.

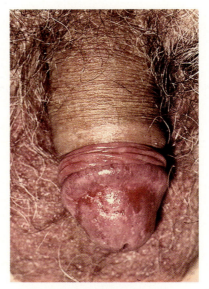

Abb. 8.6: Allergisches Kontaktekzem durch Auftragen von Penisex®-Salbe.

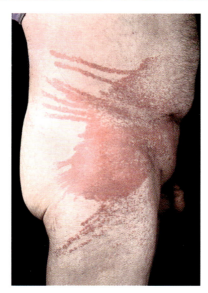

Abb. 8.7: Allergisches Kontaktekzem durch Hautantiseptikum Frekaderm®.

8.1.6. Klinische Diagnose

Anamnese, klinisches Bild und Verteilung der Effloreszenzen weisen normalerweise den diagnostischen Weg. Im Gegensatz zum irritativ-toxischen Ekzem, das z. B. durch Schmieröle bei Schlossern nach 2-3 Wochen Hautkontakt ausgelöst werden kann, tritt ein allergisches Kontaktekzem zumeist akut auf. Sofern ein Zusammenhang mit der beruflichen Arbeit besteht, ist die Frage nach der Besserung in arbeitsfreien Intervallen hilfreich. Umgekehrt kann auch ein Hobby als Auslöser wirken. Allergische Kontaktekzeme folgen dem Grundsatz des "cessante causa cessat effectus" (Thomas von Aquin).

8.1.7. Immunologische Diagnose

Die Diagnose wird durch die Läppchenprobe (Epikutantest, Patch-Test), ein bewährtes und gut standardisiertes Verfahren, bestätigt, die sowohl einen immunologischen Hauttest und Provokationstest darstellt, der die Krankheit "en miniature" reproduziert. Testblöcke in Konzentrationen, die allergische, aber nicht irritative Reaktionen hervorrufen, stehen kommerziell zur Verfügung. Der Epikutantest wird nach 48 und 72 Stunden abgelesen. Gesucht wird nach einem lokalisierten Ekzem an der Teststelle. Der Test wird wie folgt interpretiert:

Ergebnis	Interpretation
-	keine Reaktion
+/-	geringgradiges Erythem
+	sicheres Erythem (fraglich positive Reaktion)
++	Erythem und Papeln (sicher positive Reaktion)
+++	Erythem, Papeln und Vesikeln ("eczéma en miniature")

Tab. 8.3: Ablesen des Epikutan-Tests.

8.1.8. Differentialdiagnose

Der Ausdruck "Ekzem" (gr. aufkochen) bezeichnet ein Reaktionsmuster der Haut, das durch verschiedene schädigende Reize entstehen kann. Das Kratzen der Haut durch juckende Dermatosen jeder Art kann zur Ekzematisation führen. Die häufigste Differentialdiagnose ist ein atopisches Ekzem. Weiter kommen in Frage: Hautinfektionen durch Bakterien (Pyodermien), Pilze, primäre Kontaktirritation durch Chemikalien, Nahrungsmittel, Speichel (Leckekzem), Schweiß und Urin (Windeldermatitis) sowie ein dyshydrosiformes Ekzem.

8.1.9. Therapie

Bei schweren Verläufen sind systemische Corticosteroide indiziert. Zumeist wird man jedoch auf lokale Corticosteroide zurückgreifen (z.B. Prednicarbat Salbe/Creme). Feuchte Umschläge (z. B. mit schwarzem Tee oder anderen Gerbstoffen) sind bei nässenden Ekzemen das Mittel der Wahl. Chronische lichenifizierte Ekzeme erfordern stärker wirksame topische Corticosteroide in fettender Salbengrundlage (z.B. Prednicarbat Fettsalbe) und unter Okklusivverband. Zur Therapie von Ekzemherden in behaarten Bereichen stehen Corticosteroidlösungen zur Verfügung (z.B. Prednicarbat Lösung mit Schaumapplikator). Systemische Antibiotika oder lokale Antiseptika können bei Pyodermisierung erforderlich sein. Antihistaminika sind hierbei im allgemeinen nicht gegen den Juckreiz wirksam.

8.1.10. Prognose

Wenn das Allergen identifiziert und vermieden wird, ist mit Heilung zu rechnen. Falls jedoch Kontakt zu einem kreuzreagierenden Allergen vorliegt, kann ein Rezidiv auftreten. Eine Chromatallergie neigt trotz Meiden des Allergens zum chronischen Verlauf.

8.1.11. Prävention

Beim sensibilisierten Patienten beugt nur das Meiden des Allergens dem Rezidiv vor. Das Landsteiner-Chase-Phänomen, wobei das allergische Kontaktekzem beim Meerschweinchen durch vorherige orale Ingestion des Allergens verhindert werden kann, hat beim Menschen keine praktische Bedeutung. Manche Menschen mit geringgradiger Nickelsensibilisierung vertragen mit Schutzschicht überzogenen Metallschmuck.

8.2. Photoallergisches Kontaktekzem

Das photoallergische Kontaktekzem unterscheidet sich vom allergischen Kontaktezem nur dadurch, daß das Allergen erst durch UV-Licht aktiviert werden muß. Der immunologische Mechanismus ist identisch mit dem des allergischen Kontaktekzems. Histologisch bestehen keine Unterschiede zwischen beiden Krankheitsbildern.

Das photoallergische Kontaktekzem ist eine seltene Hauterkrankung, die durch zellvermittelte Überempfindlichkeit auf bestimmte Umweltchemikalien oder Medikamente nach Aktivierung durch Sonnenlicht auftritt. Die UV-Strahlen der Sonne verändern den Stoff so, daß er zum Allergen wird. Die Effloreszenzen treten nur an lichtexponierter Haut auf.

Der Mechanismus der Aktivierung durch ultraviolettes Sonnenlicht zum Allergen ist unbekannt. Es wurden dafür zwei Theorien vorgeschlagen. Einerseits kann UV-Licht die Tertiärstruktur des Allergens verändern, so daß ein Allergenepitop entsteht, andererseits können durch UV-Licht entstehende freie Radikale bewirken, daß sich das Hapten chemisch an das Carrier-Protein in der Haut bindet.

8.2. Photoallergisches Kontaktekzem

Das klinische Bild reicht vom Bild des stärker ausgeprägten Sonnenbrands bis zum typischen Ekzem mit schwergradigem vesikulobullösem Verlauf.

Bei entsprechender Anamnese wird die immunologische Diagnose durch den "**Photopatch-Test**" gestellt. Die verdächtige Substanz wird wie beim Epikutan-Test auf die Haut aufgebracht, danach wird die Teststelle mit künstlichem UV-Licht oder Sonnenlicht bestrahlt. Eine unbestrahlte Teststelle dient als Kontrolle. Das Auftreten einer ekzematösen Effloreszenz an einer bestrahlten Teststelle gilt als positive Reaktion.

Bestimmte Chemikalien und Medikamente verursachen nach Sonnenexposition bei manchen Individuen eine Dermatitis, vorausgesetzt, daß sich ausreichende Mengen des Stoffes in der Haut anreichern und daß die Haut UV-Licht einer bestimmten Wellenlänge ausgesetzt wird. Diese Reaktionen werden als *phototoxisch* bezeichnet und werden nicht durch immunologische Vorgänge ausgelöst (Abb. 8.8). Die Differentialdiagnose schließt ein gewöhnliches allergisches Kontaktekzem, einen Sonnenbrand sowie andere Lichtdermatosen wie Porphyrien ein. Es gibt Substanzen, die sowohl phototoxische als auch photoallergische Eigenschaften besitzen. Dazu zählen therapeutisch verwendete Phenothiazinderivate wie Chlorpromazin oder Promethazin (vgl. Tab. 8.4).

Einige wichtige Arzneimittel und Chemikalien, die allergische und phototoxische Reaktionen hervorrufen sind in der folgenden Tabelle zusammengestellt. Einige systemisch eingenommene Arzneimittel verursachen ein Lichtekzem.

photoallergisch	phototoxisch
• Sulfonamide	• Sulfonamide
• Phenothiazine	• Phenothiazine
• Pyrazinamid (Tuberkulosemittel)	• Tetrazykline
• Seifen mit halogenierten Salicylaniliden	• Pflanzenöle, Psoralene

• Sonnenschutzsubstanzen
  • p-Aminobenzoesäureester
  • Benzophenone
	• Steinkohlenteer und Abkömmlinge in Farbstoffen, Parfums u. a.

	• Anthrazen
• Duftstoffe	• Phenanthren
	• 5-Fluorouracil

Tab. 8.4: Auslöser von photoallergischen und phototoxischen Reaktionen.

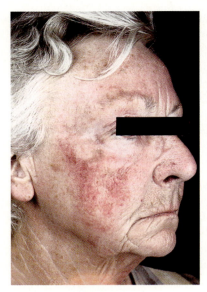

Abb. 8.8: Phototoxische Dermatitis durch 5-Fluorouracil.

Therapeutisch steht das Meiden von Allergen zusammen mit Sonnenlicht im Vordergrund. Symptomatisch sind topische Corticosteroide (z.B. Dermatop®Creme) hilfreich. Schwerere Verläufe können die Gabe von systemischen Corticosteroiden erfordern.

Gelegentlich kann das Ekzem trotz Maßnahmen zum Meiden von Rezidiven persistieren und sich in ein chronisches Lichtekzem umwandeln. Die Gründe dafür sind unbekannt (Abb. 8.9 und 8.10).

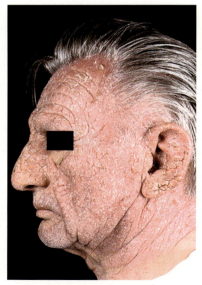

Abb. 8.9: Chronisches Lichtekzem (persistierende Lichtreaktion).

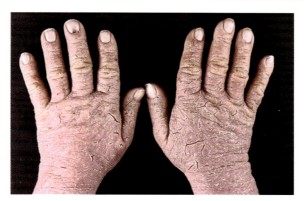

Abb. 8.10: Chronisches Lichtekzem.

8.3. Autosensitivitätsdermatitis

Der Ausdruck Autosensitivitätsdermatitis (engl. autosensitization dermatitis bzw. auto-eczematization) beschreibt ein Phänomen, bei dem eine akute Dermatitis an einer entfernten Stelle von einem Hautentzündungsherd entsteht, und wobei die sekundäre Dermatitis nicht durch die direkte auslösende Ursache der primären Entzündung zu erklären ist. Der Ausdruck wurde 1921 von A. Whitfield in England geprägt. In den folgenden Jahren wurden diesem Phänomen auch die "id-" Reaktionen zugeordnet. Id-Reaktionen können im Zusammenhang mit Infektionen durch Bakterien (Bakterid), im besonderen Tuberkelbazillen (Tuberkulid), weiterhin durch Viren (Virusid) oder Pilze (Mykosid) auftreten. In den folgenden Jahren wurden dem Begriff auch Streureaktionen durch sensibilisierende Chemikalien subsumiert. Darüber hinaus faßt man auch Streureaktionen von Ekzemen durch venöse Stauung im Unterschenkelbereich unter dieser Bezeichnung zusammen.

Im deutschen Schrifttum wird von dem Terminus Autosensitivitätsdermatitis wenig Gebrauch gemacht. Der Ausdruck kann dem Begriff des streuenden Ekzems bzw. des Ekzems mit Streuphänomenen gleichgesetzt werden. Eine echte Autosensibilisierung mit Nachweis von spezifischen, relevanten Autoantikörpern gegen die Haut gelingt nicht, bzw. ist nicht signifikant, da sich mittels Immunfluoreszenztechnik bei fast allen Individuen Autoantikörper gegen Epidermis nachweisen lassen, ohne daß diesem Phänomen Krankheitswert zukommt.

Der Ausdruck Autosensitivitätsdermatitis bezeichnet lediglich eine herbeigeführte, zumindest teilweise ekzematöse Übererregbarkeit des Hautorgans durch immunologische (z. B. allergisches Kontaktekzem) oder nichtimmunologische Stimuli (z. B. venöse Stauung im Unterschenkelbereich).

Nach jüngsten Erkenntnissen dürfte das Phänomen des streuenden Ekzems durch Zytokine entstehen. Zytokine wie IFN-γ, die durch sensibilisierte Lymphozyten, etwa im Rahmen eines allergischen Kontaktekzems entstehen, führen bekanntlich auch zur Expression von HLA-DR-Antigenen auf Lymphozyten. Solche aktivierte T-Lymphozyten lassen sich vermehrt im peripheren Blut von Patienten mit generalisierten Ekzemen nachweisen. IFN-γ bewirkt auch, daß Keratinozyten HLA-DR-Antigene exprimieren, wodurch diese zur Antigenpräsentation befähigt werden.

Eine echte Allergie gegen Hautbestandteile ist bisher nicht zweifelsfrei nachgewiesen worden. Der Begriff "Autosensitivitätsdermatitis" wird hier lediglich berücksichtigt, um Angaben in weiterführender, zumeist englischsprachiger Literatur besser zu verstehen und gedanklich einzuordnen.

"Building-Associated Illness"

9. "Building-Associated Illness"

Manche Patienten klagen darüber, daß sie sich an bestimmten Orten wie in Kaufhäusern oder am Arbeitsplatz in einem größeren Gebäude ohne ausreichende Lüftung in ihrem körperlichem Wohlbefinden eingeschränkt fühlen. Solche durch Innenraumfaktoren ausgelösten Gesundheitsstörungen bezeichnet man als "Building-Associated Illness". Im allgemeinen neigen die betroffenen Patienten dazu, diese Beschwerden als "Allergie" zu bezeichnen.

Durch Innenraumfaktoren ausgelöste Gesundheitsstörungen werden, je nach dem, ob sie durch bekannte oder unbekannte Auslöser entstehen, in zwei Gruppen eingeteilt: "Sick Buildung Syndrome" und "Building-Related Illness", wie die folgende Tabelle zeigt.

"Building-Associated Illness"	
"Sick Building Syndrome" ⇔	"Building-Related Illness"
Gesundheitsstörungen durch **unbekannte** Innenraumfaktoren (bzw. unbekannte Pathophysiologie); evtl. beeinflußt durch vom Gebäude unabhängige Faktoren, v. a. psychosozialer Art.	Gesundheitsstörungen durch **bekannte** Innenraumfaktoren
Hauptsymptome	Faktoren

• Haut- und Schleimhautreizungen
   • Augenbrennen
   • wundes Gefühl an Nasen und Rachenschleimhaut
   • Husten
   • Hautausschlag
   • Juckreiz
 	
• psycho-neurologische Störungen
   • Konzentrationsstörungen
   • Schwindelzustände, Kopfschmerzen
   • Depression
	• physikalische
	   • Luftfeuchtigkeit
	   • Lufttemperatur
	      Luftbewegung und -schichtung
	   • Wärmestrahlung
	   • Schall, Vibrationen
	   • Beleuchtung und Reflektionen
	   • andere elektromagnetische Wellen/Felder, Ionisation
	• chemische
	   • Gase
	   • flüchtige (organische) Verbindungen
	   • Stäube und Fasern
	• biologische
	   • Allergene
	   • Toxine
	   • Mikroorganismen/Sporen

Tab. 9.1: "Building-Associated Illness".

Im folgenden werden klinisch bedeutsame Beschwerden möglichen Auslösern zugeordnet. Neben Reizungen an den Atemwegen treten die Beschwerden vor allem an der Haut auf.

dermatologisch oder allergologisch relevante Beschwerden	mögliche Auslöser in der Luft von Innenräumen
Akne	• Pentachlorphenol (PCP) • Dioxine u. a.
Ekzeme/Dermatitiden	• (Glas-) Faserpartikel u. a.
allgemeine Reizung der Haut und Schleimhäute	• Luftrockenheit • Formaldehyd • Toluol, Xylol • Dichlormethan • Methylenchlorid • Styrol • Aldrien, Dieldrin, Endosulfan • Lindan, Dioxine • Isocyanate • Epoxidharze • Terpene • flüchtige organische Verbindungen • NO_x, SO_2 • Faserpartikel u. a.

Allergien (vom Soforttyp)	• Allergene von
	  • Milben
	  • Insekten
	  • Schimmelpilzen
	  • Haustieren
	  • Zimmerpflanzen
	  • Blumen
	• Isocyanate
	• Terpene
	• Latexpartikel u. a.

Tab. 9.2: Symptome, Krankheitszeichen und mögliche Auslöser einer building-associated illness.

Die folgende Tabelle faßt Innenraumluftkontaminanten und ihre Quellen zusammen:

Innenraumluft-Kontaminanten	Quellen
SO_2	• Öfen
NO_x	• Tabakrauch
	• Gasöfen, Kaminfeuer
Formaldehyd	• Spanplatten, Möbel
	• Teppiche, Tapeten
	• Schaumstoffe, Polster
	• Dämmstoffe
	• Klebstoffe, Lacke
	• Preß- und Spachtelmasse
	• Textilien
	• Haushaltsreiniger
	• Tabakrauch
Toluol, Xylol	• Lösungsmittel
	• Kunstharze
Paradichlorbenzol	• Mottenschutz
Dichlormethan	• Lösungsmittel
Methylenchlorid	• Lösungsmittel
	• Abbeizer für Lackfarben
Isopropanol	• Reinigungsmittel
	• Farben, Lacke
Chlorkohlenwasserstoffe	• Imprägniermittel
	• PVC
FOV (flüchtige organische Verbindungen)	• Haarsprays, Parfums
	• Möbelpolituren
	• Reinigungsmittel
	• Teppiche
	• Kleber, Farben
	• Holzschutzmittel
	• Plastik
Styrol	• Kunststoffe
	• Verpackungen
	• Dämmstoffe
	• Klebstoffe
Pestizide	• Holzschutzmittel
	• Textilien

Pentachlorphenol (PCP)	• Teppiche
	• Tapeten
	• Textilien
	• Farben, Lacke
	• Kleber
	• Epoxidharze
	• Kleber, Spachtelmassen
	• Papier-, Textil- u. Lederveredelung
Isocyanate	• Polyuretan-Weichschaumstoffe in Polstern und Dämmstoffen
	• Bodenbeschichtungen
	• Kleber
	• Verfugungsmassen
Terpene	• Terpentinöl
	• Biolacke
Gummi(handschuhe, gepudert)	• Latexpartikel
Mineralfasern	• Glasfaserpartikel
	• Deckenplatten
	• Mineralfaserwolle und -platten
Mikroorganismen, Allergene	• Teppiche, Betten
	• Filter, Befeuchter, Kühler
	• Pflanzen, Tiere, Menschen
Außenluftkontaminanten (Pollen, Schadstoffe)	• über Außenluftzufuhr

Tab. 9.3: Innenraumluftkontaminanten und ihre Quellen.

Als **multiple chemical sensitivity syndrom** (MCSS) werden unterschiedliche, uncharakteristische Befindlichkeitsstörungen zusammengefaßt. Die Patienten berichten, daß sie gewisse chemische Verbindungen einschließlich Medikamante nicht vertragen. Dazu kommen undefinierte Einflüsse von Umweltverschmutzung, Elektrosmog u.ä.. Nahezu jedes Organ kann in Mitleidenschaft gezogen sein. Die Symptome können Augenbrennen, Kopfschmerzen, Hautjucken, Schwindelgefühl, Konzentrationsstörungen, Ohrendruck, Arthralgien und andere Störungen einbeziehen. Dieses Syndrom - sofern es überhaupt als Entität existiert - bedarf der weiteren Definition.

Erkrankungen durch Trink- und Badewasser

10. Erkrankungen durch Trink- und Badewasser

Immer wieder tauchen in der Laienpresse Berichte über "Allergien" durch Trink- und Badewasser auf. Zwar ist eine durch Wasser ausgelöste Allergie im engeren Sinne kaum vorstellbar und auch nicht bekannt, d. h. spezifische Antikörper oder sensibilisierte Lymphozyten gegen Wasser lassen sich nicht nachweisen. Der Ausdruck "Allergie" wird jedoch von Laien oftmals Hautentzündungen oder Hautausschlägen gleichgesetzt. Er ist in diesem Kapitel dem Ausdruck "Erkrankungen" gleichzusetzen.

Häufiger Wasserkontakt ("Wasserratten"), verbunden mit erhöhtem Reinlichkeitsbedürfnis (Detergentien, Fettlösungsmittel), kann die Haut stark austrocknen, so daß gerötete rauhe Stellen i. S. eines Exsiccationsekzems auftreten. Durch Entfettung der Haut werden wasseranziehende Stoffe herausgelöst. Der Schweregrad der Hautentzündung durch Eintauchen in Wasser hängt neben der Dauer der Wassereinwirkung auch von der Temperatur, von der bakteriellen Flora und der Verwendung von Detergentien ab.

Vermehrter Wasserkontakt des Kopfhaares bleicht zusammen mit Sonnenlicht die Haare aus und macht sie spröde. Hohe Konzentrationen von Chlor in Schwimmbädern kann bei Blonden die *Haare grün färben*, was möglicherweise durch kupferhaltige Algizide verursacht wird.

Unter *Salabrasion* versteht man das Abschilfern oberflächlicher Hautschichten durch das Reiben der Badebekleidung und die abrasive Wirkung des Salzwassers.

Algen kommen besonders in kleineren Badeseen vor. Bestimmte Arten verursachen *Dermatitis, Urtikaria und inhalative Symptome*. In heimischen Badeseen verursachen Schistosomenlarven gelegentlich Epidemien von *Zerkariendermatitis*.

Durch langen Aufenthalt im Wasser und häufiges Waschen mit Seife kommt es zur Mazeration und Alkalisierung der Hornschicht, wodurch das Eindringen von Bakterien, aber auch die Ansiedelung von Pilzen und Viren (Plantarwarzen) begünstigt wird.

Die sog. *"Wasserbaddermatitis"* ist eine *Candidainfektion* der Haut und der Haarfollikel, die nach längerer Immersion der Beine im Badewasser bei gleichzeitiger Applikation stark fettender und okkludierender Sonnenschutzmittel gesehen wird.

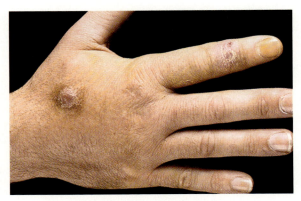

Abb. 10.1: Schwimmbadgranulom durch Mycobacterium balneii.

Als *Swimmer's ear* bezeichnet man eine bakterielle Otitis externa. Im Süßwasser und Badewasser zugezogene Wunden dienen als Eintrittspforte für zahlreiche Bakterien, z. B. Mycobacterium marinum od. - balnei (*Swimming-Pool-Granulom*) (Abb. 10.1). Eine ungewöhnliche Hautinfektion, verursacht durch Pseudomonas aeruginosa, wurde nach Benutzen von Strömungsbecken in Heilbädern, Hotels und Motels beobachtet. Diese als *Whirlpool-Dermatitis* bekannte Pseudomonas-Follikulitis ist durch ein stark juckendes, papulourtikarielles, gelegentlich papulopustulöses Exanthem gekennzeichnet, das 8-48 Stunden nach Exposition in einem kontaminierten Strömungsbecken auftritt und meistens nach 7-10 Tagen spontan unter Hinterlassung von Hyperpigmentierungen abheilt. Übelkeit, Otitis und abdominelles Unbehagen sind selten, diese Veränderungen werden wahrscheinlich durch bakterielle Toxine ausgelöst. Differentialdiagnostisch müssen u. a. atypische Virusexantheme, *Swimmer's itch* (an exponierten Körperstellen durch Zerkarien ausgelöste Dermatitis) und *Seabather's eruption* (unter dem Badeanzug durch kleine nichtidentifizierte marine Lebewesen ausgelöst) abgegrenzt werden.

Andere häufige Ursachen für Infektionen bei Badenden sind Chlamydien (*Schwimmbad-Konjunktivitis und -Urethritis*), Viren (virale Konjunktivitis) und Protozoen (Trichomonaden).

Bei Badenden können praktisch alle Formen der *physikalischen Urtikaria* ausgelöst werden. Als *aquagene Urtikaria* bezeichnet man das Auftreten von Nesselsucht (Urtikaria) durch Wasserkontakt, ungeachtet der Temperatur und der Fähigkeit des Wasserkontakts, Schwitzen auszulösen. Der *aquagene Pruritus* (Juckreiz) ist eine Variante der aquagenen Urtikaria. Typischerweise tritt er nach Kontakt mit Wasser jeder Temperatur auf. An wasserexponierter Haut kommt es zu erheblichem Juckreiz ohne sichtbare äußere Zeichen. Im Serum ist jedoch ein erhöhter Histaminspiegel nachweisbar. Gleiche Beschwerden können durch plötzliches Abkühlen der Haut auftreten. Da aquagener Pruritus chronisch auftritt und kaum behandelbar ist, werden die Patienten gelegentlich als psychoneurotisch eingestuft. Als Ursache für aquagenen Pruritus wird auch eine Immunantwort gegenüber herausgelösten (Auto-) Antigenen aus der Haut erwogen, der Beweis dafür steht aber aus.

Selten kann beim Trinken von kalten Wasser eine urtikarielle Schwellung im Bereich des Mundes und der Speiseröhre auftreten.

Ähnlich dem aquagenen Juckreiz kann Pruritus nach Wasserkontakt auch bei myeloproliferativen Krankheiten wie *Polycythaemia vera* oder *essentieller Thrombozytose* auftreten. In solchen Fällen von Pruritus kann eine Behandlung mit Acetylsalicylsäure (Aspirin) hilfreich sein.

Als Maximalvariante der Kälteurtikaria ist schließlich der *Badetod* gefürchtet. Durch den Sprung ins kalte Wasser kann eine generalisierte Urtikaria auftreten, die zum Schock führen kann.

Medikamentenallergie

11. Medikamentenallergie

11.1. Immunologische Grundlagen

Medikamentennebenwirkungen fallen in folgende Kategorien:
- unerwünschte pharmakologische Eigenschaften
- idiosynkratische Reaktionen unbekannter Ursache bei einem variablen Teil der Bevölkerung und
- immunologische Reaktionen, die vom Arzneimittel oder einem Metaboliten durch Interaktion mit dem Immunsystem herrühren und humorale oder zelluläre Immunvorgänge in Gang setzen

Der **Acetylatorstatus**, d. h. die Eigenschaft eines Individuums ein langsamer oder schneller Acetylator zu sein, kann die Allergenität eines Arzneimittels ebenfalls beeinflussen.

Leider erlauben Arzneimittelexantheme nicht immer ein eindeutiges Zuordnen zu einer bestimmten Form der Allergie nach Coombs und Gell. Man kennt nur selten die immunologisch-allergologischen Vorgänge, die zum Exanthem führen. Der Begriff "Allergie" bei Arzneimittelexanthemen wird somit ohne nachweisbare Antikörper oder sensibilisierte T-Lymphozyten sensu stricto zu Unrecht angewandt. Dieser Mangel beruht größtenteils auf unzureichender Kenntnis der allergieauslösenden Metaboliten oder auf nicht-bekannter Arzneimittel-Carrier-Interaktion (siehe Tab. 11.1).

Als Pseudoallergie oder anaphylaktoide Reaktion wird eine nichtallergische Reaktion bezeichnet, die sich klinisch als Urtikaria und/oder Angioödem, Asthma oder allgemeiner Schock äußert, also mit den gleichen Symptomen wie bei der allergischen, IgE-vermittelten Soforttyp-Reaktion. Diese nichtallergischen Reaktionen können durch Acetylsalicylsäure und andere nichtsteroidale Antiphlogistika ausgelöst werden. Pathogenetisch führen beide Reaktionen zu einer Freisetzung von Histamin aus Mastzellen. Bei der allergischen Reaktion erfolgt die Histaminfreisetzung nach einer Reaktion zwischen Antigen und IgE; bei der nichtallergischen Reaktion sind die initialen Vorgänge bislang nicht eindeutig geklärt.

Allgemein betrachtet ist es grundsätzlich möglich, daß jedes Arzneimittel als unerwünschte Wirkung eine humorale oder zelluläre Immunantwort auslösen kann. In den meisten Fällen ist die entstehende Immunreaktion nicht schädlich. Ein großer Teil der Patienten, die i. v. mit Penicillin behandelt werden, entwickeln IgG-Antikörper gegen Penicillin oder seine Biotransformationsprodukte, ohne, daß eine allergische Reaktion oder ein Wirkverlust auftritt. Das gleiche gilt für Patienten unter Therapie mit Rinder- oder Schweineinsulin. Der Nachweis von Antikörpern oder sensibilisierten T-Lymphozyten bedeutet nicht notwendigerweise auch eine Medikamentenallergie.

Um eine Allergie auszulösen, muß ein Arzneimittel immunogen sein. Nur, wenn ein niedermolekulares Arzneimittel als Hapten fungiert und mit Gewebeproteinen zum Vollantigen wird, kann es eine Immunreaktion auslösen. Manche Medikamente wie Insulin oder Hypophysenextrakt sind hochmolekulare Polypeptide und können im Nativzustand mit immunreaktiven Zellen reagieren. Auch können einige niedermolekularen Stoffe wie Polymyxin-B immunogen sein. Es wird vermutet, daß die Immunogenität der Medikamente von langkettigen Polymeren abhängt.

Medikamente, die leichter kovalente Bindungen mit Gewebeprotein eingehen, werden eher zu Immunogenen als inerte Substanzen. Hydrolyse- oder Biotransformationsprodukte können ebenfalls als Haptene dienen. Daher ist es bei Arzneimittelallergien wichtig, auch die Metaboliten der Substanzen zu kennen. Leider sind diese oft unbekannt. Diese Unkenntnis erschwert es, die Immunogenität abzuschätzen und Allergietests durchzuführen.

Frühere Untersuchungen an Patienten mit Penicillinallergie zeigten, daß nur ein Teil der Patienten auf Penicillin G reagierte, die Mehrzahl reagierte auf den Penicilloylrest nach Spaltung des ß-Lactamrings, wieder andere reagierten auf die Penicilloatgruppe, die durch Spaltung des Thiazolidinrings entsteht.

Gleichsam reagiert in Hauttests nur ein Teil der Patienten mit Sulfonamidallergie durch die Nativsubstanz. Andererseits gelingt es, im Prausnitz-Küstner-Versuch mittels Serum von Sulfonamid-allergischen Patienten durch Injektion in die Haut von nichtallergischen Individuen am Ort der Injektion eine Quaddelbildung nach oraler Aufnahme des Arzneimittels auszulösen.

Die Immunantwort auf bestimmte Medikamente braucht nicht gegen die Grundsubstanz oder einen Metaboliten gerichtet zu sein. Vielmehr kann eine neue Antigendeterminante durch Verbindung der Substanz mit Gewebeprotein entstehen. Dieser Mechanismus liegt der Thrombozytopenie nach Einnahme von Chinin-haltigen Antimalariamitteln zugrunde. In diesem Fall bildet der Patient einen Chinin-spezifischen IgG-Antikörper, der an der Oberfläche des Thrombozyten gebunden ist. Die Chinin-Thrombozyteninteraktion kann somit eine neue Antigendeterminante bei fehlender Kreuzreaktivität mit anderen Gewebeproteinen hervorbringen.

Außerdem kann die Interaktion zwischen Arzneimittel und Gewebeprotein das Gewebeprotein an einer entfernten Stelle verändern. Das veränderte Gewebeprotein kann dann vom Immunsystem als "fremd" erkannt werden und als Immunogen für humorale oder zelluläre Reaktionen wirken. Dieser Vorgang ist bedeutsam, da neu gebildete Antikörper oder zytotoxische T-Zellen nicht nur verändertes Protein, sondern auch das Protein im Nativzustand erkennen. Auf diese Weise können arzneibedingte Autoimmunreaktionen entstehen. Ein Beispiel dafür stellt das Krankheitsbild des Hydralazin-ausgelösten Lupus erythematodes dar. Manche dieser Reaktionen können auch nach Absetzen des Medikaments persistieren. Die folgende Tabelle gibt einen Überblick über die Arten der Hapten-Carrier Interaktion bei Arzneimittelallergien.

Typ	Reaktion auf die Arzneimittel-Carrier Interaktion
A	Spezifische Antikörper sind gegen das native Molekül gerichtet
B	Die Antikörper sind gegen Hydrolyse- oder Biotransformationsprodukte des Arzneimittels gerichtet
C	Die Antikörper richten sich gegen eine neue Determinante, die durch Interaktion des Arzneimittels oder eines Metaboliten mit Gewebeprotein entstanden ist
D	Die Verbindung von Arzneimittel- (od. -metabolit) mit Gewebeprotein ändert (verfremdet) die Konformation des Proteins, das dann vom Immunsystem als fremd erkannt wird

Tab. 11.1: Hapten-Carrier Interaktionen bei Arzneimittelallergien.
Die Interaktion des Medikaments mit Gewebeprotein führt zur Antikörperbildung oder zu sensibilisierten T-Zellen gegen verschiedene Determinanten.

11.2. Unerwünschte Arzneimittelnebenwirkungen

Systemisch applizierte Medikamente greifen auf vielfältige Weise in den Stoffwechsel ein. Sie können daher neben ihrer erwünschten Wirkung eine Vielzahl unerwünschter Reaktionen hervorrufen, die sich an fast allen Organen manifestieren können, am häufigsten an der Haut, im Magen-Darm-Trakt sowie am Zentralnervensystem. An der Haut sind dies meistens nur harmlose, vorübergehende Symptome, es können sich aber auch schwere, manchmal sogar lebensbedrohliche Allgemeinkrankheiten entwickeln, wie z. B. eine toxische epidermale Nekrolyse, Anaphylaxiesymptome mit anaphylaktischem Schock oder eine Erythrodermie. Die Symptomatik unerwünschter Arzneimittelwirkungen ist außerordentlich vielfältig, am häufigsten sind fleckige Arzneimittelexantheme, medikamentöse Urtikaria, lichtprovozierte Arzneimittelnebenwirkungen und arzneimittelinduzierte Purpura und Juckreiz (Tab. 11.2). Daneben gibt es eine Vielzahl nicht so häufiger oder seltener Symptome (Tab. 11.3). Außerdem äußern sich zahlreiche adverse drug reactions an Haaren, Nägeln und an der Mundschleimhaut. Bei der enormen Vielfalt unerwünschter Reaktionen der Haut und ihrer auslösenden Medikamente ist man bei der exakten Beurteilung der klinischen Symptomatik und der exakten Beurteilung der klinischen Symptomatik und der Identifizierung der auslösenden Substanz auf spezielle Monographien mit umfangreichen Tabellen angewiesen (Bork 1988, Breathnach u. Hintner; Bruinsma; Zürcher u. Krebs) (Abb. 11.1-11.9).

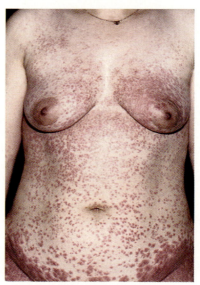

Abb. 11.1: Makulopapulöses Arzneimittelexanthem.

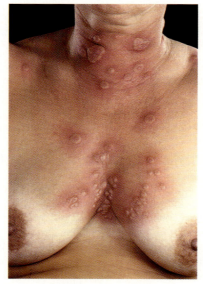

Abb. 11.2: Erythema-exsudativum-multiforme-artiges Arzneimittelexanthem.

11.2. Unerwünschte Arzneimittelnebenwirkungen

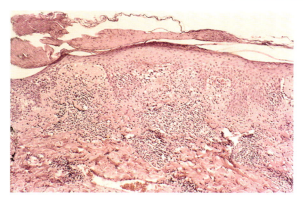

Abb. 11.3: Pathohistologisches Bild der Entzündungsreaktion bei einem Arzneimittelexanthem.

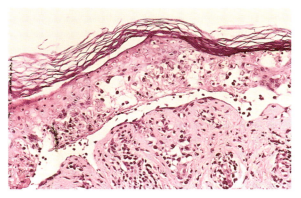

Abb. 11.4: Blasige Abhebung der spongiotischen und nekrotischen Epidermis beim Lyell-Syncrom (toxische epidermale Nekrolyse, TEN).

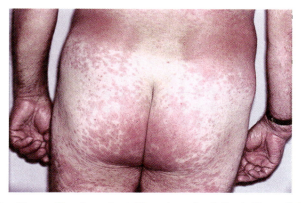

Abb. 11.5: Rubeoliformes Exanthem durch Einnnahme des Antimykotikums Griseofulvin.

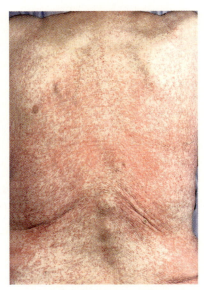

Abb. 11.6: Arzneimittelexanthem durch das Antidepressivum Paroxetin.

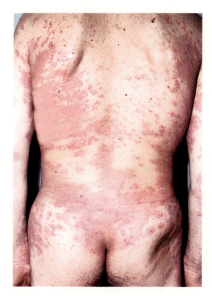

Abb. 11.7: Penicillin-Exanthem.

11.2. Unerwünschte Arzneimittelnebenwirkungen

- makulöse und makulo-papulöse Exantheme
- Urtikaria und Angioödeme
- fixes Arzneimittelexanthem
- Erythema exsudativum multiforme und Stevens-Johnson-Syndrom
- toxische epidermale Nekrolyse
- akneiforme Eruptionen und Akne
- Bromoderma und Jododerma
- nekrotisierende Vaskulitis
- Erythema nodosum
- medikamentös ausgelöste Ekzeme
- Erythrodermie (exfoliative Dermatitis)
- Pityriasis rosea-artige Exantheme
- lichenoide Exantheme
- photo-allergische und photo-toxische Reaktionen
- Lupus erythematodes
- Pseudolymphom
- Pemphigus-Krankheiten
- pustulöse Exantheme
- Purpura-Nekrosen durch systemische Medikamente
- Sklerodermie-artige Reaktionen
- Pigmentierungen
- Pruritus
- Hyperhidrosis
- Hauttrockenheit
- verstärkte Entwicklung von Granulationsgewebe bei Akne conglobata
- maligne Tumoren
- Gynäkomastie

Tab. 11.2: Häufige und relativ häufige kutane unerwünschte Arzneimittelwirkungen.

- Erythema anulare-artige Exantheme
- Rosazea-artige Exantheme
- Hidradenitis
- Flushing
- Akrozyanose
- Livedo reticularis (Livedo racemosa)
- Erythromelalgie
- akrale Erythrodysästhesie
- Digitus mortuus
- Raynaud-Phänomen
- Polyarteriitis nodosa-artige Symptome
- Dermatomyositis-artige Symptome
- Sjögren Syndrom
- Hautatrophie
- Striae cutis distensae

Tab. 11.3: Seltene kutane unerwünschte Arzneimittelreaktionen.

11.3. Andere Faktoren der Medikamentenallergenität

Die Art der durch ein Medikament ausgelösten Immunreaktion hängt vom chemischen Aufbau der Substanz, dem Aufnahmeweg in den Körper (Ingestion, Injektion, Auftragen auf die Haut) und den Erbeigenschaften des Individuums ab. Medikamente können sowohl humorale als auch zelluläre Immunreaktionen auslösen.

Topische Applikation führt eher zur Sensibilisierung als orale Ingestion. Ein Beispiel dafür ist Penicillin, das aus diesem Grund nicht (mehr) topisch appliziert wird. Die ausgezeichneten antigenpräsentierenden Eigenschaften der Epidermis führen eher zur Sensibilisierung als die Aufnahme des Arzneimittels über den Magen-Darm-Trakt. Umgekehrt kann die erste orale Aufnahme eines Fremdstoffs im Sinne eines Sulzberger-Chase-Phänomens Toleranz induzieren.

Anaphylaxie tritt eher bei intravenösem Eintritt des Medikaments in den Organismus als bei anderen Zugangswegen auf. Gelegentlich kann auch durch orale Aufnahme des Arzneimittels (z. B. Penicillin) eine Anaphylaxie ausgelöst werden.

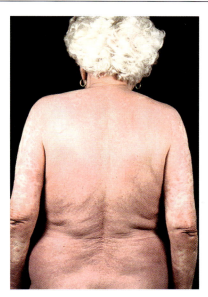

Abb. 11.8: Amoxicillin-Exanthem.

Antigenmenge, die genetische Variation der Absorption und des Metabolismus stellen weitere Einflußgrößen dar. Langsame Acetylatoren entwickeln durch Hydralazin etwa zehnmal häufiger einen Medikamenten-induzierten Lupus erythematodes als schnelle Acetylatoren.

Bei AIDS sind allergische Reaktionen auf Medikamente offenbar durch die HIV-induzierte Immundysregulation häufiger als sonst zu beobachten. Besonders bei Einnahme von Co-trimoxazol oder anderen Sulfonamiden werden Arzneimittelexantheme, anaphylaktische Reaktionen, Stevens-Johnson-Syndrom, toxische epidermale Nekrolyse und hämatologische und hepatische Störungen beobachtet.

Die Dauer der Sensibilisierung ist unvorhersehbar. Wahrscheinlich besteht sie lebenslang. Auf eine nachlassende Allergie bei fehlender Allergenexposition nach mehreren Jahren ist kein Verlaß.

In der folgenden Tabelle sind allergische Arzneimittelreaktionen zusammengefaßt.

Typ I	Typ II	Typ III	Typ IV	weitere Arzneimittel-Reaktionen
IgE-vermittelt, anaphylaktisch. Beispiel: ca. 2 % der ß-Lactamallergien	Rolle von zytotoxischen Reaktionen unklar. Keine sicheren Beispiele bekannt	Immunkomplex vermittelte Reaktionen. Abhängig von IgM- oder IgG-Synthese. Entstehen in ca. 6 Tagen oder später. Klinisches Bild: nekrotisierende Vaskulitis bzw. ähnlich Serumkrankheit. Beispiele: Penicillin, Sulfonamide, Thiouracile, Gallenkontrastmittel, Phenytoin, Aminosalicylsäure und Streptomycin	Zellvermittelte Reaktionen. Mechanismus bei Medikamentenallergie ungewiß. Reaktion bei papulösen Exanthemen möglich	**Jarisch-Herxheimer-Reaktion**, für allergischen Mechanismus kein ausreichender Anhalt. Bei Penicillin-Therapie der Lues. Kann auch ca. 3 Tage nach Griseofulvin-Therapie wg. Mykose auftreten. **Ein morbilliformes Exanthem durch Ampicillin bei Pfeifferschem Drüsenfieber (infekt. Mononukleose) oder lymphatischer Leukämie** ist bekannt. Tritt seltener bei Amoxycillin auf.

Tab. 11.4: Allergische Arzneimittelreaktionen.

11.3.1. Zeitliche Zusammenhänge allergischer Reaktionen durch Medikamente

Die Art der immunologisch-allergischen Reaktion bestimmt die Zeitspanne von der Einnahme des Medikaments bis zur unerwünschten allergischen Nebenwirkung. Die folgende Tabelle zeigt Beispiele dafür.

IgE-vermittelt	allergisches Kontaktekzem	Immunkomplex-vermittelte Reaktionen
Auftreten ca. 30-60 min nach Gabe des Arzneimittels	ca. 48-72 h Latenz nach Kontakt mit der Haut	entsprechend Serumkrankheit ca. 7 Tage Latenzzeit

Tab. 11.5: Zeitliche Zusammenhänge der Medikamentenallergie.

Zur besseren Übersicht über die Relevanz von praktisch wichtigen Arzneimittelallergien stellt die folgende Tabelle die Fälle dar, die das Ausstellen eines Allergieausweises seitens der Poliklinik einer Universitäts-Hautklinik erforderten.

11.3. Andere Faktoren der Medikamentenallergenität

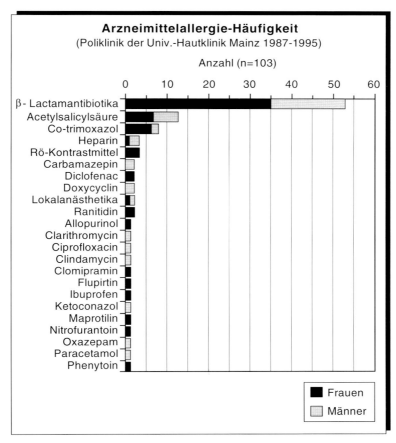

Tab. 11.6: Häufigkeit von allergischen bzw. anaphylaktischen und anaphylaktoiden (pseudoallergischen) Reaktionen durch Arzneimittel und Röntgen-Kontrastmittel.
Bei *Penicillin* traten auch 6 Fälle von anaphylaktischen Reaktion auf, 1 Patient entwickelte eine Purpura Schoenlein-Henoch, die übrigen ein Exanthem. *Acetylsalicylsäure* (keine Allergie im klassischen Sinne, sondern Intoleranzreaktion) führte 1x zum Exanthem, 1x zur Purpura Schönlein-Henoch, in den übrigen Fällen zu anaphylaktoiden Reaktionen. *Co-trimoxazol* verursachte 3x ein fixes, 5x generalisierte Fälle von Arzneimittel-Exanthem. *Heparin* zeigte 1x eine Urtikaria, 2x ein Exanthem. *Rö-Kontrastmittel* führten zu urtikariellen Reaktionen. Die *übrigen Substanzen* verursachten generalisierte Exantheme außer: *Diclofenac* (1x Quincke-Ödem, 1x Exanthem), *Doxycyclin* (1x fixes Arzneimittel-Exanthem, 1x phototoxische Reaktion), *Clarithromycin* (Urtikaria), *Ibuprofen* (Quincke-Ödem), *Ketoconazol* (Urtikaria), *Maprotilin* (Urtikaria), *Nitrofurantoin* (Urtikaria), *Paracetamol* (Urtikaria).

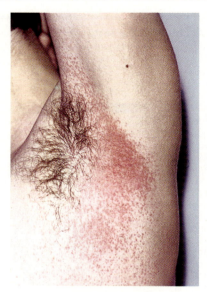

Abb. 11.9: Arzneimittelexanthem nach jodhaltigem Rö-Kontrastmittel.

11.4. Ätiologie und Pathomechanismen

Noch vielfältiger als die Gesamtzahl der ausgelösten klinischen Symptome oder Krankheiten sind die Pathogenesewege, auf welchen diese Reaktionsformen entstehen (Tab. 11.7). Zu einem großen Teil ist hierüber wenig bekannt und viele Bindeglieder fehlen noch. Allergische Reaktionen mit zugrundeliegenden Antigen-Antikörper-Reaktionen liegen nur bei der Minderzahl der unerwünschten Arzneimittelwirkung vor.

Bei vielen Patienten mit einer unerwünschten Arzneimittelwirkung liegt eine besondere individuelle Disposition vor, die speziell vorliegende Hautsymptomatik zu entwickeln. Diese kann permanent oder nur vorübergehend vorhanden sein. In anderen Fällen ist das Medikament der einzige pathogenetische Faktor, und die Reaktion tritt mehr oder weniger obligat und konstant bei den Patienten auf.

11.4. Ätiologie und Pathomechanismen

Pathomechanismen von kutanen Arzneimittelreaktionen, zu deren Entstehung eine individuelle Disposition des Patienten erforderlich ist
Pathomechanismen bei vorher nicht erkennbarer Disposition des Patienten
• unbekannte und daher nicht klassifizierbare Pathomechanismen
• anaphylaktoide Reaktionen durch Intoleranz von Aspirin und anderen nicht-steroidalen anti-inflammatorischen Substanzen
• direkte Mediatoren-Freisetzung aus Mastzellen
• allergische Reaktionsformen auf Arzneimittel
• Idiosynkrasie, pharmakogenetische Reaktionen, genetisch determinierter, andersartige Reaktionen
• Beeinflussung des Pigmentmetabolismus
• Veränderungen des Stoffwechsels
• psychopathologische Genese
Pathomechanismen bei vorher erkennbarer Disposition des Patienten
• relative Überdosierung durch Nieren- oder hepatische Insuffizienz

• Modifizierung von kutanen Arzneireaktionen durch Vorkrankheiten
  • AIDS
  • Ampicillinexanthem bei infektiöser Mononukleose

• Modifizierung bestehender Hautkrankheiten durch Arzneimittel
• Jarisch-Herxheimer-Reaktion
Pathomechanismen bei kutanen Arzneimittelreaktionen, die allein durch das Medikament und ohne eine besondere individuelle Disposition des Patienten entstanden sind
• absolute Überdosierung
• medikamentöse Interaktionen
• obligate, unerwünschte Wirkungen, unabhängig vom erwünschten therapeutischen Effekt ("Nebenwirkungen")
• fehlerhafte Zufuhr
• phototoxische Reaktionen
• Kumulation
• Balanceveränderungen zwischen den Mikroorganismen
• Induktion von Tumoren

Tab. 11.7: Pathomechanismus unerwünschter Arzneimittelreaktionen.

11.5. Klinische Reaktionsformen

11.5.1. Makulöse oder makulo-papulöse Exantheme

11.5.1.1. Inzidenz und Pathomechanismus

Inzidenz:

Das makulöse oder makulo-papulöse Exanthem ist die häufigste Manifestation unerwünschter kutaner Arzneimittelwirkungen, die Häufigkeit wird mit 30 bis 60 % aller Reaktionen angegeben (Bigby; Gruppo Italiano). Am zweithäufigsten kommt die Urtikaria vor.

Pathomechanismus:

Der Pathomechanismus der makulösen und makulo-papulösen Arzneimittelexantheme ist bislang nicht bekannt. Zwar liegt eine individuelle Disposition vor, doch ist bislang nicht geklärt, ob sie antikörpervermittelt und damit immunologisch bzw. allergisch oder aber nicht allergisch ist. Angenommen wird eine zellvermittelte Immunreaktion, sichere Beweise jedoch hierfür stehen noch aus. Zwar finden sich bei einem Teil der Patienten positive Resultate bei der Epikutantestung sowie ein positiver Ausfall des Lymphozytentransformationstests, bei den meisten Patienten jedoch bleiben alle immunologischen und Hauttestverfahren negativ. Histologisch zeigen sich lediglich uncharakteristische Veränderungen wie diskrete perivaskuläre lymphohistiozytäre Infiltrate.

11.5.1.2. Klinische Symptome

Makulöse und makulopapulöse Exantheme entwickeln sich zumeist innerhalb der ersten zwei Wochen nach Beginn der Arzneimittelzufuhr und zwar besonders häufig in den ersten drei Tagen. Die häufigen Ampicillin-Exantheme treten erst am 7.-9. Tag nach Behandlungsbeginn auf. Bei einer Reihe von Medikamenten können manchmal Exantheme auch erst spät, mehrere Wochen nach Therapiebeginn, auftreten; dies gilt z.B. für Carbamazepin, Phenytoin und Allopurinol. In manchen Fällen tritt das Exanthem erst dann auf, wenn die auslösende Substanz schon wieder abgesetzt ist; dies trifft insbesondere für ß-Lactam-Antibiotika sowie für die oben genannten Medikamente mit Spätexanthemen zu.

Makulöse oder papulöse Arzneimittelexantheme treten im allgemeinen symmetrisch auf und betreffen häufig Stamm und/oder Extremitäten, seltener das Gesicht. Eine Mitbeteiligung der Mundschleimhaut in Form einer erosiven Stomatitis oder eines Enanthems ist in ausgeprägten Fällen nicht selten. Fieber (drug fever), Lymphknotenvergrößerung und Eosinophilie sind nicht selten Begleitsymptome fleckiger Exantheme. Eine Vielzahl besonderer morphologischer Zeichen sind zu beobachten (Bork), die Neigung zu purpurischen Veränderungen am Unterschenkel, einseitige oder einseitig betonte Exantheme bei neurologischen Störungen (Apoplex etc.), Minderausprägung des Exanthems dort, wo Druck auf die Haut einwirkt etc. Üblicherweise klingt die Symptomatik nach einer Bestandsdauer von wenigen Tagen bis zu wenigen Wochen unter Schuppung ab. Eine Weiterentwicklung in eine toxische epidermale Nekrolyse (TEN, medikamentöses Lyell-Syndrom; innerhalb von Stunden oder Tagen) oder in eine Erythrodermie bzw. exfoliative Dermatitis (in Tagen oder Wochen) ist möglich, insbesondere wenn das auslösende Medikament nicht abgesetzt wurde.

Klinisch können Arzneimittelausschläge den infektiösen Exanthemen ähneln, vor allem Masern (morbilliform), Röteln (rubeoliform) oder Scharlach (scarlatiniform). Deshalb ist der Ausschlag für sich allein nicht beweisend für die Diagnose eines Arzneimittelexanthems, wichtig ist die Mitbewertung der Anamnese und der übrigen Symptomatik. Differentialdiagnostisch sind andere fleckige Exantheme, z.B. im Rahmen von Nahrungsmittelallergien und Intoxikationen, abzugrenzen (Abb. 11.1-11.10).

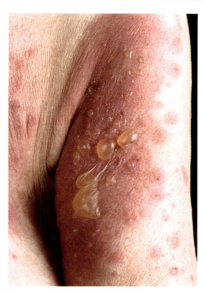

Abb. 11.10: Bullöses Arzneimittelexanthem.

11.5.1.3. Auslösende Medikamente

Praktisch alle Arzneimittel können ein makulöses oder makulo-papulöses Exanthem hervorrufen. Dies erfolgt am häufigsten durch Antiinfektiosa, insbesondere Sulfonamide, Penicilline, Cephalosporine, Chinolon-Derivate, Pyrazolon-Derivate und andere nicht-steroidale anti-inflammatorische Substanzen, wie Phenytoin, Carbamazepin, Antidepressiva, Thiazid-Diuretika, Chinin, Allopurinol und Captopril. Sichere diagnostische Test zur Identifizierung der auslösenden Substanz gibt es nicht. Hauttests und Lymphozytentransformationstest werden zwar häufig angewandt, zeigen jedoch keine verläßlichen Ergebnisse (Bruynzeel).

11.5.1.4. Therapie

Wenn irgend möglich, sollte das auslösende Medikament aus Sicherheitsgründen abgesetzt werden. In den meisten Fällen sind die Symptome vorübergehend und nicht sehr ausgeprägt, so daß sich eine systemische oder lokale Therapie erübrigt. Zur Juckreizstillung ist eventuell eine interne Behandlung mit Antihistaminika indiziert (sofern es nicht diese waren, die das Exanthem ausgelöst hatten). Nur bei Hinzutreten weiterer Symptome (Fieber, Lymphknotenvergrößerung, Arthralgien) ist eventuell eine systemische Therapie mit Glucocorticoiden erforderlich.

Ein Unverträglichkeitsausweis zur Vermeidung einer erneuten Zufuhr des auslösenden Medikamentes oder auch strukturähnlicher Substanzen (Kreuzallergie) sollte ausgestellt werden.

11.6. Urtikaria and Angioödeme

Eine Urtikaria als unerwünschte Wirkung von Arzneimitteln tritt bei etwa 10 bis 30 % der Patienten mit "cutaneous adverse drug reactions" auf, nach den makulösen und makolo-papulösen Exanthemen ist es die häufigste Reaktion. Eine Urtikaria, Angioödeme und systemische anaphylaktische Reaktionen können isoliert oder kombiniert sowie gleichzeitig oder im zeitlichen Wechsel (alternierend) auftreten. Eine medikamentöse Urtikaria tritt meistens innerhalb von 36 Stunden nach Gabe des verantwortlichen Medikamentes auf, bei hochgradiger Sensibilisierung innerhalb von Minuten.

Eine Urtikaria kann auf zahlreiche Arten entstehen, sowohl allergisch als auch nicht-allergisch. Nach Ätiologie, Mechanismus und Bestandsdauer werden zahlreiche Formen der Urtikaria unterschieden, von denen nachfolgend nur die medikamentös induzierbaren aufgeführt sind.

11.6.1. IgE-vermittelte akute Urtikaria

Zu einer allergischen Urtikaria vom Soforttyp und ebenso den übrigen anaphylaktischen Symptomen nach bestimmten Medikamenten kommt es erst dann, wenn spezifische IgE-Antikörper vorhanden sind, also nachdem während einer Sensibilisierungsphase, einer klinisch erscheinungsfreien Periode, Antikörper gebildet worden sind. Eine klinische allergische Reaktion entsteht demgemäß in der Regel erst bei einem Zweitkontakt mit dem Allergen. In manchen Fällen allerdings ist eine solche Reaktion bereits während der erstmaligen Zufuhr des Arzneimittels möglich, dann nämlich, wenn sich diese über einen längeren Zeitraum erstreckt, so daß es zunächst zur klinisch stummen Sensibilisierungsphase mit der antigenstimulierten Synthese des spezifischen IgE kommt, die üblicherweise nach 5-10 Tagen abgeschlossen ist. Anschließend, sofern das Medikament auch weiterhin noch appliziert wurde oder sich noch Reste des Medikamentes bzw. seiner Metaboliten mit den wesentlichen Antigen-Determinanten im Organismus befinden, setzt dann die klinische allergische Reaktion ein, in diesem Fall als verzögert, obwohl es sich um eine Soforttyp-Reaktion handelt. Bei einer späteren Zufuhr des gleichen Allergens muß demgemäß mit einer sofortigen anaphylaktischen Reaktion gerechnet werden.

Die IgE-vermittelte akute Urtikaria durch Penicillin und andere Substanzen ist zwar die am besten erforschte Form, jedoch viel seltener als nicht-allergische Urtikaria-Formen, insbesondere die Intoleranz-Urtikaria. Das klinisch wichtigste und häufigste Beispiel für eine IgE-vermittelte Sofortreaktion stellt die Penicillin-Anaphylaxie dar, die unter anderen Symptomen auch mit einer Urtikaria bzw. einem Angioödem einhergeht. Die Dauer einer Penicillin-Urtikaria beträgt meist 1-5 Tage, doch kann aus der akuten eine chronische Urtikaria hervorgehen, die mehrere Wochen oder Monate bestehen bleiben kann. Penicilline sind nicht selten Ursache einer Urtikaria und gelegentlich auch eines gravierenden anaphylaktischen Schocks, eventuell sogar - sehr selten - mit Todesfolge. Immerhin wurden jährlich allein in den USA mehrere hundert Todesfälle der Penicillin-Therapie angelastet (Feinberg), und dabei fast alle der parenteralen Therapie.

Eine Urtikaria als allergische Sofortreaktion allein oder kombiniert mit weiteren Anaphylaxie-Symptomen ist jedoch nach vielen weiteren Medikamenten bekannt, darunter vor allem nach Analgetika der Pyrazolongruppe wie Propyphenazon, Metamizol und Amidopyrin, aber auch nach anderen Analgetika, z.B. Zomepirac (Gruppo Italiano). Weitere wichtige Anaphylaxie-Reaktionen, die auch eine Urtikaria umfassen, betreffen Patienten mit einer Hühnerei-Protein-Allergie, die insbesondere bei Schutzimpfungen mit hühnereiproteinhaltigen Impfstoffen streng zu beachten ist.

Allergische Reaktionen lassen sich bereits durch außerordentlich geringe Allergenmengen, etwa im Picogramm- bzw. Nanogrammbereich, auslösen, sind also im Gegensatz zu den nicht-allergischen Intoleranzreaktionen praktisch nicht dosisabhängig. Gravierende anaphylaktische Schocksymptome treten weitaus häufiger nach parenteraler als nach peroraler Gabe eines Medikamentes auf. Bereits aus diesem Grunde ist, sofern eine Wahlmöglichkeit besteht, der Medikation per os der Vorzug zu geben. Ein anaphylaktischer Schock nach einem oral verabreichten Medikament tritt üblicherweise später auf, und die Symptomatik läuft nicht in dem Maße dramatisch ab wie nach injizierten Medikamenten, was vielleicht doch für eine gewisse Dosisabhängigkeit spricht. Ganz allgemein gilt, daß die Reaktion umso gravierender abläuft, je früher die Symptome nach der Medikamentenzufuhr einsetzen.

11.6.1.1. Diagnostik

Die Anamnese ist die bei weitem wichtigste Maßnahme zur Aufklärung einer Urtikaria. Die spezielle Diagnostik bei IgE-vermittelter Urtikaria umfaßt Prick-, Scratch- oder Reibtests mit den fraglichen Substanzen. An Labortests steht der RAST zum Nachweis des spezifischen IgE zur Verfügung oder auch entsprechende Verfahren auf der Basis von Enzym-Immuno-Assays (EIA, FEIA). Wichtig aber ist die richtige Bewertung der Testergebnisse, keineswegs alle positiven Reaktionen sind ursächlich für die Urtikaria zu werten. Zur Kausalität gehört immer auch der anamnestische Bezug. Erschwert wird dies durch die Wechselhaftigkeit, die in gewissem Sinne Unberechenbarkeit, der Urtikaria, denn keineswegs regelmäßig tritt bei erneuter Exposition einer nachweislich ursächlichen Substanz auch wieder eine Urtikaria auf. Hier spielen oft zahlreiche weitere Einflüsse eine Rolle.

Zu beachten ist, daß Hauttests bei hochgradig Sensibilisierten nur bei strenger Indikation durchgeführt werden sollten, um generalisierte anaphylaktische Reaktionen zu vermeiden. Bei solchen Patienten sollte abgewartet werden, ob nicht allein Labortests ausreichende Informationen ergeben, damit auf Hauttests gänzlich verzichtet werden kann. Auch muß man während und nach der Testung auf schwere und schwerste anaphylaktische Allgemeinreaktionen jedenfalls vorbereitet sein, medikamentös, apparativ und personell, und sich immer wieder den Ablauf der Maßnahmen in solchen Notfallsituationen klarmachen, was auch die hinzugerufenen Hilfskräfte betrifft. Diese Kautelen gelten speziell für IgE-vermittelte Reaktionen, auch für die Urtikaria, zumal sich der Sensibilisierungsgrad des einzelnen nicht immer vor der Testung erkennen läßt.

Gesamt-IgE oder Hautbiopsie liefern keine diagnostisch relevanten Erkenntnisse.

11.7. Urtikaria als Teilmanifestation der Serumkrankheit

Auch hierbei handelt es sich um eine immunologische Urtikaria. Sie tritt jedoch verzögert auf, also erst wenige Tage bis 3 Wochen nach Injektion von Fremdserum, auftritt, wobei sie mit den übrigen Symptomen der Serumkrankheit verbunden sein kann, nicht selten aber auch nur einziges Symptom der Serumkrankheit darstellt. Diese ist das klassische Beispiel einer Immunkomplexkrankheit und durch folgende klinische Symptome gekennzeichnet, die auch einzeln oder verschieden kombiniert sein können: Fieber, Juckreiz, Urtikaria und Angioödem, schmerzhafte Gelenkschwellungen, ferner Vaskulitis, Mattigkeit, Lymphknotenvergrößerung, evtl. auch Nephritis und Endokarditis, begleitet von einer Eosinophilie.

Die Serumkrankheit entsteht dadurch, daß sich Immunkomplexe aus dem Antigen und IgG- und IgM-Antikörpern bilden, die dann Komplement aktivieren. Die Antikörper beginnen sich erst nach der Zufuhr des Antigens zu formieren, so daß hierdurch die charakteristische Latenzperiode von 5-14 Tagen entsteht, typischerweise 7-10 Tage, die nicht selten aber auch länger, bis zu 4 Wochen, dauern kann. Bei vorausgegangener Sensibilisierung setzen die Symptome dagegen bereits 12-36 Stunden nach der Antigenzufuhr ein.

Die klinischen Symptome zeichnen sich durch eine längere Bestandsdauer aus, sie beträgt zumeist einige Tage bis eine Woche, kann sich jedoch bis zu 4 Wochen ausdehnen. Solche Reaktionen mit und ohne Urtikaria sind vielfach nach Injektionen von heterologen Seren zu beobachten, woher auch der Name rührt. Sie ist heute nur noch selten zu beobachten.

Auslöser der Serumkrankheit sind nicht nur heterologe Seren, sondern auch Penicillin, Sulfonamide, Streptomycin, Aspirin, Thiouracile und Globulinpräparate.

11.8. Akute Urtikaria durch direkte Komplementaktivierung

Eine direkte Aktivierung des Komplementsystems über den "alternativen Weg" durch verschiedene Medikamente, z.B. Röntgenkontrastmittel und i.v.-Anästhetika kann zu anaphylaktoiden Reaktionen mit einer Urtikaria führen ebenso wie die passive Immunkomplexübertragung im Rahmen von Serum- oder

Gammaglobulin-Zufuhr. Hier sind in aller Regel IgG-Komplexe die verantwortlichen Auslöser. Proteinkomplexe in Humanalbuminlösungen oder Serumkonserven aktivieren gleichfalls das Komplementsystem oder wirken als Antigen.

11.9. Akute nicht-allergische Urtikaria

Zahlreiche Medikamente rufen auf verschiedene Weise eine nicht-allergische akute Urtikaria hervor. Die Entstehungsarten können hierbei vollkommen unterschiedlich sein.

11.9.1. Intoleranz-Urtikaria

Die häufigste medikamentös induzierte akute Urtikaria beruht auf einer pseudoallergischen Intoleranzreaktion durch Analgetika. Ein großer Teil dieser Reaktionen kann offenbar über eine Beeinflussung des Arachidonsäuremetabolismus, über eine medikamentöse Hemmung bzw. Blockade der Cyclooxygenase zustandekommen, die als Schlüsselenzym der Prostaglandin-Synthese fungiert, wobei es zu einer verstärkten Synthese von Lipoxygenase-Produkten der Arachidonsäure kommt. Diese Metaboliten bewirken dann die Vasodilatation und das Ödem der Urtikaria. Anaphylaktoide Intoleranzreaktionen wurden nach folgenden Medikamenten beobachtet: Acetylsalicylsäure, Diclofenac, Fenoprofen, Flufenaminsäure, Ibuprofen, Indometacin, Ketoprofen, Mefenaminsäure, Metamizol, Naproxen, Paracetamol, Piroxicam, Phenylbutazon, Tolmetin und einige anderen. Charakteristisch für diese Reaktionsform sind Dosisabhängigkeit und fehlende Immunphänomene. Eine orale oder auch inhalative Provokation unter geeigneten Kautelen ist zur Diagnostik möglich. In manchen Zentren ist eine orale Provokation in 30 mg-, 60 mg- etc. Schritten mit Acetylsalicylsäure (ASS) üblich. Da jedoch die Schwellendosis meist unter 30 mg ASS liegt, wird, beispielsweise i.R. einer adaptiven Desaktivierung, durch inhalative Provokation mit Lysin-ASS mit vorsichtiger Steigerung der ASS-Dosis begonnen (Analgetika-Asthma-Syndrom).

11.10. Urtikaria durch direkte Histaminfreisetzung

Zahlreiche Medikamente sind in vitro in der Lage, direkt Histamin und weitere Mediatoren aus basophilen Leukozyten bzw. Mastzellen freizusetzen, doch nur bei einem Teil dieser Arzneimittel muß auch klinisch damit gerechnet werden, daß eine Urtikaria und weitere Symptome der anaphylaktoiden Reaktion entstehen. In erster Linie sind dies Gelatine, Kodein, Morphin, Pethidin, Atropin, Polymyxin B, Curare und d-Tubocurarin, Röntgenkontrastmittel sowie andere Arzneimittel.

11.11. Angioödeme durch ACE-Hemmer

ACE-Hemmer wie Captopril und Enalapril rufen nicht nur eine Urtikaria, sondern relativ häufig auch Angioödeme im Bereich der Augen und der Lippen hervor. Der vermehrte Anfall von Bradykinin könnte hierfür verantwortlich sein, doch ist die exakte Pathogenese bislang nicht eindeutig geklärt. Offensichtlich besteht eine besondere individuelle Disposition der Patienten, die solche Angioödeme entwickeln.

11.12. Andere nicht-allergische Urtikaria-Formen

Zahlreiche andere Medikamente sind in der Lage, eine nicht-immunologische akute Urtikaria hervorzurufen, allerdings ohne daß in den meisten Fällen etwas über die Pathogenese bekannt wäre. Kolloidale Volumenersatzmittel, Röntgenkontrastmittel und Narkosemedikamente gehören hierzu.

11.12.1. Exazerbation von chronisch idiopathischer Urtikaria und Angioödem durch Acetylsalicylsäure (ASS)

Befragt man Patienten mit einer chronischen idiopathischen Urtikaria, dann berichtet ein Teil von ihnen, etwa 20-40 %, daß die Einnahme von Acetylsalicylsäure bzw. Aspirin regelmäßig oder manchmal zu einem erneuten Schub der Urtikaria oder des Angioödem führt (sog. Analgetika-Intoleranz vom Urtikaria/Quincke-Ödem-Typ). Ein weiterer Beweis ist der positive Ausfall eines oralen Provokationstests mit diesen Substanzen. Fest steht, daß es sich hierbei um eine nicht-immunologische Reaktion handelt, Antikörper können nicht nachgewiesen werden. Acetylsalicylsäure sollte in jedem Fall einer chronischen Urtikaria gemieden werden und grundsätzlich ist Zurückhaltung bei Verordnung von Analgetika angebracht.

11.13. Fixe Arzneimittelexantheme

Das klinische Bild besteht in einem (seltener auch mehreren) rotbräunlichen größeren Fleck, der sich bei erneuter Zufuhr des Pharmakons an derselben Stelle entwickelt (Abb. 11.11-11.15). Eine Blasenbildung zentral ist möglich. Typisch ist die braune Restverfärbung, die monate- oder jahrelang im Herdbereich erkennbar bleibt. Die Erkennung und Vermeidung der auslösenden Substanz sind erforderlich. Bei Blasenbildung ist ein Anstechen der Blasen und Betupfen mit einer desinfizierenden Lösung möglich. Ansonsten ist keine weitere Behandlung notwendig.

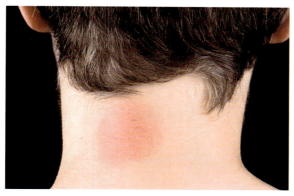

Abb. 11.11: Fixes Arzneimittelexanthem durch Cotrimoxazol. Antibiotika sind häufige Auslöser von fixen Arzneimittelexanthemen.

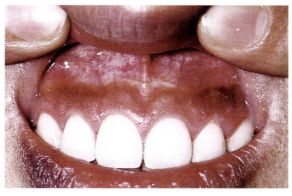

Abb. 11.12: Fixes Arzneimittelexanthem im Mundschleimhautbereich.

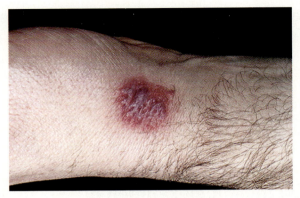

Abb. 11.13:   Fixes Arzneimittelexanthem. Charakteristisch ist der schmutzig-rote Farbton.

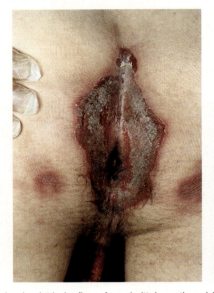

Abb. 11.14:   Die Anogenitalregion ist beim fixen Arzneimittelexanthem häufig betroffen.

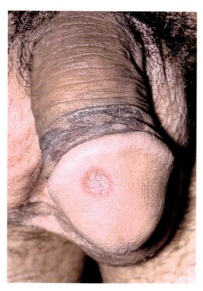

Abb. 11.15: Fixes Arzneimittelexanthem im Bereich der Glans penis.

11.14. Toxische epidermale Nekrolyse (TEN, medikamentöses Lyell-Syndrom)

Diese Krankheit, die medikamentös bedingt fast ausschließlich bei Erwachsenen entsteht, beruht auf einer mehr oder weniger rasch einsetzenden Nekrolyse der Keratinozyten der unteren Epidermisschichten, so daß die darüber gelegenen Anteile der Epidermis keine feste Verbindung zu ihrer Unterlage mehr besitzen, also verschieblich sind und schließlich nekrotisch werden. Hieraus resultiert nach grippeähnlichen Vorsymptomen und vielfach nach einem gehenden fleckigen Exanthem, eine flächenhafte Ablösung der Epidermis, so daß wie bei Verbrühungen großflächige Erosionen entstehen (Abb. 11.16-11.19 und 11.4). Allgemeinsymptome sind Schmerzen und allgemeine Beeinträchtigung sowie Symptome, die aus dem großflächigen Epidermisverlust resultieren: Kreislaufversagen mit Schocksymptomatik, Nierenversagen, Sepsis, toxische Innenorganschäden. Spätere Symptome und Folgezustände sind: Haar- und Nagelverlust, Pigmentierungen, Verwachsungen der Bindehaut (Symblepharon).

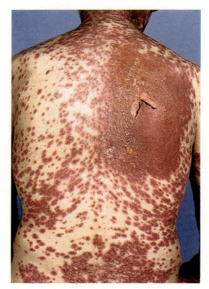

Abb. 11.16: Lyell-Syndrom.

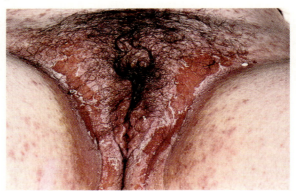

Abb. 11.17: Lyell-Syndrom.

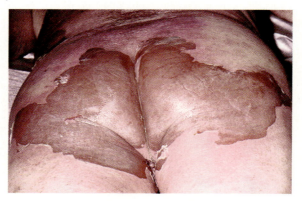

Abb. 11.18: Lyell-Syndrom.

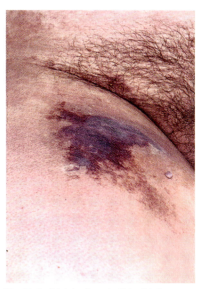

Abb. 11.19: Lyell-Syndrom. Zur Pathohistologie vgl. Abb. 11.4.

Eine Mitbeteiligung der Mundschleimhaut ist bei der toxischen epidermalen Nekrolyse obligat.

Die Grenzen zu gravierenden Formen des Erythema exsudativum multiforme, zum Stevens-Johnson-Syndrom, sind fließend.

Auslösende Medikamente sind heute vor allem Antibiotika, die Kombination Sulfamethoxazol/Trimethoprim, weitere Sulfonamide, Analgetika bzw. nichtsteroidale Antiphlogistika, Allopurinol, Carbamazepin und Phenytoin. In Einzelfällen jedoch ist eine toxische epidermale Nekrolyse nach zahlreichen weiteren Medikamenten aufgetreten.

Die Pathogenese ist noch weitgehend ungeklärt. Das gehäufte Auftreten von HLA-B12 legt eine genetische Disposition nahe. Dennoch ist ungeklärt, ob es sich bei der toxischen epidermalen Nekrolyse um eine Immunreaktion und deren Folgen handelt, oder ob sie durch andere toxische Substanzen, z.B. zirkulierende Toxine oder in der Haut entstehende toxische Metaboliten zustandekommt. Auffällig ist histologisch die geringe Anzahl von Entzündungszellen bei der großflächigen Nekrolyse der Epidermis. Dies spricht eher gegen einen Immunmechanismus als initialen Vorgang.

Die Erkrankung ist wie eine schwere Verbrennung zu behandeln. Klinisch-stationäre Therapie ist erforderlich, bei schwerem Verlauf auf einer Intensiv-Station.

11.15. Diagnostik bei unerwünschten Arzneimittelreaktionen

Die diagnostische Erfassung unerwünschter Arzneimittelreaktionen läuft in mehreren Schritten ab. Zunächst sollte abgeklärt werden, ob es sich bei der vorhandenen Symptomatik überhaupt um eine unerwünschte Arzneimittelreaktion handelt und nicht um eine Krankheit anderer Ursache. Hierzu erfolgt die morphologische Einordnung der vorhandenen Haut- oder Schleimhautsymptomatik und es ist zu erwägen, ob eine solche Symptomatik überhaupt durch Arzneimittel auslösbar ist. Ist dies zu bejahen oder zumindest nicht gänzlich auszuschließen, so sollte versucht werden, den ursächlichen Zusammenhang zwischen Medikamenteneinnahme und Hautkrankheit nachzuweisen mit dem Ziel, das verantwortliche Medikament zu identifizieren. Vorher ist festzustellen, ob der Patient überhaupt ein Medikament zu sich genommen hat (☞ unter Anamnese). Ist dies nämlich nicht der Fall, dann kann es sich auch nicht um eine "adverse drug reaction" handeln, auch wenn die klinische Symptomatik dies noch so nahelegen mag. So banal diese Feststellung auch ist, sie besitzt durchaus eine praktische Bedeutung, denn nicht ganz selten wird der Dermatologe zu Exanthemen konsiliarisch hinzugezogen, die weder als "adverse drug reaction", noch andersartig zu klären sind. Anschließend ist zu eruieren, welches Medikament ursächlich in Betracht kommen kann, um, falls erforderlich, eine laufende Behandlung abzubrechen oder unter Umständen fortführen zu können. Auch sind dann Maßnahmen zu treffen, um eine erneute spätere Exposition - etwa aufgrund einer mangelhaften Information von Patient und behandelndem Arzt - mit einer darauffolgenden, vielleicht sogar lebensbedrohlichen Rezidivsymptomatik zu vermeiden.

Wichtigstes Element bei der diagnostischen Eingrenzung ist die sorgfältige und gründliche Anamneseerhebung. Durch die Vielzahl und Verschiedenheit der Reaktionsformen von Arzneimittel-Unverträglichkeiten, die größtenteils in ihrer Pathogenese keineswegs bekannt sind, ist die Situation, soweit sie die Labordiagnostik betrifft, heute noch keineswegs befriedigend. Die Gründe hierfür liegen vor allem in der Heterogenität der zahlreichen Reaktionsarten, die teilweise auch nebeneinander ablaufen, sowie in der Vielfalt der antigenen Determinanten, von denen viele bisher noch nicht immunchemisch untersucht werden konnten. Hieraus ergibt sich auch, daß es eine einzige ideale Testmethode zum Nachweis einer Arzneimittelunverträglichkeit nicht gibt und eine solche auch nicht erwartet werden kann.

Bei der Diagnostik von Unverträglichkeitsreaktionen stellt die oft schwierige und zu wenig kritische Bewertung der Haut- und Labortestergebnisse eine gewisse Fehlerquelle dar. Negative Ergebnisse, die vielfach darauf beruhen, daß die Testmethode ungeeignet war, werden manchmal zu Unrecht als Hinweis dafür angesehen, daß das getestete Medikament gut verträglich sei. Hauttests sind überhaupt nur bei allergischen Hautreaktionen sinnvoll, sie sind auch noch berechtigt bei fraglich allergischen Reaktionen, dagegen nicht sinnvoll bei nicht-allergischen Reaktionen wie z.B. bei Überdosierungseffekten, Idiosynkrasie oder Ablagerungen des Medikaments in der Haut, wie beispielsweise bei den heute seltenen Schwermetallablagerungen oder den Ablagerungen von Polyvinylpyrrolidon. Positive Befunde sind gleichfalls keineswegs immer ein Hinweis auf eine Gefährdung des Patienten bei erneuter Verabreichung des Medikamentes. Ein Beispiel hierfür ist das Auftreten agglutinierender Antikörper nach Penicillin-Therapie bei fast allen Patienten, wobei diese Antikörper in der Regel klinisch keine Bedeutung besitzen und keine Krankheitssymptome auslösen.

Zur Identifizierung des auslösenden Medikamentes dienen die in Tab. 11.7 aufgeführten diagnostischen Maßnahmen.

Bei den nicht-allergischen unerwünschten Arzneimittelwirkungen entfallen Hauttests als diagnostische Maßnahmen. Hauttests und In-vitro-Tests sind jedoch selbst bei allergischen und fraglich allergischen Reaktionsformen keineswegs stets für den diagnostischen Einsatz geeignet (s.u.). Dementsprechend kommt der Eigen- und eventuell auch der Fremdanamnese grundsätzlich eine besondere Bedeutung zu. Die Rückbildung der Hautveränderungen nach Absetzen des Medikaments ist diagnostisch ebenfalls bedeutsam, jedoch nicht immer beweisend. Im übrigen kann lediglich noch eine diagnostische Reexposition in Frage kommen, die allerdings wiederum mit Risiken für den Patienten verbunden sein kann und daher erst nach Ausschöpfung der übrigen diagnostischen Maßnahmen eingesetzt werden sollte. Deshalb greift man meist auch nur dann auf die diagnostische Reexposition zurück, wenn sich danach aus dem Ergebnis therapeutische Konsequenzen ergeben.

11.15.1. Anamnese

Eine genaue Anamneseerhebung liefert die wichtigsten Informationen über eventuell auslösende Medikamente. Ihr kommt bei der Abklärung unerwünschter Arzneimittelreaktionen der höchste Stellenwert zu. Zunächst sind die Angaben über vorausgegangene Unverträglichkeitsreaktionen und ihre Ursachen von großer Bedeutung, ebenso sind weitere disponierende Faktoren zu erfragen. Da in den meisten Fällen ein deutlicher zeitlicher Zusammenhang zwischen Einnahme eines Medikamentes und Beginn der unerwünschten Arzneimittelreaktion besteht, müssen alle Medikamente erfaßt werden, die der Patient vor der jetzigen unerwünschten Arzneimittelreaktion erhalten hat, und weiterhin der genaue Zeitraum der Zufuhr, Höhe der täglichen Dosierung, Gesamtdosis und Beginn der Hauterscheinungen. Wichtig ist zudem die Information, ob es sich um ein einzelnes oder um mehrere Medikamente gehandelt hat. Stets muß auch gezielt nach verschiedenen Applikationsformen, beispielsweise Tropfen, Suppositorien und Injektionen gefragt werden. Auch gelten für viele Patienten Abführmittel, Impfstoffe und sogar auch Antikonzeptiva nicht als Arzneimittel, weshalb stets speziell nach ihnen gefragt werden sollte. Dabei hat es sich vielfach bewährt, daß der Patient hierzu in Ruhe schriftliche Angaben macht, denn nicht wenige Patienten benötigen längere Zeit, um sich genau erinnern zu können.

Bei Negieren einer jeglichen Medikamenteneinnahme sollte man nach dem letzten Einnahmezeitpunkt von Tabletten überhaupt fragen und im übrigen auch nach der damaligen Indikation: "Wann haben Sie zuletzt eine Kopfschmerztablette (Grippetablette, Schlaftablette) eingenommen?"

Jedem Arzt ist bekannt, daß bei wiederholter eingehender Befragung häufig noch weitere Medikamente angegeben werden, an die sich der Patient erst zwischenzeitlich wieder erinnert. Die anzuwendende Fragetechnik hat sich auch an dem Aufnahmevermögen des Patienten zu orientieren.

Diese anamnestischen Bemühungen bei Arzneimittelreaktionen erfordern Zeit und Zuwendung. Da zahlreiche Reaktionsformen nicht nur durch Medikamente, sondern auch durch andere exogene Faktoren wie z.B. Nahrungsmittel und Farbstoffe in Nahrungsmitteln zustande kommen, sollte sich die Anamnese auch hierauf beziehen, z.B. auf Hülsenfrüchte, speziell Linsen, die selten Ursache eines fixen Arzneimittelexanthems sein können.

Aus der Anamnese sollte auch die Indikationsstellung der Medikation hervorgehen und des weiteren, ob das Medikament noch eingenommen wird bzw. wie lange schon nicht mehr, und ob sich die Hauterscheinungen nach Absetzen des Arzneimittels gebessert haben. Auch sollte erfragt werden, ob und wie häufig dieses oder ein ähnliches Präparat bereits früher eingenommen worden war. An dieser Stelle ist auch auf die Tatsache hinzuweisen, daß Medikamente oder deren Metaboliten auch unwissentlich mit der Nahrung aufgenommen werden können, z.B. Chinin in Getränken oder Spuren von Antibiotika, Sedativa oder Hormonen in Produkten entsprechend behandelter Tiere.

Bei der sorgfältigen Anamnese sollte der befragende Arzt auch an die zahlreichen anderen seltenen und unerwarteten Wege der Arzneimittelzufuhr denken.

Die Fremdanamnese wird normalerweise von den Familienangehörigen erhoben, wobei auch hier wie stets die Irrtumsmöglichkeiten der Befragten in Betracht gezogen werden müssen. Nicht selten ist eine Rücksprache mit dem verordnenden Arzt zur Identifizierung des Medikaments erforderlich.

Bei der Beurteilung des zeitlichen Zusammenhangs ist zu bedenken, daß einige Arzneimittelreaktionen erst lange nach der Zufuhr des Medikaments auftreten. Dies betrifft z.B. die Granulome durch die Träger- und Verzögerungssubstanz Polyvinylpyrrolidon, die erst Monate bis Jahre nach der Zufuhr auftreten. Die jahrzehntelange Latenz zwischen einer eventuell therapeutischen Zufuhr von Arsen bei Anämie und bei verschiedenen Dermatosen und dem Auftreten der Arsenfolgen in Form von z.B. Arsenkeratosen und malignen Tumoren ist ein weiteres Beispiel aus der Vergangenheit.

Im Kindesalter ist die Fremdanamnese der Eckpfeiler der Diagnostik. Bei Kindern muß auch stets an die akzidentelle Einnahme von im Haushalt zugänglichen Medikamenten gedacht werden. Hierzu müssen die Eltern besonders befragt werden, also auch, ob andere Familienmitglieder Medikamente einnehmen und um welche Medikamente es ich handelt. Bei Säuglingen sind unerwünschte Arzneireaktionen durch Medikamente möglich, die von der Mutter eingenommen wurden und die, eventuell auch in Form von Metaboliten, via Muttermilch in den kindlichen Organismus gelangen, so daß also auch die Medikamente der stillenden Mutter erfragt werden müssen.

Auch im Hinblick auf kürzlich zurückliegende Schutzimpfungen sollten die Eltern genau befragt werden. Gerade bei Arzneimittelreaktionen im Kindesalter ist eine Rücksprache mit dem behandelnden Haus- oder Kinderarzt vielfach erforderlich.

Bei älteren und alten Menschen ist es ebenfalls öfters notwendig, Angehörige oder Pflegepersonen mitzubefragen, um weitere Informationen über eventuell eingenommene Medikamente zu erhalten.

11.15.2. Karenzversuch

In den meisten Fällen gibt das Abklingen einer unerwünschten Arzneimittelreaktion nach Absetzen des verantwortlichen Medikaments einen weiteren wichtigen Hinweis auf den ursächlichen Zusammenhang. Allerdings wird die Bedeutung dieser Information durch einige Punkte eingeschränkt. Viele Arzneimittelreaktionen klingen erst lange nach dem Absetzen des Medikamentes ab, da die Substanz oder deren Metaboliten noch längere Zeit im Körper verbleiben und dort weiterhin die toxische oder allergische Reaktion hervorrufen. So kann eine Penicillin-Urtikaria noch mehrere Wochen oder sogar Monate nach Absetzen des Penicillins fortbestehen. Arzneimittelbedingte Krankheiten, die beispielsweise mit Ablagerung von Fremdsubstanzen im Gewebe einhergehen, bilden sich vielfach erst, wenn überhaupt, nach längerer Zeit zurück. Andere Krankheiten treten von sich aus erst lange nach Zufuhr des Medikamentes auf. Andererseits beweist die Rückbildung von Hauterscheinungen nach Absetzen eines Medikaments nicht unbedingt in jedem Falle, daß das entsprechende Arzneimittel auch die Ursache für die Symptome war, die Rückbildung kann auch aus anderen Gründen erfolgen, z.B. ein ohnehin spontaner Rückgang eines infektiösen Exanthems. Auch gibt es eine Reihe unerwünschter Arzneimittelreaktionen, die trotz Fortführung der Medikation abklingen; bekanntestes Beispiel dafür ist das Ampicillinexanthem. Hierbei ist der Karenzversuch ohne diagnostische Bedeutung.

Ein Karenzversuch ist ebenfalls nicht möglich, wenn Medikamente durch Zusatz von z.B. Träger- bzw. Verzögerungssubstanzen über längere Zeit im Organismus freigesetzt werden, also bei Anwendung von Depot- bzw. von Langzeit-Präparaten.

Bei Kreuzallergien erbringt ein Karenzversuch dann keine wesentliche Aufschlüsse, wenn ein artverwandtes Medikament das ursprünglich gegebene ersetzt.

11.15.3. In-vivo-Tests

In-vivo-Tests sind nur beim Vorliegen allergischer Arzneimittelreaktionen sinnvoll. Sie umfassen den Epikutantest, den Prick-Test, den Scratch-Test und den Intrakutan-Test sowie den Prausnitz-Küstner-Versuch, der heute jedoch verlassen ist.

Daß in-vivo-Tests, also in erster Linie die Epikutantestung, wertvolle diagnostische Hilfsmittel bei geeigneter Indikation darstellen, steht außer Zweifel. In welchem Ausmaß sie jedoch bei unerwünschten Arzneimittelreaktionen sinnvoll sind, war stets Gegenstand erheblicher Kontroversen. Denn auch bei richtiger Indikationsstellung liefern sie keineswegs bei allen Patienten positive Resultate.

11.15.4. Epikutantestung

Bei der Epikutantestung werden Arzneimittel in geeigneter Konzentration, gelöst in weißer Vaseline, mit oder ohne Zusatz von 30 % Dimethylsulfoxid (DMSO), oder in anderen Lösungsmitteln für 24 oder 48 Stunden offen oder unter einem Testpflaster auf der Haut belassen. Nach Abnahme des Testpflasters wird 30 Minuten und 24 sowie 48 Stunden später am Testort abgelesen, ob sich dort eine positive Reaktion in Form einer Kontaktdermatitis entwickelt hat. In der Regel dient die Epikutantestung zum Nachweis des Kontaktallergens bei einer exogenen allergischen Kontaktdermatitis. Liegt eine Kontaktallergie vor, so ist sie normalerweise auch auf diese Weise nachweisbar, da bei ihr stets das gesamte Hautorgan und damit auch der Bezirk der Epikutantestung und nicht nur die von der Dermatitis betroffene Region sensibilisiert ist. Bei Hautveränderungen, die durch intern verabreichte Medikamente ausgelöst sind, ist die Epikutantestung nur beschränkt verwendbar. Denn nur für einen geringen Teil der unerwünschten Reaktionen ist gesichert, daß es sich um eine Reaktion vom Typ IV nach Gell und Coombs handelt, also um eine Spätreaktion, für die die Epikutantestung eine geeignete Nachweismethode ist. Dies gilt beispielsweise für das - seltene - "hämatogene Kontaktekzem".

Indikationen für eine Epikutantestung sind:
- makulo-papulöse Exantheme
- fixe Arzneimittelexantheme (Testung im Herdbereich)
- Progressive Pigmentpurpura (Testung im Herdbereich)
- hämatogene Kontaktekzeme
- photoallergische Reaktionen
- eventuell weitere entzündliche Arzneimittelreaktionen wie z.B. exanthematische Infiltrate und urtikarielle Exantheme (Vorsicht bei hochgradiger Sensibilisierung!)

Die Epikutantestung mit Arzneimitteln sollte gezielt mit den in Frage kommenden Wirkstoffen oder Additiva erfolgen. Sie ist technisch leicht durchführbar und im allgemeinen ungefährlich. Besondere Vorsicht ist allerdings bei hochgradiger Sensibilisierung geboten, so sind bereits durch die außerordentlich geringen Mengen der Substanz, die bei der Epikutantestung resorbiert werden, anaphylaktische Reaktionen von unterschiedlichem Schweregrad öfters beobachtet worden. Eine Kontakturtikaria am Ort der Epikutantestung, die sich etwa 30 bis 60 Minuten nach Testbeginn entwickelte, zeigte sich bei 10 von 26 Patienten mit vorausgegangenen anaphylaktischen Reaktionen auf Pyrazolonderivate. Anaphylaktische Reaktionen nach Epikutantestung sind außer von Pyrazolonderivaten und vor allem auch von Penicillin und Aminoglykosiden bekannt.

11.15.5. Kutantests

Hierunter werden Prick-Test, Scratch- und Intradermal-Test zusammengefaßt. Als Erfolgsreaktion ist am Testort nach 10-20 Minuten eine Quaddelbildung zu verzeichnen. Die Domäne dieser Testformen sind die immunologischen Sofortreaktionen, also die Reaktionen vom Typ I nach Gell und Coombs, und damit sind sie in erster Linie bei Urtikaria und Angioödem zu verwenden. Auch bei etwa einem Drittel der Patienten mit makulo-papulösen Arzneimittelexanthemen, also Reaktionsformen, die dem Typ IV nach Gell und Coombs, der zellvermittelten immunologischen Reaktion, zugerechnet werden, fallen die Kutantests positiv aus. Nur in Ausnahmefällen dagegen zeigen Kutantests bei Patienten mit Arthus-Reaktionen, Typ-III-Reaktionen, z.B. Vasculitis allergica, einen positiven Ausfall.

In aller Regel werden Medikamente als Reinsubstanzen zur Testung verwendet, wobei generell die hochmolekularen Antigene wie z.B. Insulin zuverlässigere Testergebnisse erbringen, während niedermolekulare Substanzen häufiger falsch-negative Resultate liefern. Durch Koppelung an ein Polypeptid-Trägermolekül wird bei diesen die diagnostische Aussagekraft wesentlich verbessert, z.B. bei Verwendung von Polylysin-Konjugaten, z.B. Penicilloyl-Polylysinen oder Aspirinyl-Polylysinen.

Kutantests sind zum Nachweis nicht-allergischer Reaktionen ungeeignet, insbesondere bei anaphylaktoiden Reaktionen durch Acetylsalicylsäure, nichtsteroidale Antiphlogistika, Röntgenkontrastmittel und direkte Histaminliberatoren.

Da Kutantests mit Medikamenten bei hochgradig Sensibilisierten gravierende Zwischenfälle hervorrufen können, sollten sie den in solchen Testformen erfahrenen Dermatologen bzw. Allergologen vorbehalten bleiben.

11.15.6. In-vitro-Tests

Zum Nachweis einer Arzneimittelunverträglichkeit stehen zahlreiche In-vitro-Tests zur Verfügung (Tab. 11.8). Die meisten von ihnen erfordern einen größeren labortechnischen Aufwand, so daß ihre praktische Verwendung wesentlich eingeschränkt ist. Mit In-vitro-Tests lassen sich bestimmte Teilabläufe der immunologischen Reaktionen des Organismus, oft nur unter unphysiologischen Bedingungen, "nachbauen", so daß ihre Aussagekraft vielfach kritisch bewertet werden muß. Auch ist zu bedenken, daß beim Patienten ein Gleichgewicht zwischen Antikörperproduktion und -elimination vorliegt, was sich z.B. in der Weise auswirken kann, daß Antikörper zwar produziert werden, jedoch durch Bindung an das Medikament oder seine Metaboliten, die sich als Reste noch eine Zeitlang im Organismus befinden, verbraucht werden. Ein Test zum Nachweis von freien Antikörpern muß in einer solchen Situation zwangsläufig ein falsch-negatives Ergebnis liefern. Wichtig zur Beurteilung der Validität von In-vitro-Tests ist auch der Zeitpunkt der Blutentnahme, da der Antikörpertiter in der Regel einen charakteristischen Verlauf hat, was vor allem beim Nachweis von Penicillin-Antikörpern wichtig ist.

11.15.6.1. Radio-Allergo-Sorbens-Test (RAST)

Mit dieser radio- oder analog auch enzymimmunologischen Technik ist ein Nachweis spezifischer IgE-Antikörper im Serum möglich und so auch von Antikörpern gegen Arzneimittel. Diese empfindliche In-vitro-Technik erlaubt auch den Nachweis von IgE-Antikörpern, die sich gegen einige hochmolekulare Arzneimittel richten. Kommerziell stehen bislang erst Tests auf spezifisches IgE gegen Penicilloyl G, Penicilloyl V, Insulin (vom Schwein und vom Rind) und ACTH zur Verfügung. Aus technischen Gründen ist der RAST allerdings auf Arzneimittel mit Proteincharakter bzw. auf die an Proteine gebundenen Arzneimittel beschränkt. Gleichartige Tests sind auch zum Nachweis von Antikörpern des IgG-Typ möglich (Wälti u. Mitarb.), jedoch bislang kommerziell nicht erhältlich.

11.15.6.2. Histamin-Freisetzungstest

Das Prinzip dieser Untersuchungsmethode beruht auf Folgendem: Bei Produktion von spezifischem IgE befindet sich dies nicht nur frei in der Zirkulation, sondern ein Teil der Antikörper ist zellgebunden, und zwar auf der Oberfläche von basophilen Leukozyten und Mastzellen. Reagieren zwei benachbarte IgE-Moleküle dort mit einem Antigen, z.B. Benzylpenicillin, wird die Zellmembran permeabel, und es kommt zur Freisetzung von Histamin aus den intrazellulären Granula, das dann gemessen wird. Eine vollautomatische Durchführung der Histaminbestimmungen mit Hilfe eines Autoanalysers bedeutet dabei eine wesentliche Erleichterung. Aufgrund der technischen Aufwendigkeit der Methode wurde sie jedoch bislang wenig eingesetzt, und zwar insbesondere lediglich für Benzylpenicillin und Penicilloylpolylysin. Der routinemäßige Einsatz dieser Bestimmung ist derzeit, jedenfalls bei der Diagnostik von Arzneimittelallergien, nicht möglich.

Die Vorteile gegenüber dem RAST liegen darin, daß sich auch unerwünschte Arzneimittelreaktionen erfassen lassen, bei deren Zustandekommen nicht nur IgE, sondern auch IgG und Komplement beteiligt sind.

11.15.6.3. Basophilen-Degranulationstests

Ähnlich wie beim Histamin-Freisetzungstest dient der direkte und der indirekte Basophilen-Degranulationstest zur Bestimmung spezifischer Antikörper, vor allem von IgE. Dies erfolgt dabei nicht durch chemische Bestimmung des freigesetzten Histamins, sondern durch logische Beurteilung der basophilen Leukozyten, die dann ihre Granula verlieren.

Beim direkten Basophilen-Degranulationstest wird Patientenblut mit einer Lösung des betroffenen Medikaments vermischt, und nach Anreicherung der Leukozyten werden anschließend die Basophilen beurteilt. Die geringe Zahl der basophilen Leukozyten im peripheren Blut erschwert jedoch die Beurteilung erheblich, weshalb heute in der Regel der indirekte Basophilen-Degranulationstest durchgeführt wird. Hierbei werden auf einem Objektträger jeweils ein Tropfen eines Leukozytenkonzentrates vom Kaninchen, der Medikamentenlösung und des Patientenserums aufgetragen und gemischt, wonach anschließend die Granula der basophilen Leukozyten beurteilt werden.

Falsch-positive und falsch-negative Reaktionen sind nicht selten, so daß auch dieser Test bislang in der Routine keine wesentliche Verbreitung erfuhr.

11.15.6.4. Passive-Hämagglutination-Test

Für die Untersuchung auf passive Hämagglutination werden entsprechend präparierte, Allergen-beladene Erythrozyten zur Bestimmung spezifischer Antikörper vom IgG- und IgM-Typ verwendet, die dann zur Agglutination der Erythrozyten führen. Vor allem wird dieser Test zum Nachweis von gegen Penicillin gerichteten Antikörpern verwendet. Es handelt sich zwar um einen außerordentlich empfindlichen, allerdings methodischen nicht ganz einfachen Test. Die passive Hämagglutination erlaubt auch die Untersuchung auf Kreuzreaktivität chemisch verwandter Substanzen.

11.15.6.5. Lymphozytentransformationstest (LTT)

Bei diesem etwas aufwendigen Test wird das verdächtige Arzneimittel in geeigneter Konzentration zu einer Lymphozytensuspension des Patienten gegeben, die dann in Kultur gehalten wird. Bei Anwesenheit von sensibilisierten Lymphozyten kommt es zu einer Antigen-Antikörper-Reaktion und nachfolgend zu einer Transformation eines Teils der Lymphozyten in Lymphoblasten, die morphologisch erkennbar und deren Anteil wegen der einsetzenden Synthese von Desoxyribonukleinsäure (DNS) durch eine verstärkte Inkorporation von H3-Thymidin meßbar ist. Ein Kontrollansatz mit Phythämagglutinin (PHA) bzw. Concanavalin A (Con A) informiert als positive Kontrolle über die maximale Stimulierbarkeit der Lymphozyten überhaupt, und als negative Kontrolle dient eine gleichartige Lymphozytenkultur, der anfangs statt des Medikamentes lediglich die gleiche Volumenmenge Kulturmedium zugesetzt wird.

Das Haupteinsatzgebiet des Lymphozytentransformationstests sind die makulo-papulösen Arzneimittelexantheme, die sich hiermit in bis zu etwa 30-50 % der Fälle aufklären lassen. Doch finden sich positive Reaktionen keineswegs nur bei der Spätreaktion, dem Typ IV nach Gell und Coombs, sondern durchaus auch bei Typ-I-Reaktionen, also Sofortreaktionen, und Typ-III-Reaktionen wie bei Purpura Schönlein, Vasculitis allergica oder Erythema exsudativum multiforme. Sogar eine Typ-II-Reaktion vom zytotoxischen Typ ist manchmal im LTT zu erfassen, womit sich als die Reichweite dieses Tests auf alle vier Reaktionstypen erstreckt, allerdings mit besonderer Akzentuierung der zellvermittelten Spätreaktion. Positive Reaktionen fanden sich besonders nach Isoniazid, Sulfonamiden, Streptomycin, Phenobarbital, Penicillin und Furosemid.

Unspezifische Stimulierungen sind allerdings ebenfalls möglich, was bei der Bewertung berücksichtigt werden muß. Überhaupt handelt es sich um eine Reaktion, die von vielen Faktoren beeinflußt wird; diese mangelnde Spezifität begrenzt die Verwertbarkeit dieses Tests leider erheblich.

11.15.6.6. Leukozyten- bzw. Makrophagenmigrationshemmtest (LMHT, MMHT)

Hierbei werden bei Anwesenheit des medikamentösen Antigens in Verbindung mit sensibilisierten Lymphozyten von diesen biologisch aktive Proteine sezerniert, die die Wanderung von Makrophagen aus Meerschweinchenperitonealexsudat hemmen. Es handelt sich damit um den Nachweis eines der Lymphokine (des Makrophagen-Migrations-inhibierenden Faktors, MIF), die von sensibilisierten Lymphozyten, aktivierten T-Lymphozyten, bei Antigenkontakt freigesetzt werden. Die Technik ist aufwendig und zeitraubend, so daß dieser Test für Routinefragestellungen nicht zur Verfügung steht. Auch gibt es eine Reihe von Medikamenten, die die Migration bereits unspezifisch hemmen (z.B. Sulfanilamide, Streptomycin, Phenothiazine), was die Anwendung diese Untersuchungsverfahrens weiter einschränkt. Ferner sind zahlreiche Medikamente nur in saurem pH-Milieu löslich, bei dem die Makrophagen nicht vital bleiben, was ebenfalls einen limitierenden Faktor darstellt.

11.15.6.7. Thrombozytopenischer Index

Diese Nachweismethode ist mit einer diagnostischen Reexposition des Patienten verbunden und wird heute wegen einer möglichen Gefährdung des zu Untersuchenden nur in Ausnahmefällen und nicht routinemäßig angewendet. Die Thrombozytenzahl wird hierbei vor sowie eine halbe, eine ganze und eineinhalb Stunden nach der medikamentösen Exposition im Blut bestimmt. Eine deutliche Verminderung der Thrombozytenzahl (um mehr als 20 %) ist als positiver Testausfall zu werten, der einen ursächlichen Zusammenhang zwischen dem verwendeten Medikament und der Unverträglichkeitsreaktion nahelegt.

Solche Thrombozytenverminderungen wurden bei arzneimittelinduzierten allergologischen Reaktionen vom Typ I, III und IV beobachtet (Storck; Wüthrich u. Clasen).

11.15.6.8. Weitere Tests

Eine Reihe weiterer Tests wurde zur Identifizierung bzw. Bestätigung auslösender Medikamente herangezogen, ohne daß sie sich jedoch für die praktische Anwendung in der Routine eignen. Dies betrifft den Leukozyten-Adhärenz-Inhibitions-Test (LAIT), wobei das Adhärenzverhalten von Leukozyten an Glasoberflächen in Gegenwart von Arzneimittelallergenen geprüft wird. Bei 50 % der Patienten mit makulopapulösen Arzneimittelexanthemen zeigte sich eine deutliche Herabsetzung des Adhärenzvermögens. Bei Patienten mit Arzneimittelreaktionen vom Typ III und Typ I dagegen ergaben sich wesentlich seltener positive Resultate.

Beim Rosettentest wird die rosettenförmige Anordnung aktivierter Zellen um antigenbeladene Erythrozyten als positiver Testausfall beurteilt. Die Anwendung dieses relativ einfachen Tests wird jedoch dadurch limitiert, daß die Arzneimittel entweder von sich aus bereits eine Affinität zur Erythrozytenoberfläche besitzen müssen oder, wenn dies nicht der Fall ist, dort fixiert werden müssen. Das Testergebnis liegt bereits nach 4-6 Stunden vor.

Andere Tests sind die nephelometrische Zweistufenreaktion nach Hoigné, ferner der Rattenmastzelldegranulations-Test, der Bakteriophagenhemm-Test (Hemmung der bakteriolytischen Aktivität von Bakteriophagen, nachdem das zu untersuchende Antigen an diese gekoppelt wurde) und der modifizierte Coombs-Test.

11.15.7. Reexposition (Provokationstests)

Ein Provokationstest sollte stets erst am Ende aller diagnostischen Maßnahmen stehen, da er zwar zuverlässig, jedoch vielfach mit Risiken für den Patienten belastet ist. Denn eine diagnostische Reexposition kann bei entsprechender medikamentös bedingter Vorerkrankung auch in niedriger Dosierung unter Umständen einen erneuten anaphylaktischen Schock, einen Thrombozytensturz oder eine toxische epidermale Nekrolyse nach sich ziehen.

Die Reexposition aus diagnostischen Gründen ist nur dann gerechtfertigt, wenn die Identifizierung des auslösenden Medikaments auf andere Weise nicht gelingt, sie jedoch wegen therapeutischer Konsequenzen unbedingt notwendig ist und den Patienten nicht unnötig gefährdet. Wie hoch das wahrscheinliche Risiko ist und ob es in einem adäquaten Verhältnis zur diagnostischen Aussagemöglichkeit steht, muß bei jedem einzelnen Patienten sorgfältig abgewogen werden. Die Ansichten über dieses Risiko für den Patienten sind nicht einheitlich, so daß Reexpositionen in sehr unterschiedlicher Häufigkeit durchgeführt werden. Wichtige Informationen über das Risiko liefert die Art der vorausgegangenen unerwünschten Arzneimittelreaktion. Am höchsten ist das Risiko eines Zwischenfalls bei Urtikaria bzw. anaphylaktischem Schock, toxischer epidermaler Nekrolyse und allergischer Thrombozytopenie einzuschätzen, weshalb Reexpositionen hierbei vielfach abgelehnt werden.

11.15. Diagnostik bei unerwünschten Arzneimittelreaktionen

Die "Erfolgsreaktion" nach einer Reexposition kann im Vergleich zur Vorreaktion in gleichem Ausmaß, abgeschwächt oder auch verstärkt auftreten. Für diese Unterschiede sind zahlreiche Regulationsmechanismen des Organismus verantwortlich, die bislang diagnostisch nicht zugänglich sind.

Außerdem sind die unerwünschten Begleitreaktionen bei der diagnostischen (oder einer akzidentellen) Reexposition nicht immer vom gleichen Typ wie bei der Erstexposition. Einer Urtikaria kann nach Reexposition ein anaphylaktischer Schock folgen, ebenso wie ein makulo-papulöses Exanthem bei Reexposition von einer exfoliativen Dermatitis gefolgt sein kann. Das "nil nocere" muß gerade bei der Reexposition besonders beachtet werden, auch wenn sie die diagnostische Maßnahme mit dem höchsten Aussagewert und der größten Sicherheit darstellt.

Nicht immer ist es einfach, den richtigen Weg im Spannungsfeld zwischen diagnostischem Eifer auf der einen Seite und unangebrachter diagnostischer Zurückhaltung auf der anderen Seite zu finden. Entscheidend ist die sorgfältige Abwägung zwischen einer eventuellen Gefährdung des Patienten und dem für ihn erreichbaren Nutzen der Diagnostik, wobei der Untersucher umfassend über den bisherigen Kenntnisstand informiert sein sollte.

Eine medikamentöse Reexposition sollte nach Möglichkeit in einer Klinik erfolgen, denn dort ist die erforderliche Beobachtung des Patienten gewährleistet, und bei unerwünschten starken Reaktionen kann unverzüglich eine Behandlung einsetzen. Die Testdosis hängt von der Art der vorausgegangenen Unverträglichkeitsreaktion ab und kann an aufeinander folgenden Tagen von 1 auf 10, 25, 50 und schließlich auf 100 % der therapeutischen Einzeldosis gesteigert werden, bis eine Reaktion eintritt. Stets sollte eine orale Provokation morgens erfolgen, und anschließend ist die Körpertemperatur regelmäßig zu kontrollieren. Reaktionen sind in den ersten drei Stunden nach der Reexposition zu erwarten. Je stärker die Reaktionen sind, desto eher treten sie im allgemeinen auch auf.

Orale Provokationstests sollten erst 1-3 Monate nach der ursprünglichen Unverträglichkeitsreaktion erfolgen und - das sei nochmals betont - nur von einem hierin versierten Allergologen vorgenommen werden.

- Anamnese
- Karenztest
- eventuell Hauttests
  - Epikutan-Testung
  - Prick-Testung
  - Scratch-Test
  - Intrakutan-Test
- ggf. Laboruntersuchungen
- ggf. diagnostische Reexposition
  - oral
  - andersartige

Tab. 11.8: Diagnostisches Vorgehen bei kutanen unerwünschten Arzneimittelreaktionen.

- Geeigneter Termin: zwei Wochen bis drei Monate nach der klinischen Symptomatik
- Mit Ausnahme des RAST gibt es keinen standardisierten In-vitro-Test
- Es gibt zahlreiche, meistens relativ komplizierte immunologische Methoden, wie z.B. die Bestimmung des Medikamenten-spezifischen IgE oder IgG, Histamin-release-Test, Lymphozytentransformationstest und Lymphozytentoxizitätstests. Alle positiven Ergebnisse dieser Tests müssen stets mit Testergebnissen einer gesunden Kontrollgruppe verglichen werden, die dieses Medikament nicht erhalten hat sowie einer weiteren Patientengruppe, die dies Medikament erhalten und gut vertragen hat
- Exakte Identifizierung oder der Ausschluß eines bestimmten Medikaments als Ursache einer unerwünschten Arzneimittelreaktion ist durch In-vitro-Tests heute nicht möglich

Tab. 11.9:   In-vitro Tests bei unerwünschten Arzneimittelreaktionen.

11.16. Therapeutisches Vorgehen bei Medikamentenallergie

Da nur für wenige Medikamente zuverlässige In vitro- oder In vivo-Tests existieren, erfordert der Verdacht auf Medikamentenallergie folgendes Vorgehen:

- Versuch, alle Medikamente abzusetzen, falls möglich
- Falls nicht möglich, Substitution durch Medikament ähnlicher Wirkung, jedoch von unterschiedlicher chemischen Struktur
- Falls kein Alternativmedikament möglich ist, und die allergische Reaktion nur schwach ausgeprägt und nicht lebensbedrohend ist, kann es bei symptomatischer Therapie der unerwünschten Arzneimittelwirkung möglich sein, das Medikament weiter zu geben

Zusammenfassend sei gesagt:

- Mißtrauen kommt zuerst. Nicht alle Hautausschläge im Laufe einer Krankheit sind auf Arzneimittel zurückzuführen, viele aber sind es
- Arzneimittelexantheme treten zumeist innerhalb weniger Tage auf
- Arzneimittel äffen - wie früher die Syphilis - viele Krankheitsbilder nach. Jedes Arzneimittel kann unterschiedliche Exanthemformen verursachen
- Die beste Diagnosehilfe ist eine sehr sorgfältige Anamnese
- Man verlasse sich nicht auf Hauttests und Laboruntersuchungen, eine Provokation darf nur unter Mitwirkung von Experten versucht werden
- Dem Patienten sollte der Name des Arzneimittels mitgeteilt werden (Allergieausweis), damit er es in Zukunft meidet
- Auch Mutmaßungen sollten den zuständigen Stellen gemeldet werden

Allergien durch Pflanzen

12. Allergien durch Pflanzen

Neben Typ-I-Allergien durch Pollen können Pflanzen bei direktem Hautkontakt auch verschiedene Formen einer Dermatitis auslösen (Abb. 12.1 und 12.2). Klinisch kann sich diese je nach dem auslösenden Agens und den beteiligten Pathomechanismen in verschiedenen Formen äußern. Das klinische Bild kann folgendermaßen ausgelöst werden:

- mechanisch
- hautreizend (irritativ)
- phototoxisch
- photoallergisch
- allergisch

Die folgende Tabelle gibt anhand von Beispielen einen kurzen Überblick über solche Reaktionen.

mechanisch	irritativ-urtikariell	phototoxisch (obligat mit UVA-Stahlen)	photoallergisch	allergisch
Stacheln, Dornen, Haare, Härchen (Rosen, Palmen, Kakteen, Kletten, Disteln), Pflanzensäuren	Brennessel (*Urtica dioica*), Milchsäfte von Wolfsmilchgewächsen, Hopfen, Papaya-Frucht, Ananas, Zwiebel, Knoblauch, Narzisse, Osterglocke, Senf, Rübe, Kohl, Radieschen, Pflanzensäuren u.a.	ausgelöst hauptsächlich durch **Furocumarine** (Wiesengräserdermatitis, Berloque-Dermatitis) z.B. durch *Heracleum-spondylium,* Herkulesstaude). Daneben wirken auch Anthrachinone und Polyacetylene u.a. phototoxisch	selten im Vergleich zu phototoxischen Reaktionen. In Einzelfällen auch durch Furocumarine ausgelöst.	Kompositen (*Asteraceae*), Tulpen, Alstroemerien, in BRD selten Primeln. *Rhus toxicodendron* = Giftsumach (Urushiole in Giftefeu, "poison ivy) in den USA 60-80 % der Bevölkerung

Tab. 12.1: Ursachen von Hautschädigungen durch Pflanzen.

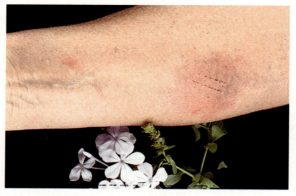

Abb. 12.1: Irritativ-urtikarielle Testreaktion auf Bleiwurz.

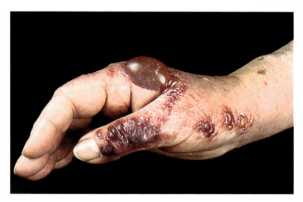

Abb. 12.2: Bullöses allergisches Kontaktekzem durch Primeln.

"Airborne Contact Dermatitis"

13. "Airborne Contact Dermatitis"

Darunter versteht man eine Kontaktdermatitis durch Staub, Sprühnebel, Pollen oder flüchtige Chemikalien. Ursprünglich wurde der Begriff 1940 durch B. Shelmire in den USA geprägt; er verstand darunter eine Dermatitis an den unbekleideten und lichtexponierten Hautpartien, die durch Kontakt mit frei in der Luft herumfliegenden, abgefallenen Pflanzenteilen von sensibilisierenden Spezies entsteht. Zwar tritt der Erstbefall gewöhnlich durch direktes Hantieren mit dem Allergen auf, ein Wiederauftflammen kann trotz Vermeidung eines direkten Kontakts vorkommen. Eine airborne contact dermatitis kann sich als Kontakturtikaria, irritatives -, allergisches -, phototoxisches oder photoallergisches Ekzem darbieten. Es können auch Mischformen auftreten, z. B. durch Sesquisulfide, die sowohl eine Kontakturtikaria als auch ein allergisches Kontaktekzem auslösen können. Bevorzugte Orte der Manifestation sind unbedeckte Körperstellen, d. h. Gesicht, Halsausschnitt, Hände und Unterarme.

Eine airborne contact dermatitis beginnt meistens an den Augenlidern und der unteren Gesichtshälfte, der Retroaurikulär- und Submentalbereich sind zumeist auch befallen. Differentialdiagnostisch ist an phototoxische Reaktionen zu denken, die jedoch nur an belichteten Arealen auftreten.

Möbelschreiner können sich durch Sägemehl oder Hobelspäne, sowie durch indirekten Handkontakt eine Dermatitis im Genitalbereich zuziehen. Lidödeme und Liderytheme können den Ausdruck eines erneuten ("airborne") Kontakts mit den entsprechenden Allergenen darstellen.

Die folgende Tabelle faßt einige Ursachen einer airborne contact dermatitis zusammen:

• kohlepapierfreies Durchschreibpapier	• Fungizide
• Amine für Epoxidharzhärter	• Thioharnstoff
• Terpentin	• Holzstäube
• Parfums	• Moos
• Pflanzen	• Flechten auf Baumrinden
• Metalle	• Schimmelpilzsporen
• Medikamente	• Pollen
• Pestizide	• Chromatstaub im Zement

Tab. 13.1: Ursachen einer "airborne contact dermatitis".

Allergische Reaktionen durch Lokalanästhetika

14. Allergische Reaktionen durch Lokalanästhetika

Praktisch bedeutsam, besonders bei Zahnbehandlungen, ist das Vorgehen bei der Frage einer "Allergie" auf Lokalanästhetika. Bei Lokalanästhetika unterscheidet man einen Ester- und einen Amidtyp.

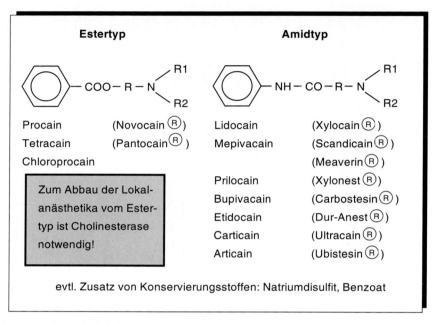

Abb. 14.1: Arten der Lokalanästhetika.

Echte Allergien sind selten. Es können zwar zelluläre Überempfindlichkeitsreaktionen vom verzögerten Typ auftreten, doch tritt deren Bedeutung praktisch in den Hintergrund. Bei unerwünschten Zwischenfällen handelt es sich im allgemeinen um **anaphylaktoide Reaktionen** in Form von Urtikaria, Angioödem und sehr selten um einen anaphylaktischen Schock. Es lassen sich also in der Regel keine IgE-Antikörper nachweisen.

Reaktionen treten hauptsächlich gegen Lokalanästhetika der **Estergruppe** auf, anaphylaktoide ("allergische") Reaktionen auf Amid-Lokalanästhetika sind sehr selten.

Die angegebenen Symptome sind zumeist unspezifisch. Ermittlungen an größeren Patientenzahlen zeigen keinen Zusammenhang zwischen dem Auftreten von positiven Intrakutan-Tests und klinischen Unverträglichkeiten.

Zu den weiteren möglichen Nebenwirkungen von Lokalanästhetika, d.h. Symptome der Überdosierung, zählen **zentrale Effekte** wie Schwindel, periorale Parästhesien, metallischer Geschmack, Diplopie, Tinnitus, verlangsamte Sprache, Angstzustände, Atemstörungen.

Als **kardiovaskuläre Effekte** können vorkommen: myokardiale Kontraktionsschwäche, verlängerte Überleitungszeit, Bradykardie, AV-Block, Vasomotorenlähmung und Hypotension, Hypoxie und Azidose.

Zu den **psychogenen Effekten** zählen psycho-neurogene Reflexmechanismen mit vasovagalen Synkopen.

Kreuzreaktionen zwischen den einzelnen Lokalanästhetika vom Amidtyp sind nicht bekannt. Wenn also der dringende Verdacht auf eine Unverträglichkeit gegen einen Estertyp besteht, sollte der Patient dann ein Lokalanästhetikum vom Amidtyp erhalten. Sofern Anhalt für eine Unverträglichkeit eines Lokalanästhetikums vom Amidtyp gegeben ist, sollte auf ein anderes, ebenfalls vom Amidtyp, ausgewichen werden.

Sofern dennoch eine Testung angebracht erscheint, wird empfohlen, in Notfallbereitschaft zunächst jeweils 0,1 ml 1:100 verdünnt i.c., dann nach 20 min 1:10 verdünnt s.c. zu injizieren; danach in 20minütigen Abständen unverdünnt 0,1 ml; 0,5 ml; 1,0 ml und 2,0 ml s.c., d. h. bis zur therapeutischen Dosis zu injizieren. Alternativ kann auch mit dem Prick-Test untersucht werden. Hierfür sind die Gebrauchslösungen geeignet.

Sofern ein bestimmtes Lokalanästhetikum unentbehrlich ist, kann eine Schnellsensibilisierung vorgeschaltet werden. Begonnen wird mit 0,1 ml 1:1000 s.c.. Die Steigerung erfolgt in Zehnerpotenzen bis zur Gebrauchskonzentration. Danach wird weiter gesteigert und verdoppelt in Abständen von 10-30 min.

Bei Verdacht auf **psychische Überlagerung** und positiver Reaktion auf Placebo (0,9 % NaCl-Lsg.) wird empfohlen (J. Ring), nach einer "reversen Placebo-Provokation" vorzugehen, d. h. "Verum" mit der Etikettierung "Placebo" zu applizieren. Wird das betreffende Lokalanästhetikum gut vertragen, wird der Patient aufgeklärt und die gleiche Injektionsfolge am nächsten Tag noch einmal offen verabreicht.

Allergie und Psyche

15. Allergie und Psyche

In den letzten zwei Jahrzehnten ist eine große Fülle von Hinweisen für eine enge Verflechtung zwischen Immunsystem und neuroendokrinen Strukturen gefunden worden. Insbesondere der direkte Kontakt zwischen Nervenfasern und Immunzellen (Mastzellen, Langerhanszellen) der Haut und der Schleimhäute ist für allergische Reaktionen bzw. für gelernte "allergische" Reaktionen von Bedeutung. Entsprechend wird das Auslösen einer Typ-IV Reaktion nach Durchtrennung der Innervation eines Hautareals wesentlich erschwert. Andererseits kann der Anblick einer blühenden Wiese auf einem Bild oder das Betrachten von Kunstblumen "allergische" Symptome auslösen. Das bedeutet, daß visuelle Reize oder eine gedankliche bzw. emotionale Assoziation die gleiche Reaktion wie ein Allergen hervorrufen können. In der verhaltensmedizinischen Terminologie wird diese Reaktion als **konditionierte allergische Reaktion** bezeichnet.

Neben den immunologischen Vorgängen haben auch soziale und emotionale Faktoren eine zentrale Bedeutung für allergische Erkrankungen. Emotionale Konflikte, hohe Leistungsanforderungen und eine hohe Reizflut führen zu einer dauernden Aktivierung bzw. Überaktivierung des Organismus. In dem Maß, in dem zusätzlich geregelte Ruhe- und Erholungsphasen fehlen, nimmt die Überbelastung zu. Chronische Anspannung und Angst erhöhen die autonome Reaktionsbereitschaft und können eine allergische Sensibilisierung begünstigen. Entsprechend lassen sich Parallelen zwischen einer biologischen Hypersensitivität und einer Angstreaktion nachweisen.

Das Reaktionsprofil einer Anaphylaxie ist z.B. sowohl in bezug auf die Erlebens- und Verhaltensdimension, als auch in bezug auf die pathophysiologischen Veränderungen einer Angst- bzw. Panikreaktion im wesentlichen sehr ähnlich:

- Atemnot
- abdominelle Beschwerden
- Unruhe
- Schwindel
- Tachykardie
- Zittern
- Schwitzen
- Benommenheit
- Gefühle von
  - Hilflosigkeit
  - Angst, ohnmächtig zu werden oder zu sterben
  - die Kontrolle zu verlieren

Schmidt-Traub et al. (1995) haben einen hochsignifikanten Zusammenhang zwischen Typ-I Allergien und Panikerkrankungen festgestellt. Bei 79 Panikpatienten traten in 70 % der Fälle milde bis mittelschwere allergische Reaktionen vom Typ-I und zusätzlich 15 % Typ-IV-Reaktionen auf. Anhand einer Untersuchung an 359 College-Studenten konnte gezeigt werden, daß Depressive häufiger zu Allergien neigen als Nicht-Depressive. Bei Urtikaria- und Angioödem-Patienten konnte Schubert (1989) eine hohe Korrelation zwischen gedrückter Stimmung und dem Ausmaß der befallenen Körperoberfläche bzw. der Schwere der Störung feststellen. Dabei ging stets die Mißstimmung dem Quaddelschub voraus.

Bei Allergikern als auch bei Panikpatienten bestehen Hinweise für eine erhöhte autonome Erregungsbereitschaft, die sowohl das Panikerleben als auch die allergische Reaktionen begünstigen kann. Bei Panikpatienten wurden ein erhöhtes Vorkommen von verschiedenen Immunglobulinen, eine verstärkte vestibulo-okulare Reflextätigkeit und vermehrte orthostatische Reaktionen nachgewiesen.

Ungeachtet der zahlreichen klinischen Hinweise für Zusammenhänge zwischen allergischen Reaktionen und emotionalen Faktoren konnten bisher die psychopathophysiologischen Grundlagen von allergischen Reaktionen nur unzureichend geklärt werden. Daher besteht weiterhin ein erheblicher verhaltensmedizinischer Forschungsbedarf.

Diagnostik von Allergien

16. Diagnostik von Allergien

16.1. Standardisierung von Allergenen

Das Erkennen von Allergen erfolgt durch spezifische Antikörper oder sensibilisierte T-Zellen. Es ist wünschenswert, daß wohldefinierte, vergleichbare Epitope von Allergenen für die Diagnostik und Hyposensibilisierungstherapie bereitgestellt werden könnten. Allergenextrakte enthalten meistens etwa 50 - 80 verschiedene Bestandteile. Bei Tierproteinen kennt man Majorallergene, die aus globulären Proteinen zumeist mit einem Molekulargewicht von 5-40 kDa bestehen. Als kennzeichnende Eigenschaft wird der isoelektrische Punkt herangezogen. Graspollen sind untereinander ähnlich. Sie weisen einen Grad an Homologie auf, der die klinische Kreuzreaktivität erklärt. Zum Standardisieren der Extrakte werden **Serum-Pools** von Patienten oder neuerdings zunehmend **monoklonale Antikörper** herangezogen. Zur In-vitro-Diagnostik werden multiple Allergenpartikel auch gekoppelt.

Zur optimalen Diagnostik sollten Allergenextrakte

- alle potentiellen Allergene beinhalten
- alle Allergene im relevanten Verhältnis aufweisen
- Allergene in der nativen Form beherbergen und
- alles irrelevantes Material ausschließen

Durch den Einsatz von monoklonalen Antikörpern - z. B. gegen Phospholipase-A2 in Bienengift - gelingt es, solche Allergenlösungen besser zu standardisieren. Monoklonale Antikörper sind inzwischen auch für die Standardisierung wichtiger Allergene der Katze, der Hausstaubmilbe und Gräserpollen entwickelt worden. Durch das Verwenden von spezifisch gegen essentielle Epitope von Allergenen gerichtete monoklonale Antikörper gelingt es, Allergietests besser zu reproduzieren. Dies ist als Vorteil gegenüber Standardisierungsverfahren auf der Grundlage IgE-haltiger Seren von Allergikern anzusehen. Darüber hinaus können beispielsweise so aufwendige Verfahren, wie die Bestimmung der enzymatischen Aktivität von Phospholipase A_2 im Bienengift, ersetzt werden.

Ein weiteres modernes Verfahren, Allergene zu standardisieren, besteht darin, rekombinante Allergene zu erzeugen. Solche Allergene sind bis zu 100mal weniger mit Lipopolysaccharid (LPS) von Gram-negativen Bakterien kontaminiert als die natürlichen, was sich vorteilhaft auf die in-vivo-Diagnostik und Hyposensibilisierungstherapie auswirken kann.

Viele Patienten sind nur auf einen Teil von bestimmten Allergenen allergisch, und jeder Patient weist ein individuelles allergisches Reaktionsmuster ähnlich einem "**allergischen Fingerabdruck**" auf. Durch rekombinante Allergene kann das individuelle Allergen- bzw. IgE-Profil z. B. für Birkenpollen (*Betula verrucosa* = Sandbirke) ermittelt werden.

16.2. Typ-I-Allergien

16.2.1. Reibtest

Bei hochgradig Sensibilisierten sollte zuerst der Reibtest (Gronemeyer und Debelic 1967) durchgeführt werden. Dabei wird mit dem nativen Allergen (Haare, Stäube, Nahrungsmittel, Medikamente u. a.) die Haut an der Beugeseite des Unterarmes 10mal kräftig gerieben. Infolge von transfollikulärer Allergenresorption entwickeln sich im Falle einer Typ-I-Allergie zunächst follikulär gebundene urtikarielle Effloreszenzen, die dann zu Quaddeln konfluieren.

16.2.2. Scratch-Test

Bei diesem Verfahren wird die Haut, ohne daß eine Blutung eintritt, oberflächlich mit dem Skalpell geritzt. Danach wird das native Allergen aufgebracht und die Reaktion nach 20 min abgelesen. Als positive Reaktion gilt das Auftreten einer Quaddel mit Pseudopodien. Positiv- (Histamin) und Negativkontrollen (physiologische NaCl-Lösung) sind immer mit durchzuführen.

Eine unspezifisch ausgelöste Histaminfreisetzung aus Mastzellen muß von einer solchen, die durch IgE-Antikörper vermittelt wird, nach Möglichkeit unterschieden bzw. im RAST weiter untersucht werden. Eine immunologische Aktivierung von Mastzellen erfordert ein polyvalentes Allergen, so daß ein negativer Scratch-Test oder Prick-Test mit einem als univalent wirkenden Hapten eine anaphylaktische Überempfindlichkeit dagegen nicht ausschließt. Folgende, IgE-unabhängige, Mastzellen-degranulierende Stoffe sind bekannt:

- Röntgenkontrastmittel
- Opiate (Morphin, Codein)
- d-Tubocurarin
- Succinylcholin
- Acetylsalicylsäure (Aspirin®)
- nichtsteroidale Antiphlogistika
- Polymyxin B
- Vancomycin
- Bacitracin
- Histamin
- Meperidin
- Stilbamidin

16.2.3. Prick-Test

Dieser Hauttest (H. Ebruster, 1959) wird am häufigsten bei Verdacht auf Soforttyp-Allergie angewandt. Bei diesem Verfahren wird die Haut durch die zuvor aufgetropfte Allergenlösung mit einer Pricknadel oder -Lanzette angestochen und kurz durch Drehen des Instrumentes angehoben. Als Testort bietet sich ebenfalls der Unterarm an. Die eingebrachte Allergenmenge ist ca. 10-20mal geringer als beim Intrakutantest (Abb. 16.1).

Bei den heutzutage eingesetzten Allergenextrakten und Testtechniken (z. B. standardisierte Prick-Test-Nadel) sind die Hauttests als ungefährlich zu betrachten, und sie können bei begründetem Verdacht selbst bei Kindern vorgenommen werden. Das Risiko ist also gering. Es wird allgemein akzeptiert, daß bei Kindern die Aussagekraft des Prick-Tests erst ab dem Alter von 5 Jahren gegeben ist.

Wichtig ist, daß Karenzzeiten für antiallergisch wirkende Medikamente vor Hauttestungen zur Erfassung von Typ-I-Allergien eingehalten werden. Folgende therapiefreien Intervalle werden **vor einer Hauttestung** empfohlen:

Substanz	Warenzeichen (Auswahl)	Karenzzeit in Tagen
Antihistaminika - lokal		
Azelastin	Allergodil Nasenspray®	nicht erforderlich
Levocabastin	Livocab®	3
Antihistaminika - oral		
Astemizol	Hismanal®	30 - 60
Azelastin	Allergodil Tabs®	7
Cetirizin	Zyrtec®	10
Clemastin	Tavegil®	3
Dimetinden	Fenistil®	7
Loratadin	Lisino®	10
Mebhydrolin	Omeril®	3
Terfenadin	Teldane®	10
Mastzellstabilisatoren		
Cromoglycinsäure	Intal®	nicht erforderlich
Nedocromil	Tilade®	nicht erforderlich
Ketodifen	Zatiden®	7
Trizyklische Antidepressiva		
Doxepin	Sinquan®	7
Desipramin	Pertofran®	2
Methylxanthine		
Theophyllin	Euphyllin®	nicht erforderlich
Corticoide (systemisch)		
Methylprednisolon	Urbason®	2
Corticoide (topisch)		
Prednicarbat	Dermatop®	21

Tab. 16.1: Karenzzeiten für Medikamente vor Hauttestungen.

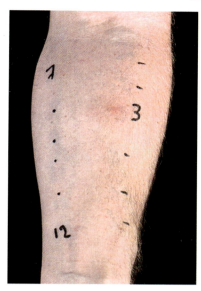

Abb. 16.1: Positive Testreaktion im Pricktest.

16.2.4. Intrakutan-Test

Der Intrakutan-Test wird nicht so häufig angewendet wie der Pricktest, da er aufwendiger ist. Außerdem ist er risikoreicher als der Pricktest. Aber durch seine höhere Empfindlichkeit, Allergien aufzuspüren, ist er praktisch bedeutsam.

Er wird eingesetzt

- bei anamnestisch begründetem Verdacht auf ein bestimmtes Allergen, als Suchtest, wenn anamnestisch der Verdacht auf eine Allergie bei unklarem Allergen besteht
- vor Einleitung einer Hyposensibilisierungsbehandlung, um den Grad der Sensibilisierung zu ermitteln
- bei V. a. Vorliegen einer Spätreaktion (delayed cutaneous reaction) sowie
- wenn bei eindeutigem anamnestischen Bezug der Prick-Test negativ ausfällt

Mittels einer Tuberkulinspritze werden ca. 0,03 ml Allergenlösung streng i. c. injiziert. Die Reaktion wird nach 20 min abgelesen. Eine stark positive Reaktion besteht im Auftreten einer Quaddel mit Pseudopodien.

Test	Reaktion	Erscheinungsbild
Prick	negativ	keine Quaddel oder Erythem
	1+	keine Quaddel, Erythem < 20 mm Ø
	2+	keine Quaddel, Erythem > 20 mm Ø
	3+	Quaddel und Erythem
	4+	Quaddel mit Pseudopodien
Intrakutan	negativ	wie Kontrolle
	1+	Quaddel 2x so groß wie Kontrolle, Erythem < 20 mm Ø
	2+	Quaddel 2x so groß wie Kontrolle, Erythem > 20 mm Ø
	3+	Quaddel 3x so groß wie Kontrolle; Erythem
	4+	Quaddel mit Pseudopodien

Tab. 16.2: Reaktionsstärken für Prick- und Intrakutan-Tests.

Die zuvor eingespritzte Testlösung hat sich bis dahin im Gewebe verteilt und führt bei fehlender Sensibilisierung zu keiner Reaktion. Zur Erfassung einer zusätzlichen Spätreaktion (late cutaneous reaction) wird der Test nach 6-8 Stunden abgelesen. Die Testung auf eine Typ-IV-Reaktion wird nach 48 und 72 Stunden abgelesen (Trichophytin-Test). Im letzteren Falle besteht die positive Reaktion nicht in Erythem und Quaddel, sondern in einem papulösen Infiltrat am Ort der i. c. Injektion.

Nicht zu vergessen ist bei allen i. c. Tests der Ausschluß eines Leistendermographismus bzw. einer Urticaria factitia. Auf weitere Formen der physikalischen Urtikaria ist ebenso zu achten. Dies ist ein Hinweis darauf, ob der Test dann nicht oder nur begrenzt anwendbar ist.

16.2.5. Testung mit nativen, nicht standardisierten Allergenen

Um allergische Zwischenfälle und irritative Testreaktionen auszuschließen, ist folgendes Vorgehen empfehlenswert:

- Reibtest; falls negativ, dann
- Scratch- oder Pricktest; falls negativ, dann
- Intrakutan-Test (nur mit sterilisiertem Allergenextrakt)
- Testung von Kontrollpersonen

16.2.6. Provokationstests

Falls Anamnese und Hauttests kein eindeutiges Ergebnis über das Vorliegen einer Allergie liefern, können von erfahrenen Allergologen konjunktivale, nasale, bronchiale sowie orale Provokationstests eingesetzt werden.

Beim **konjunktivalen Test** können 1:10 - 1:100 verdünnte Prick-Lösungen in den Bindehautsack des Auges geträufelt werden. Im Falle einer positiven Reaktion tritt innerhalb von 20 min eine Entzündung entsprechend einer Typ-I-Allergie auf.

Beim **nasalen Provokationstest** wird die Allergenlösung mittels Dosier-Aerosol oder Spray-Pumpe auf die Nasenschleimhaut gebracht. Die Reaktion wird klinisch durch **Inspektion** beurteilt, apparativ durch **Rhinomanometrie** verifiziert. Die Rhinomanometrie mißt den Atemwiderstand nach dem Eigenstrommeßprinzip. Der Atemwiderstand vor Allergenkontakt dient als Bezugswert. Um psychische Einflüsse auszuschließen, die bei gedanklicher Assoziation an ein bekanntes Allergen auftreten, z. B. durch das Erinnern einer allergischen Rhinitis durch Pollen oder Tierhaare, sollte dem Patienten nicht gesagt werden, ob physiologische Kochsalzlösung oder ein Allergen dargeboten wird.

16.2.7. Nasaler Provokationstest

Mit dem nasalen Provokationstest können die spezifische Reaktion auf Aeroallergene und die unspezifische nasale Reaktion getestet werden. Die Messung der unspezifischen nasalen Reaktivität auf physikalische, chemische und pharmakologische Stimuli weist eine hohe Varianz auf, so daß sie klinisch nicht verwertbar ist.

Eine Indikation zur nasalen Provokationstestung mit spezifischen Allergenen besteht:

- wenn Symptomatik, Hauttest und **In vitro**-Tests unvereinbar sind
- wenn die Relevanz perennialer Allergene fraglich ist und Sanierungsmaßnahmen geplant sind
- wenn eine Immuntherapie geplant ist und
- wenn gutachterliche Fragestellungen vorliegen

Das Prinzip des Tests besteht darin, Allergene auf die Schleimhäute aufzubringen, und die sich anschließende klinische Symptomatik (Sekretfluß, Niesen, Juckreiz) mit einem Symptomenscore und die Obstruktion der Nasenatmung mittels der anterioren Rhinomanometrie zu erfassen. Da diese Methode sehr störanfällig ist, muß sie strikt standardisiert erfolgen und sollte erfahrenen Untersuchern vorbehalten bleiben. Die Patienten sollten sich während 30 Minuten an das Raumklima adaptieren. Nach einer anterioren Rhinoskopie (Leerwert) wird einseitig auf der besser belüfteten Seite eine Kontrollprovokation mit Lösungsmittel (0,9 %ige NaCl-Lsg.) durchgeführt. Nach 5 Minuten wird das Allergen auf die untere Nasenmuschel der gleichen Seite aufgesprüht oder aufgetropft. Die Irritation wird durch das Auszählen der Niesattacken beurteilt, die Sekretion wird halb quantitativ ermittelt, indem mit einem vorher gewogenen Tupfer der Sekretfluß aufgefangen und gewogen wird. Die nasale Obstruktion wird durch die Messung der nasalen Resistance quantifiziert. Der nasale Luftstrom wird gemessen und gegen den gleichzeitig erfaßten oralen Druck aufgetragen. Aus der entstehenden Kurve läßt sich eine Resistance ableiten. Alternativ kann die Reduktion des nasalen Spitzenflusses gemessen werden.

Die nasale Provokationstestung ist positiv:

- wenn die nasale Resistance um mindestens 60 % ansteigt
- wenn der nasale Atemfluß um mindestens 40 % sinkt
- wenn im Symptomenscore mehr als 3 Punkte erreicht werden oder
- wenn Fernreaktionen auftreten

Ein nasaler Provokationstest kann einen bronchialen Provokationstest nur im positiven Falle ersetzen. Von einem negativen nasalen Provokationstest kann nicht auf einen negativen bronchialen Provokationstest geschlossen werden.

Folgende Kontraindikationen müssen beachtet werden: Rhinitis, Sinusitis und akute nasale allergische Reaktionen. Nicht-standardisierte Allergene und Präparationen mit ungeeigneten Zusätzen (Stabilisatoren, Konservierungsmittel) dürfen nicht benutzt werden. Bei einem hohen Allergisierungsgrad können systemische Reaktionen auftreten.

Vor einer Provokation muß eine antiallergische Medikation (Tab. 16.1) abgesetzt werden: Dinatriumcromoglykat (3 d), nasale Kortikosteroide (14 d), nasale α-adrenerge Substanzen (1 d), Nedocromil (3 d) und Antihistaminika (7 d).

16.2.8. Bronchialer Provokationstest

Der bronchiale Provokationstest gibt Auskunft über Typ-I- und Typ-III-Allergien. Die Allergenlösung wird vom Patienten inhaliert, anschließend wird in kurzen Abständen der Atemwiderstand gemessen. Sofortreaktionen erfordern Messungen während der ersten 10 - 30 min, duale Reaktionen bzw. eine exogen-allergische Alveolitis erneute Vergleiche nach 6 - 8 Stunden.

16.2.9. Lungenfunktionsdiagnostik

Für atemphysiologische Untersuchungen in der Praxis ist es im allgemeinen ausreichend, eine Spirometrie durchzuführen. Mit dieser Methode lassen sich eine Reihe statischer und dynamischer Lungenfunktionsparameter erfassen (☞ Abb. 16.2). Aus Volumina zusammengesetzte Parameter nennt man Kapazitäten.

- Vitalkapazität (VK)
  Das von maximaler Exspiration bis zur maximalen Inspiration geatmete Volumen
- Atemstoßtest (AST)
  Das nach maximaler Inspiration in der ersten Sekunde bei forcierter Exspiration ventilierbare Volumen (Synonyme: Einsekunden-Kapazität, Tiffeneau-Test, FEV_1 (forciertes exspiratorisches Volumen in der ersten Sekunde))
- peak flow
  Spitzenfluß, maximaler Fluß bei forcierter Exspiration

Das Residualvolumen (RV) läßt sich spirometrisch nicht bestimmen, hierzu ist eine Bodyplethysmographie notwendig. Die Summe aus Residualvolumen und Vitalkapazität ergibt die Totalkapazität.

Im Atemstoßtest sollten etwa 60-70 % der Vitalkapazität in der ersten Sekunde ausgeatmet werden. Ist dieser Wert erniedrigt, so liegt eine obstruktive Ventilationsstörung vor. Atemphysiologisch beschreibt ein erniedrigter Atemstoßtest die sogenannte **exobronchiale Obstruktion**. Sie ist bedingt durch einen Verlust der elastischen Rückstellkraft der Lunge, z.B. bei einem Emphysem, der zu einem Kollaps der Bronchien während der Exspiration führt. Mit Hilfe des Bodyplethysmographen läßt sich der **endobronchiale Atemwegswiderstand** (Resistance) messen. Es wird eine Druck/Fluß-Kurve registriert, aus der sich die Resistance berechnen läßt. Bei einem Asthmaanfall erhöht sich durch eine Engstellung der zentralen Atemwege die Resistance (☞ Kap. 4.1.4.).

Zur Therapiekontrolle beim Asthma bronchiale eignet sich die Messung des exspiratorischen Spitzenflusses (peak flow) mit sogenannten Peak Flow-Metern durch den Patienten. Der maximale Atemfluß wird in einem preiswerten Gerät durch die Verschiebung eines Kolbens oder einer Fahne in l/Min. angezeigt.

Mittels der Spirometrie können eine **obstruktive Ventilationsstörung**, die Bronchospasmolyse und eine **restriktive Ventilationsstörung** erfaßt werden. Zur detaillierten Diagnostik und Differentialdiagnostik der obstruktiven und restriktiven Atemwegserkrankungen ist eine bodyplethysmographische Untersuchung notwendig.

Weitere Möglichkeiten, den endobronchialen Atemwegswiderstand zu bestimmen, sind die Unterbrecher- und die Oszillationsmethode. Sie sind relativ einfache und preiswerte Verfahren, die sich auch für die Praxis eignen. Vorteile gegenüber der Spirographie sind Unabhängigkeit von der Mitarbeit des Patienten und die Möglichkeit, eine Atemwegsobstruktion bereits bei Ruheatmung zu erkennen. Mit diesen Geräten ist ferner eine kontinuierliche Messung während einer inhalativen Provokation möglich.

16.3. Inhalative Provokationstestung

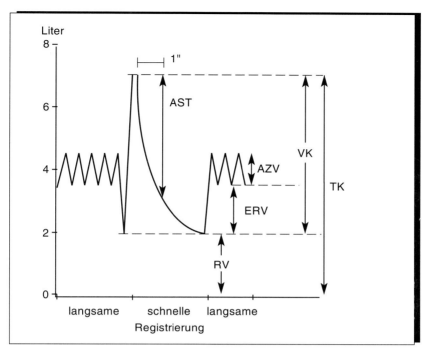

Abb. 16.2: Lungenfunktionstest (Spirometrie).

Spirometrisch erfaßbare statische und dynamische Lungenvolumina: Zunächst erfolgt eine langsame Registrierung, die nach maximaler Inspiration zur Messung des Atemstoßes auf die schnelle Registrierung umgeschaltet wird. AST: Atemstoßtest (= Einsekunden-Kapazität), VK = Vitalkapazität, ERV = Exspiratorisches Reservevolumen, AZV = Atemzugvoulumen, TK = Totalkapazität. Das Residualvolumen (RV) kann nur bodyplethysmographisch erfaßt werden. Die Summe aus RV und VK ergibt das thorakale Gasvolumen, die Totalkapazität.

	FEV_1 normal	FEV_1 erniedrigt
Vitalkapazität normal	Normalbefund	obstruktive Ventilationsstörung
Vitalkapazität erniedrigt	restriktive Ventilationsstörung	kombinierte Ventilationsstörung

Tab. 16.3: Auswertung der Spirometrie (FEV = forciertes exspiratorisches Volumen).

16.3. Inhalative Provokationstestung

16.3.1. Unspezifische inhalative Provokation

Der unspezifische inhalative Provokationstest dient dem Nachweis und der Erfassung der Ausprägung eines hyperreagiblen Bronchialsystems. Hauptindikationen sind Husten und/oder Atemnot unklarer Genese bei normalem Lungenfunktionsbefund.

Nach Dokumentation einer unauffälligen Lungenfunktion atmet der Patient ein Aerosol mit einem pharmakologischen Stimulans ein. Gebräuchliche Stimuli sind: Histamin, Acetylcholin, Methacholin und Carbachol. Zur Herstellung des Aerosols eignen sich Düsen- oder Ultraschallvernebler. Bei langsamer und etwas vertiefter Ruheatmung inhaliert der Patient eine definierte Menge des Stimulans oder über eine bestimmte Anzahl Atemzüge eine definierte Konzentration des Stimulans.

Zur Messung der Provokationsantwort eignen sich eine Reihe von Lungenfunktionsparametern (☞ Abb. 16.2), die eine Änderung der Strömungsverhältnisse in den Atemwegen reflektieren:

- absolute Einsekunden-Kapazität (FEV)
- Atemwegswiderstand (Resistance) oder
- Peak Flow

Stellt sich keine Änderung der Strömungsverhältnisse ein, so wird die nächste Dosis oder die nächst höhere Konzentration des Stimulans inhaliert. Das Testergebnis wird als positiv bewertet:

- wenn die absolute Einsekunden-Kapazität um mindestens 20 % abfällt
- der Atemwegswiderstand um mindestens 100 % auf pathologische Werte ansteigt oder
- der Peak Flow um 20 % abfällt

Wird der unspezifische Provokationstest zur Verlaufsbeurteilung einer Therapie genutzt, so empfiehlt sich die Angabe der Provokationsdosis, bei der ein Abfall des Peak Flow um 20 % beobachtet wird (PC 20, provocation concentration).

Ein Problem des unspezifischen Provokationstestes ist die ungenügende Standardisierung. Werden die von den Fachgesellschaften veröffentlichten Empfehlungen eingehalten, so ist eine Vergleichbarkeit bezüglich des positiven oder negativen Ausgangs einer Testung gegeben. Ein quantitativer Vergleich des Ausmaßes der Hyperreagibilität ist leider noch nicht möglich.

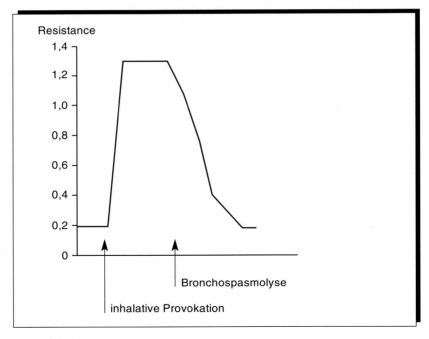

Abb. 16.3:   Inhalative Provokation.

Durchführung eines Provokationstests unter Nutzung der Unterbrechermethode: Nach Inhalation des Stimulans steigt die Resistance auf pathologische Werte an und sinkt nach Bronchospasmolyse (Inhalation

16.3. Inhalative Provokationstestung

eines β$_2$-Mimetikums) auf normale Werte ab (ein Beispiel einer inhalativen Provokation mit Messung der Resistance durch einen Bodyplethysmographen findet sich in Kap. 4.1.4. über Asthma).

Vor der Durchführung einer unspezifischen oder spezifischen inhalativen Provokationstestung muß sowohl die antiobstruktive als auch die antientzündliche Asthmamedikation abgesetzt werden. Die einzelnen Karenzspannen finden sich in Tab. 16.2.

Empfohlene Arzneimittelkarenz vor Durchführung inhalativer Provokationstests	
Substanzgruppe	empfohlene Mindestkarenzzeit
β$_2$-Mimetika p.inh.	24 Stunden
retardierte β$_2$-Mimetika p.o.	24 Stunden
Xanthine	48 Stunden
Dinatriumcromoglykat	72 Stunden
Antihistaminika	7 Tage
Corticoide (topisch und systemisch)	14 Tage
Anticholinergika	12 Stunden

Tab. 16.4: Inhalative Provokation.

Folgende **Kontraindikationen** müssen beachtet werden: Einschränkung der absoluten Einsekunden-Kapazität unter 80 % des Sollwertes bzw. unter 1500 ml/s, Atemwegswiderstandswert > 0,5 kPa/l/s, ausgeprägte restriktive Ventilationsstörung, Auftreten einer Obstruktion nach Lösungsmittelstimulation, Medikation von β-Rezeptorenblockern oder Cholinergika, Schwangerschaft und schwere, z.B. kardiale, Erkrankungen.

16.3.2. Spezifische inhalative Provokation

Bei den spezifischen inhalativen Provokationen kann eine akute Gefährdung des Patienten nicht ausgeschlossen werden, weiterhin besteht die Möglichkeit, daß sich eine ausgeprägte Spätreaktion einstellt. Daher wird die Indikation zur Durchführung dieser Untersuchungen im allgemeinen **zurückhaltend** gestellt.

In den folgenden Situationen ist die Untersuchung indiziert:

- fragliche Relevanz eines Allergens (Diskrepanz zwischen Anamnese / Hauttest / spezifischer IgE-Bindung)
- Indikationsstellung für Karenzmaßnahmen (Arbeitsplatz, Wohnung)
- Indikationsstellung für die Hyposensibilisierung und
- Kausalitätsnachweis bei gutachterlichen Fragestellungen

Es gelten die gleichen Kontraindikationen wie für die unspezifische bronchiale Provokationstestung.

Vor der Durchführung einer spezifischen inhalativen Provokationstestung muß zunächst eine unspezifische inhalative Provokation durchgeführt werden, da die Kenntnis des Ausmaßes der Reagibilität der Atemwege für die Durchführung der spezifischen Provokationen notwendig ist. Bei ausgeprägter Hyperreagibilität der Atemwege ist mit starken Reaktionen im spezifischen Provokationstest zu rechnen und daher mit besonderer Vorsicht vorzugehen. Entsprechendes gilt für heftigere Reaktionen in den vorausgegangenen kutanen Tests.

Vor Beginn der eigentlichen Untersuchung ist ein **Ausgangsbefund** der Lungenfunktion zu erheben. Zeigt dieser bereits eine Funktionseinschränkung, so kann die spezifische Provokation wegen des erhöhten Risikos nicht durchgeführt werden. Bei normalem Ausgangsbefund erfolgt dann die Inhalation von Trägerlösung (meist physiologische Kochsalzlösung) zur Leerwertermittlung. Bei stark reagiblen Patienten können auch hier bereits signifikante Änderungen der Lungenfunktion auftreten, die zum Abbruch der Untersuchung führen. Wenn auch nach der Leerwertermittlung ein normaler Funktionsbefund vorliegt, so kann, nach der unspezifischen provokatorischen Inhalation, mit der spezifischen Provokation begonnen werden. Die Stammlösung des Allergens wird in 5 Zehnerschritten verdünnt und 1 ml der fünften Verdünnungsstufe wird vernebelt und inhaliert. 5, 20, 40 und 60 Minuten nach der Inhalation wird eine Lungenfunktion gemessen. In der Regel ist bei einer positiven Reaktion das Maximum nach etwa 25 Minuten zu erwarten. Tritt eine Reaktion nicht ein, so kann die nächst höhere Konzentration inhaliert werden. Die Kriterien zur Beurteilung einer positiven Reaktion sind die gleichen, wie sie oben für die unspezifische bronchiale Provokationstestung beschrieben wurden. Mit einer positiven inhalativen Provokationstestung ist der Beweis erbracht, daß das getestete Allergen für die asthmatische Symptomatik verantwortlich ist. An einem Tag darf nur ein Allergen, dieses aber in mehreren Konzentrationen, eingesetzt werden.

Bei gutachterlichen Fragestellungen, insbesondere bei der Frage nach einer exogen-allergischen Alveolitis, hat es sich bewährt, die verdächtigten Substanzen vom Patienten sammeln zu lassen, (z.B. schimmeliges Heu von landwirtschaftlichen Arbeitsplätzen oder flüchtige Chemikalien von industriellen oder handwerklichen Arbeitsplätzen). Bei der Testung wird die Exposition am Arbeitsplatz mit diesen Substanzen simuliert, da für diese Fragestellungen nur wenige standardisierte Testlösungen kommerziell angeboten werden. Von der Nutzung nicht-standardisierter, selbst hergestellter Extrakte ist streng abzuraten.

Aussagekräftiger ist eine Exposition am Arbeitsplatz. Nach Dokumentation einer normalen Lungenfunktion übt der Patient über 1 bis 2 Stunden die Tätigkeit aus, bei der es zur Inhalation des verdächtigten Allergens kommt.

Zur Bestätigung der Verdachtsdiagnose exogen-allergischer Alveolitis müssen mindestens zwei der folgenden Lungenfunktionskriterien erfüllt sein:

- Abfall der Vitalkapazität um > 20 %
- Abfall CO-Transferfaktors um > 15 % oder
- Abfall des Sauerstoffpartialdruckes um > 1kPa

Zusätzlich müssen mindestens zwei der drei folgenden klinischen Kriterien erfüllt sein:

- Temperaturanstieg um mindestens 1° C
- Leukozytenanstieg im peripheren Blut um mindestens 2500/ml und
- allgemeine Krankheitssymptome (Gliederschmerzen, Übelkeit, Müdigkeit, Schüttelfrost)

Zusätzlich läßt sich in der bronchoalveolären Lavage eine Vermehrung der neutrophilen Granulozyten zu finden.

16.4. Orale Provokationstests

Orale Provokationstests werden bei Verdacht auf Allergien durch Nahrungsmittel- bzw. Arzneimittel oder pseudoallergische Reaktionen herangezogen. Um psychische Einflüsse auszuschließen, sollten Nahrungsmittelallergien im Doppelblind-Verfahren getestet werden, wobei Nahrungsmittelbestandteile in Gelatinekapseln gegeben werden. Hilfreich ist auch das Gegenstück zur Provokation, die Karenz von bestimmten Nahrungsmitteln. Auf orale Provokationstests muß bei manchen Medikamenten wegen zu erwartender Reaktionen verzichtet werden (z.B. bei Pyrazolon-Derivaten); hier muß die genau erhobene Anamnese zur Diagnose der Arzneimittelallergie führen. Oral getestet werden können jedoch Acetylsalicylsäure, Benzoesäure, Tartrazingelb oder Sulfit. Die Chemikalien werden dabei in ansteigender Menge gegeben, zumeist beginnend mit 1 mg Substanz.

16.4.1. Sublinguale Provokationsprobe

Bei dieser methodisch einfachen Probe werden verdächtigte Nahrungsmittel oder glycerinierte Allergenextrakte mit einer Tropfpipette unter die Zunge gegeben. Werden käufliche Extrakte genutzt, so werden von der Stammlösung drei Verdünnungen (1:20, 1:100, 1:500) hergestellt, und mit der schwächsten Lösung wird begonnen. Der Patient wird angewiesen, nach Einbringen des Extrakts während der folgenden fünf Minuten nicht zu schlucken. Da die sublinguale Schleimhaut stark vaskularisiert ist, werden die Allergene schnell resorbiert. Dadurch können innerhalb von fünfzehn Minuten die provozierten Reaktionen in Form der ätiologisch abzuklärenden Manifestationen eintreten, wie z.B. juckende Stomatitiden, Lippenschwellungen, Glottisödem, Rhinitis, Asthma, generalisierte Urtikaria, Migräne und gelegentlich auch Magen-Darm-Reaktionen. Tritt keine Reaktion während einer 15-minütigen Beobachtungszeit ein, so wird die nächst höhere Konzentration getestet. Bei der Nutzung von Allergenextrakten ist es von Vorteil, daß eine blinde Testung durchgeführt werden kann.

16.4.2. Orale Provokationstestung mit Nahrungsmitteln, Nahrungsmitteladditiva und Medikamenten

Die oralen Provokationsproben sollten in einer erscheinungsfreien oder zumindest symptomarmen Periode durchgeführt werden. Für die Zeit der Expositionsversuche wird der Patient mit einem Diätplan (konservierungsstofffreie Diät) versorgt oder besser unter stationären Bedingungen getestet. Geht die Symptomatik, z.B. eine Urtikaria, nicht zurück, so ist eine Beschwerdefreiheit mit einer Kartoffel-Reis-Wasser-Diät zu erzwingen. Erst dann kann mit der oralen Provokationstestung begonnen werden.

Gelegentlich vergehen 1 bis 2 Wochen, bevor unter dieser Diät Symptomfreiheit erreicht wird. Dies ist als häusliche Diät vom Patienten nur schwer einzuhalten. Wenn die Testung ambulant erfolgen soll, ist es zweckmäßig, eine allergenarme Diät mit Kartoffeln, Reis, Apfel-, Birnenkompott und Wasser durchzuführen. Es ist jedoch wichtig, mit einer Diät zu beginnen, die vom Patienten über längere Zeit durchgehalten werden kann. Hierzu können frisches Fleisch (Lammfleisch eignet sich besonders), frisches Gemüse, frisches Obst (mit der Ausnahme von Zitrusfrüchten und ungekochten Äpfeln), milchfreie Margarine, Zucker und Olivenöl erlaubt werden. Die Nahrungsmittel, die am häufigsten allergische Probleme verursachen, müssen unbedingt gemieden werden: Milch, Ei, Fisch, Weizen, Gewürze, gefärbte und konservierte Nahrungsmittel sowie Nüsse. Generell verboten sind alle Nahrungsmittel, die Konservierungs- und Farbstoffe sowie Antioxidantien enthalten, d.h. industriell verarbeitete Lebensmittel.

Ist Symptomfreiheit erreicht, so werden schrittweise die verdächtigten Nahrungsmittel, Nahrungsmittelzusatzstoffe oder Medikamente gegeben. Eine für den Patienten offene Testung ist jedoch nur dann zuverlässig, wenn die erwarteten Symptome objektivierbare Kriterien enthalten, wie Schwellung der Lippen, Urtikaria oder Angioödem. Selbst bei diesen Endpunkten kann der Einfluß von Streß nicht ignoriert werden. Eine einfach-blinde oder doppel-blinde, Placebo-kontrollierte orale Provokationstestung ist der einzige zweifelsfreie Beweis einer gastrointestinalen Allergie oder Intoleranz. Die Vorgehensweise ist in Abb. 16.4 zusammengefaßt. Beim atopischen Ekzem beispielsweise findet man häufig positive Reaktionen gegenüber Ei (42 %), Kuhmilch (20 %), Erdnuß (19 %), Soja (5 %) und Weizen (5 %).

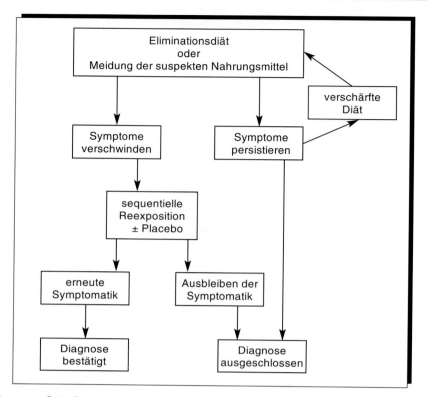

Abb. 16.4: Orale Provokation.
Vorgehensweise bei der oralen Provokationstestung mit Nahrungsmitteln und Nahrungsmittelzusatzstoffen.

Werden Nahrungsmittelzusatzstoffe verdächtigt, so kann Symptomfreiheit erreicht werden, wenn zusatzstoffhaltige Nahrungsmitte verwendet und Nahrungsmittel, die natürlicherweise Salicylate und Benzoate enthalten, gemieden werden. Diese sind in der folgenden Tabelle zusammengefaßt.

16.4. Orale Provokationstests

salicylathaltige Lebensmittel	Lebensmittel mit Benzoaten natürlicher Herkunft
• Steinfrüchte	• Preiselbeeren, Heidelbeeren
• Mandeln	• Reneklode
• Erdbeeren, Himbeeren, Brombeeren und Johannisbeeren	• efermentierte Milchprodukte (Joghurt, Käse usw.)
• Trauben	• Zimt, Gewürznelke
• Orangen, Grapefruit, Zitronen	• Erdbeeren (Parahydroxybenzoesäure)
• Bananen	• Trauben (Parahydroxybenzoesäure)
• Rhabarber	
• Erbsen	
• Essig	
• Wein, Bier	

Tab. 16.5: Lebensmittel, die natürlicherweise Salicylate und Benzoate enthalten.

Substanzen, die **pseudoallergische Reaktionen** auslösen können, werden in Gelatinekapseln blind verabreicht, und die klinischen Symptome pseudoallergischer Reaktionen werden beobachtet:

- Rhinitis, Pharyngitis
- Asthma bronchiale
- Urtikaria, Quincke-Ödem
- atopisches Ekzem
- abdominelle Beschwerden, Blähungen
- Diarrhö
- Übelkeit, Erbrechen
- Schocksymptome

Die betreffenden Nahrungszusatzmittel sind in Tabellenform in Kap. 4.1.7.4. aufgelistet.

Es ist zu beachten, daß sich eine positive Reaktion gelegentlich nur dann einstellt, wenn ein zweiter Stimulus hinzutritt:

- Anstrengung, Sport
- Alkohol
- nicht-steroidale Antiphlogistika
- Streß
- heißes oder kaltes Bad
- Exposition gegenüber Aeroallergenen

Besteht der Verdacht auf einen falsch negativen oralen Provokationstest, muß das verdächtigte Nahrungsmittel oder der verdächtigte Nahrungszusatzstoff in Kombination mit einem **Trigger** (körperliche Anstrengung, Kaltbad) gegeben werden.

Bei Verdacht auf pseudoallergische Reaktionen durch Medikamente kann in gleicher Weise vorgegangen werden. Es muß darauf geachtet werden, daß Booster-Effekte auftreten, wenn z.B. zunächst mit dem Medikament und im weiteren Verlauf mit dem Wirkstoff getestet wird. Auch diese Testung sollte blind und Placebo-kontrolliert erfolgen, da bei Verdacht auf Analgetika-Intoleranz 3 % der Patienten auch auf Placebo reagieren und diese falsch positiven Reaktionen nicht als Analgetika-Pseudoallergie fehlinterpretiert werden dürfen. Die häufigste Arzneimittel-Pseudoallergie ist die auf Acetylsalicylsäure. Ist eine solche diagnostiziert, so müssen auch Ausweichpräparate getestet werden, da bei etwa 6 % der Patienten auch Reaktionen auf Paracetamol und Phenacetin beobachtet werden.

16.5. Typ-IV-Allergien

16.5.1. Epikutan-Test

Diese werden mittels **Epikutan-Test** ermittelt. Testsubstanzen werden zumeist in Vaseline gelöst auf den Rücken mittels der Läppchenprobe (Patch-Test) aufgebracht. Nach 24 Stunden werden die Testpflaster (Finn Chambers) abgenommen, nach weiteren ca. 30 min wird der Test abgelesen. Zusätzlich wird nach 48 und 72 Stunden abgelesen; bei einigen Substanzen auch nach 96 Stunden. Eine mindestens 2fach positive Reaktion dient als Nachweis einer Typ-IV-Allergie. Abzugrenzen sind irritative Reaktionen ohne die typischen Papeln und Bläschen.

Morphe	Bezeichnungen	Bedeutung
• Erythem	(+)	unsicher
Erythem + Ödem	+	mit Vorsicht verwertbar
Erythem + Ödem + Papel	+	"allergisch"
Erythem + Ödem + Papel + Bläschen (eczéma en miniature)	+++	"allergisch"
Erythem + Ödem + Papel + Bläschen + Blase (Mazeration)	++++	"toxisch"

Tab. 16.6: Epikutantest-Auswertung.

Bei Verdachr auf Vorliegen einer Typ-IV-Allergie empfiehlt es sich, zunächst einen Epikutantest mit dem Testblock "Standartreihe" durchzuführen.

Nr.	Testsubstanz	Konzentration	24 h	48 h	72 h
1	Kaliumdichromat	0,5 % Vaseline			
2	p-Phenylendiamin	1,0 % Vaseline			
3	Thiuram-Mix	1,0 % Vaseline			
4	Neomycinsulfat	20 % Vaseline			
5	Kobalt(II)-chlorid 6 H_2O	1,0 % Vaseline			
6	Benzocain (Ethylaminobenzoat)	5,0 % Vaseline			
7	Nickel(II)-sulfat 6 H_2O	5,0 % Vaseline			
8	Kolophonium	20 % Vaseline			
9	N-Isopropyl-N'-phenyl-p-Phenol	0,1 % Vaseline			

16.5. Typ-IV-Allergien

10	Wollwachsalkohole	30 % Vaseline			
11	Mercapto-Mix	2,0 % Vaseline			
12	Epoxidharz	1,0 % Vaseline			
13	Perubalsam	25 % Vaseline			
14	p-tert.-Butylphenol-Formaldehyd	1,0 % Vaseline			
15	Formaldehyd	1,0 % Aqua dest.			
16	Duftstoff-Mix	8,0 % Vaseline			
17	Euryl K 400	0,5 % Vaseline			
18	Quecksiber(II)-amid-chlorid	1,0 % Vaseline			
19	Terpentin	10 % Vaseline			
20	(Chlor)-Methylisothiazolon	100 ppm Aqua dest.			
21	Paraben-Mix	15 % Vaseline			
22	Cetylstearylalkohol	20 % Vaseline			
23	Vaselinum album	pur			
24	Thiomersal	0,1 % Vaseline			
25	Zink-Diethyldithiocarbonat	1,0 % Vaseline			

Tab. 16.7: Testblock "Standardreihe".

Sofern weitere Typ-IV-Allergien vermutet werden oder ausgeschlossen werden sollen, kann mit folgenden zusätzlichen Testblöcken getestet werden:

- Arzneistoffe
- Augenexterna
- Bäcker
- Büroangestellte
- Desinfektions- und Konservierungsstoffe
- Friseurstoffe
- Gummireihe
- Hausfrauen
- Haushalt und Kosmetik
- kliniksübliche Desinfektionsmittel
- Lederverarbeitende Industrie, Plastik, Kleber und Lacke
- Maler
- Metallarbeiter
- Orthopädie

- Pestizide
- Textilfarbstoffe
- Zahnprothesenmaterialien

Es sei darauf hingewiesen, daß nicht möglichst viele oder alle verfügbaren Testsubstanzen getestet werden müssen. Vielmehr soll man gezielt nach Allergenen suchen. Die Qualität eines allergologischen Testlaboratoriums zeigt sich auch in dem möglichst hohen Zahlenverhältnis von nachgewiesenen Sensibilisierungen/getesteten Substanzen.

Neben dem Nachweis einer Typ-IV-Allergie, kann auch die **Irritationsschwelle** der Haut für Lösungsmittel untersucht werden. Als Testsubstanz wird SDS (Natriumlaurylsulfat) eingesetzt. Folgendes Testschema kommt zum Einsatz:

	48 h	72 h
Aqua dest.		
SDS 0,125 %		
SDS 0,25 %		
SDS 0,5 %		
SDS 1 %		

Als Ablesekriterien gelten:

- keine Reaktion — 0
- sehr diskrete Rötung — +/-
- leichte Rötung, dikkretes Infiltrat — +
- deutliche Rötung und Infiltrat, einzelne Vesikel und Krusten — +
- ausgeprägte Rötung, Infiltrat, Vesikel und Krustenbildung — +++

Die Alkalineutralisationszeit (nach Burghardt) wird durch Aufbringen von 1/20 N NaOH auf die Haut am Handrücken gemessen. Es wird die Zeit ermittelet, in der eine Irritation der Haut auftritt (nach 10, 20 oder 30 min).

Reagieren mehrere, d. h. > 5 Teststellen positiv, so ist an das Vorliegen eines *"Angry Back"* bzw. *"Excited Skin Syndrome"* zu denken, da das Phänomen nicht nur beim Testen am Rücken auftritt. Bei diesem Phänomen verursacht eine stark positive Reaktion einen Zustand der **Hautüberreaktion**, bei der andere Teststellen besonders mit grenzwertigen Irritanzien wie Nickelsulfat, Kaliumdichromat oder Formalin positiv reagieren (Abb. 16.5). Hier liegen falsch-positive Reaktionen vor, die durch nachfolgendes alleiniges Testen bestätigt werden müssen.

> Wichtig: Die Testung sollte nicht im akuten Ekzemstadium und nicht auf ekzematöser Haut bzw. follikulär irritierter Haut erfolgen. Eine Karenzzeit von UV-Bestrahlung und topischen Steroiden (ca. 14 Tage) ist zu berücksichtigen.

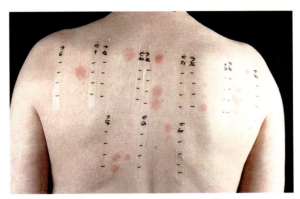

Abb. 16.5: "Angry back", mehr als 5 positive Testreaktionen im Epikutantest. Eine nacheinanderfolgende Testung mit den einzelnen positiv reagierenden Stoffen ist erforderlich.

Manche Kontaktallergene, besonders solche mit hohem Sensibilisierungsvermögen, können bei Überschreiten einer für sie bestimmten Konzentration, toxische, d. h. irritative Reaktionen auslösen. Beim Epikutan-Test mit Pflanzen (Blüten, Stengel, Blatt, Knolle) besteht die Gefahr, daß bei direkter Testung mit z. T. unbekannten hochpotenten oder reizenden Inhaltsstoffen erheblich irritative oder gelegentlich bullöse Testreaktionen und sogar Verätzungen hervorgerufen werden können. Dringend abgeraten wird von einer direkten Testung mit: Alstroemeria species, Becherprimel, Tulpe, Lilie, Zwiebel, Knoblauch, Iris, Hyazinthe, Narzisse, Weihnachtsstern (Milchsaft) und Croton (Milchsaft, wirkt stark reizend, aktiviert Protein-Kinase-C). Andere Stoffe, wie Schmierstoffe und Lösungsmittel mit unbekannter Zusammensetzung dürfen ebenfalls nicht getestet werden.

16.5.2. Atopie-Patch-Test

In der wissenschaftlichen Diskussion befindet sich noch der Atopie-Patch-Test Er weist ekzematöse Hautreaktionen durch **epikutanes** Aufbringen von Aeroallergenen wie Hausstaubmilben, Katzenepithelien, Birken- oder Gräserpollen nach. Es liegt hier eine Typ-IV-Reaktion vor, die offenbar durch den hochaffinen IgE-Rezeptor auf Langerhanszellen der Haut über Antigenpräsentation und Lymphozytenstimulation in Gang gesetzt wird. Als Folge tritt eine ekzematöse Reaktion auf, die einer Typ-IV-Allergie entspricht. Je nach Allergen können wenige bis ca. 70 % der atopischen Ekzematiker positiv reagieren. Die Reaktion geht mit einem gesteigerten transepidermalen Wasserverlust, d. h. mit Barrierestörung der Haut einher, wodurch wiederum Aeroallergene besser penetrieren können. Obwohl dieser Test auf einer faszinierenden Theorie beruht, ist einschränkend zu bemerken, daß seine praktische Relevanz weiter zu definieren bleibt.

16.5.3. Tuberkulin-Test und Multitest Merieux®

Tuberkulin-Test und **Multitest Merieux**® (beinhaltet 7 Antigene) erfassen Recall-Antigene mittels intrakutaner Testung. Mit Testlösung (bakterielle und fungale Antigene) getränkte Plastikstempel werden in die Haut eingedrückt. Nach 48 Stunden wird abgelesen, ob sich ein entzündliches Infiltrat gebildet hat. Bei HIV-Infektion beispielsweise liegt eine stark eingeschränkte oder fehlende Testreaktion vor. Genauso kann der Test verminderte oder fehlende Reaktionen zeigen bei:

- fieberhaften Erkrankungen
- nach Impfung mit Lebendvakzine
- unter Therapie mit Corticosteroiden

- unter Therapie mit Immunsupressiva
- unmittelbar nach Masern oder Röteln

16.5.4. Beryllium-Lymphozytentransformationstest

Zum Nachweis einer Sensibilisierung gegen Beryllium kann mit Lymphozyten aus dem peripheren Blut oder der bronchoalveolären Lavage der Beryllium-Lymphozytentransformationstest durchgeführt werden. Die Zellen werden ohne (negative Kontrolle) sowie mit einem Lektin (positive Kontrolle) und mit verschiedenen Konzentrationen von $BeSO_4$ (10^{-4} M, 10^{-5} M und 10^{-6} M) inkubiert. Im positiven Falle findet sich nach 5 Tagen eine Beryllium-induzierte Proliferation der Lymphozyten, die etwa über 10-20 % der positiven Kontrolle liegt. Dieser Test ist hoch spezifisch für die Beryllium-Sensibilisierung, hat jedoch eine geringe Sensitivität, so daß mit etwa 40 % falsch negativen Befunden gerechnet werden muß.

16.5.4.1. Beryllium-Hauttest

Die Beryllium-Sensibilisierung kann auch mittels eines Hauttestes erfaßt werden, bei dem eine Verdünnungsreihe von $BeSO_4$ (0,05%ig, 0,01%ig und 0,005%ig) **intrakutan** appliziert wird. Im positiven Falle findet sich nach 2 Tagen eine dosisabhängige, erythematöse, papulöse Reaktion. Bei der höchsten Konzentrationsstufe werden gelegentlich auch unspezifische Reaktionen beobachtet. Der Test wird positiv gewertet, wenn die Biopsie einer Injektionsstelle nach 4 Wochen die charakteristischen epitheloidzelligen, nicht-verkäsenden Granulome zeigt.

16.5.5. "Nickel Spot Test"

Zum einfachen Erkennen, ob ein Metall Nickel enthält, kann der **"Dimethylglyoxim Nickel Spot Test"** angewendet werden. Dabei wird ein Watteträger, auf den zuvor 2 Tropfen 1 %ige Dimethylglyoxim-Lösung und 2 Tropfen 10 % Ammoniumhydroxid aufgeträufelt wurden, auf dem Metallobjekt (Armbanduhr, Schlüssel, Ring, Türknauf, Stuhlbeine) gerieben. Bei Anwesenheit von Nickel entsteht ein Präzipitat, das die Watte rosa anfärbt. Patienten mit bekannter Nickelallergie können diesen Test in Zweifelsfällen anwenden, um weiteren Nickelkontakt zu vermeiden.

16.6. Vorgehen bei Heparin-Allergien

Das körpereigene Antikoagulans Heparin kommt in Mastzellen und basophilen Granulozyten vor. Es ist ein polyanionisches Polysaccharid, d.h. ein Gemisch von Glukosaminoglykanen mit einem Molekulargewicht zwischen 4 und 40 kDa. Wegen seiner Karboxylgruppen und Sulfatreste ist Heparin eine der stärksten im Organismus vorkommenden Säuren. Für praktische-therapeutische Zwecke verwendetes Heparin wird meist aus der Mukosa von Schweinedärmen und Rinderlungen gewonnen. Der gerinnungshemmende Effekt von Heparin beruht auf der Aktivierung von Antithrombin III, dessen Kofaktor es darstellt und dessen Wirkung es stark erhöht.

16.6. Vorgehen bei Heparin-Allergien

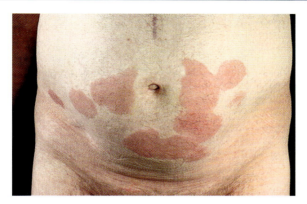

Abb. 16.6   Urtikarielle Reaktion nach Heparin-Injektion.

Zum therapeutischen Einsatz gelangen 2 Typen von Heparin. Standard-Heparin hat ein mittleres Molekulargewicht von 12-15 kDa. Niedermolekulares Heparin, das durch begrenzten Abbau aus dem Nativprodukt gewonnen wird, hat ein Molekulargewicht von 4-6 kDa. Niedermolekulares Heparin hemmt vorwiegend den Gerinnungsfaktor Xa, während Thrombin und die Thrombozytenfunktion weniger beeinflußt werden. Dadurch ist die Blutungsgefahr geringer. Die biologische Verfügbarkeit von niedermolekularem Heparin ist größer und die Wirkdauer länger als von Standard-Heparin. Dies erlaubt eine einmal tägliche Applikation.

Es stehen verschiedene Heparin-Präparate zur Verfügung einschließlich:

Standard-Heparin (MG 12-15 kDa)®	niedermolekulares Heparin (MG 4-6 kDa)®
Calciparin®	Clexane®
Depot-Thrombophob®	Clivarin®
Heparin-Injekt®	Fragmin®
Heparin Novo-Nordisk®	Fraxiparin®
Liquemin®	Mono-Embolex®
Thrombophob®	innohep®
Vetren®	

Allergische Reaktionen durch Heparin können lokal oder systemisch manifestieren (Abb. 16.6).

Allergische Reaktionen durch Heparin	
systemisch	lokal
• Thrombozytopenien (bei niedermolekularem Heparin seltener), die durch Ak-vermittelte Plättchenaggregeation ausgelöst werden mit 　• Blutungen 　• thrombotischen Gefäßverschlüssen • Urtikaria • Angioödem • Exanthem	• Allergie vom verzögerten Typ mit intraepidermalen Vesikeln, die Neutrophile und Eosinophile enthalten • perivaskulär CD4+ lymphozytäre Infiltrate • Ödem des oberen Koriums (Entsprechend einer Typ-IV-Reaktion

Die allergologische Diagnostik durch den Epikutantest liefert meist falsch negative Reaktionen. Subkutane und i.c.-Tests zeigen verläßliche Ergebnisse. Niedermolekulare Heparine können als Ausweichpräparat bei Heparin-Überempfindlichkeit erwogen werden. Einige Patienten haben jedoch auch auf fraktionierte Heparine allergisch reagiert. Daher sollten die Patienten vor der Heparinisierung s.c. provoziert werden. Bei einer negativen s.c. Provokation ist mit einer guten i.v. Verträglichkeit von niedermolekularem Heparin zu rechnen. Als Schockprophylaxe können Prednisolon (100 mg) und ein Antihistaminikum i.v. (z.B. Dimetinden, 4 mg) verabreicht werden.

Zur Provokation wird man 0,05 ml einer Heparin-Präparation s.c. injizieren. Die Reaktion wird nach 20 min sowie nach 24 h, 48 h und 5 Tagen abgelesen. Als Kontrolle dient physiologische Kochsalzlösung.

16.7. Allergien bei Kindern

Allgemein sind Nahrungsmittelallergien bei Kindern viel häufiger als bei Erwachsenen.

Nahrungsmittelallergie	
Alter	Häufigkeit (%)
< 2 Jahre	17,1
2-12 Jahre	8,7
> 12 Jahre	4,2

Besonders häufige Allergien sind:
- Kuhmilch
- Hühnerei
- Getreide
- Erdnüsse
- Sojabohnen

Unverträglichkeiten verlieren sich häufiger innerhalb weniger Jahre, so daß dann eine neue Beurteilung notwendig ist, um unnötige Einschränkungen der Kost zu vermeiden.

Exazerbationen und Ekzemverschlimmerungen durch Nahrungsmittel sind bei Kindern häufiger als bei Erwachsenen. Dem gegenüber treten Allergien vom verzögerten Typ, z.B. eine Nickelallergie, bei Kindern exquisit selten auf.

Eine typische Allergose des **Kleinkindes** ist der **Strophulus** (Urticaria papulosa). Es handelt sich um eine besondere Verlaufsform der Urtikaria beim Kleinkind. Keine Quaddeln, sondern stark juckende Seropapeln treten v.a. in der Gürtelgegend, am Gesäß und an den oberen Gliedmaßen auf. Am behaarten Kopf und im Mundbereich bestehen keine Effloreszenzen. Der Verlauf ist schubweise. Es besteht kein Fieber. Differentialdiagnostisch abzugrenzen sind Varizellen. Die Therapie besteht, neben dem Versuch, nichtvertragene Nahrungsmittel zu meiden, in der vorübergehenden Gabe von Antihistaminika, z.B. Fenistil®-Tropfen.

Die **Urtikaria in der Kindheit** tritt meistens im **Schulalter** auf. Als Ursache kommen Nahrungsmittelallergene in Frage. Darüber hinaus können auch Askariden und andere Darmparasiten als Auslöser fungieren. Im übrigen kommen sonst die selben Auslösefaktoren wie bei Erwachsenen vor. Nicht selten offenbart sich die Urtikaria im Kindesalter mit bizarr geformten Quaddeln. Es besteht ein rascher Wechsel der Hauterscheinungen. Die Effloreszenzen sind von kurzer Dauer. Es besteht selten Fieber.

Das **Angioödem (Quincke-Ödem)** zeigt sich als oft tagelang bestehendes Ödem im Gesicht, an den Hand-/Fußrücken, aber auch an anderen Körperpartien. Es ist weniger juckend als die Urtikaria. Es kommt auch an den Schleimhäuten vor. Besonders gefürchtet ist as Larynxödem mit Erstickungsgefahr. Die Therapie ist wie bei der Urtikaria, zusätzlich werden 1-2 mg/kg KG Prednison gegeben.

Das **atopische Ekzem** (endogene Ekzem, Neurodermitis constitutionalis, vgl. Kap 4.1.5.) ist eine Krankheit der jungen Leute ("maladie des jeunes gens"). Der Erkrankungsbeginn liegt in

- 90 % bis zum 5. Lebensjahr
- 0,1 % nach dem 30. Lebensjahr

Die Abheilung des atopischen Ekzems erfolgt bei

- ca 90 % der Patienten bis zum 20. Lebensjahr
- ca. 98 % der Patienten bis zum 45. Lebensjahr

Eine **Prurigo** ist meist Ausdruck eines atopischen Ekzems. Hauptlokalisationen sind die Streckseiten der Extremitäten und der obere Rückenbereich. Im Sommer kann außerdem bei starkem Sonnenlicht an unbedeckten Hautpartien eine Sommerprurigo auftreten. Die Therapie besteht in Corticoidexterna, z.B. Dermatop®-Salbe.

Als Auslöser für ein **allergisches Kontaktekzem** bei Kindern sind am besten **Primeln** bekannt. Bei Streureaktion besteht das Bild eines kleinfleckigen Exanthems oder bei beim Strophulus. Die vermuteten Stoffe können durch einen Läppchentest (Epikutantest) ermittelt werden.

Arzneimittelexantheme zeigen - wie beim Erwachsenen - eine vielgestaltige Polymorphie, daß eine Beschreibung immer unvollständig bleibt. Theoretisch kann jedes Medikament ein Exanthem (und zwar immer ein anderes) hervorrufen. Man muß daher immer bei Exanthemkrankheiten auch an die Arzneimittelallergie denken.

16.8. In vitro-Methoden in der Allergiediagnostik

Für die Diagnostik allergischer Erkrankungen stehen eine Reihe von In-vivo-Methoden (Anamneseerhebung, Hautteste, Provokationsteste) wie auch In-vitro-Methoden zur Verfügung.

Als In-vitro-Test ist bei der IgE-vermittelten Typ I-Reaktion neben der Bestimmung von Gesamt-IgE vor allem die allergenspez.-IgE-Bestimmung die Methode der Wahl. Für spezielle Untersuchungen, hauptsächlich bei umwelt- bzw. arzneimittelvermittelten Allergien, kann für die spezifischen Allergene evtl. auch ein Hemmtest oder der Histamin-Release-Assay (HRA) durchgeführt werden. Der zelluläre Antigen-Stimulationstest (CAST) ist eine neuere In-vitro-Methode, mit welcher sowohl allergische als auch pseudoallergische Reaktionen erfaßt werden.

Mit der zu beobachtenden ständigen Zunahme allergischer Erkrankungen und der Notwendigkeit ihrer Abgrenzung gegenüber pseudoallergischen Reaktionen, wird auch in diesem Zusammenhang der Stellenwert der In-vitro-Diagnostik allergischer Reaktionen ansteigen.

Allerdings muß darauf hingewiesen werden, daß In-vitro-Untersuchungen nur einen Teilaspekt der Allergiediagnostik darstellen. An erster Stelle soll eine ausführliche Anamnese stehen, die dann zunächst durch klinische Testverfahren, wie z.B. Hauttests (Prick-, Intracutan-, Scratch-, Reibtest) und Provokationstests ergänzt wird. Erst anschließend erfolgen nötigenfalls gezielte In-vitro-Untersuchungen (☞ Abb. 16.7). Die verschiedenen Verfahren erfassen allerdings unterschiedliche Parameter der allergischen Reaktion. Sie stellen sich als ergänzende diagnostische Teilschritte dar, die nicht immer 100%ig miteinander korrelieren müssen.

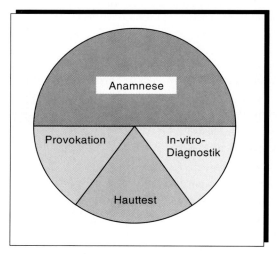

Abb. 16.7: Stellenwert der In-vitro-Tests bei der Allergie-Diagnostik (Ebert, 1990).

RIA	Radio-Immuno-Assay
IRMA	Immuno-Radiometric-Assay
EIA	Enzym-Immuno-Assay
ELISA	Enzyme-Linked-Immuno-Sorbent Assay
PRIST	Papier-Radio-Immuno-Test
RAST	Radio-Allergo-Sorbent-Test
EAST	Enzym-Allergo-Sorbent-Test
FIA	Fluoreszenz-Enzym-Immuno-Assay
CLIA	Chemilumineszenz-Immuno-Assay
HRA	Histamin-Release-Assay
CAST	Zellulärer Antigen-Stimulationstest

Tab. 16.8: Häufig verwendete Abkürzungen der In-vitro-Tests.

16.8.1. Die Bestimmung von IgE

Die Bestimmung von Ges.- und spez. IgE erfolgt mit Hilfe von **Immunoassays**. Immunoassays, speziell Radio-Immuno-Assays (RIA), wurden zunächst für die Bestimmung von Peptidhormonen i.S. entwickelt. Mit ihnen konnten Mengen im Picogrammbereich (10^{-12} g) nachgewiesen werden. Später wurden dann die Methoden weiterentwickelt, um eine weitere Erhöhung der Empfindlichkeit und eine Automatisierung zu erreichen. Die Entwicklung ist sicher noch nicht abgeschlossen.

Das Prinzip der Immunoassays ist die Ag-Ak-Reaktion, d.h. Antigen und Antikörper bilden einen Komplex. Über eine meßbare Markierung des Ag-Ak-Komplexes kann man eine quantitative Auswertung der Reaktion erreichen, d.h. man kann einen der Reaktionspartner quantitativ bestimmen. Für eine solche quantitative Bestimmung sind zwei verschiedene Methoden möglich (☞ Abb. 16.8):

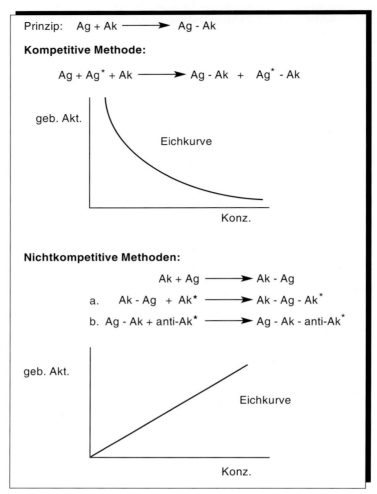

Abb. 16.8: Prinzip des Immunoassay zur Bestimmung von IgE.

16.8.1.1. Die kompetitiven Methoden

Das zu bestimmende Antigen (Probenantigen) **konkurriert mit dem gleichen, aber markierten Antigen,** das als Reagenz zugesetzt wird, um die Bindung an den Antikörper. Je mehr (unmarkiertes) Antigen in der Probe vorhanden ist, um so weniger markiertes Antigen wird am Ak gebunden. Nach Abtrennen der ungebundenen markierten Ag von dem gebundenen läßt sich die Aktivität der letzteren messen.

Mit entsprechenden Standardlösungen bekommt man eine Eichkurve, bei der der markierte, meßbare Ag-Ak-Komplex (die gebundene Aktivität) mit zunehmender Konzentration an Probenantigen abnimmt, und die einer e-Funktion entspricht. Durch mathematische Umwandlungen kann man dann zumindest einen Teil der Kurve linearisieren. Mit der kompetitiven Methode werden vor allem Ag bestimmt, obwohl grundsätzlich auch die Bestimmung von Ak möglich ist.

16.8.1.2. Die nichtkompetitiven Methoden

Die nichtkompetitiven Methoden sind eine Weiterentwicklung. Bei ihnen wird zunächst ein Ag-Ak-Komplex gebildet, der sodann über die Bindung eines zweiten markierten Ak oder eines markierten, gegen den ersten Ak gerichteten, Anti-Ak meßbar wird (**Sandwich-Methode**). Auf diese Weise können sowohl Ak wie auch Ag bestimmt werden. Bei der Bestimmung resultiert eine lineare Eichkurve, da pro Ag-Ak-Molekül jeweils ein markiertes Molekül bindet. Die nicht kompetitive Methode des RIA wird als Immuno-Radiometric-Assay (IRMA) bezeichnet.

Die nach diesen Prinzipien aufgebauten Immunoassays unterscheiden sich im wesentlichen in zwei Punkten, nämlich der Art der Markiwrung und der Abtrennung der merkierten Komplexes

Die Art der Markierung (☞ Tab. 16.5)

Der Radio-Immuno-Assay (RIA), bei dem mit radioaktiven Isotopen markiert wird, ist die ursprüngliche Form des Immunoassays. Bei Eiweißsubstanzen erfolgt die Markierung in der Regel mit ^{125}J über die Tyrosingruppen, oder es werden, falls diese fehlen, ^{125}J markierte Moleküle an Aminogruppen der Eiweiße gebunden.

Durch die Einführung der **Enzym-Immuno-Assays** (EIA) werden die Nachteile und Gefahren der Verwendung radioaktiver Isotope vermieden.

Die Enzymmarkierung von Antigen oder Antikörper erfolgt über das System Biotin-Avidin bzw. Biotin-Streptavidin (☞ Abb. 16.8). In beiden Fällen liegen die stärksten bisher bekannten kovalenten Bindungen vor. Biotin ist ein Vitamin (Vit. H) mit einem MG von 244 D. Avidin bzw. Streptavidin sind hochmolekulare Proteine (MG 60.000 D) aus Eiklar bzw. Bacterium streptomyces. Über seinen N-Hydroxy-Succinimidester kann das Biotin an die ε-Aminogruppen der in Enzymproteinen wie auch im IgE vorhandenen Aminosäure Lysin gebunden werden. Derart derivatisierte Antikörper und Enzyme können nun über Avidin bzw. Streptavidin fest miteinander gekoppelt werden, ohne Beeinflussung der immunologischen oder katalytischen Aktivität.

Der am meisten verwendete EIA ist der **Enzyme-Linked-Immuno-Sorbent-Assay** (ELISA), der in kompetitiver oder nicht-kompetitiver Form angewendet werden kann. Markierungsenzyme sind in der Regel Peroxidase, alkalische Phosphatase oder Galaktosidase.

Eine Weiterentwicklung der ELISA ist der **Fluoreszenz-Enzym-Immuno-Assay** (FEIA). Die hierbei eingesetzten Substrate enthalten ein Fluorochrom, das zunächst in inaktiver Form vorliegt. Es wird sodann in der enzymatischen Reaktion abgespalten und zeigt dann unter Einwirkung von UV-Strahlen eine sichtbare Fluoreszenz, die gemessen wird.

Beim **Chemilumineszenz-Immuno-Assay** (CLIA) erfolgt die Markierung des Antigens bzw. des Antikörpers durch Kopplung mit chemilumineszierenden Substanzen. Chemilumineszenz beruht auf der Abgabe von Photonen aufgrund einer chemischen Reaktion. Die beiden letztgenannten Methoden sind empfindlicher als die beiden vorher genannten. Ob diese Empfindlichkeitssteigerung für die IgE-Bestimmung eine entscheidende Verbesserung bedeutet, ist zumindest fraglich.

Methoden	Markierung
Radio-Immuno-Assay (RIA)	Radioisotop (^{125}J, ^{14}C, ^{3}H)
Enzym-Immuno-Assay (EIA, ELISA, FEIA)	Enzym (POD, AP u. a.)
Fluoreszenz-Immuno-Assay (FIA)	Fluorochrom (Fluorescein, seltene Erden u. a.)
Chemilumineszenz-Immuno-Assay (CLIA)	chemilumineszierendes Substrat (Acridiniumester, Luminol)

Tab. 16.9: Markierung bei verschiedenen Immunoassays.

Abtrennung des markierten Komplexes

Der zweite wichtige Punkt ist die für die Messung notwendige Abtrennung des markierten Komplexes. Bei den heute vorwiegend angewandten nicht-kompetitiven Methoden (IRMA, nicht-kompetitiver ELISA, FEIA, CLIA), wird grundsätzlich mit der **solid phase-Technik** (Festkörperverfahren) gearbeitet. Hierbei ist der (die zu bestimmende Substanz bindende) Ak bzw. das bindende Ag an eine feste Phase gebunden. Diese feste Phase kann sehr unterschiedlich sein (☞ Tab. 16.6). In Frage kommen Teströhrchen (Silan-coated tube), Mikrotiterplatten, Papierscheiben, silanüberzogene paramagnetische Partikel, Zelluloseschwamm und Zellulosefäden.

Papierscheiben	Ges.-IgE	RIA, ELISA	Pharmacia Allergopharma DDV Sanofi-Pasteur
paramagnetische Partikel, Silan-überzogen	Ges.-IgE	Chemilum.	Ciba Corning (Magic-Lite)
Zelluloseschwamm	spez. IgE	Fluoreszenz	Pharmacia (CAP System)
Liganden-beschichtete Teströhrchen	spez. IgE	EIA	Biermann (Ala-STAT)
Polystyrol (coated tubes, Mikrotiterplatten)	Ges.-IgE	FEIA	Abbot
	Ges.-IgE	FEIA	MAST Diag.
	Ges.-IgE spez. IgE	ELISA	Ala-STAT, DDV
Zellulosefäden	spez. IgE	Chemilum.	CLIA-Allergietest

Tab. 16.10: Von verschiedenen Firmen angewandte solid Phase-Techniken zur Abtrennung des markierten Komplexes.

Für die IgE-Bestimmungen wird heute vorwiegend die **nicht-kompetitive** Methode eingesetzt (☞ Abb. 16.8). Bei der Bestimmung des Ges.-IgE werden Papierscheiben, beschichtete Teströhrchen oder Mikrotiterplaten verwendet. Für die Bestimmung der spez.-IgE werden auch die erwähnten anderen Festphasen eingesetzt

Die ersten Immunoassays zur Bestimmung von Ges.- und spez. IgE wurden von der Fa. Pharmacia entwickelt und werden heute sowohl als Radio-Immuno-Assay wie auch als Enzym-Immuno-Assay angeboten. Die Bestimmung des Ges.-IgE erfolgt mit dem Papier-Radio-Immuno-Sorbent-Test (PRIST),

16.8. In vitro-Methoden in der Allergiediagnostik

die des spez. IgE mit dem Radio-Allergen-Sorbent-Test (RAST). Das Anti-IgE (PRIST) bzw. das den spez. Antikörper bindende Allergen (RAST) sind an CNBr aktivierten Papierscheiben kovalent gebunden. Der PRIST unterscheidet sich vom RAST dadurch, daß bei ersterem das Anti-IgE, bei letzterem das spez. Antigen an die feste Phase (Papierscheibe) gebunden ist. PRIST und RAST sind heute die **Referenzmethoden** für die Bestimmung von Ges.- und spez.-IgE, d.h. jedes neuentwickelte System muß sich in seiner Gesamtheit einem qualitativen und quantitativen Vergleich mit dem PRIST bzw. RAST stellen und sich entsprechend beurteilen lassen.

Testsysteme, die auf dem Prinzip des PRIST und des RAST beruhen, werden von verschiedenen Firmen (z.B. Pharmacia, Freiburg, DDV Marburg, Allergopharma, Reinbek) sowohl mit radioaktiver als auch mit enzymatischer Markierung (EIA, EAST) und mit einer Vielzahl unterschiedlicher Allergene angeboten. Doch teilweise decken diese Allergenscheiben nicht alle individuellen Allergene der Patienten ab. Deshalb bieten Firmen, wie z.B. Pharmacia, Allergopharma oder DDV, einen **Allergenscheiben-Sonderservice** an, d.h. der Arzt stellt das zur Kopplung vorgesehene Material zur Verfügung. Diese seltenen Allergene werden an die CNBr-aktivierten Papierscheiben gekoppelt und können später im RAST eingesetzt werden. Voraussetzungen für eine Kopplung ist das Vorliegen eines Proteins oder Glycoproteins, was für die meisten Allergene zutrifft. Die direkte Kopplung von Chemikalien oder Medikamenten, wie z.B. Toluidinisocyanat, Metamizol und andere, macht zunächst Schwierigkeiten, da keine Bindungsgruppe vorliegt. Daher werden solche Allergene nicht direkt am Trägermaterial gekoppelt, sondern erst mit Humanserum Albumin (HSA) umgesetzt. Die Bindung am Träger erfolgt sodann über das HSA. Eine andere Möglichkeit besteht in der Kopplung über Azide (Arylazide), welche eine hohe selektive Reaktivität zu $-OH^-$, $-NH^-$, $-NH_2$, $-PO_4^-$, $-SH^-$ Gruppen und zu aktivierten Doppelbindungen haben. So kann man ein breites Spektrum von Substanzen kovalent an Proteine binden, welche dann mit den CNBr-aktivierten Scheiben gekoppelt werden.

Die weitere Entwicklung von Methoden zur Bestimmung von Ges.- und spez.-IgE durch verschiedene Firmen hatte vor allem die Möglichkeit der Automatisierung und eine Empfindlichkeitssteigerung zum Ziel.

Beim **CAP-System** der Fa. Pharmacia wird eine neue solid phase eingesetzt, Zelluloseschwammteilchen, die sich an der Wandung kleiner Reaktionsgefäße, der sog. CAPs befinden. Diese sollen aufgrund einer höheren Bindungskapazität für das Antigen eine höhere Meßempfindlichkeit bedingen und den Meßbereich vergrößern. Die Methode kann als RIA wie auch als FEIA durchgeführt werden.

Im **Magic-Lite-System** der Fa. Ciba-Corning wird eine sehr elegante neue Trennmethode eingesetzt. Es werden Silan-beschichtete supermagnetische Eisenoxidpartikel als solid phase verwendet, die eine große Reaktionsoberfläche aufweisen. Die Silanschicht wird aktiviert (z.B. durch Aminierung oder Diazotierung), und die Allergene werden mittels bifunktioneller Spacer-Reagenzien gekoppelt. Wegen ihrer geringen Größe sind die Partikel leicht suspendierbar. So wurde eine magnetische Trenneinheit entwickelt und die Inkubations- und Trennzeiten können so kurz wie möglich gehalten werden. Der Nachweis des spez. IgE-Anti-IgE-Komplexes erfolgt mittels einer Chemilumineszenz-Messung (CLIA).

Das **AlaSTAT-System** der Fa. Biermann verwendet flüssige Allergene, die homogen im Ansatz verteilt sind. Die Allergene werden nach Reaktion mit dem IgE über ein Liganden-Antiliganden-System an der Festphase gebunden. Die Messung erfolgt nach dem Prinzip des nicht-kompetitiven ELISA durch Bindung eines enzymmarkierten Anti-IgE-Antikörpers an das IgE. Markierungsenzym ist Meerrettich-Peroxidase.

Beim **CLA-Allergietest** können 35 Allergene parallel bestimmt werden. Eine aus Kunststoff gefertigte CLA-Platte enthält Zellulosefäden, an welchen die Allergene kovalent gebunden sind. Der Nachweis erfolgt nach Bindung des enzymmarkierten Anti-IgE und Behandlung mit einer Photoreagenzmischung auf Polaroid-Film (Lumineszenz-Assay) densitometrisch. Der Helligkeitsgrad ist direkt proportional der Konzentration von allergenspezifischem IgE.

Alle aufgeführten Testsysteme weisen eine **hohe Spezifität und Sensitivität** auf und zeigen ein hohes Maß an Übereinstimmung mit dem als Referenzsystem dienenden RAST. Für welches System der Anwender sich entscheidet, hängt von verschiedenen Faktoren ab. Systeme wie CAP, Magic-Lite und AlaSTAT sind automatisierbar und vor allem für Laboratorien mit hoher Probenfrequenz geeignet. Andererseits sind sie geschlossene Systeme, d.h. das gesamte Gerätespektrum ist vorgegeben und kann nur von einer Firma bezogen werden. Die aus dem PRIST und RAST entwickelten Systeme, die mit Papierscheiben als solid phase arbeiten, sind dagegen variabler, im allgemeinen preiswerter und vor allem auch für kleinere Labors geeignet. Sie haben eine sehr große Auswahl an Allergenen und die Herstellung speziell gewünschter Allergenscheiben ist möglich. Man kann aber auch heute Computer-gesteuerte Probenidentifikationssysteme einsetzen, mit denen im ELISA bei entsprechendem Zeitaufwand etwa die gleiche Analysenfrequenz erreicht wird wie bei den automatisierten Systemen.

Auswertung der Bestimmung von Gesamt- und spez. IgE

Die Auswertung des Gesamt-IgE erfolgt über eine Standardkurve, in der die Konzentrationen in ku/l IgE angegeben werden. Referenzsystem ist der internationale IgE-Standard WHO 75/502. Dabei entspricht eine IU (internationale Einheit) 2,4 ng IgE. Für die Bestimmung des spez. IgE wurde von der Fa. Pharmacia ein hauseigener Standard aus Birkenpollenallergen kalibriert. Daraus wurde ein Referenzsystem entwickelt, das mit den sog. Pharmacia-RAST-Units (PRU) arbeitet. Folgende Standardwerte wurden verwendet: 0,35; 0,7; 3,5 u. 17,5 PRU. Zur Erleichterung der Auswertung führte Pharmacia vier RAST-Klassen ein. Bei der Bestimmung des spez. IgE braucht man nur zu prüfen, zwischen welchen Standardwerten man liegt und erhält so die entsprechende RAST-Klasse. RAST-Klasse 0 bedeutet negativ, RAST-Klassen 1-4 werden auch mit +, ++, +++, ++++ bezeichnet.

Heute werden die RAST-Klassen zur besseren Differenzierung oft mit einer Dezimalstelle angegeben.

Im Unterschied zum RAST werden die Ergebnisse im CAP-System in internationalen Einheiten kU/l für das IgE (WHO-Standard 75/502) gemessen und nicht mehr nach dem internen Standard des Birkenpollenserums in PRU definiert.

Die Entwicklung anderer Systeme in neuerer Zeit hat teilweise zu anderen Standardwerten geführt, aber die Einteilung in RAST-Klassen hat sich so bewährt und durchgesetzt, daß alle Anbieter die Zuordnung ihrer Standardreihen zu den RAST-Klassen beibehalten. Lediglich zusätzliche RAST-Klassen wurden verschiedentlich eingeführt (☞ Tab. 16.7).

RAST-Klasse	RAST	CAP	Magic-Lite	Ala-STAT	MAST Diag.	Sanofi
	PRU	kU/l	SU/ml	kU/l	IU/ml	AU/ml
0	< 0,35	< 0,35	< 1,43	< 0,35	< 0,35	< 0,35
I	0,35 - 0,69	0,35 - 0,69	1,44 - 4,0	0,35 - 0,69	0,35 - 0,75	0,35 - 0,69
II	0,7 - 3,49	0,7 - 3,49	4,01 - 20,0	0,7 - 3,49	0,75 - 2,99	0,7 - 3,49
III	3,5 - 17,49	3,5 - 17,49	20,01 - 100	3,5 - 17,49	3,0 - 17,50	3,5 - 17,49
IV	> 17,5	17,5 - 52,49	100,01 - 300	17,5 - 52,49	> 17,5	> 17,5
V		52,5 - 99,99	> 300	52,5 - 99,99		
VI		> 100,0		> 100		

Tab. 16.11: Auswertungen der verschiedenen Bestimmungssysteme.

Die Auswertung bei den Umweltallergenen, welche am Trägermaterial über HSA gebunden werden, erfolgt über den Quotienten zwischen dem gemessenen Wert des Konjugates und dem gemessenen Wert des HSA.

16.8.2. Klinische Bedeutung der IgE-Bestimmung

Die Bestimmung des **Ges.-IgE** i.S. wird häufig lediglich als Suchtest für IgE-vermittelte allergische Reaktionen eingesetzt. Wegen der hohen individuellen Schwankungen des Ges.-IgE-Wertes, z.B. bei gesunden Kontrollpersonen und bei Atopikern, ist die Festsetzung eines Normbereichs relativ unzuverlässig. Daher orientiert man sich an zwei Grenzwerten:

Werte < 0,35 kU/l machen eine Atopie wenig wahrscheinlich, Werte > 100 kU/l sprechen für eine solche. Obwohl ein normaler Ges.-IgE-Wert im Einzelfall eine Atopie nicht ausschließt, weisen Atopiker doch in einem erheblichen Prozentsatz deutlich erhöhte Spiegel auf. Erhöhungen des Ges.-IgE finden sich jedoch auch bei einer Reihe nichtallergischer Erkrankungen, wie z.B. viralen Infektionen, infektiöser Mononukleose, immunologischen Defekterkrankungen durch T-Zellschwäche (M. Hodgkin, verschiedene Malignome, Autoimmunerkrankungen u.a.), Parasitosen sowie verschiedenen nichtatopischen Dermatosen (Akrodermatitis chronica atrophicans, Erythema nodosum u.a.). Andererseits finden sich bei Allergosen, die ausschließlich die Atemwege betreffen, häufig normale IgE-Konzentrationen. Eine besondere Bedeutung hat der Nachweis von erhöhtem IgE im Nabelschnurblut und bei Kindern im 1. Lebensjahr, da solche Werte offenbar mit großer Wahrscheinlichkeit auf die Entwicklung einer Atopie hinweisen. **Indikationen** für die Bestimmung des Ges.-IgE sind in Tab. 16.8 aufgeführt.

- Differenzierung zwischen atopischen und nichtatopischen Atemwegserkrankungen (Asthma und Rhinitis)
- Unterscheidung zwischen atopischer Dermatitis (konstitutionelle Neurodermitis) und anderen ekzematischen Hautaffektionen
- Aufdecken allergischer (atopischer) Faktoren bei obstruktiver Bronchitis und perennialer vasomotorischer Rhinitis
- Vorhersage allergischer Disposition bei Säuglingen und Kleinkindern mit atopischer Disposition (atopische Diathese, konstitutionelle Atopie)
- Voraussage allergischer Reaktionen bei Kindern mit rezidivierender Bronchitis
- Beteiligung der allergischen Soforttyp-Reaktion (IgE-vermittelt) an der allergischen Aspergillose und an organischen Staublungenerkrankungen
- Differenzierung atopischer und nichtatopischer Reaktionen bei Medikamenten- und Nahrungsmittelempfindlichkeit
- wissenschaftliche Forschung insbesondere im Bereich der allergischen Erkrankungen vom Typ I und der Immuntherapie
- Hinweis zur Aufdeckung von Parasitenbefall
- Diagnose von Immundefekten wie IgE-Mangel, T-Zell-Defekte, Hyper-IgE-Syndrom

Tab. 16.12: Indikationen für die Bestimmung von Gesamt-IgE (n. Debelic, 1990).

Mit der Bestimmung des **spezifischen IgE** erhält man eine Information, ob und in welchem Ausmaß IgE-Antikörper gegen ein bestimmtes spezifisches Allergen im Serum vorliegen. Ein positiver Befund zeigt also, daß eine Sensibilisierung auf ein entsprechendes Antigen stattgefunden hat, er sagt aber vorerst noch nichts über einen kausalen Zusammenhang zwischen der Sensibilisierung und den allergischen

Erscheinungen aus. Das gleiche gilt für einen positiven Hauttest (Reib-, Prick-, Scratch-, Intrakutantest), der sich jedoch auf die an Mastzellen gebundenen spez. IgE-Antikörper bezieht. Einen Zusammenhang zwischen der nachgewiesenen Sensibilisierung und dem klinischen Bild kann man nur durch anamnestische Angaben und/oder durch entsprechende Provokationstests erkennen. Zahlreiche Untersuchungen haben sich mit den Korrelationen zwischen der Bestimmung des spez. IgE und dem Hauttest bzw. Provokationstest beschäftigt. Die Übereinstimmung der spez. IgE-Bestimmung mit einem Hauttest liegt im Durchschnitt bei 80 %, die mit einem Provokationstest noch besser, wobei jedoch Unterschiede bei einzelnen Allergenen auffallen. Die Übereinstimmung erscheint besonders gut, wenn jeweils die gleichen Allergenextrakte verwendet werden.

Die Zuverlässigkeit von IgE-Bestimmungen hängt vor allem von der Qualität der verwendeten Allergenextrakte ab. Falsch positive Ergebnisse sind relativ selten, aber negative Resultate schließen eine Sensibilisierung auf das entsprechende Allergen nicht aus. Vor allem bei nur kurzzeitiger wiederholter oder saisonaler Allergeneinwirkung, bei längerer Allergenkarenz oder bei beginnender schwacher Sensibilisierung können spez. IgE-Antikörper im Blut fehlen. Bei der Anwesenheit von gleichen IgG-Antikörpern können diese mit dem spez. IgE um die Bindung am Allergen konkurrieren und niedrige IgE-Werte vortäuschen. Dies findet man insbesondere bei Patienten unter einer Immuntherapie oder Hyposensibilisierung sowie einer sehr starken Allergenexposition. Vorteile und Grenzen der spez. IgE-Bestimmung sind in Tab. 16.13 dargestellt.

Vorteile der In-vitro-Untersuchung
• Risikolos für den Patienten (lediglich Blutentnahme)
• Unabhängig von der Medikation (Antiallergika, Kortikosteroide)
• Unabhängig von den Krankheitserscheinungen (Schweregrad)
• gut reproduzierbar, technisch leicht zu wiederholen
• Allergenstabilität an der soliden Phase
• Serum kann verschickt und aufbewahrt werden
Grenzen der spezifischen IgE-Untersuchung
• nicht als Suchtest geeignet (beschränkte Allergenpalette)
• relativ kostenintensiv
• mögliche Verfälschung durch IgG
• bei bestimmten Allergenen (Nahrungsmittel, Schimmelpilzsporen) und in den niedrigen RASTKlassen 1 bis 2 unzuverlässige Aussagen

Tab. 16.13: Vorteile und Grenzen der Untersuchung auf spezifische IgE-Antikörper (n. Debelic, 1990).

Die **Indikation** für die Durchführung einer spez. IgE-Bestimmung sollte sehr sorgfältig gestellt werden. Sie ist vor allem dann gegeben, wenn unklare In-vivo-Tests vorliegen oder wenn aus den verschiedensten Gründen In vivo-Testungen nicht durchgeführt werden können (☞ Tab. 16.14).

- Vervollständigung und Erleichterung der klinischen Diagnose in unklaren Fällen, wenn Anamnese und Hauttests die Diagnose einer Sensibilisierung fraglich erscheinen lassen
- Wenn Hauttests wegen Hauterkrankungen nicht durchgeführt oder nicht zuverlässig ausgewertet werden können (starkes Ekzem, Urticaria factitia, andere Hautkrankheiten)
- Patienten mit laufender antiallergischer Medikation (Antihistaminika, Kortikosteroide)
- Säuglinge und Kleinkinder sowie größere Kinder, bei denen eine ausgedehnte Testung wegen mangelnder Mitarbeit nicht möglich ist
- Keine Möglichkeit, Provokationstests durchzuführen oder wenn bei zahlreichen Sensibilisierungen im Hauttest viele Provokationstests vorzunehmen wären
- Verdacht auf einen höchsten Sensibilisierungsgrad, bei dem eine Hauttestung für den Patienten gefährlich erscheint (z.B. Schockgefahr bei einer Bienengift- oder Fischallergie)
- Bestätigung einer anamnestisch wahrscheinlichen oder sicheren Allergie (z.B. Pollinosis) bei fehlender Möglichkeit, Hauttests durchzuführen
- Kontrolle der Hyposensibilisierungsbehandlung

Tab. 16.14: Indikationen für die Bestimmung von spezifischem IgE (n. Debelic, 1970).

16.8.3. RAST- (EAST-) Hemmtest

Eine Modifikation des RAST bzw. des EAST stellt der RAST- bzw. EAST-Hemmtest dar. Hierbei wird gemessen, inwieweit lösliches Allergen die Bindung zwischen spez. IgE aus dem Patientenserum und dem solid phase-gebundenen Allergen hemmen kann. Die Auswertung erfolgt nach der Formel:

$$\% \text{ Hemmung} = (1 - \frac{\text{netto cpm (Ext.) mit Inhibitor}}{\text{netto cpm (Ext.) mit Puffer}}) \times 100$$

Allgemein wird eine Hemmung von > 25 % als Beweis für das erhöhte Vorliegen von spez. IgE angenommen. Der Hemmtest wird überwiegend zur Charakterisierung von Allergenextrakten verwendet.

16.8.4. Histamin-Release-Assay (HRA)

Der HRA ist empfindlicher als die Bestimmung des spez. IgE. Seine Durchführung ist aber wesentlich komplizierter und erfordert eine sehr viel aufwendigere apparative Ausstattung als der RAST oder EAST. Der HRA muß gleich nach der Blutentnahme durchgeführt werden, da für die Untersuchung gewaschene Leukozyten benötigt werden.

Es wird eine Dosiswirkungskurve aufgestellt und die Konzentration des Allergens ermittelt, bei der 30 % des gesamten Histamins aus den Leukozyten freigesetzt werden. Die Wirkung ist auch von der Allergenität, d.h. von der Reinheitsqualität des entsprechenden Allergens abhängig. Daher wird dieser Test hauptsächlich für die Qualitätskontrolle von Allergenen verwendet. Die Abhängigkeit des HRA vom Medikamentenkonsum des Patienten schränkt seine Routineanwendung ein.

16.8.5. Der zelluläre Antigen-Stimulationstest (CAST)

Der zelluläre Antigen-Stimulationstest (CAST) ist eine in letzter Zeit neu entwickelte in vitro-diagnostische Methode, welche auf dem Nachweis von Sulfido-Leukotrienen (sLT) basiert. Sulfido-Leukotriene sind Syntheseprodukte der Arachidonsäure-Kaskade (nämlich: LTC4 und seine Metaboliten LTD4 und LTE4). Verschiedene Zelltypen, wie z.B. Mastzellen, Basophile, Makrophagen und Eosinophile bilden diese Leukotriene. Sie spielen eine wichtige Rolle bei verschiedenen pathologischen Vorgängen, speziell bei IgE-vermittelten allergischen Reaktionen. Nach Stimulation durch ein relevantes Allergen synthetisieren die Basophilen des Blutes die Leukotriene in Abhängigkeit von IgE. Das Austreten von Sulfido-Leukotrienen aus basophilen Blutzellen und Mastzellen begleitet die Histaminfreisetzung aus diesen Zellen. Da Sulfido-Leukotriene auch von anderen Entzündungszellen als Basophile und Mastzellen gebildet werden können, ist anzunehmen, daß auch nicht IgE-vermittelte Mechanismen die sLT-Produktion auslösen. Weil verschiedene pseudo-allergische Reaktionen, wie beispielsweise die Reaktion auf einige Arzneimittel (z.B. ASS) unabhängig von IgE zu einer sLT-Produktion führen, kann dieser Test zusammen mit der Bestimmung von spez. IgE zur Differenzierung allergischer und pseudoallergischer Reaktionen herangezogen werden.

Von der Fa. Bühlmann, Laboratories AG wurde ein kompetitiver Enzym-Immuno-Assay (☞ Abb. 16.8) zum Nachweis der Freisetzung der Sulfido-Leukotriene im Zellüberstand entwickelt. Der Test basiert auf der Verwendung eines monoklonalen Antikörpers, welcher LTC4, LTD4 und LTE4 quantitativ bindet. Mit den enzymmarkierten Leukotrienen, Marker-Enzym ist die alkalische Phosphatase, konkurrieren die freigesetzten sLT um die Bindungsstellen am Antikörper. Nach der Zugabe von Substrat ist die gemessene Enzymaktivität indirekt proportional der Konzentration von freigesetzten Leukotrienen. Im allgemeinen werden nur sLT-Freisetzungswerte von > 200 pg/ml nach Stimulation mit dem spez. Allergen als positiv für das entsprechende Allergen gewertet. Der Test eignet sich hauptsächlich für die In vitro-Diagnose bei Aspirin- und Penicillin-Allergien. Mittlerweile wird dieser Test aber auch bei Nahrungsmittelallergien und bei Allergien gegen Bienen- und Wespengift eingesetzt.

16.9. Allergie-Hyposensibilisierung (spezifische Immunisierung)

Obwohl die antigenspezifische Immunisierung seit Jahren erfolgreich genutzt wird, um IgE-vermittelte allergische Erkrankungen abzuschwächen, ist der Wirkmechanismus dieser Hyposensibilisierung nach wie vor nicht völlig geklärt. Nach der Injektion von Allergenen in steigender Dosis tritt sowohl eine Suppression der IgE-Bildung als auch eine Aktivierung der spezifischen IgG-Synthese auf. Dieser **Shift des Isotypprofils** von allergenspezifischen Antikörpern wird auf den Ort des Allergenkontakts zurückgeführt, d. h. den Wechsel von Schleimhaut auf subkutanes Gewebe. Der genannte Grund beinhaltet, daß das Antigen-"Processing" für die erfolgreiche Allergie-Hyposensibilisierung bedeutsam ist. Neuere Erkenntnisse zeigen, daß auch Zytokine von Th1- und Th2-Zellen in die Regulation der Antikörpersynthese von verschiedenen Isotypen eingreifen. Theoretisch könnte daher die Gabe von geeigneten Zytokinen zusammen mit Antigen eine maßgeschneiderte Immuntherapie für allergische und andere Erkrankungen darstellen (z.B IL-2, IL4). Der Begriff Desensibilisierung wird nicht mehr benutzt, da ein Allergenkontakt nach Theorie immer noch immunologische Vorgänge bewirkt, die aber klinisch nicht lebensbedrohend sind.

Noon veröffentlichte 1911 in England den ersten Bericht einer erfolgreichen Hyposensibilisierung gegen Heufieber. Seit dieser Zeit wird das Verfahren der Hyposensibilisierung zur Therapie von allergischer Rhinitis und allergischem Asthma vielfältig eingesetzt. Seit 1949 liegen die Ergebnisse kontrollierter Studien vor, die den Nutzen der Hyposensibilisierung bei allergischer Rhinitis und Bienen-/Wespengiftanaphylaxie eindeutig belegen. In bezug auf Asthma bronchiale liegen bislang keine eindeutigen Befunde vor, die Ergebnisse deuten jedoch zumindest auf einen gewissen therapeutischen Nutzen bei Asthma bronchiale. In Einzelfällen konnte auch eine vorübergehende Hyposensibilisierung bei Penicillin- und Insulinallergie herbeigeführt werden. Bezüglich Arzneimittelexanthemen steht eine Bestätigung von Berichten über eine erfolgreiche Hyposensibilisierung aus. Eine Hyposensibilisierung wurde bislang auch beim allergischen Kontaktekzem versucht, jedoch ohne Erfolg.

In der folgenden Tabelle sind die Vorteile einer Hyposensibilisierungstherapie aufgezeigt:

- gegenüber Plazebo signifikante Reduktion der Heuschnupfensymptome
- Verminderung des Arzneimittelbedarfs
- weniger Symptome als unter symptomatischer Therapie
- therapeutischer Effekt hält über das Therapieende hinaus an
- Fortschreiten der Symptome einschließlich Asthma wird aufgehalten

Tab. 16.15: Vorteile einer spezifischen De- bzw. Hyposensibilisierung.

16.9.1. Methodik der Hyposensibilisierung (spezifische Immuntherapie)

Im Grundsatz verfährt man bei der Hyposensibilisierung gegen allergische Rhinitis heute ähnlich wie ursprünglich Noon im Jahre 1911. Sterile, am besten durch monoklonale Antikörper standardisierte Allergenextrakte in steigender Dosis werden 1-2mal wöchentlich s.c. injiziert, bis eine Dosis erreicht wird, die zur vorübergehenden Entzündung am Ort der Injektion führt. Diese Dosis wird dann als Erhaltungsdosis alle 2-4 Wochen gegeben. Ursprünglich wurde nur präsaisonal gegen eine Pollenallergie behandelt, wobei 3-6 Monate vor Beginn der Allergiesaison begonnen und die Hyposensibilisierung mit dem Einsetzen der Allergiesaison beendet wurde. Da die meisten Patienten mit allergischer Rhinitis auf verschiedene Pollen zu verschiedenen Jahreszeiten sowie auch das ganze Jahr über auf Hausstaub und Schimmelpilze reagieren, setzen viele Allergologen das Verfahren der **perennialen** (ganzjährigen) **Injektionstherapie** ein. Injiziert wird ein Gemisch der relevanten Inhalationsallergene. Nachdem die maximal tolerierte Dosis des Gemisches erreicht ist, werden Erhaltungs-Injektionen über mehrere Jahre hin verabreicht.

Die Injektionen werden s. c. gegeben. Orale, sublinguale, inhalierte und lokale nasale Applikationswege der Hyposensibilisierung wurden versucht, keiner davon vermochte jedoch die IgE-vermittelte Krankheit zu verhindern.

Allergenextrakte zur Hyposensibilisierung sind die gleichen, die auch zur Testung eingesetzt werden. Zumeist handelt es sich um Rohextrakte oder zum Teil gereinigte wäßrige Extrakte von häufigen Inhalationsallergenen. Eine Standardisierung auf den Gehalt an Hauptallergenen wird angestrebt, um zu gewährleisten, daß Chargen gleicher Qualität bereitgestellt werden können. Neuerdings werden Pollenallergene auch gentechnisch hergestellt (O. Scheiner et al. 1990).

16.9.2. Injektionstechnik

Das geeignete Injektionsverfahren für Allergene (**streng s.c.**) zur Therapie von atopischen und anaphylaktischen Krankheiten ist für die Unbedenklichkeit und den Erfolg der Hyposensibilisierung wichtig. Wegen des möglichen Risikos von Allgemeinreaktionen muß gewährleistet sein, daß solche Komplikationen sofort beherrscht werden können. Potentiell fatale Reaktionen treten gewöhnlich binnen 30 min nach der Injektion auf. Der Patient muß daher in diesem Zeitraum in der Arztpraxis oder der klinischen Sprechstunde bleiben. Die Hyposensibilisierungstherapie sollte an den Tagen unterbleiben, an denen der Patient einen Asthmaanfall durchläuft oder an Fieber leidet. Eine geringe Schwellung und Juckreiz am Injektionsort sind akzeptabel. Als Injektionsort wählt man den Oberarm; hier besteht die Möglichkeit zum Abbinden. Eine größere örtliche Schwellung oder eine Allgemeinreaktion erfordern eine Dosisverminderung. Die Dosis sollte auch vermindert werden, wenn die Behandlung unterbrochen wurde.

Patienten unter Therapie mit durchblutungsfördernden Arzneimitteln, Histaminliberatoren (z.B. Tubocurarin, Codein, Chloroquin), ß-Rezeptorenblockern oder ACE-Hemmern sollten nicht hyposensibilisiert werden, ebenso nicht Patienten, die durchblutungsfördernde Speisen oder Getränke kurz zuvor ingestiert haben. Grund ist die schnelle Allergenresorption, die Induktion einer Anaphylaxie und die antagonistische Wirkung zu den bereitzuhaltenden Notfallmedikamenten wie Adrenalin.

Besonders zu achten ist auf Patienten mit Überempfindlichkeit auf Insektengifte, die sich einer Hyposensibilisierungsbehandlung unterziehen. Bei diesen besteht bei gleichzeitiger Therapie mit einem ACE-Hemmer ein erhöhtes Risiko für die Auslösung lebensbedrohlicher anaphylaktischer Reaktionen. Aber auch Patienten ohne eine derartige Überempfindlichkeit, die ACE-Hemmer einnehmen und von Bienen oder Wespen gestochen werden, können solche Reaktionen zeigen.

Für die Auslösung anaphylaktoider Reaktionen nach Insektenstichen wird derselbe Mechanismus angenommen, der für das Auftreten von Angioödemen während einer ACE-Hemmer-Behandlung oder für das Vorkommen anaphylaktischer Reaktionen bei Patienten, die sich einer Dialyse unter Verwendung von AN69-Membranen, einer Hämofiltration oder Lipidapherese unterziehen müssen, verantwortlich gemacht wird. Der Abbau freigesetzten Bradykinins wird wegen Hemmung der Kininase II, die mit Angiotensin-Converting-Enzyme identisch ist, verzögert. Die Folge ist die Auslösung der bekannten Wirkungen von Bradykinin. Unter Hyposensibilisierungsbehandlung ist ein additiver Effekt durch die vermehrte Freisetzung von Histamin für einige Stunden nach Applikation des Allergens möglich.

16.9.3. Therapiedauer

Es liegen nur ungenügende Daten über allgemeine Richtlinien zur Dauer der Hyposensibilisierung bei Atopie vor. Der wechselhafte natürliche Krankheitsverlauf, die unbestimmte Exposition von verschiedenen Innenraumallergenen (Staub, Schimmel, Tiere) und Außenallergenen (Pollen, Schimmelpilze), nichtallergische Einflüsse (Wetter, Smog, Infektionen, Streß) machen definitive kontrollierte Langzeitstudien technisch schwierig. Die immunologischen Veränderungen durch die Hyposensibilisierung (s. u.) korrelieren nicht genügend mit der symptomatischen Erleichterung, um von In vitro-Befunden die optimale Hyposensibilisierungsdauer abzuleiten. Manche Allergologen empfehlen das Absetzen der Hyposensibilisierung nach 2-3 symptomfreien Jahren oder nach dreijähriger Behandlung.

Auch Hauttests korrelieren nicht notwendigerweise mit dem klinischen Erfolg einer Hyposensibilisierung. So können sich die allergischen Symptome gebessert haben, ohne daß die Reaktion im Hauttest nachläßt. Der Hauptgrund für wiederholte Hauttests ist, herauszufinden, ob neue Sensibilisierungen vorliegen, wenn sich die Symptome verschlimmern oder erneut auftreten.

Die mittlerweile verbesserten Behandlungsaussichten bei Pollenallergie beruhen in erster Linie auf der Tatsache, daß jetzt qualitativ hochwertige Allergenextrakte zur Verfügung stehen. Es ist gelungen, den Reinheitsgrad der Allergenextrakte stark zu verbessern. Bei Einsatz dieser Produkte lassen sich eine allergische Rhinokonjunktivitis und ein beginnendes Pollenasthma gut behandeln. Die Erfolgsraten liegen bei über 90 %.

Im Durchschnitt müssen sich Heuschnupfenpatienten drei Jahre lang der spezifischen Hyposensibilisierung unterziehen, ehe ihr Leiden spürbar gebessert ist. Etwa jeder dritte gegen Baum- und Graspollen überempfindliche Allergiker bekommt nach einigen Jahren ein gefährliches Pollenasthma.

Von der Firma ALK/Dänemark (Vertrieb in Deutschland durch Scherax) wurde ein Kurzzeit-Therapieschema entwickelt, das mit nur sieben Injektionen auskommt. Diese werden im Abstand von einer Woche gegeben. Es zeigt sich, daß diese Schema in der Lage ist, die von den Allergikern beklagten Symptome um bis zu 70 % abzumildern.

Die Hyposensibilisierung bei Bienen-/Wespengiftallergie hat sich während der gesamten Dauer der Therapie, wie sich nach spontanen Stichen zeigte, zur Verhütung von Allgemeinreaktionen als hochwirksam erwiesen. Solange keine ausreichenden Daten vorliegen, sollten Patienten mit lebensbedrohlichen Reaktionen auf Stiche unbegrenzte Zeit weiter hyposensibilisiert werden; ein Auslaßversuch nach 3 Jahren kann jedoch vorgenommen werden, sofern der Patient eine Notfallmedikation mit sich führt.

16.9.4. Klinische Ergebnisse

Verschiedene Doppelblindstudien haben eindeutig den therapeutischen Wert einer Hyposensibilisierungsbehandlung mit ausreichenden Allergendosen bei saisonaler und perennialer **allergischer Rhinitis** belegt. Der Effekt ist immunologisch spezifisch. Die Wirkung wurde nachgewiesen für Pollenallergene, Schimmel, Hausstaub, Hausstaubmilbe und Katzenallergene.

Beim **allergischen Asthma** ist es schwieriger, kontrollierte Studien durchzuführen, da auch nichtallergische Faktoren wie Atemwegsinfekte, atmosphärische Reizstoffe und Emotionen zur Exazerbation führen können. Dennoch deuten Untersuchungen darauf hin, daß beispielsweise nach Hyposensibilisierung mit Katzenallergenen ein bronchialer Provokationstest eine verminderte Bronchokonstriktion bewirkt.

Bienen-/Wespengifthyposensibilisierung führt zu ausgezeichneten Ergebnissen. Ungefähr 95 % der behandelten Patienten vertragen danach sowohl provozierte als auch unbeabsichtigte Stiche, während bei ca. 50 % der plazebo- oder unbehandelten Patienten mit schweren Allgemeinreaktionen zu rechnen ist.

Beim **atopischen Ekzem** wurden kaum Versuche einer Hyposensibilisierungsbehandlung vorgenommen, da Krankheitsschübe im allgemeinen nicht mit der Exposition gegenüber Aeroallergenen korrelieren.

Bei **Nahrungsmittelallergien** wurde die Injektion von Nahrungsallergenen als Therapie gegen die klinischen Zeichen einer Nahrungsmittelallergie einschließlich Anaphylaxie nicht untersucht. Die Karenz ist einfacher.

16.9.5. Immunologische Effekte

Der Ausdruck "Hyposensibilisierung" impliziert, daß die Behandlung die Wirkung vorbestehende allergenspezifische IgE-Antikörper beseitigt, die Sofortreaktion im Hauttest zum Schwinden bringt, die Reaktion im Zielorgan auf Allergen verhindert wird und die Krankheit heilt. In der Praxis ist eine echte "Hyposensibilisierung" selten, sie wird auch bei sachgerechtem Vorgehen nur in etwa 5 % der Fälle erreicht. Die meisten Atopiker werden jedoch hyposensibilisiert. D. h., daß die immunologischen und klinischen Parameter unter der Therapie zurückgehen, nicht jedoch verschwinden, selbst nach jahrelanger Injektionsbehandlung. Der spezifische IgE-Spiegel im Plasma fällt nur geringgradig nach ca. 12 bis 24 Monaten ab. Zu berücksichtigen ist, daß während der ersten 3-6 Monate unter Hyposensibilisierungstherapie die Konzentration des spezifischen IgE-Antikörpers sogar noch ansteigt. Einige Patienten durchlaufen dabei eine vorübergehende Verschlimmerung ihrer Symptome.

Während der Therapie wird ein allergenspezifischer IgG-Antikörper (Ak) induziert, der oft als **"blockierender Antikörper"** bezeichnet wird, da er die Effekte des IgE-Ak in der passiven Übertragung im Prausnitz-Küstner-Hauttest sowie auch im passiven Transfer des Histamin-Release-Test hemmt. Blockierende Ak des IgA-Isotyps können auch im Serum der behandelten Patienten auftreten, die Blockade der allergischen Symptome im Schleimhautbereich wird jedoch nicht beobachtet. Neuere Untersuchungen zeigen, daß das Auftreten von blockierenden Ak der **IgG4-Subklasse**, nicht jedoch von anderen IgG-Subklassen, die klinische Besserung widerspiegelt. Blockierende Antikörper kommen so lange im Serum vor, wie die Injektionen gegeben werden; der Spiegel fällt dann allmählich ab. Es wird angenommen, daß die hohen IgG4-Spiegel im Serum von Patienten mit atopischen Krankheiten unter s.c. Hyposensibilisierung auf der langanhaltenden Antigen-Stimulation beruhen. Bei Imkern findet man z. B. abhängig von der Anzahl der Stiche eine spezifische IgG4-Immunantwort auf Phospholipase A2, dem Hauptantigen im Bienengift.

Nach neueren Erkenntnissen soll IgG4 nicht mehr zur Therapieverlaufskontrolle dienen. Die IgG4-Bildung soll angeblich nur ein Zeichen eines stattgehabten Allergenkontaktes sein.

Es liegen Erkenntnisse vor, daß die Hyposensibilisierungstherapie Regulationsfaktoren der spezifischen IgE-Synthese verändert. Spezifische T-Zellen mit Suppressoraktivität gegenüber der IgE-Ak-Bildung werden gefunden. Es wurde auch über das Auftreten von auto-anti-idiotypischen Antikörpern berichtet.

Es liegt nahe anzunehmen, daß der therapeutische Nutzen der Hyposensibilisierung aus mehreren Gründen eintritt, da kein einzelner Parameter für sich, auch nicht das Auftreten der blockierenden Antikörper, ausreichend gut mit dem klinischen Effekt übereinstimmt.

16.9.6. Nebenwirkungen

Nebenwirkungen im Rahmen der Hyposensibilisierung können auftreten. Als gefährlichste Nebenwirkung gilt die systemische anaphylaktische Reaktion. Das Risiko dazu ist am größten bei der Dosissteigerung während der ersten Wochen und Monate der Behandlung. Systemische anaphylaktische Reaktionen können auch bei Erreichen der letzten Dosis bzw. der Unterhaltungstherapie auftreten. Systemische Reaktionen sind **unvorhersehbar** und können selbst nach Jahren von problemlos vertragener Hyposensibilisierung vorkommen. Sie ereignen sich aber häufiger während der Pollen- oder Allergiesaison des Patienten als außerhalb dieser Zeit. Fieber und körperliche Anstrengung steigern den Blutfluß und können deshalb zur schnelleren Resorption von Allergen führen und damit das Risiko von systemischen Reaktionen erhöhen.

Todesfälle durch Typ-I-Allergietestung und durch Hyposensibilisierung sind beschrieben, einige davon durch Dosisirrtum. Etwa die Hälfte dieser Todesfälle treten bei Patienten mit aktivem Asthma auf.

Darüber hinaus können wie bei anderen s. c. Injektionen auch vasovagale Reflexreaktionen, Hautinfektionen oder Verletzungen durch Injektion in das falsche Gewebe vorkommen.

Verzögerte oder Langzeitnebenwirkungen der Hyposensibilisierung sind nicht zu erwarten. Das Auftreten von systemischen Immunkomplexkrankheiten (z.B. Arthritiden) oder anderen Folgen bedarf noch der weiteren Bestätigung.

16.9.7. Indikationen

Die Hyposensibilisierung ist für Patienten mit **allergischer Rhinitis (Pollinose)** indiziert, die allergisch auf unvermeidbare Aeroallergene wie Pollen und Schimmelpilze reagieren, deren symptomatische Perioden hinreichend und prolongiert verlaufen sowie nicht ausreichend durch (topisch oder oral wirksame) Antihistaminika oder andere Medikamente (topische Kortikosteroide), die über die ganze Dauer der individuellen Pollenexposition gegeben werden sollten, unter Kontrolle zu halten sind. Hausstaub- und Hausstaubmilben-Hyposensibilisierung wird nur im Zusammenhang mit Maßnahmen zu deren Elimination (Acarosan®, Sanierungsmaßnahmen in der häuslichen Umgebung) eingesetzt, da dieses Vorgehen alleine meistens nicht vollständig ausreicht.

Obwohl es eine nicht genügende Zahl von kontrollierten Studien über den Nutzen einer Hyposensibilisierung beim **allergischen Asthma** gibt, sind die Indikationen dafür die gleichen wie bei allergischer Rhinitis. Zu bedenken ist ferner, daß Heuschnupfen, d. h. eine Pollinose, bei fast einem Viertel der Pollenallergiker nach über 10 Jahren Bestandsdauer zum allergischen Pollenasthma führen kann (Etagenwechsel). Eine frühe Intervention durch Hyposensibilisierung als die einzige kausale Therapie kann das Ausweiten der Sensibilisierung und ein Übergreifen der allergischen Symptome auf die tieferen Atemwege zumindest hinauszögern oder verhindern.

Allergologen sind geteilter Meinung über die Notwendigkeit einer Hyposensibilisierung bei **Typ-I-Allergie gegen Haustiere** oder bei Patienten mit beruflich erforderlichem Umgang mit Tieren wie Tierärzten, Forschern oder Tierpflegern. Gegner weisen auf den Mangel an kontrollierten Studien, das Risiko von Allgemeinreaktionen und auf Bedenken gegenüber dem Risiko einer Langzeit-Immunisierung mit Tierproteinen hin.

Eine Hyposensibilisierung ist **nicht** zur Behandlung des **atopischen Ekzems** oder einer **allergischen Gastroenteropathie** indiziert. Patienten mit atopischem Ekzem können, bei entsprechender Indikation, Injektionen gegen gleichzeitig bestehende Pollinose (allergische Rhinitis oder Asthma) erhalten, die Anfangsdosis sollte dann niedrig sein, und die Dosissteigerung sollte langsam erfolgen, da die injizierten Allergene zur Exazerbation des Ekzems führen können. **Nahrungsmittelallergie** ist **keine Indikation** zur Hyposensibilisierung.

Die Hyposensibilisierung ist indiziert bei Patienten mit einer systemischen anaphylaktischen Reaktion auf **Hymenoptera-** (Hautflügler wie Bienen/Wespen) **Stiche** in der Vorgeschichte, die einen oder mehrere positive Hauttests auf Hymenopteragiftinhaltsstoffe aufweisen. Patienten mit nur einer lokalen urtikariellen Stichreaktion werden - unabhängig vom Ergebnis des Hauttests - im allgemeinen von einer Hyposensibilisierung ausgeschlossen, da solche Patienten kein erhöhtes Risiko einer systemischen anaphylaktischen Reaktion bei zukünftigen Stichen haben. Bei nur örtlicher Schwellung nach einem Insektenstich besteht keine Indikation zur Hyposensibilisierung, da von einer, wenn auch noch so großen, Lokalreaktion nicht auf das Auftreten einer systemischen Anaphylaxie bei einem zukünftigen Stich geschlossen werden kann. Hauttests werden in Notfallbereitschaft durchgeführt. Der Prick-Test wird mit einer Konzentration von 0.001 µg/ml begonnen; ggf. wird die Dosis bis auf 100 µg/ml gesteigert, um den Endpunkt zu titrieren. Bei negativem Ausfall wird das Auftreten einer positiven Reaktion i. c. mit 0,1 bis 1µg/ml geprüft. Durch In-vitro-Untersuchungen in bezug auf Gesamt-IgE und spezifische IgE- und fraglich IgG-Antikörper gegen Bienen- und Wespengift sowie auch In-vitro-Histaminfreisetzung und Basophilen-Degranulation können weitere wichtige Erkenntnisse gewonnen werden. Die zur Hyposensibilisierungstherapie injizierten Allergene sollten allen Giftinhaltsstoffen im positiven Hauttest entsprechen, da es bei einem Stich unter Feldbedingungen nicht immer zweifelsfrei möglich ist, zu unterscheiden, ob es sich beispielsweise um einen Bienen- oder Wespenstich gehandelt hat.

Die Hyposensibilisierung wegen Anaphylaxie durch **Arzneimittelunverträglichkeit** wurde in ausgewählten Fällen auch bei Penicillin- oder Insulinallergie durchgeführt. In solchen Fällen werden steigende Allergendosen in 30minütigen Abständen injiziert, wodurch ein klinisches Stadium der Hyposensibilisierung besteht, das es erlaubt, das Medikament in üblicher Weise zu geben. Nach Absetzen des Medikaments ist damit zu rechnen, daß der Patient auf erneute Verabreichung wieder allergisch reagiert.

Eine Hyposensibilisierung ist nicht indiziert bei Urtikaria und Immunkomplexallergien wie allergischer Vaskulitis oder allergischer Alveolitis (Farmerlunge). Ebenso ist es nicht möglich, gegen Typ-IV-Allergien, d. h. gegen ein allergisches Kontaktekzem, zu hyposensibilisieren.

16.9.8. Hyposensibilisierung mit modifizierten Allergenen

Versuche, den Wirkungsgrad einer Hyposensibilisierung zu erhöhen, bestehen im Verändern der Allergene durch Adjuvantien, Allergoide oder polymerisierte Allergene.

Inkomplettes **Freundsches Adjuvans** - bestehend aus einer Emulsion von wäßrigem Allergen in Mineralöl - steigert die Immunantwort durch Bereitstellung eines unlöslichen, allmählich abgebauten Allergendepots. Der Nachteil liegt jedoch darin, daß Mineralöl auf unbegrenzte Zeit im Gewebe verbleibt und zu langbestehenden Knoten, Zysten und sterilen Abszessen führen kann, die ein chirurgisches Entfernen erfordern können. Diese Form der Therapie wurde daher verlassen, obwohl eine einmalige Injektion durchaus einer Injektionsserie von Allergen entsprechen kann.

Versuche durch Adsorption von löslichem Allergen an Aluminium wurden ebenfalls unternommen. Aluminiumadsorbierte Allergene werden von Makrophagen besser phagozytiert als unlösliches Allergen. In der Praxis hat dieses Verfahren nicht zu einer verbesserten Hyposensibilisierung geführt.

Gleichermaßen hat auch das Herstellen von **Allergoiden**, d. h. das Behandeln von Allergen mit Formalin wie z. B. von Tetanustoxin, das zu einem ungiftigen Allergen mit erhaltener Antigenität führt, nicht zu einer verbesserten Hyposensibilisierung geführt. Ebenso hat auch die Adsorption von Allergen an

Propylenglykol, Harnstoff und andere Chemikalien nicht dazu beigetragen, das Risiko einer systemischen Reaktion zu verhindern und gleichzeitig die Hyposensibilisierung zu verbessern.

Neuere Ergebnisse zeigen dennoch, daß die Hyposensibilisierung mit Allergoiden von hohem Molekulargewicht und auch mit hochgereinigten Extrakten wirksamer ist, als diejenige mit den früheren nichtgereinigten Gesamtextrakten.

Das meistversprechende Verfahren, die Hyposensibilisierung zu verbessern, besteht darin, Proteinallergene mit Glutaraldehyd zu **polymerisieren**. Kovalent gebundene Allergenmonomere stellen im Verhältnis zum Grad der Polymerisierung ein Molekül mit niedriger Allergenität dar. Theoretisch unterscheiden sich monomere und polymere Moleküle nicht in bezug auf das "bridging" (Überbrücken von mastzellständigen IgE-Ak durch das Allergen) durch IgE-Ak und den unerwünschten, allergieerzeugenden Mediator-"Release" (Freisetzung aus der Zelle), während die Antigenpräsentation von Polymeren mit mehr Antigenepitopen je Molekül durch Makrophagen zur verstärkten schützenden Immunität führt. Obwohl noch nicht klinisch verfügbar, bieten polymerisierte Aeroallergene theoretische Vorteile in der Hyposensibilisierung.

Pharmakotherapie

17. Pharmakotherapie

17.1. Sympathomimetika (Adrenergika)

Diese Stoffe ahmen die Effekte einer sympathischen Nervenstimulation nach. Zwei allgemeine Wirkmechanismen liegen vor:

- Stimulation von adrenergen Rezeptoren und
- erhöhte Freisetzung von Katecholaminen aus sympathischen Nervenendigungen.

Ein Teil der Medikamente hat beide Eigenschaften.

Das sympathische Nervensystem ist zwar nicht primär an der Pathogenese allergischer Erkrankungen beteiligt, aber bei bestimmten allergischen Reaktionen, v. a. dem anaphylaktischen Schock oder dem akuten Asthma bronchiale, führen die vaskulären und viszeralen Effekte zu einer sekundären sympathomimetischen Antwort, um die Homöostase der Funktion der beteiligten Organe wiederherzustellen. Sympathomimetika sind daher in der Therapie IgE-vermittelter Krankheiten hochwirksam.

Das Wirkspektrum der sympathomimetischen Amine ist durch das Konzept der α- und β-Rezeptoren und ihrer Subklassen α_1, α_2, β_1 und β_2 erklärbar. Die Aktivierung von allen β_1- und β_2-Rezeptoren führt zu einem erhöhten cAMP-Gehalt in den Zellen.

α_1-adrenerge Agonisten verursachen eine Vasokonstriktion im Schleimhautbereich. Sie werden daher zum Abschwellen der Schleimhaut bei allergischer Rhinitis oder Konjunktivitis eingesetzt. Beispiele dafür sind Phenylephrin und Phenylpropanolamin. Über Jahre hin wurden Adrenalin (Epinephrin) und Isoproterenol als die wichtigsten sympathomimetischen Bronchodilatatoren bei Asthma bronchiale verwendet. Ihr Gebrauch wurde jedoch durch die herzstimulierenden Eigenschaften ihrer α- und β_1-agonisierender Effekte begrenzt. Verschiedene β_2-selektive Bronchodilatatoren stehen jetzt zur Therapie von Asthma als Dosieraerosol zur Verfügung: Terbutalin, Salbutamol, Metaproterenol, Albuterol, Pirbuterol, Isoetharin und Procaterol.

Adrenalin ist das Mittel der Wahl bei Anaphylaxie, da es über die notwendigen starken α- und β-stimulierenden Effekte zum Überwinden der systemischen anaphylaktischen Reaktion verfügt.

17.2. Methylxanthine

Zu den Methylxanthinen gehören Koffein und Theophyllin. Sie werden hauptsächlich als zentralnervöse Stimulantien und Bronchodilatatoren verwendet. Theophyllin ist schlecht wasserlöslich und kann als Salz, wie Aminophyllin, gegeben werden. Theophyllin und seine Salze werden oft zur Therapie von Asthma benutzt. Zu den Nebenwirkungen zählen Nervosität, Schlaflosigkeit, Tachykardie, ventrikuläre Extrasystolen, Diuresesteigerung, Anorexie, Nausea, Brechreiz und abdominelle Beschwerden. Die Toxizität von Theophyllin hängt vom Blutspiegel ab, der in den meisten klinischen Labors leicht bestimmt werden kann.

Der Wirkmechanismus ist unbekannt. Methylxanthine hemmen das Enzym Phosphodiesterase, wodurch der Abbau von cAMP verlangsamt wird, und steigende Konzentrationen von cAMP entstehen. Die Phosphodiesterase-Hemmung erfordert jedoch viel höhere Theophyllin-Konzentrationen als klinisch bei wirksamer Bronchodilatation erreicht werden. Ein anderer potentieller Mechanismus kann im Antagonismus von Adenosin begründet liegen. Neuere Befunde zeigen, daß ein ähnlicher Methylxanthinkörper, Pentoxifyllin, auch proinflammatorische Zytokine, namentlich TNFα, hemmt.

17.3. Cromoglicinsäure-Natrium (Cromolyn-Na)

Cromolyn-Natrium ist ein **Mastzellen-Stabilisator**. Es hemmt die Freisetzung von Mediatoren aus Mastzellen. Es blockiert die Gewebeantwort und Symptome einer IgE-vermittelten Allergie. Zwar ist der genaue Wirkmechanismus unbekannt, jedoch gibt es Beweise, daß es den Calcium-Einstrom durch die Zellmembran hemmt. Es beeinträchtigt nicht die Bindung von IgE an Mastzellen und auch nicht die Interaktion von Antigen mit mastzellgebundenem IgE. Es hemmt jedoch die durch "cross-linking" von zellgebundenem IgE mit Antigen normalerweise ausgelöste Degranulation von Mastzellen.

Cromolyn-Natrium ist nur prophylaktisch wirksam. Nach oraler Einnahme wird es schlecht absorbiert und wird daher durch einen Inhalator als Pulver verabreicht. Es wirkt nur lokal auf Schleimhäuten. Es steht als mikronisiertes Pulver in einem Dosier-"Inhaler" oder als Pulver in einem besonderen Dispenser zur Asthma-Therapie zur Verfügung, weiterhin als Aerosol-Lösung zur Therapie der allergischen Rhinitis, als Augentropfen für allergische Konjunktivitis und als orale Zubereitung gegen Nahrungsmittelallergien oder systemische Mastozytose.

Die Toxizität von Cromolyn-Natrium ist niedrig und beruht meistens auf einer Schleimhautreizung durch inhaliertes Pulver. Die Substanz hat keinen bekannten Nutzen bei anderen entzündlichen Krankheiten.

17.4. Antihistaminika

17.4.1. H$_1$-Rezeptor-Antagonisten

Antihistaminika zählen zu den am meisten auf der Welt verordneten Medikamenten überhaupt. Im folgenden wird daher vertiefend auf Pharmakologie und therapeutischen Gebrauch der Antihistaminika, besonders der 2. Generation, d. h. der nichtsedierenden, neueren Antihistaminika im Rahmen der Allergie eingegangen.

Histamin, das über H$_1$-Rezeptoren und Inositol-Phospholipid-Hydrolyse wirkt, spielt eine wichtige Rolle für die Kontraktion der glatten Muskulatur im Respirations- und Gastrointestinaltrakt sowie im Verursachen von Juckreiz und Niesen durch Stimulation von sensiblen Nerven. Histamin setzt im Gefäßendothel Stickoxid frei, welches die Guanylat-Cyclase der glatten Gefäßmuskulatur stimuliert, wodurch die Gefäße dilatiert werden. Über H$_1$- und H$_2$-Rezeptoren verursacht Histamin Hypotonie, Tachykardie, Erröten (Flush) und Kopfschmerzen. Die Aktivierung der H$_2$-Rezeptoren alleine steigert die Sekretion der Magensäure. H$_3$-Rezeptoren haben offenbar negativ-modulierende Eigenschaften.

H$_1$-Rezeptor-Antagonisten sind hochselektiv für H$_1$-Rezeptoren. H$_1$-Rezeptor-Antagonisten der 1. Generation stimulieren in gewissem Umfang auch muskarinartige cholinerge, serotoninartige (5-Hydroxytryptamin) oder α-adrenerge Rezeptoren, während Antihistaminika der 2. Generation diese Eigenschaften nicht haben. Die Selektivität der neueren Antagonisten für H$_1$-Rezeptoren vermindert ihre zentralnervöse Toxizität. Da H$_1$-Antagonisten selber sedierend wirken können, beruht die fehlende zentralnervöse Toxizität wahrscheinlich auf dem nicht vorhandenen Vermögen zur Passage der Blut-Hirn-Schranke.

Bei niedrigen Konzentrationen sind H$_1$-Antagonisten kompetitive Hemmer von Histamin. Sie binden an H$_1$-Rezeptoren, ohne sie zu aktivieren. Bei höheren Konzentrationen können einige neuere Antihistaminika wie Terfenadin, Astemizol oder Loratadin H$_1$-Rezeptoren auch nicht-kompetitiv hemmen.

Bei allergischen Sofort-Reaktionen wird Histamin von Mastzellen in Konzentrationen von 10^{-5} bis 10^{-3} M abgegeben. H$_1$-Antagonisten erreichen gewöhnlich nicht mehr als 10^{-6} M im Gewebe. Bei H$_1$-Antagonisten wie Terfenadin, Astemizol oder Loratadin sind Metaboliten für den pharmakologischen Effekt wahrscheinlich wichtiger als die Ausgangssubstanz.

In vitro hemmen viele H$_1$-Antagonisten die Freisetzung von Entzündungsmediatoren aus Mastzellen und Basophilen. In vivo hemmt die Vorbehandlung mit H$_1$-Antagonisten der 2. Generation die Mediator-Freisetzung nach Allergenkontakt im Bereich der Nasenschleimhaut oder der Haut von Patienten mit vorbestehender Sensibilisierung. Z. B. führt bei Pollinose die Vorbehandlung mit Terfenadin oder Loratadin zur verminderten Sekretion von Histamin oder PGD$_2$ im Nasensekret. In der Haut vermindert die Vorbehandlung mit Cetirizin die Konzentration von Histamin, PAF und Prostaglandin nach Allergenkontakt und vermindert die Migration von Eosinophilen, Neutrophilen und Basophilen.

Zusammenfassend werden folgende Eigenschaften der **Histaminwirkung** über H$_1$-Rezeptoren durch H$_1$-Antagonisten **gehemmt**:

- gesteigerte Kapillarpermeabilität durch Histamin oder Antigenkontakt
- Kontraktion der glatten Muskulatur (v. a. der Bronchien und des Gastrointestinaltraktes)
- Stimulation von autonomen Nervenganglien
- Sekretion von exokrinen Drüsen

Therapeutisch werden Antihistaminika hauptsächlich bei IgE-vermittelten Allergien eingesetzt. Sie vermindern die Sekretion der Nasenschleimhaut und der Tränendrüsen bei Pollinose. Sie sind auch bei Urtikaria und Quincke- (Angio-) Ödem wirksam. Sie vermögen ferner Juckreiz bei anderen Dermatosen zu vermindern. Weitere Indikationen bestehen bei Kinetosen und M. Menière.

Zu den **Hauptnebenwirkungen** zählen Schläfrigkeit, Mundtrockenheit und Obstipationen. In der letzten Zeit sind verschiedene neue Antihistaminika entwickelt worden. Diese passieren aufgrund ihrer hydrophilen Eigenschaften nur schwer die Blut-Hirn-Schranke und wirken daher nicht sedierend. Die folgende Tabelle listet häufig benutzte Antihistaminika auf.

17.4. Antihistaminika

klassisch	neue Generation
Alkylamine	
• Chlorpheniramin (z.B in Contac®) • Dexchlorpheniramin (Polaronil®) • Brompheniramin (Dimegan®) • Triprolidin (Actifed®)	
Ethanolamine	
• Diphenhydroamin (z.B. Emesan®) • Demenhydrat (z.B. Vomex®) • Clemastin (Tavegil®) • Cinarrizin (z.B. Stutgeron®)	• Ketotifen (z.B. Zaditen®) • Oxatomid (Tinset®)
Ethylendiamine	
• Tripelennamin (Azaron®) • Dimetinden (Fenistil®) • Hydroxyzin (Atarax®) • Cetirizin [1,2] (Zyrtec®) • Meclozin (Bonamine®)	
Phenothiazine	
• Promethazin (Atosil®)	• Mequitazin [1,2]
Piperidine	
• Cyproheptadin (Peritol®)	• Loratadin [1,3] (Lisino®) • Astemizol [1,3] (Hismanal®) • Terfenadin [1] (z.B. Teldane®) • Azelastin (Allergodil®) • Levocabastin (z.B. Livocab®)
trizyklische Antihistaminika	
• Doxepin (z.B. Sinquan®) • Amitriptylin (z.B. Laroxyl®) • Imipramin (z.B. Tofranil®) • Desimipramin (z.B.Pertofran®)	

Tab. 17.1: Häufig benutzte Antihistaminika (H_1-Blocker).
[1]nichtsedativ, [2]Dosis 1x/Tag.

H_1-Antagonisten werden nach oraler Gabe gut absorbiert und erreichen innerhalb von ca. 2 Stunden die höchste Konzentration im Plasma. Die meisten H_1-Antagonisten werden in der Leber durch mikrosomale mischfunktionelle Oxidasen metabolisiert.

H_1-Antagonisten vermindern die Größe der durch Histamin erzeugten Quaddel in der Haut. Die Hemmung dieser Reaktion stimmt gut mit der Symptomerleichterung bei allergischer Rhinitis überein. Nach einwöchiger Behandlung mit Terfenadin oder Loratadin persistiert die Blockade der Histaminfreisetzung ins Gewebe noch über eine Woche hinaus, daher sollten diese Medikamente mindestens eine Woche vor Allergietests abgesetzt werden.

Der Grund für den therapeutischen Einsatz bei Pollinose, Asthma, Urtikaria oder atopischem Ekzem ist, daß durch örtlichen Histamin-"Challenge" einige der Symptome ausgelöst werden.

H_1-Antagonisten erleichtern die Symptome einer **Pollinose**. Die H_1-Antagonisten Levocabastin und Azelastin sind auch zur Lokaltherapie der Nasenschleimhaut und Conjunctiva bulbi verfügbar. Im Gegensatz zum Nutzen bei allergischer Rhinitis bessern H_1-Antagonisten kaum die Symptome von Infekten des oberen Respirationstrakts oder einer Otitis media.

Die Vorbehandlung mit H_1-Antagonisten kann **asthmatische Beschwerden** bessern, d. h. ein Bronchospasmus ausgelöst durch Histamin, körperliche Anstrengung, Hyperventilation von kalter und trockener Luft, hyper- oder hypotone Salzlösung, destilliertes Wasser, Adenosin-5'-Monophosphat oder Allergen wird vermindert.

H_1-Antagonisten bessern die Symptome einer **chronisch-rezidivierenden Urtikaria**. Bei Patienten, die **therapierefraktär auf** H_1-Antagonisten sind, kann der Zusatz eines H_2-Antagonisten wie Cimetidin oder Ranitidin Juckreiz und Quaddelbildung vermindern. Dieser Effekt kann z. T. auf dem verzögerten Abbau von H_1-Antagonisten in der Leber beruhen.

Ein beispielhafter wichtiger Vertreter der Gruppe der nichtsedativen Antihistaminika ist das **Terfenadin**. Neben den reinen Histamin-H_1-Rezeptor-antagonistischen Wirkungen weisen einige Substanzen dieser Stoffklasse zusätzliche pharmakologische Wirkungen auf, die als Hemmung von wichtigen Vorgängen der allergischen und entzündlichen Reaktion zu deuten sind. Dies bezieht sich z.B. auf die Hemmung der Migration von bestimmten Leukozyten oder die Modulation von Bildung oder Wirkung bestimmter Entzündungsmediatoren. Dazu zählen:

- die Migration von Eosinophilen zum Entzündungsherd
- die Chemotaxis von Neutrophilen, Monozyten und T-Lymphozyten
- die Aktivierung von Thrombozyten
- die späte Histaminfreisetzung bei allergischen Patienten durch Pollen (nach 24 h)
- die Proteindiffusion in der Spätphase der allergischen Reaktion und
- die PGD_2-Freisetzung von Mastzellen

Wichtige Vorgänge der allergischen und entzündlichen Reaktionen werden somit durch neuere H_1-Antagonisten gehemmt.

Bei anaphylaktischen Reaktionen ist Adrenalin das Mittel der ersten Wahl; H_1-Antagonisten jedoch ergänzen die Therapie von Pruritus, Urtikaria und Angioödem. H_1-Antagonisten werden prophylaktisch auch vor bekannten anaphylaktoiden Reaktionen durch Röntgenkontrastmittel u. a. Substanzen gegeben. Bei Anaphylaxie werden gleichzeitig H_2-Antagonisten verabreicht, um die Wirkung von Histamin im peripheren Gefäßsystem und Myokard zu vermindern; H_2-Rezeptoren machen 10-15 % der Histaminrezeptoren im Gefäßsystem aus.

Der therapeutische Einsatz von H_1-Antagonisten der 2. Generation beim **atopischen Ekzem** zeigt, daß sie weniger wirksam als jene der 1. Generation sind. Dies liegt offenbar an der fehlenden Sedierung.

Zu **Nebenwirkungen** der H_1-Antagonisten der 1. Generation zählen: Schläfrigkeit, verlangsamte Reaktionszeit, Behinderung kognitiver Funktionen, abdominelle Beschwerden, vermehrter Appetit, anticholinergische Effekte wie Mundtrockenheit, verschwommenes Sehen, Harnverhalten, Impotentia coeundi.

H_1-Antagonisten der 2. Generation zeigen deutlich weniger zentralnervöse Nebenwirkungen. Azelastin kann vorübergehend einen bitteren oder metallischen Geschmack verursachen. Zu bedenken ist, daß

Terfenadin oder Astemizol bei Überdosis fatale kardiovaskuläre Effekte auslösen können; ebenso kann die gleichzeitige Gabe von Makrolid-Antibiotika wie Erythromycin oder Clarithromycin sowie von Imidazol-Antimykotika wie Ketoconazol oder Itraconazol das QT-Intervall im EKG verlängern oder polymorphe ventrikuläre Tachykardien auslösen ("torsades de pointes").

17.4.2. H$_2$-Rezeptor-Antagonisten

H$_2$-Rezeptor-Antagonisten kommen bei histaminvermittelten Krankheiten zum Einsatz, wenn die Gabe von H$_1$-Antagonisten keine ausreichende Wirkung zeigt. Ihr Nutzen in der Dermatologie ist äußerst begrenzt. Die Gabe von H$_2$-Antagonisten ist nicht in der Lage, Juckreiz zu unterdrücken, obwohl H$_2$-Rezeptoren in der Haut nachweisbar sind. Es gibt daher keine theoretische Basis für den Einsatz von H$_2$-Antagonisten zum Unterdrücken von Juckreiz.

Bei kardiovaskulären und respiratorischen Störungen während der präoperativen Phase der Narkose jedoch findet man bei ca. 8 % der Patienten therapiebedürftige (klinisch relevante) oder lebensbedrohliche Histamin-bedingte (mit signifikantem Anstieg des Plasmahistaminspiegels einhergehende) Reaktionen, die nach Einleitung der Narkose Ringerlösung ohne Antihistaminikaprophylaxe erhielten, und bei 26 % der Patienten, denen Haemaccel-35 ohne Prophylaxe mit Antihistaminika verabreicht wurde. Dagegen liegt die Häufigkeit der klinisch relevanten Reaktionen in den beiden Patientengruppen mit Antihistaminika-Prophylaxe nur bei 2 % bzw. 0 %. Bemerkenswert für die histaminbedingten Reaktionen unter den Bedingungen der Narkose ist die Schwere der Reaktionen, das Auftreten von Bradykardien und das Fehlen von Hautreaktionen. Die Inzidenz und Schwere der histaminbedingten Reaktionen ist bei Tumorpatienten erhöht. Diese Befunde bilden, entsprechend der Verteilung von H$_2$-Rezeptoren im Körper, die Grundlage für eine routinemäßige, prophylaktische Anwendung von H$_1$- und H$_2$-Antihistaminika als Bestandteil des Anästhesieregimes. Daraus leitet sich auch der therapeutische Nutzen von H2-Antagonisten (Cimetidin) beim anaphylaktischen Schock ab.

17.5. Corticosteroide

Glucocorticosteroide zählen zu den praktisch wichtigsten Antiallergika. Nach dem ersten erfolgreichen Einsatz von Hydrokortison (Cortisol) bei rheumatoider Arthritis im Jahre 1948 durch Edward C. Kendall in der Mayo-Clinic wurden im Zuge neuer Erkenntnisse bald andere Indikationen erschlossen. Einen weiterer Meilenstein in der Geschichte der Medizin stellt die erste Lokaltherapie der Haut mit Hydrokortison durch Marion B. Sulzberger et al. im Jahre 1952 dar.

Obwohl unspezifisch wirksam, ermöglicht der entzündungshemmende Effekt der Glucocorticosteroide den therapeutischen Einsatz bei Allergien. Zellen, die Glucocorticosteroiden ausgesetzt werden, synthetisieren und sezernieren ein Phospholipase-A2-hemmendes Glykoprotein, das als Lipomodulin bezeichnet wird. Dadurch wird weniger Arachidonsäure freigesetzt, was zumindest einen Teil der antiinflammatorischen Wirkung erklärt.

Die folgende Tabelle faßt wichtige Effekte von Corticosteroiden auf weiße Blutkörperchen zusammen.

Zelltyp	Aktivitätsänderung
Neutrophile	• Zahl im peripheren Blut ↑ (nach 4–6 h) • Freisetzung von Kollagenase ↓ • Freisetzung von Plasminogen-Aktivator ↓
Lymphozyten	• Zahl im peripheren Blut ↓ • T-Zellen > B-Zellen, $CD4^+$ > $CD8^-$ Zellen, Proliferation ↓ • IL-2-Synthese und -Sekretion ↓ • IL-2-Rezeptorexpression unverändert • TNFα-Synthese und Freisetzung ↓ • IFNγ-Freisetzung unverändert • MIF-Freisetzung unverändert • NK-Zell-Aktivität unverändert • ADCC-Aktivität unverändert • Synthese von IgG↓, kaum von IgA, IgM od. IgE
Eosinophile	• Zahl im peripheren Blut ↓
Monozyten	• Zahl im peripheren Blut ↓ • IL-1-Synthese und Sekretion ↓ • Bakterizidie ↓ • antigenpräsentierende Funktion ↓ • Chemotaxis ↓ • Antwort auf MIF ↓ • Differenzierung in Makrophagen ↓ • Fc-Rezeptor-Expression ↓ • Komplement-Rezeptor-Expression ↓
Basophile	• Zahl im peripheren Blut ↓

Tab. 17.2: Einfluß von Corticosteroiden auf Leukozyten.

Corticosteroide hemmen das retikuloendotheliale System (RES), so daß vermindert Immunkomplexe phagozytiert werden können; dadurch können die therapeutischen Effekte bei idiopathischer thrombozytopenischer Purpura und bei autoimmunhämolytischen Anämien erklärt werden. Außerdem ist davon auszugehen, daß Corticosteroide weitere Zytokine, einschließlich der Adhäsionsmoleküle, hemmen.

Immunreaktionen vom verzögerten Typ, einschließlich dem allergischen Kontaktekzem, werden durch Corticosteroide inhibiert. Darüber hinaus werden Corticosteroide in der Praxis auch bei anaphylaktischen und anaphylaktoiden Reaktionen eingesetzt. Bei hohen, d. h. suprapharmakologischen Dosen (ca. 10^{-6} M), üben Corticosteroide noch einen "membranstabilisierenden" Effekt aus, der in der Notfalltherapie wie bei anaphylaktischen Reaktionen genutzt wird.

Die wohlbekannten Nebenwirkungen der Corticosteroide sowohl bei systemischer als auch topischer Therapie, müssen selbstverständlich berücksichtigt werden. Hervorzuheben ist, daß modernere topische Corticosteroide nur geringe systemische Effekte aufweisen und kaum atrophisierend auf die Haut wirken.

Ein Beispiel dafür stellt *Prednicarbat* (Dermatop®) dar, das bei entzündlichen und allergischen Dermatosen wie bei Ekzemen gute therapeutische Erfolge zeigt.

17.6. Cyclosporin-A

Cyclosporin-A stellt ein Naturprodukt dar, das aus der in der Haddanger Widda in Norwegen vorkommenden Flechte *Tolypocladium inflatum Gams* isoliert wird. Es besteht aus 11 Aminosäuren und weist eine zyklische Struktur auf. Es hemmt selektiv die Bildung von IL-2 in CD4 T-Helferzellen und wirkt daher immunsuppressiv. Neben seinem standardmäßigem Einsatz bei allogenen Organtransplantationen zur Verhinderung von Abstoßungsreaktionen, werden zunehmend auch schwere Verlaufsfälle von anderen Krankheiten damit behandelt, bei denen eine (Auto-) Immunpathogenese vorliegt. Dazu zählen u. a. Uveitis, M. Behçet, Lichen ruber planus und Psoriasis. Neuerdings wird es auch mit Erfolg beim therapierefraktären **atopischen Ekzem** und in der Dosis von **2,5-5,0 mg/kg KG** über ca. 12 Wochen hin p. o. eingesetzt. Das **chronische Lichtekzem** (chronisch-persistierende Lichtreaktion) kann mit Dosen von **1,25-2,5 mg/kg KG** behandelt werden. Dosen über 5 mg/kg sollten nicht gegeben werden. Cyclosporin-A wirkt im Gegensatz zu Antimetaboliten und alkylierenden Substanzen nicht myelodepressiv. Es hat auch keine Stoffwechseleffekte wie Corticosteroide. Unbedingt zu beachten sind jedoch seine Nephrotoxizität und damit verbunden die Blutdrucksteigerung. Es steigert den renovaskulären Widerstand. Anfangs sind diese Effekte reversibel, bei Langzeitbehandlung kann eine persistierende Ischämie mit irreversibler Fibrose und tubulärer Atrophie auftreten. Die Hypertension ist wahrscheinlich das Ergebnis sowohl von renaler Ischämie als auch Natrium-Retention. Zu weiteren Nebenwirkungen zählen: Gingivahyperplasie, Hypertrichose, Parästhesien und Tremor. Ein reversibler Anstieg von Transaminasen und Bilirubin sowie Harnsäure und Cholesterin kann vorkommen. Da es ein Immunsuppressivum ist, können sich Tumoren rascher ausbreiten, für deren Abwehr das Immunsystem wichtig ist, wie Epstein-Barr-Virus-induzierte Lymphome u. a; Cyclosporin A selbst ist jedoch nicht krebserregend.

Berufswahl von Allergikern

18. Berufswahl von Allergikern

Gemäß den Umwelt- und Arbeitsstoffen in verschiedenen Berufen einerseits sowie der individuellen Disposition andererseits führen bestimmte Berufe bei entsprechenden Individuen zu Gesundheits- bzw. Allergierisiken. Dem Arzt kommt eine wichtige Aufgabe in der Berufsberatung von jugendlichen Patienten zu.

Besonders gefährdet sind hautempfindliche Personen, d. h. atopische Ekzematiker, Rothaarige, aber auch Patienten mit Neigung zu einem dyshidrosiformen Handekzem. Solche Personen sollten Berufe mit Feuchtarbeiten vermeiden, da dadurch Ekzeme oftmals, wenn nicht immer, verstärkt oder hervorgerufen werden.

Es versteht sich von selbst, daß junge Patienten mit bereits bekannter Allergie, z. B. gegen Nickelsulfat, keinen Beruf ergreifen sollen, der den verstärkten Umgang damit erfordert (Werkzeuge, Schere).

Von Bedeutung sind ferner Typ-I-Allergien, die durch bestimmte Berufe provozierbar sind. Die folgende Tabelle faßt praktisch wichtige Allergene für bestimmte Berufe zusammen.

Allergen	gefährdende Berufe	mögliche Provokation von
Pollen	Bäcker Konditor Konfiseur Gärtner Florist	atopischen Erkrankungen (Pollinose, Asthma bronchiale, atopisches Ekzem)
Pflanzensamen	Apotheker und Helfer(innen) Gärtner	atopischen Erkrankungen
Tierhaare	Tierpfleger Tierarzt Landwirt und Helfer	atopischen Erkrankungen Kontakturtikaria (Proteinkontaktdermatitis)
Fleischproteine	Metzger	Kontakturtikaria
Mehl Gewürze Pflanzenöle Früchte Gemüse Garnelen Krabben Fisch	Koch Kellner Angestellte in der Nahrungsmittel-Industrie	Kontakturtikaria
Speichel	Zahnärzte u. Hilfspersonal	Kontakturtikaria
Lötfett	Angestellte in der Elektronik-Industrie	Kontakturtikaria
Ammoniumpersulfat	Frisöre	Kontakturtikaria
Natriumhypochlorit	Bademeister	Kontakturtikaria
Formaldehyd	Angestellte in der Textil-Industrie Gerber	Kontakturtikaria
Hölzer	Holzarbeiter	Kontakturtikaria
Latex	medizinische Berufe	Kontakturtikaria

Tab. 18.1: Praktisch bedeutsame Allergene für bestimmte Berufsgruppen (Typ-I-Allergien).

Glossarium

Adhäsion:	Das "Ankleben" von wandernden Leukozyten an Epithelzellen.
Adhäsionsmoleküle:	Komplementäre Moleküle auf den Oberflächen von Leukozyten, Endothelien und Mesenchymzellen, die eine Leukozytenadhäsion erlauben.
Allergene:	Körperfremde Proteine oder Haptene, welche eine IgE-Produktion hervorrufen, die eventuell eine anaphylaktoide Reaktion nach sich zieht.
Allergie:	Krankheit oder Reaktion, ausgelöst durch Immunantwort auf eines oder mehrere Umweltallergene die zur Gewebsentzündung und Organdysfunktion führt
Anaphylaktoide Reaktion:	Klinisches Bild ähnlich einer Anaphylaxie, jedoch nicht durch IgE verursacht
Anaphylaxie:	griech.: Schutzlosigkeit. Allergische Sofortreaktion, die durch Sensibilisierung von gewebeständigen Mastzellen durch zytotrope IgE-Antikörper nach Allergenkontakt auftritt
Antigen:	Ein Molekül, das eine Immunantwort hervorruft.
Antikörper:	sezernierte Immunglobuline; besonders solche, die ein bestimmtes Antigen spzifisch binden.
Apoptose:	physiologisch programmierter induzierter Zelltod, geht mit DNA-Fragmentation einher.
Atopie:	Genetisch determinierter Zustand der Überempfindlichkeit auf Umweltallergene. Wird durch IgE-Antikörper vermittelt
CD:	cluster of differentiation; mit Hilfe monoklonaler Antikörper werden Oberflächenstrukturen identifiziert. Das Standardisierungskomitee der WHO/IUIS hat das CD-System etabliert, indem über monoklonale Antikörper mit identischer oder nahezu identischer Spezifität Differenzierungsantigene der Leukozyten definiert und numeriert werden.
Chemokine:	Chemotaktische und aktivierende Proteine für Monozyten, Eosinophile und Lymphozyten (C-C Chemokine; z.B. RANTES, MCP-1), Polymorphkernige (C-X-C Chemokine; z.B. IL-8, NAP-2) und andere Klassen der Leukozyten.
Fc-IgE-Rezeptor I:	hoch affiner Rezeptor für IgE auf Mastzellen und Basophilen
Fc-IgE-Rezeptor II.	niedrig affiner Rezeptor für IgE auf T- und B-Lymphozyten, Eosinophilen, Thrombozyten, Langerhans-Zellen, Monozyten und Makrophagen.
Hapten:	Ein Teil eines Antigens, das an ein Immunglobulin oder einen T-Zell-Rezeptor bindet.
Haupthistokompatibilitätskomplex:	Eine Genregion, deren Produkte für die Abstoßung von Transplantaten zwischen Individuen einer Spezies verantwortlich sind. Physiologische Aufgabe ist die Signalvermittlung im Rahmen der Immunreaktion.
12-HETE	12-Hydroxyeicosatetraensäure
Klasse I Antigene:	Haupthistokompatibilitätsantigene, die auf allen kernhaltigen Zellen Fragmente von Antigenen den Immunzellen präsentieren.
Klasse II Antigene:	Haupthistokompatibilitätsantigene, die auf Makrophagen und Monozyten Fragmente von Antigenen den Lymphozyten präsentieren.

Klassenwechsel:	Der Vorgang, bei dem die B-Zelle ihr rearrangiertes VDJ-Segment mit einem neuen schwere Ketten (C)-Segment verbindet, um dann ein Immunglobulin einer anderen Klasse mit gleicher Spezifität zu produzieren.
MCP:	macrophage chemotactic protein
Opsonisierung:	Steigerung der Phagozytose durch Anlagerung von Antikörpern, Komplement oder anderen Molekülen, für die die Phagozyten Rezeptoren besitzen.
PAF:	platelet-activating factor
PGD_2:	Prostaglandin D_2
sCD23:	löslicher Fc-IgE-Rezeptor II; proteolytisch abgespaltener extrazellulärer Teil des Fc-IgE-Rezeptor II, der Wachstumshormoneigenschaften für B-Zellen aufweist und in die Regulation der IgE-Synthese involviert ist.
RANTES:	Chemokin, Abkürzung steht für **R**eleased on **A**ctivation of **N**ormal **T**-cells - **E**xpressed and **S**ecreted.
Superantigene:	Bakterienprodukte (meist Toxine), die Histokompatibilitätsantigene und T-Zell-Rezeptoren über ihre monomorphen Strukturen vernetzen und so eine große Fraktion der T-Zellen aktivieren.
T-Helferzellen:	Eine funktionelle Subklasse von Lymphozyten, die eine zytotoxische Immunantwort und/oder die Immunglobulinproduktion unterstützen.
TH1-Zellen:	Eine funktionelle Subklasse von T-Helferzellen, deren Zytokinmuster die Entstehung einer zellulären Immunantwort begünstigt.
TH2-Zellen:	Eine funktionelle Subklasse von T-Helferzellen, deren Zytokinmuster die Entstehung einer humoralen Immunantwort und eventuell die IgE-Synthese begünstigt.

Literatur

Übersichtswerke

Paul, W. E. (ed.) (1993): Fundamental Immunology. Raven Press, New York

Stites, D. P., Terr, A. I., Parslow T. G. (1994): Basic & Clinical Immunology, Eighth Edition. Appelton & Lange, East Norwalk, Connecticut, U.S.A.

Rietschel, J. F., Fowler, J. F. Jr. (1995): Fishers's Contact Dermatitis. Fourth Edition. Williams & Wilkins, Baltimore, Maryland, U.S.A.

Fitzpatrick, T. B., Eisen, A. Z., Wolff, K., Freedberg, I. M., Austen, K. F. (1993): Dermatology in General Medicine. Fourth Edition. McGraw Hill, New York, New, York

Hausen, B. M. (1988): Allergiepflanzen - Pflanzenallergene: Handbuch und Atlas der allergie-induzierenden Wild- und Kulturpflanzen · Kontakallergene. ecomed Verlagsgesellschaft mbH, Landsberg/München

Medikamentös induzierte Immunzytopenien

Greinacher, A.: Antigen generation in heparin-associated thrombocytopenia, the non-immunologic type and the immunologic type are closely linked in their pathogenesis. Seminars in Thrombosis and Hemostasis, in Druck.

Mueller-Eckhardt, C. et al.: Thrombozytäre hämorrhagische Diathesen. Klinische Hämatologie, 4. Aufl.,. Hrsg. Begemann, H. und Rastetter, J., Georg Thieme Verlag Stuttgart. 1993.

Salama, A., Mueller-Eckhardt, C.: Immune-mediated Blood Cell Dyscrasias Related to Drugs. Seminars in Hematology, Vol. 29, No. 1, 1992: pp 54-63.

Salama, A., Mueller-Eckhardt, C.: Immunhämolytische Anämien. Klinische Hämatologie, 4. Aufl., Hrsg. Begemann, H. und Rastetter, J., Georg Thieme Verlag Stuttgart. 1993.

Shulman, N.R., Reid, D.M.: Mechanisms of Drug-Induced Immunologically Mediated Cytopenias. Transfusion Medicine Reviews, Vol. VII, No. 4, 1993: pp 215-229.

Anaphylaxie durch Blutkomponenten

Mollison, P.L. et al.: Blood Transfusion in Clinical Medicine. 9th Edit., Blackwell Scientific Publications Oxford.1994.

Salama, A.: Immunologische Störungen. Lehrbuch der Internistischen Intensivtherapie, Hrsg. Deutsch, E., Lasch, H.G., Lenz, K., 2. Aufl., Schattauer Verlag Stuttgart. 1993.

Insektengiftallergie

Reisman, R. E. (1994): Insect stings. N. Engl. J. Med. 331: 523-527

Latexallergie

Heese A et al.: Allergic and irritant reaction to rubber gloves in medical health services. J Am Acad Dermatol 1991: 5; 831-839

Psychosomatik des atopischen Ekzems

Gieler, U., Stangier, U. & E. Brähler (1993): Hauterkrankungen in psychologischer Sicht, Göttingen: Hogrefe

Keleman, S. (1987): Embodying Experience. Berkley, California: Center Press

Keleman, S. (1989): Patterns of Distress. Berkley, California: Center Press

Prochazka, P. (1994): Sensibilität und Abgrenzung bei Neurodermitikern, Wiesen/Schweiz: Porch

Schubert, H.J. (1989): Psychosoziale Faktoren bei Hauterkrankungen: Empirische Untersuchungen zu diagnostischen und therapeutischen Fragestellungen mit Hilfe zeitreihenanalytischer Methoden. Göttingen: Vandenhoeck & Ruprecht

Whitlock, F.A. (1980): Psychophysiologische Aspekte bei Hautkrankheiten. Erlangen: Perimed

Medikamentenallergie

Bigby M, Jick S, Jick H, Arndt K: Drug-induced cutaneous reactions: A report from the Boston Collaborative Drug Surveillance Program on 15.438 consecutive inpatients, 1975 to 1982, JAMA 256:3358-3363, 1986

Bork K.: Cutaneous side effects of drugs. Philadelphia, WB Saunders, 1988

Bork K, Hoede N: Vortäuschung maligner Tumoren durch nicht eklartertes Polyvinylpyrrolidon in Arzneimitteln. Hautarzt 33:373-377, 1982

Breathnach SM, Hintner H: Adverse drug reactions and the skin. Oxford, lackwell, 1992

Bruinsma W: A guide to drug eruptions. 5th edition, Oosthuizen, The File of Medicines, 1990

Bruynzeel DP, van Ketel WG: Skin tests in the diagnosis of maculo-papular drug eruptions. Semin in Dermatol 6:119-124, 1987

Champion RH, Greaves MW, Kobza Black A et al., eds: The urticarias. burgh: Churchill Livingstone, 1985

Conlan MG, Bridges A, Williams E, Marlar R: Familial type II protein C deficiency associated with warfarin-induced skin necrosis and bilateral adrenal hemorrhage. Amer J Hemat 29:226-229, 1988

Coopman SA, Stern RS: Cutaneous drug reactions in human deficiency virus infection. Arch Dermatol 127:714-717, 1991

Eames P: Adverse reaction to carbamazepine managed by desensitization. Lancet I: 509-510, 1989

Feinberg SM: Allergy from therapeutic products. J Amer Med Assoc 178:815-818, 1961

Fellner MJ: Amoxicillin cross reacts with penicillin on first exposure. Int J Dermatol 32:308-309, 1993

Guillaume JC, Roujeau JC, Revuz J, Penso D, Touraine R.: The culprit drugs in 87 cases of toxic epidermal necrolysis (Lyell's syndrome). Arch Dermatol 123:1166-1170, 1987

Gladson CL, Groncy P, Griffin JH: Coumarin necrosis, neonatal purpura inans, and protein C deficiency. Arch Derm 123:1701a-1706a, 1987

Goldstein SM, Wintroub BW, Elias PM: Toxic epidermal necrolysis. muddying the waters. Arch Dermatol 123:1153-1156, 1987

Gruppo Italiano Studi Epidemiologici in Dermatologia: Spontaneous monitoring of adverse reactions to drugs by Italian dermatologists: A pilot study. Dermatologica 182:12-17, 1991

Gruppo Italiano Studi Epidemiologici in Dermatologia (GISED): Cutaneous reactions to analgesic-antipyretics abd nonsteroidal anti-inflammatory drugs. Dermatology 186:164-169, 1993

Heng, MCY: Drug-induced toxic epidermal necrolysis. Br J Dermatol 113:597-600, 1985

Juhlin L: Recurrent urticaria: Clinical investigation of 330 patients. Br J Dermatol 104: 369-381, 1981

Lie JT: Recurrent thromboembolism, disseminated intravascular coagulation and coumarin-induced skin necrosis associated with protein C deficiency. Path Res Pract 183:308-313, 1988

Lin RY: Desensitization in the management of vancomycin sensitivity. Arch Intern Med 150:2197-2198, 1990

Mitsuyasu R, Groopman J, Volberding P: Cutaneous reaction to hoprim-sulfamethoxazole in patients with AIDS and Kaposi's sarcoma. N Engl J Med 308:1535-1536, 1983

Petty BG, Kornhauser DM, Lietman PS: Zidovudine with probenecide: A arning. Lancet 335:1044-1045, 1990

Roujeau JC, Huynh TN, Bracq C et al: Genetic susceptibility to toxic epidermal necrolysis. Arch Dermatol 123:1171-1173, 1987

Roujeau JC, Guillaume JC, Fabre JD, Penso D, Fl'chet ML, Girre JP: Toxic epidermal necrolysis (Lyell's-syndrome). Incidence and drug etiology in France, 1981-1985. Arch Dermatol 126:37-42, 1990

Saiag P, Caumes e, Chosidow O, Revuz J, Roujeau JC: Drug-induced toxic mal necrolysis (Lyell syndrome) in patients infected with the human immunodeficiency virus. J Am Acad Dermatol 26:567-574, 1992

Schöpf E, Stühmer A, Rzany B, Victor N.: Toxic epidermal necrolysis and Stevens-Johnson syndrome. Arch Dermatol 127:839-842, 1991

Stark BJ, Earl HS, Gross GN, et al: Acute and chronic desensitization of penicillin-allergic patients using oral penicillin. J Allergy Clin Immunol 79:523-532, 1987

Sullivan TJ: Antigen-specific desensitization of patients allergic to penicillin. J Allergy Clin Immunol 69:500-508, 1982

Torgovnick J: Desensitization to sulfonamides in patients with HIV infection. Am J Med. 88: 548-549, 1990

Weber EA, Knight A: Testing for allergy to antibiotics. Semin Dermatol 8:204-212, 1989

White MV, Haddad ZH, Brunner E, Sainz C: Desensitization to ethoprim-sulfamethoxazole in patients with acquired immune deficiency syndrome and Pneumocystis carinii pneumonia. Ann Allergy 62:177-179, 1989

Williams I, Weller IVD, Malin A, Anderson J, Waters MFR: Thalidomide sensitivity in AIDS. Lancet 337:436-437, 1991

Wurtz RM, Abrams D, Becker S, Jacobson MA, Mass MA, Marks SH: Anaphylactoid drug reactions to ciprofloxacin and rifampicin in HIV infected patients. Lancet i: 955-956, 1989

Zürcher K, Krebs A: Cutaneous drug reactions. 2nd edition, Basel, Karger 1992

Allergie und Psyche

Petermann, F. (1995): Asthma und Allergie. Göttingen: Hogrefe

Whitlock, F.A. (1980): Psychophysiologische Aspekte bei Hautkrankheiten. Erlangen: Perimed

In-vitro-Methoden in der Allergiediagnostik

Bauer, R, Böhm, 1., Elsmann, H.-J. u. Niedecken, H.W.: Zeitschrift für Hautkrankheiten 66, 511 - 513 (1991)

Brown, Chr.R. et al.: Clin. Chem. 31, 1500 - 1505 (1985)

Debelic, M.: In: Manuale allergologicum (Fuchs, E. u. Schulz, K.H. eds.), 1-18, Dustri Verlag, München 1990

de Weck, A.L., Stadler, B.M., Urwyler, A., Wehner, H.U. and Bühlmann,

R.P.: ACI News 5, 9 - 13, (1993)

de Weck, A.L.: Int.Arch. Allergy Immunol. 101, 346 - 351 (1993)

Ebert, W.: In-vitro-Diagnostica special 1, 6-7 (1990)

El Shami, A.S., Alaba, 0.: Adv. in the Bioscience 74, 191 - 201 (1980)

Ewan, P.W. u. Coote, 0.: Allergy 45, 22 - 29 (1990)

Hersh, L.S., Yaverbaum, 5.: Clin. Chim. Acta 63, 69 - 72 (1975)

Hipler, U.C.: Z. für Dermatologie 181, 17 - 26 (1995)

Hötter, G.J.: Allergologie 6, 4 - 9 (1983)

Karol, M.H., Kramarik, J.A., Ferguson, J.: Allergy 50, 48 - 54 (1995)

Kjellman, N-IM, Johansson, SGO u. Roth, A.: Clin Allergy 50, 48 - 54 (1995)

Maasch, H.J. et al.: Int. Archs. Allergy appl. Immun. 73, 314 - 320 (1984)

Wahl, G.: Atemw.-Lungenkrkh. 18, 37-40 (1992)

Weeks, 1. et al.: Clin. Chem. 29, 1474 - 1479 (1983)

Yman, L., Ponterlus, G., Brandt, R.: Develop. biolog. Standard 29, 151 -165 (1975)

Index

A

Acetylatorstatus 246
ADCC 24
Adhäsionsmoleküle 57
Aggregat-Anaphylaxie 154
"airborne contact dermatitis" 282
Akute-Phase-Proteine 60
Albuterol 332
Allergene 33, 87
    Charakterisierung 43
    Definition 86
    Identifikation 43
    Klonierung 44
    Nomenklatur 44
    tierische 38
Allergenextrakt 43
Allergenquellen 35
Allergenscheiben-Sondenservice ..319
Allergie
    Definition 16
    Diagnostik 292
    Faktoren der Empfänglichkeit 76
    bei Kindern 312
    auf transgene Nahrungsmittel ...142
    Pathomechanismen 87
    durch Pflanzen 278
    und Psyche 288
    Typen 86
Allergiebereitschaft 87
Allergoide 329
Alveolarmakrophagen 83
Alveolitis, exogen allergische 214
Amoxicillin-Exanthem 253
Anämie, autoimmunhämolytische 196
Anaphylaxie 16, 144
    durch Blutkomponenten 186
    Komplikationen 158
    verursachende Medikamente 150
    verursachende Nahrungsmittel .149
    Non-IgE- 154
    Pathophysiologie 145
    Stadien 147
    Therapie 156
Anergie 91
Angioödem 159, 313
    hereditäres 174
    Pathogenese 160
Antigen-Antikörper-Bindung 33
Antigen-Antikörper-Komplexe ... 202
Antigenbindung 48
Antigenbindungsstelle 23
Antigene 31
Antigenpräsentation 24
Antihistaminika 333, 335
    1. Generation 333
    2. Generation 333
Antikörper 22, 44, 74
    blockierender 327
    Klassen 46
    monoklonale 53, 292
    Reaktionspartner 75
    Struktur 46
Arthus-Phänomen 16
Arthus-Reaktion 202, 203
Arzneimittelexanthem 248
    bullöses 259
    fixes 263
Arzneimittelwirkungen, kutane ... 251
Aspergillose 212
    Klinik 213
    Therapie 214
Asthma bronchiale 71, 100
    Hyposensibilisierung 328
    Klinik 104
    Pathologie 103
    Pathophysiologie 102
    Pharmakotherapie 112
    Provokationstest 108
    Therapie 110
Atopie 17
Atopie-Patch-Test 309
Autoaggression 73
Autoimmun-Hypothese 191
Autoimmunerkrankungen 23
Autoimmunhämolyse 195
Autosensitivitätsdermatitis 233

B

B-Zellen 24, 30, 52, 73, 74
Bäckerasthma 34
BALT 83
Basophile 26
Basophilen-Degranulationstest ... 272
Berufsallergene 41, 42
Berufswahl von Allergikern 342
Berylliose 217
Beryllium-Lymphozyten-
transformationstest 310
Bienen 40, 151
Birke 36
"building-associated illness" 236

C

C-reaktives Protein 60
C-Region 23
CAST 315, 323
CD1 28
CD2 28
CD23 .... 25, 57
CD3 28
CD4 .... 22, 28, 55
CD8 .... 23, 28, 55
cDNA 44
Chemokine 65
    Produktionsorte 67
    Übersicht 65
Chimären 73
class switching 53
CLIA 315, 317
Corticosteroide 337
    Wirkungen 338
Cromoglycinsäure-Natrium 333
Cyclosporin-A 339

D

Dermographismus 168
Desensibilisierung 17
Determinanten, antigene 32
Domänen 23, 47, 55

E

EAST 315
ECP 26
EDN 26
EIA 315, 317
Eikosanoide 67
Ekzem, atopisches 115, 313
    Elternberatung 129
    Entzündungsmediatoren 124
    Fallbeispiel 128
    Hautbefunde 119
    Immunpathogenese 121
    Klinik 116
    Psychosomatik 125, 127
    Psychotherapie 128
    und Systemerkrankungen 125
    Therapie 126
Elektrophorese 43
ELISA 315, 317
β-Endorphine 70
Endothelzellen 31
Epikutan-Test 306
    bei Kontaktekzem 221, 229
    bei Medikamentenallergie 270
Epitope 32
EPO 26
Erle 37
Erythema
    elevatum diutinum 211
    exsudativum multiforme 267
    nodosum 208
Esche 37

F

Fab-Teile 45
Fc-Teil 45
FEIA 317
Feuerameise 151
FIA 315
Fibroblasten 31
Freundsches Adjuvans 329
Frühblüherpollinose 37

G

Gedächtniszellen 24
Genaufbau 51
Gewebsmakrophagen 24
Glycoproteine 42
Granulozyten
    eosinophile 25
    neutrophile 25

H

H_1-Rezeptor-Antagonisten 334
H_1-Rezeptoren 333
H_2-Rezeptor-Antagonisten 337
H_2-Rezeptoren 333
H_3-Rezeptoren 333
Hafer 36
Hapten-Hypothese 191
Haptene 32, 191, 220
Hasel 37
Hausstaub 40
Hausstaubmilbe 39
Hauttest 148
Hautüberreaktion 308
Heparin-Allergie 310
Hepatitis-B-Virus 75
12-HETE 69
15-HETE 69
Heuschnupfen 17
Histamin 27, 76
    und Anaphylaxie 146
    und allergische
    Sofortreaktion 77, 88
    und Urtikaria 262
Histamin-Freisetzungstest 272
Histokompatibilitäts-
antigene 22, 28, 54
Hitzeschockproteine 84
HLA-ABC 22
HLA-B8 55
HLA-D 23
HLA-D/DR 22, 54
HLA-DR-Antigene 222
Hornissen 40
12-HPETE 69
15-HPETE 69
HRA 315, 323

Hypersensitivitätsgranulom 90
Hyposensibilisierung 324
    Indikation 328
    Injektionstechnik 325
    bei Insektengiftallergie 153
    Methodik 325
    Therapiedauer 326

I

IgA 74, 79
    Aufgaben 50
IgD 51
IgE 26, 34
    und Anaphylaxie 144
    Bestimmung 315, 321
    Eigenschaften 51
    und atopisches Ekzem 122
    Entdecker 19
    Gesamt- 320
    bei Insektenstichen 152
    Rezeptoren 56, 57
    und allergische Sofortreaktion ... 88
    und akute Urtikaria 260
IgG 45, 74
    Eigenschaften 49
    und Immunkomplexreaktionen 202
    Subklassen 49
IgM 23, 74
    Eigenschaften 50
    und Immunkomplexreaktionen 202
Immunantwort 22
    humorale 73, 74
    primäre 191
    sekundäre 191
    zelluläre 71
Immunglobuline 22, 49
Immunglobulinklassen, Übersicht .. 50
Immungranulozytose 197
Immunhämolyse
    akute intravasale 195
    cephalosporin-assoziierte 197
    Mischform 196
    penicillin-assoziierte 196
    Therapie 197
Immunkomplex-Hypothese 191
Immunkomplexe 202
Immunkomplexreaktion 89
Immunmechanismen
    der Haut 80
    der Lunge 83
    der Schleimhaut 79
    unspezifische 84
Immunoassays 315
Immunoprinttechnik 43
Immunsystem 22

Immunzytopenie
    Befunde 191
    Klinik 194
    medikamenteninduzierte 190
in-vitro-Test 315
    bei Medikamentenallergie 272
in-vivo-Test bei
Medikamentenallergie 270
Index, thrombozytopenischer 274
Insektengiftallergene 40
Insektengifte 151
Insektenstiche 150
Interferone 63, 71
    α 63
    β 63
    γ 25, 63
    Typ I 63
    Typ II 63
Interleukine 71
    IL-1 61
    IL-2 62
    IL-3 .... 25, 62
    IL-4 62
    IL-5 .... 25, 62
    IL-6 63
    IL-7 63
    IL-8 .... 63, 65
    IL-9 63
    IL-10 63
    IL-11 63
    IL-12 63
    IL-13 63
    und allergische Sofortreaktion ... 77
Intradermal-Test 271
Intrakutan-Test 295
IRMA 315
Irritationsschwelle 308
Isoetharin 332

J

Jones-Mote-Reaktion 90

K

Kawasaki-Syndrom 212
Keratokonjunktivitis
    atopische 95
    vernale 95
Ketten
    lange 23
    leichte 23, 46, 51
    schwere 23, 46, 49
Klasse-I-Antigene 22, 23, 54
Klasse-I-MHC 54
Klasse-II-Antigene 22, 54
Klasse-II-MHC 54
Koffein 332

Kolonie-stimulierende Faktoren 64
Komplement 58
    Aufgaben 58
    -kaskade 59
Konjunktivitis, allergische 94
Kontaktallergene 221
Kontaktdermatitis 18
Kontaktekzem, allergisches 220
    Klinik 226
    afferente Phase 222
    efferente Phase 223
    Therapie 230
Kontaktekzem, photoallergisches .230
Kreuzreaktionen 36
Kupfer-Stern-Zellen 24
Kutantest bei
Medikamentenallergie 271

L

Langerhanszellen 18, 80
Larynxödem 156
Latex-Allergie 153
Leukotriene 67
    A4 69
    B4 69
    C4 69
    D4 69
    E4 69
    und allergische Sofortreaktion....88
Leukozytenmigrationshemmtest...273
LGL 24
Lieschgras 36
Lipidmediatoren 67
    Eigenschaften 69
    Übersicht 69
Livedo racemosa 212
Lokalanästhetika 284
Lungenfunktionsdiagnostik 298
Lyell-Syndrom 265
Lymphozyten 24
Lymphozytentransformationstest .273

M

Majorallergene 35, 40
Makrophagen 24, 25, 64, 70, 74
MALT 83
Mastzelldegranulation 27, 78
Mastzellen 26, 70, 76, 78
    bei allergischem
    Kontaktekzem 224
    bei Urtikaria und Angioödem...160
MBP 26
Mediatoren 61, 71
    neuroendokrine 69
Medikamentenallergie 246
    Klinik 258
    Pathomechanismen 257

Typen I bis IV 254
    Vorgehen bei 276
Mehlmilbe 39
Metaproterenol 332
Methylxantine 332
β-2-Mikroglobulin 23
Minorallergene 35
Monozyten 24
Mutation, somatische 53

N

Nahrungsmittel,
allergieauslösende 41
Nahrungsmittel-
unverträglichkeiten 131
    Klinik 135
    Therapie 141
Nekrolyse Lyell 265
Neoantigene 192
Netzwerk, idiotypisches 74
Netzwerktheorie 75
Neurodermitis 115, 313
Nickel-Spot-Test 310
Notfallmedikamente 157
Null-Zellen 24

O

Ouchterlony-Test 216

P

PAF 31
Paratop 75
Passive-Hämagglutination-Test....273
PDGF 31
Penicillin-Exanthem 250
Phagosom 25
Phagozytose 24
Pilzallergene 37
Pirbuterol 332
Plasmazellen 24
Plättchen-aktivierender Faktor 69
Pollen 36
Pollenallergene 35
Pollenflug 34
Pollinose 336
Prävalenz 86
Prick-Test 271, 293
Primeln 313
Priming 76, 78
PRIST 315
Procaterol 332
Prostaglandine 67
    D2 69
    E2 69
    I2 69
Provokation 34
Provokationstest 274, 296

bronchialer 298
inhalativer 299, 301
nasaler 297
oraler 302, 304
Pseudoallergie 27, 246
Pseudopodien 25
Psyche 288
Psychosomatik 127
Purpura Schoenlein-Henoch 209

Q

Quincke-Ödem 162

R

RANTES 26
RAST 272, 315, 323
Reaktion, allergische 23
    Typ II 89
    Typ III 89
    Typ IV 90
Reaktion, anaphylaktoide 154
Reib-Test 292
Reihe, myeloische 24
Rekombination
    somatische 53
    variable 53
Rhinitis, allergische 96
    Hyposensibilisierung 328
    Klinik 97
    Pharmakotherapie 99
    Therapie 98
RIA 315, 317
Roggen 36

S

Salbutamol 332
Schimmelpilze 38
Schlüssel-Schloß-Prinzip 47
Schnitzler-Syndrom 212
Scratch-Test 271, 293
Sensibilisierung 86
Sensibilisierungsphase 34
Serumkrankheit 202, 203
    Stadien 204
Sofortreaktion, allergische 77
    nach Coombs und Gell 88
solid-phase-Technik 318
Spätreaktion, allergische 78
Spermainhaltsstoffe 187
Spirometrie 299
Stammzellen, pluripotente 24
Status asthmaticus 105
    Therapie 115
Stevens-Johnson-Syndrom 267
Stickstoffmonoxid 70
Strophulus 313
Substanz P 31, 70

Sympathomimetika 332
System, retikuloendotheliales 24

T

T-Helferzellen 71, 73, 74
   Aktivierung 72
T-Supressorzellen 73
T-Zell-Antigenrezeptor 23
T-Zell-Rezeptor 55
T-Zellen 24, 28, 71, 73
   aktive 54
   Aktivierung 71
   Immunantwort 72
   inaktive 54
   Marker 28, 29
   Rezeptoren 28
   und allergische Sofortreaktion....77
Terbutalin 332
Terfenadin 336
TH1-Zellen 29
TH2-Zellen 29
Theophyllin 332
Thromboxan 67
   A₂..69
Thrombozyten 31
Thrombozytopenie
   akute 198
   Autoimmunform 199
   heparin-assoziierte 199
Toleranz, immunologische 33, 72
"Trinkwasserallergie" 242
Tuberkulin-Test 309
Tumornekrose-Faktoren 64
   TNF-α 64
   TNF-β 64
   TNF-γ 64

U

Überempfindlichkeit 86
Urtikaria 144, 159
   adrenerge 170
   Befund 163
   cholinergische 170
   Diagnostik 165
   durch Komplementaktivierung.261
   factitia 168
   Intoleranz- 262
   Kälte- 166
   Klinik 161
   Kontakt- 177
   Licht- 166
   medikamenteninduzierte 259
   papulosa 313
   Pathogenese 160
   Pathohistologie 159
   Penicillin- 167

und ekzematöse Reaktionen 185
bei Serumkrankheit 261
Sonnen- 170
Therapie 172
Ursachen 167
-Vaskulitis 211

V

V-Region 23
Vaskulitis
   nekrotisierende 205
   nodöse 211

W

Weide 37
Wespen 40, 151

Z

Zellen
   antigenpräsentierende 24, 25
   polymorphkernige 24
   zytotoxische 30
Zytokine 61, 81
Zytokinrezeptoren 70
   Typ I 70
   Typ II 70
   Typ III 70
   Typ IV 70

Klinische Lehrbuchreihe

... Kompetenz und Didaktik!

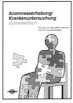
1995. 208 S. DM 38.80

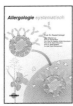
1997. 352 S. DM 59.80

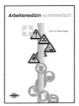
1995. 288 S. DM 44.80

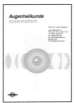
1997. 528 S. DM 64.80

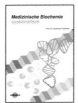
1996. 768 S. DM 59.80

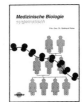
1995. 176 S. DM 34.80

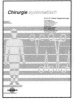
1996. 960 S. DM 79.80

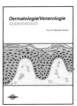
1995. 484 S. DM 69.80

1996. 476 S. DM 54.80

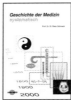
1997. 256 S. DM 49.80

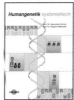
1997. 288 S. DM 44.80

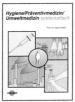
1995. 576 S. DM 54.80

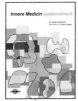
1995. 992 S. DM 79.80

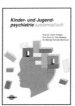
1997. 512 S. DM 59.80

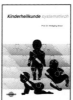
1996. 768 S. DM 69.80

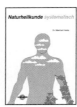
1995. 256 S. DM 49.80

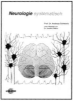
1996. 476 S. DM 54.80

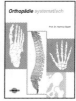
1996. 640 S. DM 64.80

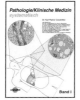
1996. 672 S. DM 54.80

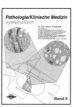
1996. 768 S. DM 64.80

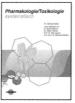
1997. 1008 S. DM 64.80

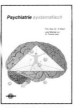
1995. 416 S. DM 59.80

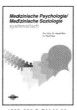
1995. 208 S. DM 39.80

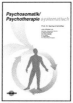
1995. 288 S. DM 44.80

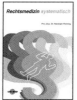
1997. 368 S. DM 49.80

1995. 208 S. DM 34.80

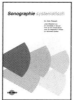
1997. 280 S. DM 79.80

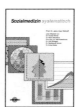
1995. 304 S. DM 39.80

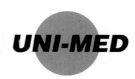

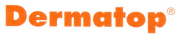

schnell - stark - verträglich

Für jede kortikoidbedürftige Dermatose die richtige Darreichungsform:

Für nässende und akute Ekzeme

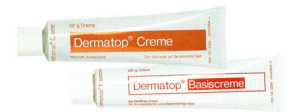

Dermatop® Creme
10 g (N1)
30 g (N2)
50 g (N2)
100 g (N3)

Für trockene und chronische Dermatosen

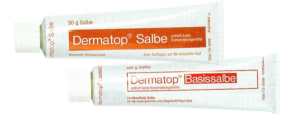

Dermatop® Salbe
10 g (N1)
30 g (N2)
50 g (N2)
100 g (N3)

Für sehr trockene Haut

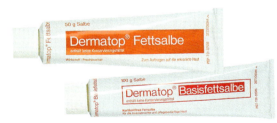

Dermatop® Fettsalbe
10 g (N1)
30 g (N2)
50 g (N2)
100 g (N3)

Für "brennende Dermatosen" selbst im behaarten Bereich

Dermatop® Lösung
Jetzt mit Schaumapplikator
20 ml (N1)
50 ml (N2)
100 ml (N3)

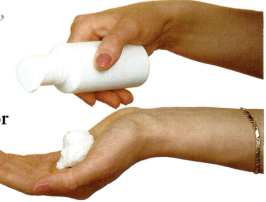

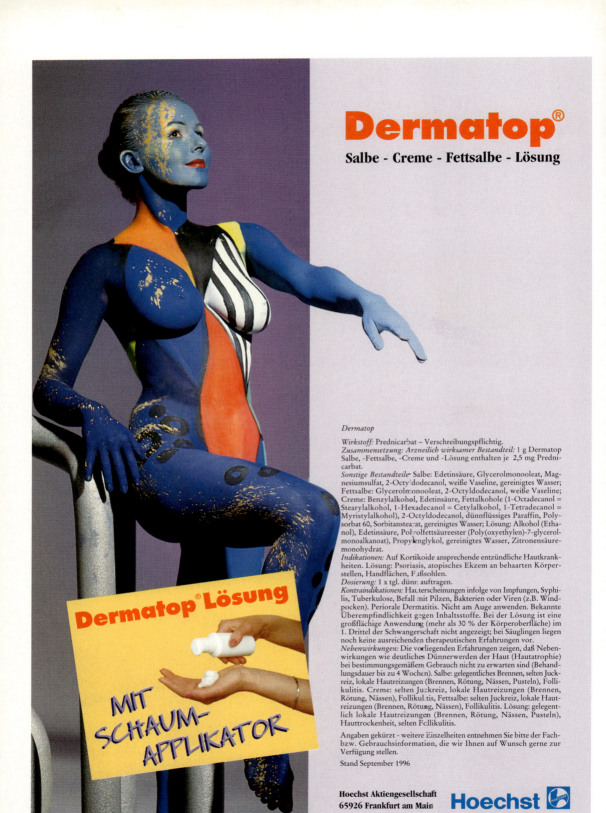